CASOS CLÍNICOS
EM GERIATRIA

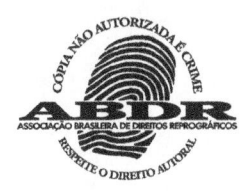

C341   Casos clínicos em geriatria / Eugene C. Toy ... et al. ;
        tradução: Fabiana Buassaly Leistner ; revisão técnica: Carla
        Helena Augustin Schwanke, Winston Weber Benjamin.
        – Porto Alegre : AMGH, 2015.
        xxv, 462 p. : il. ; 23 cm.

        ISBN 978-85-8055-478-6

        1. Medicina. 2. Geriatria – Casos clínicos. I. Toy, Eugene C.

                                                    CDU 616-053.9

Catalogação na publicação: Poliana Sanchez de Araujo – CRB 10/2094

CASOS CLÍNICOS
EM GERIATRIA

TOY • DENTINO • WILLIAMS • JOHNSON

Tradução:
Fabiana Buassaly Leistner

Revisão técnica:
Carla Helena Augustin Schwanke
Médica. Professora adjunta do Instituto de Geriatria e Gerontologia (IGG) da Pontifícia Universidade Católica do Rio Grande do Sul (PUCRS). Professora permanente do Programa de Pós-graduação em Gerontologia Biomédica da PUCRS. Coordenadora da Comissão Científica e do Grupo de Estudos em Risco Cardiometabólico, Envelhecimento e Nutrição (GERICEN) do IGG-PUCRS. Mestre em Clínica Médica – área de concentração em Geriatria pela PUCRS. Doutora em Gerontologia Biomédica pela PUCRS.

Winston Weber Benjamin
Médico. Preceptor da Residência Médica em Geriatria da Pontifícia Universidade Católica do Rio Grande do Sul (PUCRS).

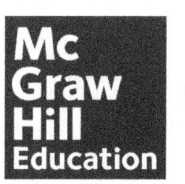

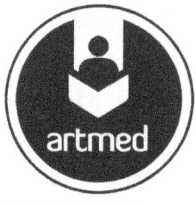

McGraw Hill Education

artmed

AMGH Editora Ltda.

2015

Obra originalmente publicada sob o título *Case files geriatrics*, 1st Edition
ISBN 007177078X / 9780071770781
Original edition copyright © 2014, The McGraw-Hill Global Education Holdings, LLC, New York, New York 10121. All rights reserved.
Portuguese language translation copyright © 2015, AMGH Editora Ltda., a Grupo A Educação S.A. company. All rights reserved.

Gerente editorial: *Letícia Bispo de Lima*

Colaboraram nesta edição

Editora: *Daniela de Freitas Louzada*
Preparação de originais: *Luana Janini Peixoto Neumann*
Leitura final: *Sandra da Câmara Godoy*
Arte sobre capa original: *Márcio Monticelli*
Editoração: *Bookabout – Roberto Carlos Moreira Vieira*

NOTA

A medicina é uma ciência em constante evolução. À medida que novas pesquisas e a experiência clínica ampliam o nosso conhecimento, são necessárias modificações no tratamento e na farmacoterapia. Os autores desta obra consultaram as fontes consideradas confiáveis, em um esforço para oferecer informações completas e, geralmente, de acordo com os padrões aceitos à época da publicação. Entretanto, tendo em vista a possibilidade de falha humana ou de alterações nas ciências médicas, os leitores devem confirmar estas informações com outras fontes. Por exemplo, e em particular, os leitores são aconselhados a conferir a bula de qualquer medicamento que pretendam administrar, para se certificar de que a informação contida neste livro está correta e de que não houve alteração na dose recomendada nem nas contraindicações para o seu uso. Essa recomendação é particularmente importante em relação a medicamentos novos ou raramente usados.

Reservados todos os direitos de publicação, em língua portuguesa, à
AMGH EDITORA LTDA., uma parceria entre GRUPO A EDUCAÇÃO S.A.
e MCGRAW-HILL EDUCATION
Av. Jerônimo de Ornelas, 670 – Santana
90040-340 – Porto Alegre – RS
Fone: (51) 3027-7000 Fax: (51) 3027-7070

É proibida a duplicação ou reprodução deste volume, no todo ou em parte, sob quaisquer formas ou por quaisquer meios (eletrônico, mecânico, gravação, fotocópia, distribuição na Web e outros), sem permissão expressa da Editora.

Unidade São Paulo
Av. Embaixador Macedo Soares, 10.735 – Pavilhão 5 –
Cond. Espace Center – Vila Anastácio
05095-035 – São Paulo – SP
Fone: (11) 3665-1100 Fax: (11) 3667-1333

SAC 0800 703-3444

IMPRESSO NO BRASIL
PRINTED IN BRAZIL

AUTORES

Eugene C. Toy, MD
Vice Chair of Academic Affairs
Director, Residency Program
Department of Obstetrics and Gynecology
The Methodist Hospital
Houston, Texas
Clinical Professor and Clerkship Director
Department of Obstetrics and Gynecology
University of Texas
Medical School at Houston
Houston, Texas
John S. Dunn, Senior Academic Chair
St. Joseph Medical Center
Houston, Texas

Andrew N. Dentino, M.D., FACP, AGSF, FAPA, FAAHPM
Professor and Vice Chairman
Director, Geriatric Medicine Fellowship Program
Co-director, Oklahoma Healthy Aging Initiative
Donald W. Reynolds Department of Geriatric Medicine
University of Oklahoma College of Medicine
Oklahoma City, Oklahoma
Seção I, Como Abordar Problemas Clínicos
Déficit Sensorial/Presbiacusia
Maus-tratos a Idoso

Lowell S. Johnson, M.D., MA
Clinical Associate Professor
Department of Family and Community Medicine
Division of Geriatric and Palliative Medicine
Texas Tech University Health Sciences Center
School of Medicine
Lubbock, Texas
Capacidade Diminuída para Tomada de Decisão

Monique M. Williams, M.D., MSCI
Division of Geriatrics
Interim Chief, Division of Geriatrics and Palliative Medicine
Interim Director, Geriatric Medicine Fellowship Program
Associate Professor of Medicine and Neurology
Department of Internal Medicine
Division of Geriatrics and Palliative Medicine
Texas Tech University Health Sciences Center
School of Medicine
Lubbock, Texas
Desigualdades em Saúde

Adam C. Pearson, OTD, OTR/L
Lecturer and Clinician
Program in Occupational Therapy
Washington University School of Medicine
St. Louis, Missouri
Fratura por Fragilidade Óssea/Osteoporose

Aleem Mughal, M.D.
Fellow, Cardiovascular Medicine
Department of Internal Medicine
St. Elizabeth's Hospital
Tufts University School of Medicine
Brighton, Massachusetts
Anemia

Allison L. Toy
Senior Nursing Student
Scott and White Nursing School
Temple, Texas
Revisora de originais

Andrew W. Gardner, Ph.D.
Professor, Geriatric Medicine
Donald W. Reynolds Chair of Aging Research
Department of Geriatric Medicine
University of Oklahoma College of Medicine
Oklahoma City, Oklahoma
Angina

Anne K. Nugent, MPH
Project Manager
University of Kansas Medical Center
Research Institute
Topeka, Kansas
Câncer de Próstata, Análise de Sobrevida e Tomada de Decisão

Benjamin Hirsch, M.D.
Resident
Department of Surgery
Texas Tech University Health Sciences Center
School of Medicine
Lubbock, Texas
Traumatismo Geriátrico

Betsy Goebel Jones, Ed.D.
Professor and Chair, Department of Medical Education
Professor, Family and Community Medicine
Co-director, Family Medicine Accelerated Track
Regional Director, Laura W. Bush Institute for Women's Health
Texas Tech University Health Sciences Center
Lubbock, Texas
Comunicação, Aspectos Culturais do Envelhecimento e Assistência

Bich-Thy Ngo, M.D.
Assistant Professor
Reynolds Department of Geriatric Medicine
University of Oklahoma College of Medicine
Oklahoma City, Oklahoma
Incontinência Urinária e Infecção do Trato Urinário

Brittany Albers, M.D.
Resident
Department of Radiology
Mayo Clinic
Jacksonville, Florida
Fibrilação Atrial

Candy Arentz, M.D., FACS
Assistant Professor
Department of Surgery
Texas Tech University Health Sciences Center
School of Medicine
Lubbock, Texas
Câncer de Mama

Chance M. Witt, M.D.
Resident
Department of Internal Medicine
Mayo Clinic
Rochester, Minnesota
Insuficiência Cardíaca

Chok Limsuwat, M.D.
Resident
Department of Internal Medicine
Texas Tech University Health Sciences Center
School of Medicine
Lubbock, Texas
Doença Pulmonar Obstrutiva Crônica em Pacientes Mais Idosos

Christina Walker
Medical Student
Class of 2014
Texas Tech University Health Sciences Center
School of Medicine
Lubbock, Texas
Depressão

Chuang-Kuo Wu, M.D., Ph.D.
Associate Professor
Corinne Payne Wright Endowed Chair in Alzheimer Disease
Department of Neurology
Texas Tech University Health Sciences Center
School of Medicine
Lubbock, Texas
Doença de Parkinson
Déficit Cognitivo

Clint Beicker, M.D.
Resident
Department of Orthopedics
Texas Tech University Health Sciences Center
School of Medicine
Lubbock, Texas
Fratura por Fragilidade Óssea/Osteoporose

Cynthia Jumper, M.D., MPH
Professor and Chair
Department of Internal Medicine (Pulmonary/Critical Care)
Texas Tech University Health Sciences Center
School of Medicine
Lubbock, Texas
Doença Pulmonar Obstrutiva Crônica em Pacientes Mais Idosos

Della Dillard, M.D., MBA
Assistant Professor
Donald W. Reynolds Department of Geriatric Medicine
University of Oklahoma College of Medicine
Oklahoma City, Oklahoma
Cuidados Paliativos

Desirae M. McKee, M.D.
Associate Professor
Department of Orthopedic Surgery and Rehabilitation
Texas Tech University Health Sciences Center
School of Medicine
Lubbock, Texas
Fratura por Fragilidade Óssea/Osteoporose

Ebtesam Islam, M.D., Ph.D.
Resident
Department of Internal Medicine
Texas Tech University Health Sciences Center
School of Medicine
Lubbock, Texas
Diarreia por Clostridium difficile

Elizabeth K. Nugent, M.D.
Fellow, Gynecologic Oncology
University of Oklahoma College of Medicine
Oklahoma City, Oklahoma
Sangramento Pós-Menopausa

Elsayed Abo-Salem, MD
Cardiology Fellow
Department of Internal Medicine
University of Cincinnati
Cincinnati, Ohio
Arterite de Células Gigantes

Erin A. Bishop, M.D.
Assistant Professor, Obstetrics and Gynecology
Division of Gynecologic Oncology
Medical College of Wisconsin
Milwaukee, Wisconsin
Sangramento Pós-menopausa

Eugene A. Steinberg, M.D.
Assistant Professor
Director, Home Based Primary Care: VAMC, OKC
Donald W. Reynolds Department of Geriatric Medicine
University of Oklahoma College of Medicine
Oklahoma City, Oklahoma
Insuficiência Cardíaca
Hiperlipidemia

Ferenc Deák, M.D., Ph.D.
Assistant Professor
Reynolds Oklahoma Center on Aging
Donald W. Reynolds Department of Geriatric Medicine
University of Oklahoma College of Medicine
Oklahoma City, Oklahoma
Crise Convulsiva Parcial Complexa

Fred Hardwicke, M.D.
Assistant Professor
Department of Internal Medicine (Hematology/Oncology)
Texas Tech University Health Sciences Center
School of Medicine
Lubbock, Texas
Anemia

Ganga Moorthy
Medical Student
Class of 2016
University of Oklahoma Health Sciences Center
College of Medicine
Oklahoma City, Oklahoma
Seção I, Como Abordar Problemas Clínicos

Gary Meyerrose, M.D.
Professor
Department of Internal Medicine (Cardiology)
Texas Tech University Health Sciences Center
School of Medicine
Lubbock, Texas
Angina
Insuficiência Cardíaca
Fibrilação Atrial
Estenose Aórtica
Hiperlipidemia

Germaine L. Odenheimer, M.D.
Associate Professor
Donald W. Reynolds Department of Geriatric Medicine
University of Oklahoma College of Medicine
Oklahoma City, Oklahoma
Câncer de Próstata, Análise de Sobrevida e Tomada de Decisão
Incapacidade de Tomada de Decisão

James W. Campbell, M.D., M.S.
Professor
Department of Family Medicine
Case Western Reserve University School of Medicine
Director, Geriatric Center
MetroHealth System
Cleveland, Ohio
Disfunção Sexual

Jenny Lee Nguyen, M.D.
Resident, Plastic Surgery
Grand Rapids Medical Education Partners
Grand Rapids, Michigan
Câncer de Mama

John D. Roaten, M.D.
Resident
Department of Orthopaedic Surgery and Rehabilitation
Texas Tech University Health Sciences Center
School of Medicine
Lubbock, Texas
Fratura por Fragilidade Óssea/Osteoporose

John DeToledo, M.D.
Professor and Chairman
Department of Neurology
Professor of Medicine
Texas Tech University Health Sciences Center
School of Medicine
Lubbock, Texas
Crise Convulsiva Parcial Complexa

Jongyeol Kim, M.D.
Associate Professor, Neurology
Covenant Health System Endowed Chair, Cerebrovascular Disease
Medical Director
F. Marie Hall SimLife Center
Texas Tech University Health Sciences Center
School of Medicine
Lubbock, Texas
Acidente Vascular Cerebral
Arterite de Células Gigantes

Judith Horvath, Ph.D., ABPP
Fellow, American Academy of Clinical Psychology
Clinical Neuropsychologist
Florida Hospital Heartland Medical Center
Director, Florida Center for Brain and Mind
Sebring, Florida
Depressão

Kenneth Nugent, M.D.
Professor of Medicine
Program Director, Pulmonary and Critical Care Fellowship
Director, Medical Intensive Care Unit
Medical Director, Respiratory Therapy
Texas Tech University Health Sciences Center
School of Medicine
Lubbock, Texas
Doença Pulmonar Obstrutiva Crônica em Pacientes Mais Idosos
Câncer de Próstata, Análise de Sobrevida e Tomada de Decisão

Kristen H. Sorocco, Ph.D.
Associate Professor
Donald W. Reynolds Department of Geriatric Medicine
University of Oklahoma College of Medicine
Oklahoma City, Oklahoma
Depressão
Maus-tratos a Idoso
Disfunção Sexual

Laurence Z. Rubenstein, M.D., MPH
Professor and Chairman
Donald W. Reynolds Department of Geriatric Medicine
University of Oklahoma College of Medicine
Oklahoma City, Oklahoma
Fratura por Fragilidade Óssea/Osteoporose

Lingsheng Li, MHS
Medical Student
Class of 2016
University of Oklahoma College of Medicine
Oklahoma City, Oklahoma
Déficit Sensorial/Presbiacusia

Luther S. Williams, Ph.D.
Executive Vice President and Provost
Tuskegee University
Tuskegee, Alabama
Desigualdades em Saúde

Meera Subash
Medical Student
Class of 2014
Texas Tech University Health Sciences Center
School of Medicine
Lubbock, Texas
Doença Pulmonar Obstrutiva Crônica em Pacientes Mais Idosos

Melvin Laski, M.D.
Professor
Department of Internal Medicine (Nephrology)
Texas Tech University Health Sciences Center
School of Medicine
Lubbock, Texas
Doença Renal Crônica

Meryem Tuncel-Kara, M.D.
Associate Professor of Medicine (Nephrology and Hypertention)
University of Connecticut Health Sciences Center
Farmington, Connecticut
Hipertensão

Michael R. Crone, M.D.
Associate Professor
Department of Urology
Texas Tech University Health Sciences Center
School of Medicine
Lubbock, Texas
Câncer de Próstata

Mohammad Abedi, M.D., Ph.D.
Doctoral Student in Biochemistry and Molecular Genetics
Texas Tech University Health Sciences Center
School of Medicine
Lubbock, Texas
Câncer de Mama

Natalie Lane, M.D.
Resident
Department of Dermatology
Scott and White Memorial Hospital
Texas A & M College of Medicine
Temple, Texas
Hiperlipidemia

Nicholas D'Cunha, M.D.
Associate Professor
Division of Hematology/Oncology
Department of Internal Medicine
Texas Tech University Health Sciences Center
School of Medicine
Lubbock, Texas
Síndrome Mielodisplásica (Pancitopenia)
Mieloma Múltiplo

Nopakoon Nantsupawat, M.D.
Research Assistant/Recurrent Staff Employee
Department of Internal Medicine
Texas Tech University Health Sciences Center
School of Medicine
Lubbock, Texas
Maus-tratos a Idoso

Omar Elghawanmeh, M.D.
Resident
Department of Neurology
Texas Tech University Health Sciences Center
School of Medicine
Lubbock, Texas
Acidente Vascular Cerebral

Omar Esponda, M.D.
Fellow, Vascular Medicine
Cardiovascular Section
University of Oklahoma College of Medicine
Oklahoma City, Oklahoma
Angina

Panayiotis D. Tsitouras, M.D.
Associate Professor
Donald W. Reynolds Department of Geriatric Medicine
University of Oklahoma College of Medicine
Oklahoma City, Oklahoma
Câncer de Próstata, Análise de Sobrevida e Tomada de Decisão

Parampal Bhullar, M.D.
Clinical Assistant Professor
Division of Geriatric and Palliative Medicine
Department of Medicine
University of South Carolina
School of Medicine
Greenville, South Carolina
Cuidados Paliativos

Raed Alalawi, M.D.
Associate Professor
Associate Program Director, Pulmonary and Critical Care Medicine Fellowship
Department of Internal Medicine
Texas Tech University Health Sciences Center
School of Medicine
Lubbock, Texas
Câncer de Pulmão

Rebecca B. Sleeper, Pharm.D., FCCP, FASCP, BCPS
Associate Dean of Curriculum
Associate Professor of Pharmacy Practice, Geriatrics
Texas Tech University Health Sciences Center
School of Pharmacy
Lubbock, Texas
Problemas Relacionados com Fármacos

Rebecca Crow, D.O.
Resident
Department of Internal Medicine
University of Oklahoma College of Community Medicine
Tulsa, Oklahoma
Câncer de Pulmão
Síncope

Rebecca Nugent, Ph.D.
Associate Teaching Professor
Department of Statistics
Carnegie Mellon University
Pittsburgh, Pennsylvania
Câncer de Próstata, Análise de Sobrevida e Tomada de Decisão

Renato Gonik, M.D.
Associate Professor
Department of Neurology
Texas Tech University Health Sciences Center
School of Medicine
Lubbock, Texas
Síncope

Richard Winn, M.D.
Chief, Division of Infectious Diseases
Professor of Medicine
Department of Internal Medicine
Texas Tech University Health Sciences Center
School of Medicine
Lubbock, Texas
Pneumonia

Saba H. Radhi, M.D., M.S.
Assistant Professor, Medical Oncology
Department of Internal Medicine
Texas Tech University Health Sciences Center
School of Medicine
Lubbock, Texas
Câncer de Pulmão
Câncer de Colo

Saleem Qureshi, M.D., MHSA
Assistant Professor
Donald W. Reynolds Department of Geriatric Medicine
University of Oklahoma College of Medicine
Oklahoma City, Oklahoma
Fibrilação Atrial
Pneumonia

Sameer Islam, M.D.
Gastroenterology Fellow
Department of Internal Medicine
Mayo Clinic
Scottsdale, Arizona
Diarreia por Clostridium difficile

Saowanee Ngamruengphong, M.D.
Gastroenterology Fellow
Department of Internal Medicine
Mayo Clinic
Jacksonville, Florida
Câncer de Próstata, Análise de Sobrevida e Tomada de Decisão

Sharmila Dissanaike, M.D.
Associate Professor of Surgery
Department of Surgery
Texas Tech University Health Sciences Center
School of Medicine
Lubbock, Texas
Traumatismo Geriátrico

Sharmila Sehli, M.D.
Fellow, Cardiac Electrophysiology
Division of Cardiology
The Warren Alpert Medical School of Brown University
Rhode Island Hospital
Providence, Rhode Island
Estenose Aórtica

Sherazad Islam, M.D.
Resident
Department of Radiology
Integris Baptist Medical Center
Oklahoma City, Oklahoma
Pneumonia

Simon C. Williams, Ph.D.
Associate Dean for Academic Affairs
Associate Professor of Cell Biology and Biochemistry
Texas Tech University Health Sciences Center
School of Medicine
Lubbock, Texas
Comunicação, Aspectos Culturais do Envelhecimento e Assistência

Steven Manning, M.D.
Assistant Professor
Department of Psychiatry
Texas Tech University Health Sciences Center
School of Medicine
Lubbock, Texas
Sofrimento Espiritual

Steven Zupancic, Au.D., Ph.D., CCC/A, FAAA
Assistant Professor, Audiology
Texas Tech University Health Sciences Center
School of Allied Health Sciences and School of Medicine – Otolaryngology
Lubbock, Texas
Déficit Sensorial/Presbiacusia

Susan L. Stark, Ph.D., OTR/L
Associate Professor, Occupational Therapy and Neurology
Program in Occupational Therapy
Washington University School of Medicine
St. Louis, Missouri
Quedas no Idoso

Suthipong Soontrapa, M.D.
Fellow, Cardiovascular Medicine
Texas Tech University Health Sciences Center
School of Medicine
Lubbock, Texas
Angina

Teerapat Nantsupawat, M.D.
Resident
Department of Internal Medicine
Texas Tech University Health Sciences Center
School of Medicine
Lubbock, Texas
Hipertensão

Thomas F. McGovern, Ed.D.
Professor of Psychiatry
Director, Center for Ethics/Humanities/Spiritualism
Texas Tech University Health Sciences Center
School of Medicine
Lubbock, Texas
Sofrimento Espiritual

Thomas Teasdale, DrPH
Professor and Vice Chairman
Director, Oklahoma Geriatric Education Center
Donald W. Reynolds Department of Geriatric Medicine
University of Oklahoma College of Medicine
Oklahoma City, Oklahoma
Comunicação, Aspectos Culturais do Envelhecimento e Assistência

Umaru Labay-Kamara, M.D.
Attending Psychiatrist
QCI of Southern Maryland
White Plains, Maryland
Sofrimento Espiritual

Werner T. W. DeRiese, M.D., Ph.D.
Professor and Chairman
Department of Urology
Texas Tech University Health Sciences Center
School of Medicine
Lubbock, Texas
Câncer de Próstata

Zachary Mulkey, M.D.
Associate Professor
Department of Internal Medicine
Texas Tech University Health Sciences Center
School of Medicine
Lubbock, Texas
Osteoartrite

DEDICATÓRIA

A todas as enfermeiras perinatais – vocês que cuidam de gestantes e recém-nascidos, seus corações são puros, sua motivação altruísta e suas habilidades incríveis.

Àquelas enfermeiras com quem tive o privilégio de trabalhar lado a lado no St. Joseph Medical Center, no Houston Methodist Hospital, na Legacy Southwest Clinic e na CHRISTUS San Jose Clinic – juntos trouxemos de volta pacientes à beira da morte, auxiliamos inúmeros partos e testemunhamos o surgimento de novas vidas, nos lamentamos e choramos com pacientes e seus familiares e ainda tornamos esse mundo um lugar melhor. A cada uma de vocês, nossos pacientes e eu expressamos nossos sinceros sentimentos de gratidão, respeito e honra.

Eugene C. Toy

AGRADECIMENTOS

Os estudos que evoluíram para as ideias desta série foram inspirados por Philbert Yau e Chuck Rosipal, dois estudantes talentosos e dedicados, que se formaram na faculdade de medicina. Foi um enorme prazer trabalhar com meus excelentes coautores, especialmente o Dr. Andrew Dentino, que é um exemplo de médico ideal – professor cuidadoso, compreensivo e ávido. Tenho uma grande dívida com minha editora, Catherine Johnson, cuja experiência e visão ajudaram a dar forma a esta série. Agradeço a McGraw-Hill por acreditar no conceito de ensino por meio de casos clínicos. Também sou grato a Catherine Saggese por sua excelente competência em produção e a Cindy Yoo por sua capacidade editorial. Foi incrível trabalhar com minha filha Allison, estudante de enfermagem sênior da Scott and White School of Nursing; ela é uma perspicaz revisora de originais e, já no início de sua carreira, tem uma ótima visão clínica. Agradeço a Linda Bergstrom por seus sábios conselhos e apoio. Na instituição Methodist, agradeço aos doutores Judy Paukert, Marc Boom e Alan Kaplan, que receberam e acolheram nossos residentes. Sem meus prezados colegas, os doutores Konrad Harms, Priti Schachel, Gizelle Brooks Carter, John McBride e Russell Edwards, este livro não teria sido escrito. Acima de tudo, agradeço à minha sempre amorosa esposa, Terri, e aos nossos quatro maravilhosos filhos, Andy, Michael, Allison e Christina, por sua paciência e compreensão.

Eugene C. Toy

SUMÁRIO

SEÇÃO I
Como abordar problemas clínicos 1

1. Abordagem ao paciente.. 2
2. Abordagem à solução de problemas clínicos 8
3. Abordagem pela leitura... 12

SEÇÃO II
Casos clínicos.. 17

SEÇÃO III
Lista de casos **439**

Lista por número do caso 441
Lista por tópico (em ordem alfabética) 442

Índice 443

INTRODUÇÃO

O domínio do conhecimento cognitivo dentro de um campo como a geriatria é uma tarefa formidável. No entanto, é ainda mais difícil utilizar esse conhecimento, pesquisar e filtrar os dados clínicos e laboratoriais, elaborar um diagnóstico diferencial e, por fim, formular um plano terapêutico racional. Para adquirir essas habilidades, o estudante aprende melhor à beira do leito, sendo orientado e instruído por professores experientes, e inspirado à leitura diligente e autodirecionada. É evidente que não há substituto para a educação à beira do leito. Infelizmente, situações clínicas não costumam abranger todo o espectro da especialidade. Talvez a melhor alternativa seja um caso cuidadosamente produzido, projetado para estimular a abordagem clínica e a tomada de decisão. Em uma tentativa de atingir esse objetivo, foram elaborados estudos de casos clínicos para ensinar abordagens diagnósticas e terapêuticas, relevantes ao paciente mais idoso.

As explicações para os casos enfatizam os mecanismos e os princípios básicos, em vez de simplesmente darem enfoque a perguntas e respostas de rotina. Este livro é organizado para a versatilidade: ele não só permite que o aluno "apressado" passe rapidamente pelos casos e verifique as respostas correspondentes, mas também fornece mais informações ao estudante que deseja explicações enriquecedoras. As respostas estão organizadas do simples ao complexo: exposição da resposta, análise do caso, abordagem pertinente ao assunto, questões de compreensão e dicas clínicas como ênfase, além de uma lista de referências para leitura complementar. Os casos clínicos estão propositadamente dispostas de forma aleatória, a fim de simular o modo como os pacientes se apresentam ao clínico. Uma lista de casos está incluída na Seção III para ajudar os alunos que desejam testar seus conhecimentos em uma área específica ou revisar algum assunto, incluindo definições básicas. Por fim, intencionalmente não utilizamos o formato de questões de múltipla escolha nos cenários de abertura de cada caso clínico, já que dicas não estão disponíveis no mundo real.

SEÇÃO I

Como abordar problemas clínicos

1 Abordagem ao paciente
2 Abordagem à solução de problemas clínicos
3 Abordagem pela leitura

1. Abordagem ao paciente

O ato de aplicar as informações contidas em um livro ou artigo de periódico à realidade clínica é uma das tarefas mais desafiadoras na medicina. A retenção de informações não é nada fácil; nesse caso, a organização dos fatos e a lembrança de uma miríade de dados com aplicação precisa ao paciente são cruciais. A finalidade deste texto é facilitar esse processo. A primeira etapa consiste em coletar informações, o que também é conhecido como estabelecimento de um banco de dados. Isso inclui a aquisição da história (por meio de perguntas), a realização do exame físico e a obtenção de testes laboratoriais e/ou imagens seletivos. Entre essas ações, a avaliação da história é a mais importante e útil. A sensibilidade e o respeito sempre devem ser exercitados durante a entrevista dos pacientes.

> **DICA CLÍNICA**
>
> ▶ A anamnese é a ferramenta mais importante na obtenção do diagnóstico. A coleta da história do paciente idoso é um desafio ainda maior por causa da complexidade dos problemas clínicos ou terapêuticos, bem como dos possíveis déficits cognitivos ou auditivos. A paciência e uma postura atenciosa são primordiais.

ANAMNESE

1. **Informações básicas:** Fatores como idade, sexo, etnia e fidedignidade precisam ser registrados, já que algumas condições são mais comuns em vários grupos étnicos. A fidedignidade das informações pode ser questionável; por exemplo, um paciente talvez não queira aparentar que não se lembra de quais remédios tomou ou por quais cirurgias passou e não se dispõe a fornecer vários fatos com segurança e confiança. Esses achados devem ser averiguados de forma discreta e delicada.
2. **Queixa principal:** O que levou o paciente ao hospital ou à clínica? É uma consulta marcada ou um sintoma inesperado? Se possível, as próprias palavras do paciente devem ser utilizadas, como: "Sinto como se houvesse uma tonelada de tijolos em meu peito". A queixa principal ou o motivo real da busca por atendimento médico pode não ser a primeira coisa que o paciente fale (na verdade, pode ser a última coisa), em particular se o problema for embaraçoso, como incontinência urinária, ou altamente traumático, como maus-tratos. Muitas vezes, é útil esclarecer com exatidão qual é a preocupação do paciente; por exemplo, ele pode ter receio de que suas cefaleias representem um tumor cerebral subjacente.
3. **História médica atual:** Esta é a parte mais crucial de todo o banco de dados. As perguntas feitas são guiadas pelo diagnóstico diferencial considerado inicialmente no momento em que o paciente identifica a queixa principal, bem como pelo conhecimento do clínico sobre padrões patológicos típicos e sua evolução

natural. A duração e a natureza da queixa principal, os sintomas associados e os fatores exacerbantes/atenuantes devem ser registrados. Algumas vezes, a anamnese será rebuscada e demorada, com múltiplas intervenções diagnósticas ou terapêuticas em diferentes locais. Para os pacientes com doenças crônicas, é valiosa a obtenção dos prontuários médicos pregressos. Por exemplo, quando uma extensa avaliação de um problema clínico complicado foi feita em outro lugar, costuma ser melhor obter primeiro aqueles resultados do que repetir exames de alto custo. Ao avaliar os prontuários anteriores, frequentemente é útil revisar os principais dados (p. ex., laudos de biópsia, ecocardiogramas, avaliações sorológicas) em vez de confiar em um rótulo diagnóstico aplicado por outra pessoa, que depois é replicado em prontuários médicos e, por repetição, adquire um ar de verdade, quando não puder ser completamente apoiado pelos dados. Muitos pacientes idosos fornecerão histórias insuficientes em função de quadros existentes de demência, confusão mental ou barreiras linguísticas; o reconhecimento dessas situações e a consulta aos membros da família são úteis. Contudo, o fato de permitir que o paciente conserve seu autorrespeito e sua dignidade, bem como a sensibilidade a ele, são importantes. Na disponibilidade de pouca ou nenhuma história para orientar uma investigação focada, com frequência haverá necessidade de estudos objetivos mais extensos para descartar diagnósticos potencialmente graves.

4. **História médica pregressa:**
    a. **Doença:** Quaisquer enfermidades, como hipertensão, hepatite, diabetes melito e câncer, bem como doenças pulmonares, cardiopatias e tireopatias, devem ser eliciadas. Se um diagnóstico existente ou prévio não for óbvio, será útil perguntar como ele foi feito exatamente; ou seja, quais investigações foram realizadas. É recomendável a inclusão de informações como duração, gravidade e terapias realizadas.
    b. **Hospitalização:** Quaisquer internações e visitas ao setor de emergência (SE) devem ser listadas, com o(s) motivo(s) da admissão, a intervenção e a localização do hospital.
    c. **Transfusão sanguínea:** As transfusões sanguíneas com qualquer produto derivado do sangue devem ser listadas, inclusive quaisquer reações adversas.
    d. **Cirurgias:** O ano e o tipo de cirurgia devem ser elucidados, e quaisquer complicações devem ser documentadas. Também é aconselhável que o tipo de incisão e quaisquer efeitos indesejáveis da anestesia ou da cirurgia sejam anotados.
5. **Alergias:** As reações a fármacos devem ser registradas, incluindo a gravidade e a relação temporal com o agente terapêutico administrado. Qualquer efeito adverso (como náusea) deve ser diferenciado de uma reação alérgica verdadeira.
6. **Fármacos:** Devem ser listados os fármacos atuais e prévios, incluindo a dosagem, a via de administração, a frequência e a duração de uso. Os fármacos prescritos e os de venda livre, bem como os fitoterápicos (ou seja, agentes derivados de plantas naturais), são, sem exceção, relevantes. Os pacientes frequentemente se esquecem de sua lista completa de fármacos; por isso, a solicitação para que

cada paciente traga todos os seus fármacos (tanto os prescritos como os não prescritos) permite a formulação de um inventário completo.
7. **História familiar:** Muitas condições são hereditárias ou predispostas em membros da família. A idade e a saúde de irmãos, pais, avós e outros familiares podem fornecer pistas para o diagnóstico. Por exemplo, um indivíduo que possui familiares de primeiro grau com doença cardíaca coronariana de início precoce está sob risco de doença cardiovascular.
8. **História social, cultural e econômica e hábitos de vida:** Esta é uma das partes mais importantes da história, pois inclui o estado funcional do paciente em casa e as circunstâncias socioeconômicas, assim como os objetivos e as aspirações para o futuro. Esses pontos frequentemente são cruciais para determinar a melhor forma de tratar um problema clínico. Condições de vida, situações econômicas e afiliações religiosas podem fornecer importantes indícios para casos diagnósticos misteriosos e confusos ou sugerir a aceitabilidade de várias opções diagnósticas ou terapêuticas. O estado civil e os hábitos, como consumo de bebidas alcoólicas, tabagismo ou drogas ilícitas, podem ser relevantes como fatores de risco de doença. A história sexual do paciente deve ser questionada de uma forma não ameaçadora.
9. **Nível de atividade:** É importante registrar o nível de atividade e função de um paciente idoso de uma maneira sistemática e precisa. As atividades do dia a dia e a capacidade de cuidar de si mesmo são áreas críticas a serem registradas.
10. **Revisão de sistemas:** Algumas perguntas sobre os sistemas corporais mais relevantes garantem que os problemas não passem despercebidos. O clínico deve evitar a técnica de questionamento mecânico "a jato" (ou seja, muito rápido), que desestimula os pacientes a responderem com sinceridade por causa do medo de "incomodar o médico".

EXAME FÍSICO

O exame físico inicia-se durante a obtenção da história, observando o paciente e começando a considerar um diagnóstico diferencial. Ao se realizar o exame físico, deve-se concentrar nos sistemas corporais sugeridos pelo diagnóstico diferencial, realizando-se testes ou manobras com perguntas específicas em mente; por exemplo, o paciente com icterícia tem ascite? Quando o exame físico é realizado com diagnósticos potenciais e achados físicos esperados em mente ("enxerga-se o que se procura"), a possibilidade de o exame contribuir para o diagnóstico aumenta bastante, ao contrário do exame físico feito "dos pés à cabeça" e sem foco.

1. **Aspecto geral:** Uma grande quantidade de informações é coletada pela simples observação, pois, com isso, constatam-se dados como constituição física, estado de higiene, estado nutricional, nível de ansiedade (ou, talvez, indiferença inadequada), grau de dor ou conforto, estado mental, padrões da voz (entonações) e uso da linguagem. É importante trazer à tona a presença de contusões/hematomas que possam indicar maus-tratos físicos ou o efeito de isolamento que possa indicar depressão ou maus-tratos. Isso forma a impressão de "quem é esse paciente".

2. **Sinais vitais:** Sinais vitais como temperatura, pressão arterial, frequência cardíaca, frequência respiratória, altura e peso frequentemente são incluídos aqui. A pressão arterial, algumas vezes, pode ser diferente nos dois braços; a princípio, a pressão deve ser medida em ambos os braços. Em pacientes com suspeita de hipovolemia, tanto o pulso como a pressão arterial devem ser obtidos com o paciente deitado e em pé para procurar por hipotensão ortostática. É bastante útil que o próprio médico obtenha os sinais vitais, em vez de confiar nos números obtidos por assistentes através do uso de equipamentos automatizados, pois decisões importantes sobre o cuidado do paciente costumam ser tomadas usando os sinais vitais como um fator determinante significativo.
3. **Exame da cabeça e do pescoço:** O paciente deve ser observado quanto à presença de edema facial ou periorbital e às respostas pupilares à luz. É recomendável a inspeção quanto à existência de cataratas. O exame de fundo de olho representa um meio de visualizar os efeitos de doenças como diabete sobre a microvasculatura; o sinal de papiledema pode significar pressão intracraniana elevada. A determinação da pressão venosa jugular é bastante útil para estimar o estado volêmico. A tireoide deve ser palpada em busca de bócio ou nódulo, enquanto as artérias carótidas devem ser auscultadas à procura de ruídos. Os nódulos cervicais (comuns) e supraclaviculares (patológicos) devem ser palpados.
4. **Exame de mama:** Deve-se inspecionar quanto à simetria, além da retração da pele ou do mamilo, com as mãos da paciente sobre os quadris (para acentuar os músculos peitorais) e também com os braços levantados. Com a paciente em posição sentada e supina, as mamas devem ser submetidas à palpação sistemática para avaliar a presença de massas. O mamilo deve ser avaliado em busca de secreção, e as regiões axilares e supraclaviculares devem ser examinadas à procura de adenopatia.
5. **Exame cardíaco:** O ponto de impulso máximo (também conhecido como impulso apical, choque da ponta ou *ictus cordi*) deve ser determinado em termos de magnitude e localização. O coração precisa ser auscultado tanto no ápice quanto na base. Sons como bulhas cardíacas, sopros e estalidos devem ser caracterizados. É recomendável a classificação dos sopros de acordo com a intensidade, a duração, a sincronização no ciclo cardíaco e as alterações com várias manobras. Os sopros sistólicos são muito comuns e frequentemente fisiológicos; já os diastólicos são raros e costumam ser patológicos.
6. **Exame pulmonar:** Os campos pulmonares devem ser examinados de forma sistemática, completa e minuciosa. Sibilos, estertores, roncos e ruídos respiratórios brônquicos devem ser registrados. A percussão dos campos pulmonares pode ser útil para identificar hiper-ressonância do pneumotórax de tensão ou macicez de pneumonia consolidada ou efusão pleural.
7. **Exame abdominal:** O abdome deve ser inspecionado em busca de cicatrizes, distensão ou alteração de cor (como o sinal de Grey Turner de descoloração na área dos flancos, indicando hemorragia intra-abdominal ou retroperitoneal). É necessária a auscultação de borborigmos para identificar os ruídos intestinais de intensidade normal *versus* acentuada e aqueles hiperativos *versus* hipoativos. A percussão do abdome pode ser utilizada não só para avaliar o tamanho do

fígado e do baço, mas também para detectar ascite pela constatação de macicez móvel. A palpação cuidadosa deve começar inicialmente distante da área de dor, envolvendo uma das mãos sobre a outra, para avaliar a presença de massas, sensibilidade e sinais peritoneais. É recomendável o registro da sensibilidade em uma escala (p. ex., de 1 a 4, em que 4 consiste na dor mais intensa). Aneurismas aórticos precisam ser avaliados. Reflexos de proteção, sejam eles voluntários ou involuntários, devem ser anotados.
8. **Exame do dorso e da coluna vertebral:** O dorso deve ser avaliado quanto à simetria, sensibilidade e presença de massas. Fraturas por compressão podem levar a uma aparência curvada. É particularmente importante examinar as regiões do flanco em busca de dor à percussão, o que pode indicar doença renal.
9. **Genitália:**
    a. **Mulheres:** O exame pélvico deve incluir a inspeção da genitália externa e, com o uso de espéculo, a avaliação da vagina e do colo. Se pertinentes, exames como esfregaços de Papanicolaou e/ou culturas da cérvice podem ser obtidos, embora raramente sejam necessários depois dos 65 a 70 anos, a menos que haja uma história de displasia cervical uterina. Também é importante um exame bimanual (o "toque") para avaliar o tamanho, o formato e a sensibilidade do útero e dos anexos.
    b. **Homens:** É realizada a inspeção do pênis e dos testículos. A avaliação quanto à presença de massas, sensibilidades e lesões é relevante. Também é útil a palpação em busca de hérnias na região inguinal, com o paciente tossindo para aumentar a pressão intra-abdominal.
10. **Exame retal:** Um exame retal digital costuma ser realizado em indivíduos com possível doença colorretal ou sangramento gastrintestinal. Deve ser avaliada a presença de massas. Nos homens, a próstata pode ser examinada quanto ao aumento de volume e à existência de nódulos.
11. **Membros:** Pode ser útil o exame em busca de derrames articulares, sensibilidade, edema e cianose. O sinal de baqueteamento das unhas pode indicar doenças pulmonares, como câncer de pulmão ou cardiopatia cianótica crônica.
12. **Exame neurológico:** O exame de rotina do estado mental e a avaliação da marcha devem ser realizados em todos os pacientes idosos. Os pacientes que se apresentam com queixas neurológicas costumam necessitar de uma avaliação minuciosa, incluindo o estado mental, os nervos cranianos, a força motora e a sensibilidade, além dos reflexos.
13. **Exame da pele:** A pele deve ser cuidadosamente examinada à procura de indícios de lesões pigmentadas (melanoma), cianose ou eritemas, que podem indicar doença sistêmica (eritema malar de lúpus eritematoso sistêmico).

AVALIAÇÃO LABORATORIAL E DIAGNÓSTICO POR IMAGEM

1. **Exames laboratoriais:**
    a. **Hemograma completo:** Esse exame é realizado para avaliar a presença de anemia e trombocitopenia.

b. **Bioquímica:** O perfil bioquímico costuma ser mais utilizado para avaliar a função renal e hepática.
c. **Perfil lipídico:** Esse perfil é particularmente relevante em doenças cardiovasculares.
d. **Exame de urina:** É, com frequência, denominado como uma "biópsia renal líquida", pois a presença de células, cilindros, proteínas ou bactérias fornece indícios sobre doenças glomerulares ou tubulares subjacentes.
e. **Infecção:** A coloração de Gram e a cultura de urina, escarro e líquido cefalorraquidiano, bem como as hemoculturas, frequentemente são úteis para isolar a causa do processo infeccioso.
2. **Diagnóstico por imagem:**
   a. **Radiografia torácica:** A radiografia do tórax é extremamente útil para avaliar o tamanho e o contorno do coração, o aumento das câmaras cardíacas, os vasos e infiltrados pulmonares, bem como a presença de efusões pleurais.
   b. **Ultrassonografia:** Esse exame é proveitoso não só para identificar interfaces líquido-sólidas, mas também para caracterizar massas como císticas, maciças ou complexas. Também é bastante útil para avaliar estruturas como a árvore biliar e o tamanho dos rins, bem como indícios de obstrução ureteral e aneurismas aórticos, podendo ser combinado com Doppler de fluxo para identificar trombose venosa profunda. Além de não ser um método invasivo, a ultrassonografia não tem risco de radiação, mas não pode ser usada para penetrar ossos ou ar; ademais, tal exame tem menor utilidade em pacientes obesos.

DICA CLÍNICA

▶ A ultrassonografia é útil não só para avaliar a árvore biliar e as estruturas vasculares, mas também para pesquisar obstrução ureteral, embora tenha utilidade limitada em pacientes obesos.

   c. **Tomografia computadorizada (TC):** Esse exame é válido em casos de possível sangramento intracraniano, massas abdominais e/ou pélvicas, além de processos pulmonares, podendo ajudar a delinear os linfonodos e os distúrbios retroperitoneais. A TC expõe o paciente à radiação e exige que ele seja imobilizado durante o procedimento. Em geral, a TC requer a administração de um contraste radiológico, que pode ser nefrotóxico; com frequência, indivíduos idosos possuem um grau de insuficiência renal.
   d. **Ressonância magnética (RM):** Essa técnica identifica os planos de tecidos moles de forma muito satisfatória e fornece a melhor imagem do parênquima cerebral. Quando utilizada com o contraste gadolínio (que não é nefrotóxico), a angiorressonância magnética (ARM) é útil para delinear as estruturas vasculares. Embora a RM não utilize radiação, o potente campo magnético proíbe seu uso em pacientes com metal ferromagnético em seus corpos, como muitos tipos de próteses.

e. **Procedimentos cardíacos:**
   i. **Ecocardiografia:** Utiliza a ultrassonografia para delinear a função e o tamanho cardíacos, bem como a fração de ejeção e a presença de disfunção valvular.
   ii. **Angiografia:** Injeta-se o contraste radiopaco em vários vasos, obtendo-se radiografias ou imagens fluoroscópicas para determinar a existência de oclusão vascular, a função cardíaca ou a integridade das válvulas cardíacas.
   iii. **Testes ergométricos sob estresse:** Os indivíduos sob risco de doença cardíaca coronariana são monitorados quanto à pressão arterial, frequência cardíaca, dor torácica e eletrocardiograma (ECG) enquanto se aumenta a demanda de oxigênio no coração, como em uma corrida na esteira. As imagens de medicina nuclear do coração podem ser agregadas para aumentar a sensibilidade e a especificidade do teste. Os indivíduos que não conseguem correr na esteira (como aqueles com artrite grave) podem receber fármacos como adenosina ou dobutamina para "forçar" o coração.

2. Abordagem à solução de problemas clínicos

Em geral, existem quatro etapas distintas para a solução sistemática de problemas clínicos:

1. Formulação do diagnóstico
2. Avaliação da gravidade da doença (estágio)
3. Instituição de tratamento com base no estágio da doença
4. Acompanhamento da resposta do paciente ao tratamento

FORMULAÇÃO DO DIAGNÓSTICO

Existem dois meios para se estabelecer um diagnóstico. Clínicos experientes frequentemente formulam um diagnóstico com muita rapidez utilizando o **reconhecimento de padrões**, ou seja, as características da doença do paciente que coincidem com um quadro já visto pelo médico. Se a doença não se enquadrar em um padrão prontamente reconhecido, o clínico terá de seguir alguns passos no raciocínio diagnóstico:

1. O primeiro passo consiste em **coletar informações com um diagnóstico diferencial em mente.** O clínico deve começar a considerar as possibilidades diagnósticas por meio do contato inicial com o paciente, o que é continuamente refinado conforme as informações são obtidas. O clínico prossegue com a anamnese, bem como com os exames e os achados do exame físico, de acordo com os possíveis diagnósticos que ele estiver considerando. Trata-se do princípio de "se encontrar aquilo que se procura". Quando se tenta realizar um exame completo da cabeça aos pés, por exemplo, sem procurar por algo em particular, é muito mais provável que se percam os achados.

2. O próximo passo é tentar passar de queixas subjetivas ou sintomas inespecíficos para anormalidades objetivas na tentativa de **conceituar o problema objetivo do paciente com a maior especificidade possível**. Por exemplo, um paciente pode ir até o médico queixando-se de edema nos pés, um achado relativamente comum e inespecífico. Os testes laboratoriais podem revelar que o paciente sofre de insuficiência renal, uma etiologia mais específica das inúmeras causas de edema. Na sequência, o exame da urina pode exibir cilindros hemáticos, indicando glomerulonefrite, que é ainda mais específico como causa da insuficiência renal. O problema do paciente, então, descrito com o maior grau de especificidade, consiste em glomerulonefrite. A tarefa do clínico, nesse momento, é considerar o diagnóstico diferencial de glomerulonefrite e não de edema nos pés.
3. O último passo é **procurar pelas características diferenciais** da doença do paciente; ou seja, as características da doença que, por sua presença ou ausência, estreitam o diagnóstico diferencial. Isso frequentemente é difícil para os principiantes ou jovens alunos, pois requer um nível de conhecimento bem desenvolvido sobre as características típicas da doença. Com isso, a pessoa responsável em formular o diagnóstico pode julgar que peso atribuir aos vários indícios clínicos presentes. Por exemplo, no diagnóstico de um paciente com febre e tosse produtiva, o encontro de infiltrados apicais bilaterais com cavitação no raio X do tórax é um achado altamente diferencial. Existem poucas doenças, além da tuberculose, que provavelmente produzem esse padrão radiográfico. Como um exemplo negativamente preditivo, pode-se citar um paciente com faringite exsudativa que também apresenta rinorreia e tosse. A presença dessas características torna o diagnóstico de infecção estreptocócica improvável como causa da faringite. Assim que o diagnóstico diferencial for estabelecido, o clínico utiliza a presença dos achados diferenciais, o conhecimento dos fatores de risco e a epidemiologia das doenças para decidir quais são os diagnósticos potenciais mais prováveis.

DICAS CLÍNICAS

No raciocínio diagnóstico, três passos devem ser seguidos:
▶ Coletar informações com um diagnóstico diferencial em mente.
▶ Identificar as anormalidades objetivas com a máxima especificidade.
▶ Procurar pelas características diferenciais que estreitam o diagnóstico diferencial.

Assim que o problema mais específico for identificado e um diagnóstico diferencial desse problema for considerado com o uso das características diferenciais para ordenar as possibilidades, a próxima etapa é considerar o emprego dos testes diagnósticos, como dados laboratoriais, radiológicos ou patológicos, para confirmar o diagnóstico. Do ponto de vista clínico, o tempo e o esforço com os quais se busca um diagnóstico definitivo utilizando dados objetivos dependem de vários fatores: a gravidade potencial do diagnóstico em questão, o estado clínico do paciente, os riscos potenciais do teste diagnóstico e os benefícios ou danos potenciais do tratamento empírico. Por exemplo, se um homem ativo e funcional de 60 anos der entrada no hospital com nódulos pulmonares bilaterais à radiografia torácica, existem muitas possibilidades de diagnóstico, inclusive metástase maligna; nesse caso, há necessidade de uma busca rigorosa pelo diagnóstico, englobando possivelmente uma toracotomia com biópsia pulmonar aberta. Os mesmos achados radiográficos em uma mulher idosa acamada de 90 anos com demência de Alzheimer avançada que não seria uma boa candidata para quimioterapia podem ser mais bem tratados sem qualquer teste diagnóstico. Decisões como essa são difíceis, pois exigem sólido conhecimento médico, bem como uma compreensão minuciosa do paciente, em conjunto com sua história e suas inclinações, além de constituir a arte da medicina.

Em outras palavras, bom senso, prudência e aconselhamento diligente do paciente e de seus familiares são medidas importantes antes de embarcar em uma avaliação diagnóstica, já que algumas vezes as intervenções diagnósticas são mais dolorosas e desconfortáveis do que a própria doença.

AVALIAÇÃO DA GRAVIDADE DA DOENÇA

Depois de determinar o diagnóstico, a próxima etapa é caracterizar a gravidade do processo patológico; em outras palavras, essa caracterização descreve o "grau maléfico" da doença. Geralmente, existe um significado prognóstico ou terapêutico com base no estágio da doença. Em casos malignos, isso é feito formalmente pelo estadiamento do câncer. A maioria dos cânceres é categorizada desde Estágio I (localizado) até Estágio IV (amplamente metastático). Algumas doenças, como insuficiência cardíaca congestiva, podem ser designadas como leves, moderadas ou graves, com base no estado funcional do paciente, ou seja, em sua capacidade de se exercitar antes de ficar dispneico. Em alguns processos infecciosos, como infecção do trato urinário, o estadiamento depende da duração e do grau da infecção (i. e., assintomática, cistite simples, pielonefrite e sepse).

INSTITUIÇÃO DE TRATAMENTO COM BASE NO ESTÁGIO DA DOENÇA

Muitas doenças são estratificadas de acordo com a gravidade, uma vez que o prognóstico e o tratamento frequentemente variam com base nessa gravidade. Se o prognóstico e o tratamento não fossem afetados pelo estágio do processo patológico, não haveria qualquer razão para subcategorizar como leve ou grave. Como exemplo, um homem com doença pulmonar obstrutiva crônica (DPOC) leve pode ser tratado com broncodilatadores inalatórios, conforme a necessidade, e aconselhado a parar de fumar. Contudo, um paciente com DPOC grave pode necessitar de suplementação contínua de oxigênio todos os dias, broncodilatadores programados e, possivelmente, corticoterapia oral. Uma reserva fisiológica de indivíduo idoso deve ser avaliada, incluindo a função de órgãos-alvo.

O **tratamento deve** ser ajustado ao grau ou **"estágio" da doença no contexto das circunstâncias de cada paciente.** Na tomada de decisões em relação ao tratamento, também é essencial que o clínico identifique os objetivos terapêuticos – o objetivo é trazer conforto ao paciente, para que ele passe um tempo de qualidade com os membros da família, ou curá-lo? Os pacientes costumam procurar atendimento médico porque estão incomodados com algum sintoma e desejam se livrar dele. Quando os médicos instituem a terapia, eles frequentemente têm vários outros objetivos, além do alívio dos sintomas, como prevenção de complicações a curto ou longo prazo ou redução da mortalidade. Por exemplo, os pacientes com insuficiência cardíaca congestiva ficam incomodados com os sintomas de edema e dispneia. Medidas como restrição de sal na dieta, uso de diuréticos de alça e repouso são eficazes para diminuir esses sintomas. Entretanto, a insuficiência cardíaca é uma doença progressiva com alta taxa de mortalidade; por essa razão, outros tratamentos, como inibidores da enzima conversora de angiotensina (ECA) e alguns betabloqueadores, também são utilizados para reduzir a mortalidade nessa condição. Os indivíduos idosos são mais sensíveis aos fármacos e às interações medicamentosas (polifarmácia). É essencial que o clínico conheça o objetivo terapêutico para que consiga monitorar e orientar a terapia.

DICA CLÍNICA

▶ O clínico precisa identificar os objetivos da terapia (como alívio dos sintomas, prevenção de complicações ou redução da mortalidade) e avaliar todos os fármacos antes de receitar um novo agente terapêutico.

ACOMPANHAMENTO DA RESPOSTA DO PACIENTE AO TRATAMENTO

A última etapa na abordagem à doença é acompanhar a resposta do paciente à terapia. A resposta deve ser mensurada, registrada e monitorada. Algumas respostas são clínicas, como dor abdominal, temperatura ou exame pulmonar do paciente. Obviamente, o aluno precisa trabalhar no sentido de ser mais habilidoso para extrair os dados de forma imparcial (i. e., não tendenciosa) e padronizada. Outras respostas podem ser acompanhadas com o uso das técnicas de diagnóstico por imagem, como TC para saber o tamanho de nodo retroperitoneal em paciente submetido à quimioterapia, ou com a utilização de marcador tumoral, como o nível do antígeno prostático específico (PSA) em homem submetido à quimioterapia para câncer de próstata. Para sífilis, o acompanhamento pode ser feito com o teste rápido de reagina plasmática ou o teste sorológico mais específico de anticorpos treponêmicos com o passar do tempo, para monitorar a resposta à terapia com base na titulação. O aluno precisa estar preparado para saber o que fazer se o marcador mensurado não responder de acordo com o que se espera. O próximo passo é repetir o tratamento, efetuar nova avaliação de metástase ou acompanhar com algum outro teste mais específico?

3. Abordagem pela leitura

A abordagem pela leitura orientada pelo problema clínico é diferente da pesquisa "sistemática" clássica de uma doença. Os pacientes raramente apresentam-se com um diagnóstico claro; por isso o aluno precisa adquirir habilidade para aplicar as informações do livro no quadro clínico. Além disso, é possível reter mais informações quando se lê com um propósito. Em outras palavras, o aluno deve ler com o objetivo de responder a perguntas específicas. Existem várias perguntas básicas que facilitam o **raciocínio clínico**, tais como:

1. Qual é o diagnóstico mais provável?
2. Qual seria o próximo passo?
3. Qual é o mecanismo mais provável para esse processo?
4. Quais são os fatores de risco (tanto implícitos como relacionados com a idade) para essa condição?
5. Quais são as complicações associadas ao processo patológico?
6. Qual é a melhor terapia (a idade do paciente muda a terapia)?
7. Como se confirmaria o diagnóstico?

> **DICA CLÍNICA**
>
> ▶ A leitura com a finalidade de responder a sete perguntas clínicas básicas aumenta a retenção das informações e facilita a aplicação do "conhecimento técnico de livro" ao "conhecimento clínico".

QUAL É O DIAGNÓSTICO MAIS PROVÁVEL?

O método para se estabelecer o diagnóstico foi discutido na seção anterior. Um meio de lidar com esse problema é desenvolver "abordagens" padrão para problemas clínicos comuns. É útil entender as causas mais comuns de várias apresentações, como "as causas mais comuns de *delirium* em um paciente idoso são efeito de fármacos, hipoxia e sepse".

O quadro clínico implicaria algo como:

Uma mulher de 80 anos em uma casa de repouso está agudamente agitada e desorientada. Qual é o diagnóstico mais provável?

Com nenhuma outra informação para prosseguir, o aluno anotaria que essa mulher tem um diagnóstico clínico de *delirium*. Com o uso das informações de "causas mais comuns", o aluno daria um palpite de que a paciente tem sepse. Se, em vez disso, forem fornecidas informações a respeito da adição recente de um novo fármaco, pode ser adicionada uma frase como: "A paciente recentemente estava deprimida e recebeu um novo antidepressivo". Então, a suspeita clínica para alteração do estado mental induzida por fármaco aumenta.

> **DICA CLÍNICA**
>
> ▶ As causas comuns de *delirium* em um paciente idoso incluem hipoxia, fármacos e sepse.

Em contraste, se a história adicional revelou que a paciente tinha um cateter urinário de demora, a preocupação pode mudar para urossepse.

QUAL SERIA O PRÓXIMO PASSO?

Responder a essa pergunta não é uma tarefa fácil, pois a próxima etapa pode ser obter mais informações diagnósticas, realizar o estadiamento da doença ou efetuar a terapia. Essa pergunta pode ser mais desafiadora do que "o diagnóstico mais provável", pois pode haver informações insuficientes para formular um diagnóstico e o passo seguinte pode ser procurar por mais informações diagnósticas. Outra possibilidade é de haver informações suficientes para um provável diagnóstico e, nesse caso, o próximo passo é fazer o estadiamento da doença. Por fim, a medida mais apropriada pode ser executar o tratamento. Por essa razão, a partir dos dados clínicos, é preciso proferir uma decisão a respeito do grau de progresso na jornada de:

Formular o diagnóstico → Realizar o estadiamento da doença → Efetuar o tratamento com base no estágio → Acompanhar a resposta

Com frequência, o estudante é "ensinado" a regurgitar as mesmas informações que alguém escreveu sobre uma doença em particular, mas não tem habilidade para dar o próximo passo. Esse talento é aprendido de preferência à beira do leito em um ambiente de suporte, com liberdade para fazer suposições e com *feedbacks* construtivos. Um quadro de amostra pode descrever um processo de reflexão do aluno, como o que segue:

1. Formular o diagnóstico: "Com base nas informações de que disponho, acredito que o Sr. Smith sofra de angina estável, pois ele tem dor torácica retrosternal quando caminha três blocos. Essa dor, no entanto, é aliviada dentro de minutos com o repouso e a administração de nitroglicerina sublingual".
2. Realizar o estadiamento da doença: "Não acredito que esse quadro seja uma doença grave, pois o paciente não tem dor que dure mais de 5 minutos, angina em repouso ou insuficiência cardíaca congestiva".
3. Efetuar o tratamento com base no estágio: "Portanto, meu próximo passo é tratar com ácido acetilsalicílico, betabloqueadores e nitroglicerina sublingual, conforme a necessidade, bem como com mudanças no estilo de vida".
4. Acompanhar a resposta: "Quero acompanhar o tratamento, avaliando a dor (questionarei o paciente sobre o nível de exercício que ele é capaz de realizar sem dor torácica), realizando um teste cardíaco sob estresse e reavaliando-o após a realização do teste".

Em um paciente com quadro semelhante, quando a apresentação clínica não está clara ou é mais grave, o "próximo passo" ideal talvez possa ser de natureza diagnóstica, como teste com tálio sob estresse ou até mesmo angiografia coronariana. O **próximo passo** depende do **estado clínico do paciente** (se instável, a etapa seguinte é terapêutica), da **gravidade potencial** da doença (nesse caso, pode-se partir para o estadiamento) ou da **incerteza do diagnóstico** (parte-se para o diagnóstico).

Em geral, a pergunta "Qual é o próximo passo?" é vaga e a mais difícil de responder, pois a resposta pode ser diagnóstica, classificatória (estadiamento) ou terapêutica. Além disso, os pacientes idosos algumas vezes são colocados sob ordens de "Não Ressuscitar" e, antes de se realizar a ressuscitação cardiopulmonar ou outras intervenções, essas diretivas devem ser reavaliadas.

QUAL É O MECANISMO MAIS PROVÁVEL PARA ESSE PROCESSO?

Essa questão vai além de simplesmente formular o diagnóstico, mas também exige que o aluno compreenda o mecanismo subjacente ao processo. Por exemplo, um quadro clínico pode descrever uma "mulher de 70 anos que apresenta alguns meses de epistaxe grave, petéquias e hemograma completo normal, exceto pela contagem plaquetária de 15.000/mm^3". As respostas possivelmente consideradas por um aluno para explicar essa condição incluem destruição imunomediada de plaquetas, trombocitopenia induzida por fármacos, mielossupressão e sequestro de plaquetas como resultado de hiperesplenismo.

É aconselhável que o aluno aprenda os mecanismos de cada processo patológico e não meramente memorize um grupo de sintomas. Em outras palavras, em vez de só se comprometer a memorizar a apresentação clássica da púrpura trombocitopênica idiopática (PTI) (trombocitopenia isolada sem linfadenopatia ou fármacos agressivos), o aluno deve entender que a PTI é um processo autoimune por meio do qual o corpo produz anticorpos IgG contra as plaquetas. Os complexos formados pela união de plaquetas e anticorpos são, então, capturados pela circulação no baço. Como o processo patológico é específico para as plaquetas, as outras duas linhagens celulares (eritrócitos e leucócitos) permanecem normais. Além disso, como a trombocitopenia é causada por destruição periférica excessiva de plaquetas, a medula óssea revelará um aumento dos megacariócitos (precursores de plaquetas). Por isso, o tratamento da PTI inclui agentes corticosteroides orais para diminuir o processo imunológico de produção de IgG antiplaquetária e, em caso de refratariedade, esplenectomia. Em pacientes idosos, os processos mielodisplásicos são mais comuns e precisam ser considerados.

QUAIS SÃO OS FATORES DE RISCO (TANTO IMPLÍCITOS COMO RELACIONADOS COM A IDADE) PARA ESSA CONDIÇÃO?

A compreensão dos fatores de risco ajuda o clínico a estabelecer um diagnóstico e a determinar a forma de interpretação dos testes. Por exemplo, entender a análise dos fatores de risco talvez ajude a tratar uma mulher obesa de 65 anos com início súbito de dispneia e dor torácica pleurítica após cirurgia ortopédica para fratura de fêmur. Essa paciente tem inúmeros fatores de risco para trombose venosa profunda e embolia pulmonar. O médico talvez queira obter uma angiografia mesmo se o resultado da cintilografia de ventilação/perfusão for de baixa probabilidade. Assim, o número de fatores de risco ajuda a categorizar a probabilidade de um processo patológico. A idade provoca mudanças nos fatores de risco e na probabilidade dos distúrbios, além de alterar as manifestações. Por exemplo, como o sistema imune de um paciente idoso declina, os sinais clínicos de infecção e sepse podem ser mais sutis.

> **DICA CLÍNICA**
>
> ▶ Quando a probabilidade de uma doença for alta com base nos fatores de risco antes da realização de testes, mesmo com um resultado inicial negativo, talvez seja indicado um exame mais definitivo.

QUAIS SÃO AS COMPLICAÇÕES ASSOCIADAS AO PROCESSO PATOLÓGICO?

Um clínico precisa entender as complicações de uma doença de modo que ele possa monitorar o paciente. Algumas vezes, o aluno tem de formular o diagnóstico a partir de indícios clínicos e, então, aplicar seu conhecimento sobre as sequelas do processo patológico. Por exemplo, esse aluno deve saber que a hipertensão crônica pode afetar vários órgãos-alvo, como cérebro (encefalopatia ou acidente vascular cerebral), olhos (alterações vasculares), rins e coração. Compreender os tipos de consequências também ajuda o clínico a estar ciente dos perigos que um paciente corre. O clínico tem plena consciência da necessidade de monitorar o envolvimento de órgãos-alvo e realizar a intervenção apropriada na presença desse tipo de envolvimento.

QUAL É A MELHOR TERAPIA (A IDADE DO PACIENTE MUDA A TERAPIA)?

Para responder a essa pergunta, o clínico precisa obter o diagnóstico correto, avaliar a gravidade da doença e ponderar a situação para realizar a intervenção adequada. Para o aluno, saber as doses exatas não é tão importante quanto conhecer o melhor fármaco, a via de administração, o mecanismo de ação e as possíveis complicações. É importante que ele seja capaz de verbalizar o diagnóstico e as razões para o tratamento. Um erro comum é que o aluno "pule para um tratamento", como um palpite aleatório, e, por isso, receba apenas uma resposta de "certo ou errado". De fato, o palpite pode estar correto, mas pelo motivo errado; por outro lado, a resposta pode ser bastante razoável, com apenas um pequeno erro no raciocínio. Em vez disso, o aluno deve não só verbalizar as etapas, para que o *feedback* possa ser dado em cada ponto do raciocínio, mas também levar em conta a idade e o nível de atividade do paciente.

Por exemplo, se a questão for "Qual é a melhor terapia para um homem de 75 anos diagnosticado com câncer de próstata?", a maneira incorreta de responder é o estudante falar em "cirurgia" ou "radiação". Em vez disso, ele deve raciocinar de uma forma semelhante a esta: "Esse homem de 75 anos é altamente funcional e não tem comorbidades. O câncer de próstata é de baixo grau e provavelmente curado por meio de cirurgia". Ou "Esse homem de 75 anos está debilitado e tem inúmeros problemas clínicos, tornando-o de alto risco cirúrgico. Embora o câncer de próstata seja preocupante, o risco cirúrgico é tão alto que o tratamento hormonal pode ser a melhor opção".

> **DICA CLÍNICA**
>
> ▶ A terapia deve ser racional, com base na gravidade da doença. É recomendável que a antibioticoterapia seja adaptada aos microrganismos específicos.

COMO SE CONFIRMARIA O DIAGNÓSTICO?

Em uma situação em que um homem possui uma úlcera peniana indolor, é provável que ela seja uma infecção ou um tumor. A confirmação pode ser obtida por meio de sorologia (reagina plasmática rápida ou pesquisa laboratorial de doenças venéreas) ou biópsia; no entanto há uma possibilidade significativa de que os pacientes com sífilis primária ainda não tenham desenvolvido resposta humoral e revelem sorologia negativa. Nesse caso, a confirmação do diagnóstico é feita com microscopia de campo escuro. O conhecimento das limitações dos testes diagnósticos e das manifestações da doença ajuda nessa área.

RESUMO

1. Nada substitui uma anamnese cuidadosa e um exame físico meticuloso; tais passos precisam ser conduzidos com paciência e mediante a possibilidade de déficit cognitivo.
2. Existem quatro etapas para a abordagem clínica do paciente: formulação do diagnóstico, avaliação da gravidade, tratamento com base nessa gravidade e acompanhamento da resposta.
3. Há sete perguntas que ajudam a preencher a lacuna entre o livro e a área clínica.

REFERÊNCIAS

Bordages G. Elaborated knowledge: a key to successful diagnostic thinking. *Acad Med.* 1994;69(11): 883-885.

Bordages G. Why did I miss the diagnosis? Some cognitive explanations and educational implications. *Acad Med.* 1999;74(10):138-143.

Fitzgerald FT. History and physical examination: art and science. In: Henderson M, Tierney L, Simetana G. *The Patient History: Evidence-Based Approach.* 2nd ed. New York, NY: McGraw-Hill; 2012.

Gross R. *Making Medical Decisions.* Philadelphia, PA: American College of Physicians; 1999.

Johnston CB. Geriatric assessment. In: Landefeld C, Plamer R, Johnson MA, et al, eds. *Current Geriatric Diagnosis and Treatment.* New York, NY: McGraw-Hill; 2004.

Mark DB. Decision-making in clinical medicine. In: Longo D, Fauci AS, Kasper KL, et al, eds. *Harrison's Principles of Internal Medicine.* 18th ed. New York, NY: McGraw-Hill; 2011:16-23.

SEÇÃO II

Casos clínicos

CASO 1

Uma mulher de 70 anos com história de diabetes melito tipo 2 se apresenta na clínica geriátrica. A paciente queixa-se de uma história de três meses de dor torácica intermitente, a qual ela descreve como uma sensação de queimação aguda. A dor costuma ocorrer 2 a 3 vezes por dia, dura cerca de 10 minutos e, frequentemente, é acompanhada por tontura, falta de ar, palpitações e diaforese. O desconforto torácico é agravado por atividade física e aliviado com repouso. A paciente nega qualquer sinal de dispneia paroxística noturna ou ortopneia. Na semana anterior à sua ida à clínica, ela foi examinada no serviço de emergência e diagnosticada com doença do refluxo gastresofágico. A paciente foi tratada com omeprazol, afirmando que o fármaco "ajuda um pouco". Ela retornou à clínica hoje por causa de um aumento na dificuldade respiratória. Suas medicações atuais incluem metformina, gliburida, paracetamol e omeprazol. A paciente tem fumado cigarros, cerca de um maço por dia, durante 40 anos.

A mulher apresenta temperatura de 36,7°C, frequência cardíaca de 70 batimentos por minuto (bpm), pressão arterial de 145/90 mmHg, frequência respiratória de 16 movimentos respiratórios/min e saturação de oxigênio de 95% no ar ambiente. O exame do coração revela um ritmo cardíaco regular sem sopro, embora a quarta bulha (S_4) esteja presente. A ausculta dos pulmões demonstra crepitações finas em ambas as bases pulmonares. As extremidades exibem pulsos normais e sem edema. O eletrocardiograma (ECG) realizado na clínica mostra ritmo sinusal sem anormalidades do segmento ST e da onda T. Os resultados da radiografia torácica não são dignos de nota.

▶ Qual é o diagnóstico mais provável?
▶ Qual é a próxima etapa no diagnóstico?
▶ Qual é o próximo passo na terapia?

RESPOSTAS PARA O CASO 1
Angina

Resumo: O presente caso trata de uma mulher de 70 anos com fatores de risco para doença arterial coronariana (DAC), como diabetes, hipertensão e tabagismo, que apresenta dor torácica atípica. Seus sintomas são descritos como uma dor torácica aguda intermitente e sensação de queimação, acompanhados ocasionalmente por tontura, falta de ar, palpitações e diaforese. A dor é agravada por atividade física e aliviada com repouso, o que sugere uma etiologia isquêmica. A doença do refluxo gastresofágico pode se manifestar sob a forma de um desconforto torácico descrito como uma sensação de queimação; no entanto ela não costuma ser aliviada com o repouso em minutos. O exame cardíaco revela um ritmo de galope (S_4), que pode ser auscultado em pacientes idosos normais sob outros aspectos, embora também possa estar presente durante um episódio de angina do peito.

- **Diagnóstico mais provável:** Angina do peito.
- **Próxima etapa no diagnóstico:** Testes diagnósticos cardíacos não invasivos.
- **Próximo passo na terapia:** É recomendável um inibidor da enzima conversora da angiotensina (IECA), pois a mulher é uma paciente diabética com pressão arterial elevada. Outras considerações incluem a administração de agentes redutores da pré e/ou pós-carga, bem como medicações contra angina conforme a avaliação diagnóstica evolui, a interrupção do inibidor da bomba de prótons, a abordagem da cessação do tabagismo e a consideração de abordagens não farmacológicas, como modificações da dieta e do estilo de vida, além da prática de exercícios.

ANÁLISE

Objetivos

1. Estar ciente de que os pacientes idosos frequentemente se apresentam com sintomas atípicos de angina.
2. Entender que a avaliação não invasiva pode ser usada para confirmar ou excluir DAC.
3. Ter conhecimento sobre os critérios de alto risco de DAC e as indicações para o procedimento de angiografia coronariana.
4. Conhecer o tratamento a longo prazo de pacientes com angina estável crônica.

Considerações

O caso é de uma paciente idosa que se apresenta com dor torácica intermitente. Além de sofrer de diabetes e hipertensão, ela possui uma história pregressa de tabagismo, sendo que todos são fatores de risco importantes para a DAC. Embora o ECG revele um ritmo sinusal sem anormalidades ST-T, isso não descarta DAC e, portanto, essa doença precisa ser excluída. É recomendável a realização desses testes, pois a história da paciente pode não ser confiável e o exame físico talvez seja difícil de se interpretar. A lembrança dos sintomas de angina pelo idoso pode estar embotada por déficits de memória ou ser mascarada pelos sintomas de outras queixas corporais mais proeminentes, como distúrbios esofágicos e musculoesqueléticos. As três questões mais importantes para essa paciente são: (1) reconhecer que a dor torácica atípica no idoso é uma apresentação típica da DAC, (2) identificar a necessidade da realização de testes diagnósticos cardíacos não invasivos para avaliar a possibilidade de DAC obstrutiva e (3) ter consciência de que a história da paciente pode não ser confiável e o exame físico ser difícil de se interpretar.

ABORDAGEM À
Angina no idoso

DEFINIÇÃO

ANGINA (ANGINA DO PEITO): Deriva do termo *angora* em latim, que significa asfixia ou sufocação. Também pode indicar ansiedade, medo ou terror. A angina foi identificada pela primeira vez na Idade Média, mas foi descrita com detalhes em 1768 por William Heberden.

ABORDAGEM CLÍNICA

Introdução

A angina geralmente indica um desconforto torácico causado por isquemia do miocárdio sem necrose. Além disso, ela é ainda mais qualificada por seus fatores precipitantes, características clínicas do quadro, área de irradiação (propagação), bem como duração e qualidade do desconforto. A angina típica pode ser precipitada não só por aumento da atividade, como exercício físico ou relação sexual, mas também por estresse emocional, como raiva, medo ou outras emoções. A angina precipitada por esforço costuma ser aliviada dentro de 1 a 5 minutos após interrupção da atividade. O alívio da dor pode ser mais rápido com o uso de nitroglicerina sublingual. De modo geral, os episódios de angina duram apenas cerca de 2 a 10 minutos, sendo frequentemente descritos como um peso ou uma sensação de pressão retrosternal. Também pode haver irradiação da dor até a face ulnar do braço esquerdo, o pescoço, a mandíbula, a região epigástrica, o braço direito ou os ombros.

Muitas vezes, no entanto, os pacientes não se apresentam com sintomas típicos de angina. Os sintomas atípicos podem incluir dispneia, sudorese excessiva, náusea, êmese, fadiga, fraqueza, alteração sensorial, pré-síncope ou perda de consciência. A ausência de sintomas clássicos de angina pode receber o nome de *angina silenciosa*. Um estudo de Framingham, em que mais de 5 mil homens e mulheres foram acompanhados durante um período de mais de 30 anos, descobriu que idade avançada estava associado a uma maior proporção de isquemia silenciosa do miocárdio. A **proporção média de infarto do miocárdio não identificado para homens e mulheres entre 75 e 84 anos foi de 42% e 36% respectivamente.**

Em suma, os pacientes idosos com frequência se apresentam com equivalentes de angina que podem ser manifestações de isquemia silenciosa do miocárdio. Conforme assinalado anteriormente, a isquemia do miocárdio pode ser descrita de outras formas além de apenas um desconforto precordial. Por conta disso, é menos provável que os pacientes idosos com isquemia do miocárdio sejam diagnosticados de maneira correta e recebam atenção e tratamento apropriados. Com frequência, isso resulta em desfechos menos favoráveis do que em pacientes com dor torácica por angina clássica.

Isquemia Silenciosa no Idoso

Uma apresentação atípica de DAC muitas vezes resulta em aumentos nas taxas de morbidade e mortalidade nos pacientes portadores. Mais da metade dos pacientes com sintomas não identificados de DAC subsequentemente se apresentaram com algum evento cardiovascular catastrófico, como infarto agudo do miocárdio ou morte súbita. As apresentações atípicas ou "silenciosas" de DAC impedem o diagnóstico precoce de isquemia do miocárdio.

Embora não exista qualquer limiar de corte claro para o diagnóstico de "velhice", os médicos tendem a definir como idoso o paciente com mais de 65 anos. A população geriátrica é o segmento da população norte-americana que mais rapidamente cresce. A população idosa aumentou 11 vezes durante o século passado, passando de três milhões de pessoas em 1900 para 33 milhões em 1994. No século XX, o crescimento dessa população resultou em cerca de 1 entre 8 norte-americanos sendo classificado como "idoso" em 1994. Esse crescimento continuou no século XXI e, até 2030, 1 em cada 5 pessoas será classificada como pertencente ao grupo etário geriátrico. Os sintomas atípicos de angina são mais comuns em idosos e diabéticos.

Fisiopatologia da Angina

Há mais de 40 anos, sabe-se que a isquemia do miocárdio ocorre quando há um desequilíbrio entre o aporte e a demanda de energia no miocárdio. O oxigênio constitui o principal componente do desequilíbrio energético, embora outros substratos, como glicose e ácidos graxos livres, também estejam envolvidos no suprimento de substrato, na utilização e nas atividades enzimáticas. Esses substratos de energia são importantes na patogênese de isquemia do miocárdio em quadros de angina do peito, síndromes coronarianas agudas e também após terapia de reperfusão.

A disponibilidade de oxigênio e nutrientes no miocárdio determina a capacidade da fosforilação oxidativa em produzir energia utilizável na forma de trifosfato de adenosina (ATP, de *adenosine triphosphate*). A demanda de oxigênio pelo miocárdio é resultado de fatores como frequência cardíaca, pressão arterial e tensão da parede desse músculo. A pré-carga, a pós-carga e a contratilidade do miocárdio representam os principais determinantes de tensão da parede do músculo. A extração de oxigênio do sangue arterial coronariano pelo miocárdio em repouso normalmente é de cerca de 75% do conteúdo arterial de oxigênio do sangue; portanto o aumento na extração de oxigênio do sangue não fica disponível para compensar o aumento na demanda desse gás pelo miocárdio. Os aumentos fisiológicos nas necessidades de oxigênio por esse músculo cardíaco requerem um acréscimo no fluxo sanguíneo coronariano. O fluxo sanguíneo coronariano elevado é o mecanismo utilizado pelo coração para compensar a demanda metabólica aumentada do miocárdio.

A isquemia do miocárdio estimula os receptores sensoriais cardíacos a desencadearem um reflexo simpatoexcitatório – esses receptores são mediados por bradicinina e outras substâncias indutoras de sintomas de angina. Embora múltiplas teorias tenham sido propostas no passado para explicar a isquemia do miocárdio, o mecanismo de isquemia silenciosa ainda é desconhecido.

Apresentação Clínica

CRITÉRIOS DIAGNÓSTICOS PARA ANGINA

História. O paciente típico que sofre de angina é um homem com mais de 50 anos ou uma mulher com mais de 60 anos. A angina do peito clássica é descrita como uma sensação de peso, pressão, aperto, sufoco ou asfixia, embora só raramente seja descrita como uma dor franca. Os pacientes com frequência colocam a mão sobre o esterno, algumas vezes com o punho cerrado, para indicarem um desconforto subesternal compressivo (sinal de Levine) ao descreverem a angina do peito. Em geral, caracteriza-se como crescendo-decrescendo em termos de intensidade e costuma durar de 2 a 5 minutos. O desconforto torácico frequentemente irradia-se para o ombro e/ou para ambos os braços (sobretudo as superfícies ulnares do antebraço e da mão).

O diagnóstico de isquemia do miocárdio em paciente idoso muitas vezes é protelado pela natureza inespecífica da dor. Em vez de sentirem um tipo de desconforto torácico esmagador ou compressivo, os pacientes idosos com frequência sofrem de "queimação", falta de ar, desmaio ou confusão mental. Em alguns casos, o paciente geriátrico pode não apresentar qualquer sintoma de isquemia do miocárdio. Os pacientes idosos frequentemente convivem com pequenas doenças e desconfortos, o que adia a identificação dos sintomas de angina. Em um único estudo, 21 a 68% dos pacientes idosos tinham infartos do miocárdio não identificados, que, subsequentemente, foram detectados nos ECGs de rotina. Em função disso, **os profissionais da saúde devem estar cientes da frequente apresentação silenciosa e atípica da isquemia do miocárdio no idoso.**

Achados Físicos. Em um paciente idoso com isquemia do miocárdio assintomática, o exame físico pode ser completamente normal ou só revelar indícios de doença aterosclerótica periférica. Esses pacientes podem demonstrar achados como aneurisma aórtico abdominal pulsátil, sopro na artéria carótida ou pulso arterial diminuído nos membros inferiores. Tais pacientes também podem manifestar **xantelasmas e xantomas**, achados físicos sugestivos de anormalidade lipídica no sangue. O exame de fundo de olho pode revelar aumento no reflexo à luz e/ou constrição arteriovenosa, que são manifestações de hipertensão subjacente. A palpação pode indicar aumento de volume do coração e contração anormal do impulso cardíaco (acinesia ou discinesia do ventrículo esquerdo).

A ausculta pode revelar sopros arteriais, terceira e/ou quarta bulha ou sopro sistólico apical causado por regurgitação mitral em caso de comprometimento da função dos músculos papilares por isquemia aguda ou infarto prévio. É imprescindível a exclusão de estenose aórtica, regurgitação aórtica, hipertensão pulmonar e miocardiopatia hipertrófica, pois esses distúrbios podem causar angina na ausência de aterosclerose coronariana. O exame durante uma crise de angina pode ser útil, já que a isquemia pode provocar insuficiência transitória do ventrículo esquerdo com o aparecimento da terceira e/ou quarta bulha, discinesia do apical, regurgitação mitral e até edema pulmonar. A sensibilidade da parede torácica, a localização do desconforto com a ponta de um único dedo sobre o peito ou a reprodução da dor com palpação do tórax diminuem a probabilidade de que a dor do paciente seja causada por isquemia do miocárdio.

Eletrocardiograma. Os pacientes com cardiopatia isquêmica podem exibir um ECG completamente normal ou apresentar anormalidades de infartos do miocárdio prévios. Esse exame também pode demonstrar alterações eletrocardiográficas inespecíficas, sugestivas de isquemia do miocárdio subjacente, como anormalidades ST-T, hipertrofia ventricular esquerda e/ou distúrbios de condução intraventricular. As alterações dinâmicas do segmento ST e da onda T que acompanham os episódios de angina e desaparecem com a resolução da dor anginosa são altamente sugestivas da presença de isquemia do miocárdio.

Teste sob estresse. Se o ECG em repouso é normal e o paciente conseguir se exercitar, a avaliação deve começar com um teste de esforço. A prova de esforço sob estresse avalia tanto a probabilidade de DAC como a capacidade funcional do paciente. **As alterações eletrocardiográficas que se correlacionam com a isquemia do miocárdio em associação com sintomas de angina têm um valor preditivo bom quanto à presença de cardiopatia isquêmica.** Além disso, o teste de tolerância ao exercício pode definir a capacidade física do paciente, o que ajuda em seu manejo direto. A capacidade física é uma informação preditiva de desfechos a longo prazo, mas também pode ser útil na avaliação da eficácia da terapia médica ou da intervenção.

As indicações para o teste de esforço são:

1. Diagnóstico de cardiopatia isquêmica
2. Avaliação da capacidade funcional
3. Determinação da adequação do tratamento para cardiopatia isquêmica

As contraindicações absolutas para o teste de esforço incluem:

1. Infarto agudo do miocárdio nas últimas 48 horas
2. Sintomas de angina instável de alto risco
3. Embolia pulmonar aguda
4. Estenose aórtica severa
5. Insuficiência cardíaca congestiva não controlada
6. Arritmias não controladas
7. Miopericardite
8. Dissecção aguda da aorta

As contraindicações relativas para o teste de esforço abrangem:

1. DAC da artéria coronária esquerda
2. Estenose valvular moderada

3. Hipertensão grave
4. Miocardiopatia hipertrófica
5. Bloqueio AV de alto grau
6. Anormalidade eletrolítica grave
7. Incapacidade de fazer exercícios

Se um paciente for incapaz de se exercitar ou apresentar anormalidades significativas do ECG basal, pode-se optar pelo teste sob estresse farmacológico. Esse teste exige o acréscimo de modalidades de imagem, como ecocardiograma bidimensional (2D), cintilografia de perfusão miocárdica, ressonância magnética (RM) do coração ou tomografia por emissão de pósitrons (PET, de *positron emission tomography*).

A Tabela 1.1 mostra a sensibilidade, a especificidade e a acurácia preditiva para o diagnóstico de DAC em várias modalidades de exames de imagem.

Alguns pacientes de alto risco devem ser encaminhados imediatamente para a angiografia coronariana, exame considerado padrão-ouro para o diagnóstico de DAC. Além disso, o paciente talvez necessite de angiografia coronariana se houver algum indicador de alto risco de DAC (Tab. 1.2).

Angiografia coronariana. Teste que segue como padrão-ouro para o diagnóstico de DAC e a definição da extensão da doença cardiovascular aterosclerótica, devendo ser realizado em todos os pacientes que exibem sintomas de angina de alto risco no momento da apresentação. Também deve ser o próximo passo para avaliar o paciente com indicadores de DAC em teste não invasivo de alto risco. Além disso, a angiografia coronariana pode ser indicada em pacientes que não responderam à terapia clínica, possuem testes de esforço indeterminados e que continuam tendo sintomas graves de angina. A angiografia coronariana também pode ser indicada em pacientes com disfunção grave do ventrículo esquerdo ou naqueles que se encontram instáveis para realizar a avaliação não invasiva ou, ainda, em outros cuja ocupação exige um diagnóstico definitivo quanto à presença ou ausência de DAC, como pilotos de avião.

Tabela 1.1 • TESTES UTILIZADOS PARA O DIAGNÓSTICO E O PROGNÓSTICO EM CARDIOPATIA ISQUÊMICA

Tipo de teste	Sensibilidade (%)	Especificidade (%)	Acurácia preditiva (%)
Cintilografia de perfusão do miocárdio com adenosina	90-92	80-84	80-85
Tomografia computadorizada: avaliação do escore de cálcio por meio de tomografia computadorizada por emissão de feixe de elétrons	60-64	70-73	60-67
Ecocardiografia com dobutamina	88-90	80-84	80-85
ECG de esforço	65-70	75-80	75-80

Tratamento e Controle

Os objetivos terapêuticos em pacientes com angina estável crônica são:

1. Aliviar os sintomas
2. Evitar a evolução da doença aterosclerótica
3. Diminuir o risco de infarto do miocárdio ou morte súbita
4. Controlar os fatores de complicação que desencadeiam ou agravam a isquemia do miocárdio

Os agentes anti-isquêmicos tradicionais não aliviam os sintomas em todos os pacientes com isquemia do miocárdio, havendo variação individual na resposta do paciente a esses agentes. Em uma metanálise de três tipos de agentes anti-isquêmicos incluindo nitratos, betabloqueadores e bloqueadores dos canais de cálcio, os betabloqueadores foram os mais eficazes em diminuir a frequência dos episódios de angina. Os betabloqueadores podem ser combinados com nitratos, pois reduzem a demanda de oxigênio pelo miocárdio e diminuem a pressão diastólica final do ventrículo esquerdo, aumentando com isso o fluxo sanguíneo subendocárdico. Os betabloqueadores são úteis na prevenção de taquicardia reflexa frequentemente induzida pelos nitratos. Os nitratos, por sua vez, limitam o aumento na pressão diastólica final do ventrículo esquerdo que pode ser resultante dos efeitos inotrópicos negativos dos betabloqueadores.

Existem evidências consideráveis de que mudanças no estilo de vida e a terapia farmacológica podem reduzir a evolução da aterosclerose, estabilizar a placa ou ambos na angina estável crônica. É justificável a implementação de intervenções agressivas para controlar todos os fatores de risco cardiovascular, incluindo diabetes e hipertensão (uma **pressão arterial-alvo de ≤ 130/80 mmHg** é adequada para ambas as condições) em pessoas com DAC.

Tabela 1.2 • INDICADORES DE ALTO RISCO DE DOENÇA ARTERIAL CORONARIANA

Modalidades	Indicadores
Ecocardiograma	Disfunção grave do ventrículo esquerdo em repouso durante estresse (fração de ejeção do ventrículo esquerdo ≤ 35%) Disfunção grave do ventrículo esquerdo pós-exercício durante estresse (fração de ejeção do ventrículo esquerdo sob exercício ≤ 35%) Anormalidade ecocardiográfica do movimento da parede cardíaca (envolvendo dois segmentos), desenvolvida com baixa dose de dobutamina (10 mg/kg/min) ou sob uma baixa frequência cardíaca (120 bpm) Indícios ecocardiográficos graves de isquemia extensa
Cintilografia de perfusão do miocárdio com adenosina ou tomografia por emissão de pósitrons (PET)	Amplo defeito de perfusão induzido por estresse em imagem de medicina nuclear Múltiplos defeitos de perfusão de tamanho moderado em imagem de medicina nuclear Amplo defeito de perfusão fixo com dilatação do ventrículo esquerdo ou aumento da captação pulmonar em imagem de medicina nuclear

A **American Heart Association** recomenda como reduzir o risco cardiovascular e evitar a evolução da DAC, o que pode ser resumido nos 10 itens expostos a seguir:

Tabagismo: É recomendável a interrupção do tabagismo, além de evitar a exposição à fumaça de cigarro no ambiente doméstico e profissional. Também é aconselhável o acompanhamento, com encaminhamento a programas especiais contra o tabagismo e/ou farmacoterapia (incluindo a reposição de nicotina), assim como uma estratégia gradativa para cessar o hábito, com o modelo dos "5 As" (em inglês: *ask, advise, assess, assist* e *arrange*; ou seja, perguntar, aconselhar, avaliar, auxiliar e planejar).

Controle da pressão arterial: Os pacientes devem iniciar e manter mudanças no estilo de vida, incluindo controle do peso, aumento da atividade física, moderação no consumo de bebidas alcoólicas, ingestão limitada de sódio e manutenção de uma dieta rica em frutas e vegetais frescos, e laticínios desnatados. É recomendado o controle da pressão arterial, de acordo com as diretrizes da Joint National Conference VII, ou seja, um nível de pressão < 140/90 mmHg ou < 130/80 mmHg para os pacientes com diabetes ou doença renal crônica.

Controle dos lipídeos: A terapia nutricional para todos os pacientes deve incluir a ingestão reduzida de gorduras saturadas (diminuir para < 7% das calorias totais), ácidos graxos *trans* e colesterol (reduzir para < 200 mg/dia). É aconselhável a adição de estanol/esterol de plantas (2 g/dia) e fibra viscosa (> 10 g/dia) para reduzir ainda mais o colesterol transportado por lipoproteína de baixa densidade (LDL-C, de *low-density lipoprotein cholesterol*). A prática diária de atividade física e o controle do peso são recomendados para todos os pacientes.

Colesterol LDL: É recomendado o controle dos lipídeos. O nível do LDL-C deve estar abaixo de 100 mg/dL e, se o nível basal desse tipo de colesterol for ≥ 100 mg/dL, deverá ser instituída a terapia com fármacos redutores do LDL-c, além de mudanças terapêuticas no estilo de vida. Quando as medicações redutoras do LDL-c forem utilizadas em pacientes de risco alto ou moderadamente elevado, é recomendável que a intensidade da terapia seja suficiente a ponto de atingir uma redução de 30 a 40% nos níveis do LDL-C.

Triglicerídeos: Se os triglicerídeos (TGs) estiverem em um nível de 200 a 499 mg/dL, o tratamento com fibrato como uma opção terapêutica pode ser útil para reduzir o colesterol não transportado por lipoproteína de alta densidade, ou colesterol não HDL (de *high-density lipoprotein*) (após a terapia redutora do LDL-C). Se os TGs forem ≥ 500 mg/dL, as opções terapêuticas para reduzir o TG e diminuir o risco de pancreatite incluem o fibrato ou a niacina; esses agentes devem ser iniciados antes da terapia redutora do LDL-C. O objetivo é atingir um nível do colesterol não HDL < 130 mg/dL se possível.

Atividade física: É recomendável a prática de exercícios com duração de 30 a 60 minutos, 7 dias por semana (5 dias por semana no mínimo).

Controle do peso: O índice de massa corporal (IMC) e a circunferência da cintura ou abdominal devem ser avaliados regularmente. Em cada consulta do paciente, é útil incentivar a manutenção ou a redução do peso de forma consistente e constante por meio de um equilíbrio adequado entre atividade física, ingestão calórica e programas comportamentais formais quando há indicação de se atingir e manter um IMC entre 18,5 e 24,9 kg/m².

Controle do diabetes: Esse controle deve incluir mudanças no estilo de vida e medidas relacionadas com farmacoterapia **para alcançar um nível de HbA1c (hemoglobina glicosilada) próximo ao normal.**

Agentes antiplaquetários: O ácido acetilsalicílico deve ser iniciado com uma dose de 75 a 162 mg/dia e mantido por tempo indefinido em todos os pacientes, a menos que haja contraindicação.

Bloqueadores do sistema renina-angiotensina-aldosterona: Os inibidores da enzima conversora de angiotensina (IECAs) devem ser iniciados e mantidos por tempo indefinido em todos os pacientes com **fração de ejeção do ventrículo esquerdo ≤ 40%** e naqueles com **hipertensão, diabetes ou doença renal crônica,** a menos que contraindicados. Os IECAs devem ser instituídos e mantidos por tempo indefinido em pacientes que não são de risco mais baixo (o risco mais baixo é definido como aqueles com fração de ejeção ventricular esquerda normal cujos fatores de risco cardiovasculares estão bem controlados e a revascularização foi efetuada), a menos que haja contraindicação.

Betabloqueadores: É benéfico iniciar e manter a terapia com betabloqueadores por tempo indefinido em todos os pacientes que tiveram infarto do miocárdio, síndrome coronariana aguda ou disfunção ventricular esquerda com ou sem sintomas de insuficiência cardíaca, a menos que contraindicados.

Vacinação contra o vírus influenza: É recomendada a vacinação anual contra o influenza para os pacientes com doença cardiovascular.

> ### CORRELAÇÃO DE CASOS CLÍNICOS
>
> - Ver também Caso 2 (Insuficiência cardíaca), Caso 3 (Fibrilação atrial), Caso 4 (Paciente idoso com estenose aórtica) e Caso 5 (Hiperlipidemia).

QUESTÕES DE COMPREENSÃO

1.1 Um homem de 73 anos com diabetes melito tipo 2 e DAC se apresenta na clínica se queixando de dor torácica, reproduzível à palpação. Mais recentemente, o paciente estava ajudando seu neto a deslocar algumas caixas em casa à medida que limpava a sala de estar e separava itens para doação a uma instituição beneficente chamada The Goodwill. O homem tem uma história de infarto do miocárdio há um ano, o que exigiu angioplastia coronariana com colocação de stent[*]. Além de seus níveis glicêmicos serem difíceis de serem controlados, a glicemia de jejum na clínica era de 160 mg/dL. O paciente alega ser obediente às medicações e tenta seguir uma dieta razoável. Qual dos passos seguintes é o melhor?

---

[*] N. de T. *Stent* corresponde a um dispositivo metálico, utilizado com a finalidade de manter o lúmen de uma artéria permeável, com seu calibre próximo do normal, formando uma nova "parede" para o vaso

A. Angiografia coronariana percutânea
B. Teste sob estresse
C. Ecocardiograma
D. Vacinação contra influenza

1.2 Uma mulher de 71 anos visita o ambulatório de geriatria para avaliação de dor torácica. A paciente queixa-se de dor torácica ao esforço, particularmente há pouco tempo, no período em que começou a fazer aulas de dança de salão; no entanto ela diz que consegue subir um lance de escadas sem dificuldade. Ao exame físico, a paciente apresenta-se com sopro de ejeção mesossistólico, melhor auscultado sobre o segundo espaço intercostal direito, com irradiação da dor para o lado direito do pescoço. Qual dos itens a seguir seria contraindicado na avaliação dessa paciente?
A. Teste ergométrico em esteira
B. Ecocardiograma
C. Angiografia coronariana percutânea
D. Teste sob estresse com sestamibi

1.3 Um homem de 73 anos com diabetes melito tipo 2, DAC e claudicação intermitente se queixa de dor abdominal epigástrica. O paciente afirma que a dor aconteceu depois do almoço enquanto ele estava cortando a grama, há quatro dias. Ele disse que a dor durava cerca de 10 minutos, quando tomava um subsalicilato de bismuto. O ECG realizado na clínica revelou novas ondas Q nas derivações inferiores; subsequentemente, foi solicitada uma cintilografia de perfusão do miocárdio com adenosina que exibiu resultados indeterminados. Qual das etapas a seguir é a melhor?
A. Teste ergométrico sob estresse em esteira
B. Ecocardiograma com dobutamina
C. Angiografia coronariana percutânea
D. ECG

RESPOSTAS

1.1 **D.** Os sintomas do paciente não são sugestivos de dor torácica cardiogênica, pois não estavam presentes durante a atividade e são reproduzíveis em repouso por palpação, indicando alguma etiologia musculoesquelética. Não há qualquer necessidade de avaliar o paciente quanto à probabilidade de DAC ou sua capacidade funcional nesse momento. Contudo, é recomendada uma vacinação anual contra influenza para os pacientes com doença cardiovascular.

1.2 **A.** A paciente necessita de avaliação para determinar a presença de DAC oclusiva. Ao exame físico, os achados são sugestivos de estenose aórtica. É preciso estar ciente de que a estenose aórtica grave constitui uma contraindicação absoluta para o teste de tolerância ao exercício.

1.3 **C.** A história do paciente é sugestiva de isquemia miocárdica inferior e possível infarto do miocárdio recente ou remoto. O fato de ele ter um resultado indeterminado para o teste sob estresse justifica uma investigação adicional por angiografia coronariana percutânea.

DICAS CLÍNICAS

▶ Os sintomas atípicos de angina constituem mais frequentemente a apresentação típica no paciente idoso.
▶ Na população geriátrica, a história pode não ser confiável, e o exame físico talvez seja difícil de se interpretar.
▶ A lembrança dos sintomas de angina pelos pacientes idosos pode estar embotada por déficits de memória ou ser mascarada por sintomas de outras queixas corporais.
▶ A falta de ar pela primeira vez com atividade física pode ser um equivalente de angina, em particular se o paciente sofrer de doença oclusiva na artéria coronária direita dominante distal.
▶ Em pacientes com doença de três vasos, pode ocorrer um resultado falso-negativo na imagem de perfusão do miocárdio em virtude de "isquemia balanceada"; portanto, em caso de dúvida, a angiografia coronariana é o teste de escolha.

REFERÊNCIAS

Abrams J. Chronic stable angina. *N Engl J Med.* 2005;352:2524-2533.

Allam AH, Thompson RC, Wann LS, Miyamoto MI. Computed tomographic assessment of atherosclerosis in ancient Egyptian mummies. *JAMA.* 2009;302:2091-2094.

Aronow WS. Silent MI. Prevalence and prognosis in older patients diagnosed by routine electrocardiograms. *Geriatrics.* 2003 Jan;58(1):24-26, 36-38, 40.

Dados de U.S. Census Bureau, Population Division. Current Population Reports. Series P23-190, *Sixty-Five Plus in the U.S.*, forthcoming.

David D. Gutterman. Silent myocardial ischemia. *Circ J.* 2009;73(5):785-797.

Fauci AS, Braunwald E, Dennis L. *Harrison's Principles of Internal Medicine.* 17th ed. 2008:237.

Fraker TD, Jr, Fihn SD; 2002 Chronic Stable Angina Writing Committee; American College of Cardiology; American Heart Association, Gibbons RJ, Abrams J, Chatterjee K, et al. 2007 chronic angina focused update of the ACC/AHA 2002 guidelines for the management of patients with chronic stable angina. *J Am Coll Cardiol.* 2007 Dec 4;50(23):e1.

Hill J, Timmis A. ABC of electrocardiography: exercise tolerance testing. *BMJ.* 2002;324:1084-1087.

Kones R. Molecular and ionic basic of altered myocardial contractility. *Res Commun Chem Pathol Pharmacol.* 1973;5:1-84.

Kones R. Metabolism of the acutely ischemic and hypoxic heart. *Crit Care Med.* 1973;1:321-330.

Kones R. Pathogenesis of cardiogenic shock II. *NY State J Med.* 1973;73:1662-1670.

Kones R. Recent advances in the management of chronic stable angina I: approach to the patient, diagnosis, pathophysiology, risk stratification, and gender disparities. *Vasc Health Risk Manag.* 2010 Aug 9;6:635-656.

Kones R. Recent advances in the management of chronic stable angina II: anti-ischemic therapy, options for refractory angina, risk factor reduction, and revascularization. *Vasc Health Risk Manag.* 2010 Sep 7;6:749-774.

Müller-Werdan U, Meisel M, Schirdewahn P, Werdan K. Elderly patients with cardiovascular diseases. *Internist (Berl).* 2007 Nov;48(11):1211-1219.

Pan HL, Chen SR. Sensing tissue ischemia: another new function for capsaicin receptors? *Circulation.* 2004;110:1826-1831.

Young LH. Heart disease in the elderly. In: Zaret BL, Moser M, Cohen LS, eds. *Heart Book.* New Haven, Conn, Yale University School of Medicine; 1992:263-272.

CASO 2

Uma mulher de 79 anos apresenta-se com início recente de dispneia e fadiga. Ela se queixa que teve falta de ar aos esforços na semana anterior. A paciente nega febre ou aumento na produção de escarro, mas notou um aumento em sua tosse à noite. A história médica pregressa dessa mulher é positiva para doença pulmonar obstrutiva crônica (DPOC), hipertensão mal controlada e hipotireoidismo. Ela relata fumar 60 maços de cigarro por ano. Seus medicamentos atuais incluem combinação de fluticasona/salmeterol, hidroclorotiazida e levotiroxina. Ao exame, a paciente está sentada no leito, com uma respiração levemente difícil. Além disso, ela apresenta temperatura de 37,1°C, frequência cardíaca de 92 batimentos por minuto (bpm), pressão arterial de 147/76 mmHg, frequência respiratória de 22 movimentos respiratórios/min e saturação de oxigênio de 93% ao ar ambiente. À ausculta cardíaca, a paciente exibe frequência e ritmo cardíacos regulares, sem sopros ou ritmo de galope. Os ruídos respiratórios estão diminuídos difusamente, com crepitações audíveis nas bases pulmonares bilateralmente. Embora o exame abdominal não demonstre nada de anormal, há vestígios de edema periférico nos tornozelos. A radiografia de tórax revela aumento dos volumes pulmonares, retificação do diafragma, cardiomegalia e opacidade observada nos campos pulmonares inferiores bilateralmente.

▶ Qual é o diagnóstico mais provável?
▶ Como você confirmaria o diagnóstico?
▶ Qual é o próximo passo na terapia?

RESPOSTAS PARA O CASO 2
Insuficiência cardíaca

Resumo: Uma mulher de 79 anos apresenta-se com dispneia aos esforços de início recente e fadiga. A paciente tem uma história de DPOC, hipertensão e hipotireoidismo. O exame físico revela murmúrios respiratórios diminuídos, crepitações nas bases pulmonares e edema periférico. A radiografia do tórax mostra cardiomegalia, edema pulmonar, volumes pulmonares aumentados e retificação do diafragma.

- **Diagnóstico mais provável:** Início recente de insuficiência cardíaca.
- **Confirmação do diagnóstico:** Ecocardiografia bidimensional (2D) com Doppler fluxo e/ou nível sérico do peptídeo natriurético cerebral (*brain natriuretic peptide* – BNP) (tipo B).
- **Próximo passo na terapia:** Terapia com diuréticos.

ANÁLISE
Objetivos

1. Ter conhecimento sobre os diferentes tipos de insuficiência cardíaca e como fazer o estadiamento dos pacientes.
2. Ser capaz de identificar os sinais e sintomas clínicos de insuficiência cardíaca.
3. Conhecer quais são os exames mais úteis no diagnóstico de insuficiência cardíaca.
4. Entender as opções terapêuticas para insuficiência cardíaca aguda e crônica.
5. Compreender as semelhanças e diferenças na apresentação, na avaliação e no tratamento de insuficiência cardíaca entre os pacientes mais jovens e os mais idosos.

Considerações

O caso trata de uma mulher de 79 anos com dispneia aos esforços de início recente, fadiga, tosse noturna, crepitações pulmonares e edema periférico, todos sugerindo insuficiência cardíaca de início recente. A hipertensão mal controlada da paciente é uma provável causa, embora existam muitas outras possibilidades, incluindo hipotireoidismo mal controlado. Em função de fatores como idade e sexo, bem como da presença de cardiomegalia e da história de hipertensão, também é provável que ela sofra de insuficiência cardíaca diastólica (i. e., insuficiência cardíaca com função sistólica preservada, mas pressões de enchimento elevadas no ventrículo esquerdo). Essa paciente tem diagnóstico de DPOC, mas sua história e seu exame físico não apontam para uma exacerbação desse quadro como a causa da apresentação clínica. Embora a dispneia só ocorra aos esforços e a tosse se manifeste principalmente à noite, não há produção de escarro; além disso, o exame dos pulmões aponta para outra causa. Esses fatores ajudam a diferenciar os dois possíveis diagnósticos que, frequentemente, são muito difíceis de dissociar na história e no exame físico. A radiografia de tórax é compatível tanto com DPOC como com insuficiência cardíaca. O achado de edema pulmonar, no entanto, sugere insuficiência cardíaca como a causa mais provável dessa dispneia recente. Testes diagnósticos adicionais com ecocardiografia serão benéficos para confirmar o diagnóstico e, possivelmente, para determinar uma causa. Outros estudos laboratoriais, como o nível sérico de BNP, podem ser úteis para apoiar ou descartar o diagnóstico de insuficiência cardíaca. Um nível elevado do BNP seria compatível com insuficiência cardíaca. A prova de função da tireoide pode revelar o hipotireoidismo mal controlado como um fator precipitante da insuficiência cardíaca nessa mulher.

ABORDAGEM À
Insuficiência cardíaca

DEFINIÇÕES

INSUFICIÊNCIA CARDÍACA (também conhecida como insuficiência cardíaca congestiva): Funcionamento cardíaco anormal atribuído à disfunção sistólica ou diastólica, grave o suficiente a ponto de impedir o coração de suprir as demandas metabólicas do corpo.
FRAÇÃO DE EJEÇÃO (especificamente fração de ejeção do ventrículo esquerdo, ou FEVE): Definida como o volume sistólico *dividido pelo volume diastólico final*. A ecocardiografia bidimensional costuma ser utilizada para mensurar esses parâmetros.
DISFUNÇÃO SISTÓLICA: Pacientes com insuficiência cardíaca cuja fração de ejeção se encontra abaixo de 40% são considerados como tendo disfunção sistólica.
DISFUNÇÃO DIASTÓLICA: Pacientes com insuficiência cardíaca que apresentam função sistólica normal, uma fração de ejeção preservada ($\geq 40\%$), são considerados como tendo disfunção diastólica – o que envolve aumento na resistência ou rigidez ao enchimento ventricular como a causa do problema.

ABORDAGEM CLÍNICA

Etiologias

A insuficiência cardíaca é uma causa comum de morbidade e mortalidade para a população como um todo, mas a incidência aumenta muito com a idade, tornando-a predominantemente uma doença do idoso. **A prevalência da insuficiência cardíaca em pacientes com mais de 75 anos é de 8%** em comparação com 2% na população geral. Além disso, essa insuficiência constitui a indicação mais comum de hospitalização em pacientes com mais de 65 anos; dois terços de todos os óbitos por insuficiência cardíaca ocorrem nesse grupo etário.

Embora a **doença arterial coronariana** (DAC) seja responsável por mais da metade dos casos de insuficiência cardíaca em pacientes mais jovens e metade nos homens idosos, a **hipertensão** é a causa mais comum de insuficiência cardíaca em mulheres idosas, além de ser a etiologia em quase metade dos homens idosos. Doença cardíaca valvular e miocardiopatia dilatada não isquêmica são outras causas comuns no idoso. Os fatores predisponentes usuais incluem diabetes melito, obesidade e tabagismo.

Os pacientes com insuficiência cardíaca são divididos naqueles com disfunção sistólica e naqueles *sem* esse tipo de disfunção, mas com função diastólica anormal. A disfunção sistólica é o tipo mais comum de insuficiência cardíaca em pacientes com menos de 65 anos; entretanto, em pacientes mais idosos com insuficiência cardíaca, 40% dos homens e 66% das mulheres apresentam função sistólica normal.

A classificação de insuficiência cardíaca é feita com base na bem conhecida Classe Funcional da New York Heart Association (NYHA) ou, mais recentemente, nos estágios de insuficiência cardíaca segundo a American College of Cardiology/American Heart Association (ACC/AHA), conforme descrito na Tabela 2.1. As classes ou os estágios são utilizados para formular o prognóstico, bem como para orientar o início de diferentes opções terapêuticas.

Apresentação Clínica

Os sintomas mais comuns de insuficiência cardíaca são fadiga e dispneia aos esforços. No paciente idoso sedentário, entretanto, os sintomas decorrentes do esforço são menos proeminentes; em vez de tosse noturna, eles podem se queixar de ortopneia, dispneia paroxística noturna e edema nos membros inferiores.

À medida que os pacientes com insuficiência cardíaca envelhecem e ficam mais frágeis, eles apresentam mais sintomas atípicos, incluindo irritabilidade, anorexia, constipação, acuidade mental diminuída, confusão mental ou letargia. Além disso, com o agravamento da insuficiência, pode haver piora da função renal e absorção gastrintestinal reduzida de nutrientes e fármacos.

Os achados comuns ao exame físico incluem pressão venosa jugular elevada, crepitações pulmonares, sinais de efusão pleural, hepatomegalia, ascite e edema periférico. Ao exame cardíaco, a presença de S_3 e S_4, bem como a regurgitação mitral e tricúspide, são possíveis achados.

Muitos ou todos esses achados podem estar ausentes no paciente idoso em insuficiência cardíaca ativa, sobretudo naqueles com disfunção diastólica. Ademais, os clínicos precisam ficar atentos quanto ao fato de que os sinais de insuficiência cardíaca comumente encontrados no exame físico do idoso podem ser de origem não cardíaca: **crepitações pulmonares** podem refletir fibrose pulmonar associada à doença pulmonar crônica ou atelectasia. **O edema periférico** pode ser atribuído às sequelas de doença renal ou hepática, ao baixo nível sérico de albumina, à insuficiência venosa ou aos efeitos vasodilatadores clássicos de bloqueadores dos canais de cálcio.

Tabela 2.1 • ESTÁGIOS DA INSUFICIÊNCIA CARDÍACA

Estágio segundo a ACC/AHA	Descrição	Classe equivalente segundo a NYHA
A	Fatores predisponentes, mas sem doença cardíaca estrutural	Nenhuma
B	Doença cardíaca estrutural, mas sem sintomas	1
C	Doença cardíaca estrutural com sintomas de insuficiência cardíaca que não estão presentes em repouso	2 ou 3
D	Sintomas em repouso, refratários ao tratamento clínico	4

Estudos Diagnósticos

A história e o exame físico podem ser vagos e talvez não diferenciem insuficiência cardíaca de outras doenças crônicas, como DPOC. Nesse caso, vários testes diagnósticos podem ser úteis.

A **radiografia de tórax** é uma ferramenta útil para confirmar o diagnóstico de insuficiência cardíaca, revelando a presença de congestão dos vasos pulmonares, efusão pleural, edema pulmonar ou cardiomegalia, além de descartar pneumonia. Contudo, a ausência de congestão pulmonar na radiografia do tórax no idoso não descarta o diagnóstico de insuficiência cardíaca. Além disso, a interpretação radiológica de insuficiência cardíaca no idoso pode ser mais difícil em pacientes com doença pulmonar crônica ou naqueles que têm inspiração insuficiente.

Todos os pacientes devem ser submetidos a uma avaliação completa com testes laboratoriais à apresentação inicial para determinar o estado clínico e as possíveis causas de insuficiência cardíaca. Esses testes envolvem a obtenção de hemograma completo, a análise do perfil eletrolítico, as provas de função da tireoide e a realização de exame de urina. O nível do **BNP** deve ser mensurado, pois, além de ser um indicador sensível da presença de insuficiência cardíaca, essa molécula pode ser particularmente útil para distinguir origens cardíacas das não cardíacas de falta de ar. O BNP é um aminoácido secretado pelo ventrículo em resposta ao aumento na distensão da sua parede. Embora os níveis se correlacionem com a gravidade da doença, é importante lembrar que **os níveis serão mais altos em mulheres, em pacientes mais idosos e naqueles com comprometimento renal.** Níveis de BNP abaixo de 100 pg/mL são úteis para descartar insuficiência cardíaca em todos os pacientes, enquanto níveis acima de 500 pg/mL são compatíveis com diagnóstico de insuficiência cardíaca no idoso. O **eletrocardiograma (ECG)** serve para determinar a presença de isquemia atual ou infarto prévio, bem como de arritmia. Já a **ecocardiografia (bidimensional)** pode determinar o tamanho dos ventrículos esquerdo e direito, as anormalidades da parede cardíaca, a existência de doença valvular e a hipertrofia do ventrículo esquerdo. Esse exame também é importante para definir a **fração de ejeção (FE)**, um indicador razoavelmente bom da função cardíaca. Ao contrário do BNP, a FE não deve ser afetada pela idade do paciente. A FE costuma ser utilizada para indicar o momento oportuno de diferentes terapias. Outros estudos incluem **testes ergométricos sob estresse** e **angiografia coronariana** – exames úteis se o paciente for um candidato para revascularização e tiver DAC significativa.

Tratamento

Os objetivos do tratamento de insuficiência cardíaca no idoso devem ser a melhora dos sintomas e a diminuição na frequência de exacerbações e hospitalizações, bem como o aumento na qualidade de vida e na sobrevida.

O tratamento de insuficiência cardíaca deve começar identificando e tratando os fatores predisponentes e as comorbidades, além de evitar a evolução da doença cardíaca. Isso envolve medidas para tratar os quadros de hipertensão, hiperlipidemia, diabetes melito e arritmias – independentemente da presença dos sintomas de insuficiência cardíaca. As lesões valvulares devem ser tratadas quando houver indicação clínica. A DAC deve ser tratada com agentes anti-isquêmicos e colocação de *stent*/angioplastia, conforme o caso; além disso, o paciente deve ser submetido ao rastreamento de anemia e de tireopatia.

Também é importante lembrar que **a insuficiência cardíaca pode se agravar com o uso de determinados fármacos,** como agentes anti-inflamatórios não esteroides (AINEs). Além disso, o aumento na retenção de água e sódio e os efeitos antagonistas de diuréticos, bem como dos inibidores da enzima conversora de angiotensina (IECAs)/bloqueadores dos receptores de angiotensina II (BRAs), também exercem um impacto negativo. Se possível, também é recomendável evitar o uso não só de bloqueadores dos canais de cálcio com seus potentes efeitos inotrópicos negativos ou vasodilatadores, mas também de antiarrítmicos.

Foi demonstrado que mudanças gerais no estilo de vida, incluindo **modificações na dieta** (restrição de sódio e, em circunstâncias especiais, de líquidos), **interrupção do tabagismo** (ver boletim informativo dos Centers for Disease Control and Prevention sobre Interrupção do Tabagismo em www.CDC.gov/tobacco/data) e **exercícios aeróbicos**, sejam eles caminhada, bicicleta ergométrica, natação ou hidroginástica por, no mínimo, 20 minutos, três vezes por semana, melhoram os resultados do paciente. **Os exercícios de resistência** também são extremamente benéficos em pacientes idosos com insuficiência cardíaca.

Para um paciente sintomático, a terapia de primeira linha deve começar com diurese se houver sinais de retenção de líquido. Isso não só diminui os sintomas, mas também melhora a eficácia de outros fármacos utilizados para tratar a insuficiência cardíaca; alguns desses fármacos são menos eficazes na presença de retenção líquida. A diurese costuma ser estimulada por **diuréticos de alça**, como furosemida. Esses fármacos são iniciados com doses baixas e titulados lentamente até o efeito desejado. Essa é uma regra geral para todos os fármacos usados no tratamento de insuficiência cardíaca, sobretudo na população idosa, pois podem provocar distúrbios eletrolíticos e volêmicos (que, por sua vez, talvez não sejam bem tolerados).

Se os diuréticos de alça não estiverem promovendo um nível adequado de diurese, poderão ser adicionados os **diuréticos tiazídicos** ou a **metolazona** para a obtenção de efeito adicional, embora os pacientes devam ser monitorados de forma cuidadosa quanto à ocorrência de desequilíbrios eletrolíticos, em especial hipocalemia. Por último, é importante lembrar que, embora **os diuréticos sejam muito eficazes para o tratamento dos sintomas, esses agentes não diminuem a mortalidade.** Os pacientes com insuficiência cardíaca sintomática e disfunção diastólica são sensíveis à alteração volêmica; por essa razão, os diuréticos devem ser usados com cautela, uma vez que o edema e a congestão tenham desaparecido, a fim de evitar uma evolução rápida e súbita para desidratação.

Todos os pacientes com disfunção sistólica devem receber inicialmente IECAs. Esses fármacos também podem ser benéficos na prevenção de insuficiência cardíaca em pacientes com fatores de risco estabelecidos, mas sem doença cardíaca aparente. Tais agentes **melhoram os sintomas e diminuem a mortalidade em pacientes com insuficiência cardíaca sistólica.** Os IECAs bloqueiam os efeitos destrutivos crônicos da angiotensina II sobre o miocárdio, diminuindo a **remodelação cardíaca** decorrente da atividade simpática. Se eles forem contraindicados em virtude de efeitos colaterais atípicos (como tosse), então poderá ser usado algum BRA no lugar. Os IECAs e os BRAs são contraindicados em pacientes com hipercalemia (nível de potássio > 5,5 mEq/L) e insuficiência renal grave, ou seja, uma depuração estimada de creatinina abaixo de 30 mL/min. É importante monitorar a pressão arterial, os eletrólitos e a função renal em um esquema contínuo. Enquanto o paciente estiver sob esse tipo de tratamento farmacológico, pode ocorrer o desenvolvimento de insuficiência renal; é aceitável uma redução na depuração estimada de creatinina de até 20%. Esse leve declínio na função renal não deve intimidar o clínico quanto ao uso contínuo do IECA/BRA; no entanto, uma queda na função renal superior a 20% exige a diminuição na dosagem ou a interrupção do fármaco.

Os betabloqueadores também devem ser iniciados em todos os pacientes com disfunção sistólica, mas adicionados apenas quando esses indivíduos se encontrarem estáveis do ponto de vista clínico. Eles produzem seus efeitos cardioprotetores, neutralizando a estimulação adrenérgica crônica encontrada em pacientes com insuficiência cardíaca. **Metoprolol, carvedilol e bisoprolol são os três betabloqueadores que comprovadamente diminuem a mortalidade e aumentam a capacidade funcional nesse grupo de pacientes.** Vale lembrar que os betabloqueadores podem agravar a insuficiência cardíaca em função dos efeitos inotrópicos negativos caso eles sejam instituídos durante um episódio agudo de insuficiência cardíaca. Também é importante monitorar os pacientes estáveis com esse tipo de insuficiência ao se iniciar os betabloqueadores pela primeira vez quanto ao desenvolvimento de retenção líquida, bradicardia e bloqueio cardíaco.

Em casos especiais, podem ser adicionados outros fármacos. É possível adicionar os **antagonistas de aldosterona**, como a espironolactona, em pacientes que estão nas classes **III ou IV** segundo a NYHA, com FE < 35% e já estão sendo submetidos à terapia medicamentosa tripla de rotina – IECAs/BRAs, betabloqueadores e diuréticos. Os antagonistas de aldosterona não devem ser iniciados se o nível de creatinina estiver acima de 2,5 mg/dL nos homens ou acima de 2,0 mg/dL nas mulheres, ou se a concentração de potássio for superior a 5,0 mEq/L. Uma combinação de **nitratos e hidralazina** pode ser adicionada em caso de pacientes negros pertencentes às classes **II a IV** de acordo com a NYHA – mesmo se já estiverem em uso de IECAs e betabloqueadores – para melhorar ainda mais os resultados clínicos. Além disso, os nitratos e a hidralazina podem conferir cardioproteção nos casos em que IECAs ou BRAs forem contraindicados.

A digoxina pode ser adicionada à rotina da terapia tripla mencionada anteriormente para melhorar os sintomas do paciente e diminuir as hospitalizações em casos refratários de insuficiência cardíaca, **embora não reduza a mortalidade.** Esse fármaco é especialmente útil no paciente com fibrilação atrial concomitante. A digoxina possui um alto potencial de toxicidade, e os pacientes idosos são particularmente suscetíveis. Níveis ideais de digoxina em insuficiência cardíaca refratária devem ser mantidos na faixa de 0,5 a 0,9 ng/mL. Em geral, o nível de digoxina no idoso deve ser < 1,0 ng/mL para se obter o melhor efeito e evitar a toxicidade – um limite superior muito mais baixo do que aquele indicado no paciente mais jovem.

A terapia de ressincronização cardíaca melhora os sintomas cardíacos refratários, a tolerância ao exercício, a qualidade de vida e a sobrevida nos pacientes incluídos nas classes **III ou IV** segundo a NYHA, com FE < 35% e duração de QRS > 120 ms. Foi demonstrado que o **implante de cardioversor-desfibrilador** impede a morte cardíaca súbita em pacientes inseridos nas classes **II e III** da NYHA, com FE < 35% e expectativa de vida superior a um ano. Os pacientes idosos que atendem a esses critérios devem ser considerados para esse tratamento. **Outras opções terapêuticas** em pacientes refratários ao manejo clínico incluem bomba de balão intra-aórtico, dispositivos de assistência ventricular e, finalmente, transplante cardíaco. Embora esses tratamentos tenham sido validados para os pacientes com insuficiência cardíaca e função sistólica reduzida, as estratégias variam em relação ao tratamento daqueles com função sistólica preservada. O primeiro passo consiste em tratar os distúrbios subjacentes mais provavelmente responsáveis pela insuficiência cardíaca. É provável que muitos tratamentos comprovadamente eficazes para os pacientes com insuficiência cardíaca e disfunção sistólica, como os betabloqueadores e os IECAs, sejam benéficos para aqueles com função sistólica preservada, devendo ser incluídos na terapia com monitoramento apropriado.

Quando os pacientes se apresentam com sintomas agudos de insuficiência cardíaca, o objetivo é estabilizá-los e, depois, tratá-los conforme descrito anteriormente. Os pacientes devem receber **oxigênio** e ficar em uma **postura ereta** para melhorar a dispneia. Quaisquer fatores **exacerbantes evidentes**, como hipertensão ou arritmia, devem ser submetidos a tratamento adequado. Em seguida, os pacientes devem ser tratados com base em seu estado clínico. Para sobrecarga hídrica, os pacientes devem receber **furosemida** – agente que promove diurese e diminui o edema pulmonar. **Os nitratos e a nesiritida** (BNP recombinante) ajudam a reduzir a pressão de enchimento do ventrículo esquerdo e a pós-carga. Por fim, **os agentes inotrópicos**, como a dobutamina, podem ser úteis em pacientes com hipotensão grave. Quando a exacerbação estiver resolvida, a terapia do paciente deverá incluir todas as classes medicamentosas necessárias para otimizar o estado clínico.

CORRELAÇÃO DE CASOS CLÍNICOS
- Ver também Caso 1 (Angina), Caso 3 (Fibrilação Atrial), Caso 4 (Estenose Aórtica) e Caso 5 (Hiperlipidemia).

QUESTÕES DE COMPREENSÃO

2.1 Um homem de 83 anos com história de insuficiência cardíaca e osteoartrite se apresenta com história de piora da dispneia e edema dos membros inferiores há uma semana. Ele relata um aumento recente no peso e nega qualquer mudança na dieta ou na ingestão de líquidos. Que fármaco a seguir poderia ser a causa dessa retenção aumentada de líquido?
   A. Enalapril
   B. Furosemida
   C. Ibuprofeno
   D. Metolazona

2.2 Qual dos valores laboratoriais a seguir é mais útil para descartar a insuficiência cardíaca como uma causa de dispneia?
   A. Troponina T < 0,1 ng/mL
   B. BNP < 100 pg/mL

C. Sódio superior a 140 mEq/L
D. FE de 45%

2.3 Uma mulher assintomática de 76 anos é submetida a uma ecocardiografia para avaliar um sopro cardíaco notado por seu clínico geral. Embora a anormalidade valvular seja insignificante, o exame revela uma FE igual a 35%. Qual dos fármacos a seguir seria o mais benéfico para essa paciente?
   A. Captopril
   B. Furosemida
   C. Hidralazina/dinitrato de isossorbida
   D. Hidroclorotiazida

2.4 Qual dos pacientes com insuficiência cardíaca a seguir é o mais adequado para implante de cardioversor-desfibrilador?
   A. Mulher de 68 anos com sintomas leves, atividade normal e FE de 40%.
   B. Homem de 72 anos com sintomas leves, atividade normal, FE de 25% e câncer pancreático em estágio terminal.
   C. Mulher de 78 anos com sintomas leves, atividade normal, FE de 30% e história médica pregressa de hipotireoidismo.
   D. Mulher de 78 anos com sintomas graves mesmo em repouso, sob terapia clínica ótima e FE de 25%.

RESPOSTAS

2.1 **C.** Os AINEs podem causar um aumento na retenção de líquidos, afetando a excreção de sódio e diminuindo a eficácia dos fármacos utilizados para insuficiência cardíaca, como os IECAs. O enalapril é um IECA e seu principal efeito colateral é tosse. A furosemida é um diurético de alça e, portanto, diminuiria a retenção de líquido. A metolazona é um diurético tiazídico e também reduziria a retenção de líquido.

2.2 **B.** Um BNP < 100 pg/mL apresenta um valor preditivo negativo muito alto para insuficiência cardíaca, enquanto um BNP superior a 400 pg/mL é altamente sugestivo desse tipo de insuficiência. O nível de troponina é usado para avaliar a presença de lesão do miocárdio, como infarto agudo do miocárdio. O nível sérico de sódio pode estar anormal por muitas razões e não necessariamente por insuficiência cardíaca. Além disso, o nível de sódio costuma se encontrar um tanto baixo na insuficiência cardíaca. Uma FE de 45% pode ser observada em insuficiência cardíaca por disfunção diastólica, em que a função sistólica do coração é preservada.

2.3 **A.** Trata-se de uma paciente assintomática com insuficiência cardíaca estágio B segundo a ACC/AHA, que deveria ser tratada com um IECA, capaz de diminuir a remodelação cardíaca. As outras opções devem ser reservadas para os pacientes sintomáticos.

2.4 **C.** O implante de cardioversor-desfibrilador deve ser utilizado para impedir morte cardíaca súbita em pacientes enquadrados nas classes II ou III da NYHA com FE ≤ 35% e expectativa de vida superior a um ano. A paciente A, com sintomas leves e FE de 40%, não é uma candidata qualificada a esse implante, tanto em função dos sintomas como em virtude da FE. O paciente B sofre de câncer pancreático em estágio terminal e, provavelmente, não sobreviverá por um ano. A paciente D encontra-se na classe IV da NYHA com sintomas mesmo em repouso e não foi demonstrado que o implante de cardioversor-desfibrilador prolonga a sobrevida nesse quadro.

> ### DICAS CLÍNICAS
>
> ▶ A insuficiência cardíaca costuma se manifestar com fadiga e dispneia aos esforços. Outros sinais e sintomas comuns são ortopneia, edema periférico, terceira bulha cardíaca (S_3) e pressão venosa jugular aumentada.
> ▶ Com frequência, não é uma tarefa fácil diagnosticar a insuficiência cardíaca com base na história e no exame físico, em especial em pacientes idosos com múltiplas comorbidades.
> ▶ O paciente idoso frágil pode ter sintomas atípicos de insuficiência cardíaca, incluindo irritabilidade, anorexia, constipação, acuidade mental diminuída, confusão mental ou letargia.
> ▶ Os exames de ecocardiografia e radiografia de tórax são indicados aos pacientes que se apresentam com a possibilidade de insuficiência cardíaca de início recente.
> ▶ É importante ficar atento aos efeitos dos fármacos, incluindo antiarrítmicos, bloqueadores dos canais de cálcio e AINEs, bem como ao agravamento dos sintomas de insuficiência cardíaca, sobretudo no idoso.
> ▶ Embora os betabloqueadores comprovadamente diminuam a mortalidade em pacientes com insuficiência cardíaca, vale lembrar que esses agentes não devem ser instituídos naqueles com insuficiência cardíaca aguda.
> ▶ Mudanças na dieta e na ingestão de líquidos, bem como a falta de adesão ao tratamento, são causas comuns de exacerbações de insuficiência cardíaca.
> ▶ É importante incorporar exercícios aeróbicos ao plano terapêutico de todos os pacientes com insuficiência cardíaca.

REFERÊNCIAS

Abraham WT, Hasan A, Poole-Wilson P. Diagnosis and management of heart failure. In: Fuster V, O'Rourke RA, Walsh RA, Poole-Wilson P, eds. *Hurst's the Heart*. 12th ed. New York, NY: McGraw-Hill; 2007:724-753.

Barzilai B, Ewald GA, Joseph SM, Lindman BR, Mandras SA. Heart failure, cardiomyopathy, and valvular heart disease. In: Foster C, Mistry NF, Peddi PF, Sharma S, eds. *The Washington Manual of Medical Therapeutics*. 33rd ed. Philadelphia, PA: Wolters Kluwer; 2010:155-168.

Jessup M, Abraham WT, Casey DE, et al, writing on behalf of the 2005 Guideline Update for the Diagnosis and Management of Chronic Heart Failure in the Adult Writing Committee. 2009 Focused update: ACCF/AHA guidelines for the diagnosis and management of heart failure in adults: a report of the American College of Cardiology Foundation/American Heart Association Task Force on Practice Guidelines. *Circulation*. 2009;119:1977-2016.

Mann DL. Heart failure and cor pulmonale. In: Fauci AS, Braunwald E, Kasper DL, et al, eds. *Harrison's Principles of Internal Medicine*. 17 ed. New York, NY: McGraw-Hill; 2008:1443-1453.

Rich MW. Heart failure. In: Halter JB, Ouslander JG, Tinetti ME, Studenski S, High KP, Asthana S, eds. *Hazzard's Geriatric Medicine and Gerontology*. 6th ed. New York, NY: McGraw-Hill; 2009:931-950.

Rich MW. Heart failure. In: Pacala JT, Sullivan GM, eds. *Geriatrics Review Syllabus: A Core Curriculum in Geriatric Medicine*. 7th ed. New York, NY: The American Geriatrics Society; 2010:425-433.

CASO 3

Um homem de 63 anos é examinado em uma clínica para acompanhamento de rotina de diabetes tipo 2. Ele parece preocupado, mas não apresenta qualquer queixa. De maneira intencional, ele perdeu cerca de 4,5 kg desde sua última visita à clínica há 6 meses e, nesse momento, sua HbA_{1c} é de 7,1%. Seus fármacos atuais incluem metformina (500 mg, duas vezes ao dia) e ácido acetilsalicílico (81 mg/dia). A história médica pregressa desse paciente é positiva apenas para diabetes diagnosticado há três anos, além de ter sido submetido a uma apendicectomia há 40 anos. Ele trabalha como técnico de futebol em uma instituição de ensino, mas está planejando se aposentar no próximo ano. Esse homem não tem falta de ar nem dor no peito, mas teve 3 a 5 episódios do que ele chama de "um batimento cardíaco esquisito" nos últimos quatro meses. Esses episódios surgem em repouso e com atividades leves, como caminhada, mas têm se tornado mais frequentes e mais prolongados. Tais episódios duram algumas horas, mas passam depois do repouso. Ele não havia tido qualquer sensação de pré-síncope ou tontura, nem síncope durante esses episódios. Também não havia tido náusea ou vômito, além de não relatar qualquer problema para urinar. O exame físico revela pulso irregular, frequência cardíaca de 90 batimentos por minuto (bpm) e pressão arterial de 145/83 mmHg. À ausculta, nenhum sopro é identificado. Todos os testes laboratoriais estão dentro dos limites de normalidade e não diferem de seus exames prévios. Um eletrocardiograma (ECG), exibido na Figura 3.1, foi realizado para avaliar os batimentos cardíacos desse paciente.

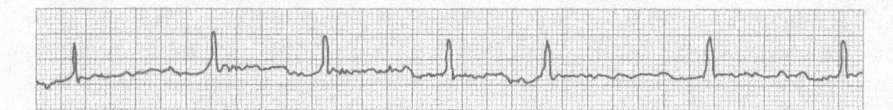

Figura 3.1 Eletrocardiograma.

- Qual é o diagnóstico mais provável?
- Qual é a próxima etapa no diagnóstico?
- Qual é o próximo passo na terapia?

RESPOSTAS PARA O CASO 3
Fibrilação atrial

Resumo: Um homem de 63 anos com diabetes tipo 2 está se sentindo um pouco ansioso e relata cerca de 3 a 5 episódios de um "batimento cardíaco esquisito" há quatro meses. Esse paciente apresenta pulso irregular ao exame, frequência cardíaca de 90 bpm e pressão arterial de 145/83 mmHg, sem sopros. Todos os testes laboratoriais estão dentro dos limites de normalidade. É realizado um ECG exibindo um padrão irregular de complexos estreitos sem ondas P.

- **Diagnóstico mais provável:** Fibrilação atrial.
- **Próxima etapa no diagnóstico:** Avaliação do tamanho do átrio esquerdo e mais conhecimento sobre a cronicidade dos sintomas. Busca por uma etiologia subjacente para a fibrilação atrial.
- **Próximo passo na terapia:** Controle da frequência cardíaca e avaliação cardiológica.

ANÁLISE
Objetivos

1. Compreender a prevalência de fibrilação atrial na população geriátrica.
2. Permitir a avaliação quanto aos riscos mórbidos ou mortais potenciais de fibrilação atrial com o avanço da idade.
3. Utilizar o escore $CHADS_2$ na avaliação de paciente com fibrilação atrial ao se considerar o uso de terapia anticoagulante.

Considerações

O caso trata de um homem de 63 anos com fibrilação atrial (FA) relativamente assintomática, atribuída em grande parte à frequência cardíaca normal (90 bpm). Aqueles pacientes que apresentam taquicardia costumam ser sintomáticos. A FA é basicamente considerada um distúrbio de idade avançada. Embora subgrupos de pacientes com FA possam ser associados a outros distúrbios, na população geriátrica a idade relaciona-se diretamente com uma prevalência crescente de FA. Alguns milhões de norte-americanos já foram diagnosticados com FA, e a idade média de um paciente com esse distúrbio cardíaco é de 75 anos. Três quartos dos pacientes com FA têm mais de 65 anos, e a prevalência de FA em pessoas com 65 anos ou mais é de cerca de 6%. Esse paciente, embora um pouco mais jovem do que a média, está atingindo um grupo etário em que a FA se torna cada vez mais um fator importante, com influência sobre a qualidade de vida e sua longevidade. As prioridades envolvem medidas como descarte das condições potencialmente reversíveis ou tratáveis responsáveis pela FA de início recente, além de considerações sobre exames, manejos e tratamentos, incluindo prevenção de sequelas da FA, controle da frequência cardíaca e decisões relativas às opções de anticoagulação ao longo da vida.

ABORDAGEM À
Fibrilação atrial

DEFINIÇÕES

FIBRILAÇÃO ATRIAL: Uma resposta ventricular anormalmente irregular à despolarização atrial. Focos atriais irritáveis desencadeiam a despolarização a uma frequência tão alta (400 bpm) que o miocárdio não consegue acompanhar, e os átrios tremem (fibrilam) ao invés de sofrerem uma despolarização e contração completa; por isso, não há ondas P no ECG.

ESCORE CHADS$_2$: Método mnemônico em inglês para C*oronary artery disease,* H*ypertension,* A*ge,* D*iabetes mellitus & prior* S*troke or TIA,* que significam doença arterial coronariana, hipertensão, idade, diabetes melito e história prévia de acidente vascular cerebral ou ataque isquêmico transitório (AIT), respectivamente, como uma métrica para a tomada de decisão a respeito de terapia anticoagulante na presença de FA em pacientes idosos.

ABORDAGEM CLÍNICA

Etiologias

A FA é comum nos pacientes idosos. A prevalência é de 1% em indivíduos com menos de 60 anos, mas aumenta para 8% naqueles com mais de 80 anos. As causas e os fatores de risco de FA estão listados na Tabela 3.1. Esse tipo de arritmia se deve a múltiplos circuitos de reentrada que circulam em ambos os átrios, o que estimula o nó atrioventricular (AV) a uma frequência próxima a 400 vezes/min. A condução desses impulsos através do nó AV é esporádica, levando a um ritmo irregular. A FA com resposta ventricular rápida, ou frequência cardíaca rápida, talvez pareça regular, mas o exame cuidadoso revelará pequenas irregularidades no ritmo. Os pacientes com vias de condução acessórias (Wolf-Parkinson-White) em torno do nó AV estão sob alto risco de uma frequência cardíaca muito rápida, pois os impulsos provenientes dos átrios se desviam do nó AV.

Apresentação Clínica

ELETROCARDIOGRAMA

A FA pode se manifestar de muitas formas distintas. Alguns pacientes sentem palpitações intermitentes, como no caso apresentado, mas a maioria permanece assintomática. O exame físico pode revelar pulso irregular, mas com uma frequência rápida, o enchimento ventricular está comprometido, e o pulso pode não ser detectável. A ausculta pode revelar uma intensidade variável da primeira bulha cardíaca (S_1) e um ritmo cardíaco irregular. Por falta de contração atrial, observa-se uma ausência de "ondas" no pulso venoso jugular. O ECG não exibe qualquer contração atrial organizada, o que se caracteriza pela ausência de ondas P. A resposta ventricular irregular é observada como um ritmo cardíaco irregular.

Tabela 3.1 • FATORES DE RISCO PARA O DESENVOLVIMENTO DE FIBRILAÇÃO ATRIAL
Idade avançada
Valvulopatia cardíaca, sobretudo doença reumática
Insuficiência cardíaca
Doença cardíaca isquêmica
Hipertensão
Pericardite
Tireotoxicose
Embolia pulmonar
Pneumonia
Consumo agudo de bebidas alcoólicas
Pós-operatório de cirurgia cardíaca

Sinais e Sintomas

O paciente com FA de início recente pode se apresentar de formas distintas. Na maioria das vezes, ele exibe falta de ar ou outros sinais concomitantes de dificuldade respiratória subjetiva, ou possivelmente até mesmo apenas um desconforto subesternal ou sensação de ansiedade são demonstrados. Os idosos com reserva cardiopulmonar diminuída podem se manifestar de uma maneira mais aguda, com possíveis sinais de angina evidente, síncope ou colapso cardiovascular. Os pacientes com problemas de comunicação podem ter dificuldade de expressar sua sintomatologia.

O exame físico quase sempre deve permitir o discernimento da irregularidade do batimento cardíaco precordial apical e da natureza *irregular* dessa irregularidade *versus* um batimento cardíaco arrítmico de batimento replicável (p. ex., bloqueios cardíacos ou outros distúrbios de condução). O clínico deve **auscultar** o precórdio em si para distinguir o batimento cardíaco irregular da entidade mascarada de "déficit de pulso" por meio da palpação do pulso radial. No déficit de pulso, nem todos os batimentos cardíacos se propagam para os pulsos periféricos. Por essa razão, podem ser registrados um "pulso" ou uma "frequência cardíaca" periféricos de 20 ou 30 bpm quando a frequência precordial é muito mais alta. Apesar disso, um novo déficit de pulso pode indicar uma FA de início recente, cuja avaliação em busca da causa é imprescindível.

Tratamento

    a. **Frequência *versus* Ritmo:** Estudos não demonstraram uma diferença significativa na mortalidade entre pacientes com frequência controlada e aqueles com ritmo controlado; no entanto os indivíduos com frequência controlada apresentam menos efeitos colaterais adversos, como acidente vascular cerebral (AVC), hospitalização e menos reações medicamentosas adversas. O controle da frequência cardíaca pode ser atingido com um **betabloqueador** (atenolol, metoprolol) ou um bloqueador dos canais de cálcio não di-hidropiridínico (**diltiazem, verapamil**). A **digoxina** é uma alternativa, mas não controla a frequência cardíaca durante atividade física e não deve ser utilizada em indivíduos ativos.

b. **Anticoagulação:** O **AVC** é a principal complicação da FA. Os átrios trêmulos (ou seja, em processo de fibrilação) provocam estase sanguínea e dão oportunidade para a **formação de trombo**. O risco de AVC de um paciente pode ser categorizado, utilizando o **sistema de pontuação de CHADS$_2$**. São atribuídos dois (2) pontos à história prévia de AVC ou AIT e um (1) ponto para cada: idade > 75, hipertensão, diabetes melito ou insuficiência cardíaca congestiva (ICC) recente. O escore CHADS$_2$ identifica aqueles pacientes sob um risco mais alto de AVC e orienta a terapia anticoagulante. Considera-se que os pacientes com zero (0) pontos tenham "FA isolada" e, nesse caso, o ácido acetilsalicílico em baixas doses constitui a terapia antitrombótica adequada. Os pacientes entre 65 e 75 anos com escore igual a 1 podem utilizar ácido acetilsalicílico ou varfarina, embora a terapia com esse último fármaco seja preferida quando há baixo risco de sangramento. Qualquer paciente com mais de 2 pontos necessita da terapia com varfarina com uma meta de INR-alvo de 2,0 a 3,0.
c. **Cardioversão:** O **objetivo da cardioversão é induzir a um ritmo sinusal.** As indicações para a cardioversão incluem intolerância sintomática ou instabilidade hemodinâmica. Os sinais e sintomas de instabilidade hemodinâmica compreendem isquemia miocárdica aguda, angina, hipotensão sintomática, insuficiência cardíaca e taquiarritmia em pacientes com síndromes de pré-excitação. **O risco de AVC é** significativo durante a cardioversão na presença de **trombos** intracardíacos. É preciso dar uma atenção especial à terapia **anticoagulante** e à avaliação dos trombos. O ecocardiograma transesofágico constitui o melhor método de avaliação. Caso a FA tenha mais de 48 horas ou seja de duração desconhecida, será recomendada a anticoagulação com varfarina por quatro semanas antes da cardioversão. Se a instabilidade hemodinâmica exigir uma cardioversão imediata, será recomendável a administração de heparina para preencher a lacuna enquanto a varfarina estiver fazendo efeito. Os pacientes com FA há menos de 48 horas com instabilidade hemodinâmica significativa podem ser submetidos à cardioversão sem terapia anticoagulante. Os tratamentos farmacológicos de cardioversão incluem flecainida, dofetilida, propafenona ou ibutilida. Para a manutenção do ritmo sinusal, frequentemente há necessidade de antiarrítmicos a longo prazo; mas, mesmo com o uso de fármacos, o ritmo sinusal é atingido apenas em 56 a 62% dos pacientes. Além disso, observa-se que 50% dos AVCs ocorrem enquanto os pacientes se encontram em ritmo sinusal, o que exige uma anticoagulação pelo resto da vida. A cardioversão elétrica consiste em uma corrente direta aplicada em sincronia com uma onda R. Esse tipo de cardioversão tem uma taxa de falha ou insucesso semelhante à da cardioversão farmacológica e não é recomendado na prática clínica de rotina.
d. **Profilaxia:** Um em cada três pacientes que passam por cirurgia cardíaca invasiva desenvolverá FA pós-operatória. Por essa razão, os betabloqueadores orais são recomendados antes da cirurgia para profilaxia.
e. **O papel dos lipídeos:** Alguns dados recentes sugerem que a terapia redutora de lipídeos, como inibidores da HMG-CoA-redutase e fibratos, pode diminuir a mortalidade por todas as causas em pacientes com FA. Não se sabe se o efeito se deve às propriedades modificadoras de aterosclerose dos fármacos ou às suas propriedades anti-inflamatórias.

Escore CHADS$_2$

O sistema de escore conhecido como CHADS simplificou a capacidade dos clínicos e pacientes de terem discussões significativas sobre os riscos e os benefícios da anticoagulação *versus* as sequelas desfavoráveis da FA. Embora qualquer decisão de anticoagular deva ser compartilhada entre o paciente e o médico, o sistema CHADS$_2$ tem revolucionado a capacidade dos pacientes e de seus familiares de tomarem pró-ativamente decisões autodirigidas à preferência terapêutica sobre essa questão vital no cuidado da FA a longo prazo.

O **escore CHADS$_2$** é uma regra de predição clínica para estimar o risco de AVC em pacientes com FA não reumática, no que diz respeito ao risco de acidente tromboembólico (Tabela 3.2). O escore CHADS$_2$, então, pode ser utilizado para fazer referência cruzada com o risco de AVC, usando dados como aqueles expostos na Tabela 3.3. Em seguida, esse escore pode ser transposto para o tratamento clínico na Tabela 3.4.

Tabela 3.2 • ESCORE CHADS$_2$

Condição	Pontos	
C	ICC	1
H	Hipertensão: pressão arterial consistentemente acima de 140/90 mmHg (ou hipertensão sob tratamento farmacológico)	1
A	Idade ≥ 75 anos	1
D	Diabetes melito	1
S$_2$	História prévia de acidente vascular cerebral (AVC) ou AIT ou tromboembolismo	2

Tabela 3.3 • RISCO ANUAL DE ACIDENTE VASCULAR CEREBRAL

Escore CHADS$_2$	Risco de acidente vascular cerebral em %	Intervalo de Confiança 95%
0	1,9	1,2-3,0
1	2,8	2,0-3,8
2	4,0	3,1-5,1
3	5,9	4,6-7,3
4	8,5	6,3-11,1
5	12,5	8,2-17,5
6	18,2	10,5-27

Tabela 3.4 • TRATAMENTO CLÍNICO DE ANTICOAGULAÇÃO DO ESCORE CHADS$_2$

Escore	Risco de trombos	Terapia anticoagulante	Considerações
0	Baixo	Nenhuma ou ácido acetilsalicílico	Ácido acetilsalicílico diariamente
1	Moderado	Ácido acetilsalicílico ou varfarina	Ácido acetilsalicílico diariamente ou elevar a INR para 2,0-3,0, dependendo da preferência do paciente
2 ou maior	Moderado ou alto	Varfarina	Elevar a INR para 2,0-3,0, a menos que haja contraindicação

O exemplo a seguir ilustra como utilizar as tabelas CHADS$_2$ e CHADS$_2$-VAS$_C$.

Exemplo: Uma paciente de 80 anos com FA também é diabética, mas não sofre de ICC, hipertensão ou AVC.
Pergunta: Qual é seu escore CHADS$_2$ e o risco anual de AVC? A paciente deve ser submetida à anticoagulação?
Resposta:
Escore CHADS$_2$ = 2 (1 ponto para idade, 1 ponto para diabetes melito).
Risco anual de acidente vascular cerebral = 4%

Essa paciente tem um escore CHADS$_2$ igual a 2 (risco moderado a alto para a formação de trombos) e *deve* ser anticoagulada a menos que haja contraindicações.

A métrica CHADS$_2$-VAS$_C$ é uma modificação do escore CHADS$_2$, feita pela adição de fatores como idade (64-75 anos), sexo feminino e vasculopatia, com o objetivo de predizer com maior acurácia o risco de AVC (ver Tabelas 3.5, 3.6 e 3.7).

Tabela 3.5 • ESCORE CHA$_2$DS$_2$-VASC

	Condição	Pontos
C	ICC (ou disfunção sistólica do ventrículo esquerdo)	1
H	Hipertensão: pressão arterial consistentemente acima de 140/90 mmHg (ou hipertensão sob tratamento farmacológico)	1
A	Idade ≥ 75 anos	2
D	Diabetes melito	1
S$_2$	História prévia de AVC ou AIT ou tromboembolismo	2
V	Vasculopatia (p. ex., doença arterial periférica, infarto do miocárdio, placa aórtica)	1
A	Idade de 65 a 74 anos	1
Sc	Categoria sexual (i.e., sexo feminino)	1

Tabela 3.6 • RISCO ANUAL DE ACIDENTE VASCULAR CEREBRAL COM O USO DO ESCORE CHADS$_2$-VAS$_C$

Escore CHADS$_2$-VAS$_C$	Risco de acidente vascular cerebral em %	Intervalo de confiança de 95%
0	0	–
1	1,3	–
2	2,2	–
3	3,2	–
4	4,0	–
5	6,7	–
6	9,8	–
7	9,6	–
8	6,7	–
9	15,2	–

Tabela 3.7 • ALGORITMO DE ANTICOAGULAÇÃO COM O USO DO ESCORE CHADS$_2$-VAS$_C$

Escore	Risco	Terapia anticoagulante	Considerações
0	Baixo	Nenhuma terapia antitrombótica (ou ácido acetilsalicílico)	Nenhuma terapia antitrombótica (ou ácido acetilsalicílico 75-325 mg diariamente)
1	Moderado	Anticoagulante oral (ou ácido acetilsalicílico)	Anticoagulante oral, como um novo anticoagulante oral, p. ex., dabigatrana ou varfarina bem controlada com INR de 2,0-3,0 (ou ácido acetilsalicílico 75-325 mg diariamente, dependendo de fatores, como preferência do paciente)
2 ou maior	Alto	Anticoagulante oral	Anticoagulante oral (inibidor direto da trombina, como rivaroxabana ou dabigatrana) ou varfarina bem controlada com INR de 2,0-3,0

O CHADS$_2$-VAS$_C$ aumenta os pontos totais possíveis de 6 para 9; todavia, no exemplo anterior, um escore CHADS$_2$-VAS$_C$ igual a 2 ainda indicaria a anticoagulação. A regra de predição mais recente, no entanto, inclui inibidores diretos da trombina, como rivaroxabana ou dabigatrana, além da varfarina como sendo a única opção terapêutica para anticoagulação.

> **CORRELAÇÃO DE CASOS CLÍNICOS**
>
> - Ver também Caso 1 (Angina no Paciente Idoso), Caso 2 (ICC no Paciente Geriátrico), Caso 4 (Estenose Aórtica) e Caso 5 (Hiperlipidemia no Idoso).

QUESTÕES DE COMPREENSÃO

3.1 Uma senhora viúva de 80 anos vai ao consultório para um *check-up* anual. Ela está bem e não tem queixas. É realizado um ECG de rotina, que revela a presença de FA com frequência cardíaca de 75 bpm. A pressão arterial está igual àquela obtida em sua última consulta, ou seja, 128/76 mmHg. Ela não tem história de diabetes, insuficiência cardíaca ou AVC. Seus fármacos atuais incluem mirtazapina para o tratamento de depressão. Qual é a conduta mais adequada para essa paciente?
 A. Recomendar 1 ácido acetilsalicílico de 325 mg por dia para terapia antitrombótica.
 B. Repetir o ECG em três meses. Se a FA ainda estiver presente, iniciar a terapia com dose ajustada de varfarina.
 C. Instituir imediatamente injeções de heparina de baixo peso molecular e começar a terapia com varfarina.
 D. Dar início à terapia com a dose ajustada de varfarina.

3.2 Uma mulher branca de 68 anos apresenta-se à emergência com palpitações que começaram há algumas horas. Ao exame físico, ela exibe um batimento cardíaco irregular com frequência de 75 a 90 bpm e pulso filiforme. O ECG revela FA. A história médica pregressa dessa paciente é positiva para diabetes tipo 2 diagnosticado há 10 anos, além de ter sido submetida a uma colecistectomia no ano passado. Que terapia aumentaria a sobrevida em pacientes com FA crônica?
 A. Cardioversão farmacológica.
 B. Controle da frequência cardíaca com agentes bloqueadores nodais.
 C. Controle do ritmo cardíaco com amiodarona.
 D. Cardioversão elétrica.

RESPOSTAS

3.1 **D.** Essa paciente tem um escore $CHADS_2$-VAS_C igual a 3 em função de sua idade de 80 anos (2 pontos) e sexo feminino (1 ponto). Com base nesse escore, a terapia anticoagulante recomendada consiste no uso da varfarina em dose ajustada, com INR-alvo de 2,0 a 3,0. O ácido acetilsalicílico (A) é a terapia de escolha apenas em pacientes com menos de 65 anos sem outros fatores de risco (hipertensão, diabetes melito, ICC, AIT/AVC). Não é indicada a repetição do ECG (B). A terapia com heparina (C) é indicada somente em pacientes instáveis do ponto de vista hemodinâmico e submetidos à cardioversão imediata, seja farmacológica ou elétrica.

3.2 **C.** A prevenção de AVC é o único tratamento que aumenta a sobrevida nos casos de FA em pacientes hemodinamicamente estáveis. O controle da frequência cardíaca (B) é preferível ao controle do ritmo (C), apenas pelo fato de estar associado a menos efeitos colaterais relacionados com fármacos e menos hospitalizações. A cardioversão (A) e (D) não oferece benefícios maiores à sobrevida do que o controle da frequência cardíaca.

> ### DICAS CLÍNICAS
>
> ▶ A FA é um problema cada vez mais prevalente com o envelhecimento dos pacientes. Mais de dois milhões de norte-americanos sofrem de FA, e a idade média dos pacientes com esse distúrbio cardíaco é de 75 anos.
> ▶ Embora a FA possa se manifestar com uma série de sintomas ou histórias diferentes, é possível discerni-los ao exame físico do pulso apical.
> ▶ Os fármacos constituem a base do tratamento da FA. O controle da frequência cardíaca pode ser obtido com o uso de betabloqueador ou bloqueador dos canais de cálcio.
> ▶ O acidente vascular cerebral é uma consequência perigosa da FA; nesse caso, é indicada a terapia anticoagulante a longo prazo, geralmente com antagonistas da vitamina K, como a varfarina.
> ▶ O escore $CHADS_2$ e o sistema de escore $CHADS_2$-VAS_C aumentam muito a capacidade de pacientes e médicos de se engajarem em uma tomada de decisão compartilhada sobre o papel desempenhado pela anticoagulação em adultos de idade mais avançada acometidos por FA.

REFERÊNCIAS

Feinberg WM, Blackshear JL, Laupacis A, Kronmal R, Hart RG. Prevalence, age distribution, and gender of patients with atrial fibrillation: analysis and implications. Arch Intern Med. 1995;155(5):469-473.

Gage BF, van Walraven C, Pearce L, et al. Selecting patients with atrial fibrillation for anticoagulation: stroke risk stratification in patients taking aspirin. Circulation. 2004;110(16):2287-2292.

Gage BF, Waterman AD, Shannon W, Boechler M, Rich MW, Radford MJ. Validation of clinical classification schemes for predicting stroke: results from the National Registry of Atrial Fibrillation. JAMA. 2001;285(22):2864-2870.

Lip GYH, Lim HS. Atrial fibrillation and stroke prevention. Lancet. 2007;6:981-93.4.

CASO 4

Um homem de 72 anos é examinado no consultório para um *check-up* anual. Ele afirma que, nos últimos seis meses, notou uma diminuição na tolerância ao exercício. Esse paciente sofre de dispneia com opressão torácica quando caminha rapidamente, mas nega dispneia em repouso, pré-síncope ou síncope. Além disso, ele tem uma história de dislipidemia e doença arterial coronariana. Esse homem foi submetido a uma angioplastia coronariana transluminal percutânea (ACTP) de um único vaso há três anos. Os fármacos utilizados incluem ácido acetilsalicílico (81 mg/dia) e atorvastatina (20 mg/dia). O exame físico revela frequência cardíaca de 80 batimentos por minuto (bpm) e pressão arterial de 142/84 mmHg. Na borda esternal superior direita, observa-se um sopro mesossistólico de ejeção do tipo crescendo-decrescendo (diamante) de grau 3/6, que se irradia para as carótidas. Os pulsos periféricos estão diminuídos, e os fluxos ascendentes, retardados. O paciente também foi submetido à cateterização cardíaca, que revelou função sistólica normal do ventrículo esquerdo. No entanto, há uma estenose de 70% na porção média da artéria coronária direita.

▶ Qual é o diagnóstico mais provável?
▶ Qual é a próxima etapa no diagnóstico?
▶ Qual é o próximo passo na terapia?

RESPOSTAS PARA O CASO 4
Estenose aórtica

Resumo: Um homem de 72 anos tem uma história de seis meses de diminuição na tolerância ao exercício e dispneia com opressão torácica quando caminha rapidamente. Também sofre de doença arterial coronariana. Seus fármacos incluem ácido acetilsalicílico (81 mg/dia) e atorvastatina (20 mg/dia). Esse paciente apresenta frequência cardíaca de 80 bpm e pressão arterial de 142/84 mmHg. Na borda esternal superior direita, observa-se um sopro mesossistólico de ejeção do tipo crescendo-decrescendo (diamante) de grau 3/6, que se irradia para as carótidas. Os pulsos periféricos estão diminuídos, e os fluxos ascendentes, retardados. A cateterização cardíaca mostra uma função sistólica normal do ventrículo esquerdo e uma estenose de 70% na porção média da artéria coronária direita.

- **Diagnóstico mais provável:** Estenose aórtica (EA).
- **Próxima etapa no diagnóstico:** Ecocardiografia.
- **Próximo passo na terapia:** Encaminhamento para a substituição da válvula aórtica e cirurgia de *bypass* da artéria coronária.

ANÁLISE

Objetivos

1. Compreender a evolução natural da EA.
2. Entender os processos patológicos envolvidos na progressão da EA.
3. Ter conhecimento sobre a natureza e o momento de intervenção para EA.

Considerações

O caso trata de um homem de 72 anos que se apresenta com dispneia aos esforços. Os achados do exame físico como sopro que se irradia para as carótidas e fluxo ascendente rápido do pulso são compatíveis com EA. Se a ecocardiografia for realizada, um achado bastante típico seria o aumento do átrio esquerdo e a hipertrofia do ventrículo esquerdo. Muito provavelmente, o diâmetro ventricular esquerdo permanece normal e a função sistólica também está normal (o que corrobora com o achado de uma função sistólica normal na cateterização cardíaca). A válvula aórtica em geral se encontra calcificada com um aumento no gradiente aórtico médio e uma diminuição na área da válvula. É muito provável que uma EA grave esteja presente, além de já haver indícios de uma doença arterial coronariana significativa de um único vaso. Como a EA **sintomática** grave está associada a um prognóstico ruim quanto à sobrevida em um período de 3 a 5 anos, justifica-se uma intervenção. Fica indicada a substituição da válvula aórtica e, nesse caso, a estenose coronariana deve ser tratada no momento da cirurgia. A técnica de valvotomia aórtica percutânea por balão está associada a uma alta taxa de complicações e rápida reestenose e, por isso, não substitui o procedimento de substituição cirúrgica da válvula aórtica. O quadro de EA sintomática grave é uma contraindicação relativa a testes ergométricos, embora esses testes possam ser úteis em pacientes assintomáticos com EA moderada ou grave. Não é justificável uma avaliação adicional da estenose da artéria coronária direita.

ABORDAGEM À
Paciente idoso com estenose aórtica

DEFINIÇÕES

ESTENOSE AÓRTICA: Evidência de espessamento e rigidez do folheto valvular e/ou aumento da ecogenicidade (calcificação) com obstrução à via de saída da válvula aórtica; diagnosticada clinicamente pelo exame físico e quantificada por ecocardiografia.

GRAVIDADE DA ESTENOSE AÓRTICA: Não existe um valor único que defina a gravidade da EA. De acordo com as Diretrizes de Doença Cardíaca Valvular elaboradas pelo American College of Cardiology/American Heart Association (ACC/AHA), a gravidade da EA foi classificada com base em diversos dados relacionados com o estado hemodinâmico do paciente e a história natural do quadro, utilizando definições de velocidade do jato aórtico, gradiente de pressão médio e área da válvula, conforme ilustrado na Tabela 4.1.

ABORDAGEM CLÍNICA

A EA representa a doença cardíaca valvular mais comum em idosos e, atualmente, a EA calcificada (relacionada à idade) de uma válvula bicúspide (malformação congênita) ou com três folhetos normais constitui a causa mais comum de EA em adultos. **A calcificação degenerativa da válvula aórtica torna-se mais prevalente com o avanço da idade,** de modo que certo grau de calcificação valvular é encontrado em 75% das pessoas com 85 a 86 anos. Conforme a expectativa de vida aumenta, a EA calcificada surge como a causa de anormalidades valvulares no idoso. A prevalência de **estenose crítica da válvula aórtica** também aumenta com a idade, de 1 a 2% em pessoas com 75 a 76 anos até quase 6% naquelas com 85 a 86 anos. Um estudo ecocardiográfico de base populacional revelou que 2% das pessoas com 65 anos ou mais tinham EA calcificada franca, enquanto 29% exibiam esclerose da válvula aórtica relacionada com a idade sem estenose, definida por Otto e colaboradores como um espessamento irregular dos folhetos da válvula aórtica detectado por ecocardiografia sem obstrução significativa. Mesmo na ausência de obstrução valvular, a doença valvular calcificada está associada a um aumento de 50% no risco de morte cardiovascular e infarto do miocárdio. Os fatores clínicos associados à esclerose aórtica e à EA podem ser identificados e são semelhantes aos fatores de risco de aterosclerose. A disfunção da válvula aórtica resultante varia desde nenhuma anormalidade hemodinâmica detectável até obstrução ou regurgitação grave.

Tabela 4.1 • DIRETRIZES DE DOENÇA CARDÍACA VALVULAR SEGUNDO A AMERICAN COLLEGE OF CARDIOLOGY/AMERICAN HEART ASSOCIATION (ACC/AHA)			
	Velocidade do jato aórtico (m/s)	Gradiente médio (mmHg)	Área da válvula (cm^2)
Normal	≤ 2,0	< 5	3,0-4,0
Leve	< 3,0	< 25	> 1,5
Moderada	3,0-4,0	25-40	1,0-1,5
Grave	4,0	> 40	< 1,0

Etiologias

Embora a incidência de doença valvular degenerativa aumente com a idade, o envelhecimento em si não parece ser o único fator. Um conceito em constante evolução a respeito da EA é que o processo patológico representa **alterações proliferativas e inflamatórias, com acúmulo de lipídeos, suprarregulação da atividade da enzima conversora de angiotensina (ECA)** e infiltração de macrófagos e linfócitos T, levando à calcificação vascular. A área normal da válvula aórtica é de 3 a 4 cm^2. Uma pequena alteração hemodinâmica resulta de uma diminuição na área valvular, de seu estado normal para 50% da superfície da área normal. Contudo, à medida que a válvula sofre estenose de 50 para 25% da superfície da área normal, a via de saída do ventrículo esquerdo é substancialmente obstruída, o que, por sua vez, cria um gradiente de pressão sistólica entre o ventrículo esquerdo e a aorta. Esse gradiente representa a pressão excedente, a qual o ventrículo esquerdo precisa desenvolver para conduzir o sangue através da obstrução. A sobrecarga pressórica produzida dessa forma é responsável pela fisiopatologia da doença. Considera-se que a hipertrofia ventricular esquerda seja inicialmente compensatória, pois o aumento na massa da parede faz o ventrículo gerar a pressão necessária para superar a obstrução.

Apresentação Clínica

O desenvolvimento dos sintomas clássicos da EA representa a principal referência na história natural da doença. **Antes do desenvolvimento dos sintomas, a expectativa de vida é praticamente normal. As manifestações básicas da EA são dispneia aos esforços, angina do peito, síncope e, por fim, insuficiência cardíaca.** Os sintomas em geral ocorrem entre 50 e 70 anos na estenose da válvula aórtica bicúspide e com mais de 70 anos na estenose calcificada de uma válvula com três folhetos (cúspides). A apresentação clínica mais comum em pacientes com diagnóstico conhecido de EA, acompanhados de forma prospectiva, é uma diminuição gradativa na tolerância ao exercício, fadiga ou dispneia aos esforços. O mecanismo da dispneia aos esforços pode ser uma disfunção diastólica do ventrículo esquerdo com aumento excessivo na pressão diastólica final, levando à congestão pulmonar. Alternativamente, os sintomas gerados por esforço podem ser atribuídos à capacidade limitada de aumentar o débito cardíaco com atividade física. Uma forma mais grave de dispneia aos esforços com ortopneia, dispneia paroxística noturna e edema pulmonar reflete graus variados de hipertensão pulmonar. Essas manifestações são sintomas tardios em pacientes com EA.

Em cerca de dois terços dos pacientes com EA grave, observa-se a ocorrência de **angina**. Em pacientes sem doença arterial coronariana, a angina origina-se da combinação das necessidades aumentadas de oxigênio pelo miocárdio hipertrofiado e do declínio na distribuição desse gás, secundário à compressão excessiva dos vasos coronários. Em pacientes com doença arterial coronariana, a angina é causada por uma combinação da obstrução da artéria coronária epicárdica e do desequilíbrio entre oferta e demanda de oxigênio típico de EA.

A **síncope** costuma acontecer em virtude da redução da perfusão cerebral que ocorre durante o esforço, quando a pressão arterial diminui como resultado de vasodilatação sistêmica na presença de um débito cardíaco fixo. A síncope também tem sido atribuída a um mau funcionamento do mecanismo barorreceptor na EA grave, bem como a uma resposta vasopressora a uma pressão sistólica muito elevada no ventrículo esquerdo durante atividade física.

Os pontos-chave a serem avaliados no exame físico de pacientes com EA são a palpação do fluxo ascendente da carótida, avaliação do sopro sistólico, determinação do desdobramento da segunda bulha cardíaca e a busca por sinais de insuficiência cardíaca. O fluxo ascendente da carótida reflete diretamente na forma da onda da pressão arterial. O achado esperado em casos de EA grave é um pulso carotídeo de elevação lenta, pico tardio e amplitude baixa, o **impulso carotídeo *parvus e tardus*.** Quando presente, esse achado é específico para EA grave. Contudo, muitos adultos com EA apresentam uma condição concomitante que afeta a curva da pressão arterial, além do impulso carotídeo. Assim, um impulso carotídeo aparentemente normal não é confiável para descartar o diagnóstico de EA grave. O sopro sistólico de ejeção em casos de EA em geral tem um pico tardio, sendo melhor auscultado na base do coração com irradiação para as carótidas. **À medida que a doença se agrava, o sopro torna-se mais suave, pois o débito cardíaco diminui.** Em geral, um sopro mais sonoro e de pico mais tardio indica uma estenose mais grave. O desdobramento da segunda bulha cardíaca é útil para excluir o diagnóstico de EA grave, já que um desdobramento normal implica que os folhetos da válvula aórtica estejam flexíveis o suficiente para criar um som audível de fechamento dessa válvula (A_2). Em casos de EA grave, a segunda bulha cardíaca (S_2) pode ser isolada, pois a calcificação e a imobilidade da válvula aórtica tornam o A_2 inaudível; além disso, o P_2 (som de fechamento da válvula pulmonar) fica escondido no sopro de ejeção aórtica prolongado ou, então, o prolongamento da sístole do ventrículo esquerdo faz o A_2 coincidir com o P_2. O sopro da EA é ampliado em posição de agachamento, que aumenta o volume sistólico. No entanto, a intensidade desse sopro diminui durante a manobra de Valsalva e na posição ereta (em pé), o que diminui o fluxo transvalvular.

Ecocardiografia

Esse exame constitui a abordagem-padrão não só para avaliar e acompanhar os pacientes com EA, mas também para selecionar aqueles que precisam de cirurgia. A combinação de ecocardiografia bidimensional (2D) e ecodoppler permite uma quantificação razoavelmente precisa da gravidade da EA na maioria dos casos. Quando houver dificuldade técnica para avaliar a válvula aórtica com ecocardiografia transtorácica, será útil o ecocardiograma transesofágico com o uso da técnica de planimetria.

Tratamento

É considerado que um gradiente transvalvular de 40 mmHg ou maior ou uma área da válvula aórtica menor que 1,0 cm^2 seja um estreitamento crítico dessa válvula; nesse caso, fica indicada a substituição da válvula aórtica, mesmo se os sintomas forem leves. Não existe qualquer terapia médica eficaz para os casos de EA grave. Se os sintomas tiverem se desenvolvido, será necessária a realização imediata de cirurgia para evitar morte súbita. Em geral, os médicos devem evitar a prescrição de vasodilatadores em função do risco de indução de síncope.

Estudos a respeito do desfecho de pacientes com EA grave chegaram a diferentes conclusões sobre a conveniência da substituição dessa válvula em indivíduos com mais de 80 anos. No entanto, tudo indica que pacientes bem selecionados podem obter um benefício considerável do procedimento de substituição da válvula aórtica mesmo com 90 anos. Os pacientes beneficiados em geral ficam livres da necessidade de outras cirurgias concomitantes e intactos do ponto de vista neurológico, além de apresentarem sistemas pulmonares e renais satisfatoriamente funcionais. De fato, a sobrevida corrigida para idade em pacientes com mais de 65 anos é semelhante àquela de uma população não acometida.

Em idosos com EA calcificada adquirida, a valvuloplastia aórtica por cateter-balão é apenas paliativa. Essa técnica confere uma discreta redução inicial no gradiente, mas a reestenose anula esse benefício em grande parte dos pacientes dentro de seis meses. Além disso, a valvuloplastia não diminui a mortalidade de pacientes sintomáticos não submetidos à cirurgia. As evidências disponíveis atualmente sugerem que o implante de válvula (bioprótese) por cateter seja viável, além de proporcionar a melhora clínica e hemodinâmica por até dois anos em pacientes com EA sintomática grave sob alto risco ou com contraindicações para cirurgia (ver Tab. 4.2 para mais recomendações sobre o tratamento).

Prognóstico

Antes do desenvolvimento dos sintomas, a expectativa de vida é praticamente normal. Contudo, assim que qualquer um dos sintomas clássicos surgir, o prognóstico piora de forma drástica. Sendo assim, dentro de cinco anos do desenvolvimento de angina, cerca de 50% dos pacientes irão a óbito, a menos que a cirurgia de substituição da válvula aórtica seja realizada. No aparecimento de síncope, a sobrevida de 50% é de três anos; para os pacientes que desenvolvem sintomas de ICC, a sobrevida de 50% é de apenas dois anos, a menos que a válvula seja substituída.

CASOS CLÍNICOS EM GERIATRIA

Tabela 4.2 • ATUALIZAÇÃO COM FOCO EM 2008, INCORPORADA NAS DIRETRIZES DE 2006 DA ACC/AHA PARA O TRATAMENTO DE PACIENTES COM DOENÇA CARDÍACA VALVULAR: INDICAÇÕES PARA A SUBSTITUIÇÃO DA VÁLVULA AÓRTICA (SVA) EM ESTENOSE AÓRTICA (EA)

Classe I – Existem evidências e/ou um consenso geral de que a SVA seja indicada em pacientes com EA nos quadros a seguir: EA grave sintomática EA grave em pacientes submetidos à cirurgia de *bypass* de artéria coronária ou cirurgia na aorta ou em outras válvulas cardíacas EA grave com fração de ejeção do ventrículo esquerdo < 50%
Classe IIa – O peso das evidências ou das opiniões está a favor da utilidade da SVA em pacientes com EA no quadro a seguir: EA moderada em pacientes submetidos à cirurgia de *bypass* de artéria coronária ou cirurgia na aorta ou em outras válvulas cardíacas
Classe IIb – O peso diras evidências ou das opiniões não está tão bem estabelecido em relação à utilidade da SVA em pacientes com EA nos quadros a seguir: EA grave em pacientes assintomáticos que apresentam uma resposta anormal à atividade física, como o desenvolvimento de sintomas ou hipotensão EA grave em pacientes assintomáticos com alta probabilidade de rápida evolução (conforme determinado por fatores como idade, calcificação valvular e doença cardíaca coronariana) EA grave em pacientes assintomáticos cuja cirurgia pode ser adiada no momento em que os sintomas aparecem EA leve em pacientes submetidos à cirurgia de *bypass* de artéria coronária em que há indícios de que a evolução pode ser rápida, como calcificação valvular moderada a grave EA extremamente grave (área da válvula aórtica < 0,6 cm^2, gradiente de pressão médio > 60 mmHg e velocidade do jato aórtico > 5,0 m/s) em pacientes assintomáticos em que a mortalidade cirúrgica esperada é de 1% ou menos
Classe III – Existem evidências e/ou um consenso geral de que a SVA em EA não seja útil no quadro a seguir: Para a prevenção de morte cardíaca súbita em pacientes assintomáticos que não possuem qualquer dos achados da classe IIa ou IIb

O risco cirúrgico é mais alto em pacientes com função ventricular esquerda prejudicada (fração de ejeção < 35%). Todavia, o prognóstico desses pacientes é extremamente ruim sem intervenção cirúrgica. Ademais, a sobrevida global aumenta com a substituição da válvula aórtica; muitos pacientes desse grupo exibem uma recuperação clínica e funcional significativa após a realização desse procedimento.

Outros Achados Cardíacos Valvulares no Idoso

ESCLEROSE AÓRTICA

Os pacientes geriátricos com frequência são classificados como "idoso jovem" (entre 65 e 80 anos), "idoso propriamente dito" (de 85 anos ou mais), ou "longevo" (acima de 90 anos). Os "centenários" são pessoas de cem anos ou mais.

A esclerose aórtica é um achado peculiar entre os "longevos", mas também pode ser observada nas pessoas em seus 80 anos. Esse tipo de esclerose se deve ao processo "normal" de desgaste e deterioração, bem como à calcificação da raiz e da válvula aórticas ao longo da vida; ou seja, "adquire-se com a idade". Definida como "fisiológica" por si só, a esclerose aórtica não é considerada uma base para intervenção ou procedimento cirúrgico, mas pode ser levada em consideração em termos de controle hídrico/volêmico (sobretudo na realização de cirurgia não cardíaca por alguma outra razão), ou, então, no esforço que pode torná-la sintomática. Ao exame físico, a esclerose é caracterizada por um estrondo suave de baixa intensidade entre a primeira e a segunda bulha cardíaca (S_1 e S_2). Tal característica é comparada pelos cardiologistas *seniores* a um "velho motor a diesel". Trata-se realmente de um sinal de envelhecimento.

Insuficiência Aórtica

Esse tipo de insuficiência muito frequentemente se deve à **doença cardíaca reumática (DCR)**, que, em função do acesso adequado a atendimento médico e das disparidades de saúde do século XX, foi basicamente eliminada desde o advento da era dos antibióticos. A insuficiência aórtica (IA) gerada por DCR resulta em desfiguração e incompetência da válvula aórtica, além dos consequentes sintomas de pré-síncope ou síncope, ou fadiga aos esforços e falta de ar. O achado físico clássico de IA pode se originar dos sinais vitais: uma pressão de pulso ampliada com pressão arterial diastólica menor que a esperada pode indicar um paciente com IA antes mesmo de examiná-lo. A IA é conhecida por seu profundo sopro diastólico em decrescendo, que começa logo após a S_2. A latência do início do sopro no ciclo cardíaco é um meio pelo qual os clínicos experientes avaliam o grau de alteração ou a gravidade crescente da insuficiência valvular. A IA deve ser submetida à avaliação seriada por ecocardiografia, para vigiar o aumento inexorável no refluxo regurgitante através da válvula, o que agrava a insuficiência do ventrículo esquerdo e, na verdade, o volume circulante.

Anormalidades da Valva mitral no Idoso

Em casos de DCR, podem ser observados os quadros de estenose ou regurgitação da valva mitral (atrioventricular esquerda). Os achados concomitantes do exame físico refletem a localização no ciclo cardíaco onde a anormalidade valvular é encontrada (p. ex., sístole na regurgitação mitral ou diástole na estenose mitral). Do mesmo modo, podem ocorrer achados de insuficiência cardíaca esquerda ou direita ou *cor pulmonale*[*].

A tireopatia no idoso manifesta-se de forma muito diferente daquela em adultos mais jovens. Por exemplo, um idoso pode, na verdade, apresentar-se com hipertireoidismo apático, ao contrário do fenótipo de hiperestimulação adrenérgica em uma pessoa mais jovem. Ou, então, o hipotireoidismo pode se apresentar com sintomas predominantemente cardíacos ou ortopédicos (p. ex., síndrome do túnel do carpo ou anormalidades de tendões) em pessoa idosa em contraposição a

---

[*] N. de T. Forma de insuficiência cardíaca em que há diminuição da capacidade de funcionamento das câmaras direitas do coração por doença pulmonar.

uma pessoa mais jovem, que pode se manifestar com pelos ásperos, hipertrofia da língua/alterações da voz ou desconforto da laringe (garganta). Portanto, como as anormalidades da valva mitral podem estar associadas à disfunção da tireoide no idoso, o que pode se apresentar de forma subclínica e insidiosa, sempre é justificável realizar exames da tireoide em busca dessa doença "silenciosa". Como os idosos podem não notar sintomas "estéticos" tão fielmente quanto uma pessoa mais jovem, e se já estiverem sendo submetidos a algum betabloqueador (o que é o caso de muitos idosos), a bradicardia do hipotireoidismo pode não ser reconhecida como um sinal isolado dos efeitos farmacológicos.

O prolapso da valva mitral também se apresenta em idosos; entretanto os sintomas de ansiedade comumente coexistentes, que podem levar um paciente jovem a buscar atendimento médico, talvez não sejam exibidos como tal em um paciente mais idoso. O exame físico realizado com o paciente em decúbito lateral esquerdo, para a máxima apreciação das sutilezas na ausculta da valva mitral, pode gerar muitos benefícios na avaliação minuciosa do idoso.

Achados Valvulares do Lado Direito

Novamente, na coorte* atual de pessoas nascidas antes de 1945 (ano que marca a 2ª Guerra Mundial, depois do qual se deu início à era dos antibióticos), a DCR constitui a principal etiologia para as muitas anormalidades valvulares do lado direito no idoso, como regurgitação tricúspide, estenose tricúspide ou anormalidades da válvula pulmonar, seja estenose ou insuficiência pulmonar.

A regurgitação tricúspide pode gerar sintomas de insuficiência cardíaca direita, com sopro sistólico ao exame e, possivelmente, edema periférico, com refluxo hepatojugular positivo. Outras anormalidades valvulares do lado direito se apresentarão com um dos tipos de estenose (p. ex., estenose tricúspide ou insuficiência pulmonar na diástole ou estenose pulmonar na sístole). O uso de drogas injetáveis continua sendo um fator de risco potencial para doença cardíaca valvular do lado direito em idosos, assim como em pacientes mais jovens.

Um número crescente de pacientes idosos se apresentará com histórias pregressas de substituições valvulares, o que exige a tomada de decisões a longo prazo em relação à terapia anticoagulante. Todos esses pacientes justificam a atenção cardiológica por toda a vida.

> **CORRELAÇÃO DE CASOS CLÍNICOS**
>
> - Ver também Caso 1 (Angina), Caso 2 (Insuficiência Cardíaca), Caso 3 (Fibrilação Atrial) e Caso 5 (Hiperlipidemia).

---

* N. de T. Conjunto de pessoas que compartilham alguma característica relevante para estudo longitudinal.

QUESTÕES DE COMPREENSÃO

4.1 Qual dos procedimentos a seguir deve ser considerado em casos de EA sintomática e progressivamente debilitante em um paciente geriátrico com menos de 80 anos fisicamente ativo e saudável sob outros aspectos?
A. Encaminhamento para substituição da válvula aórtica e cirurgia de desvio da artéria coronária.
B. Encaminhamento para cintilografia de perfusão miocárdica com dipiridamol.
C. Encaminhamento para teste ergométrico.
D. Nenhuma intervenção é indicada.

4.2 Qual das condições cardíacas valvulares a seguir pode ser considerada "fisiológica" em um centenário?
A. Estenose aórtica
B. Insuficiência aórtica
C. Esclerose aórtica
D. Estenose mitral

4.3 Qual das condições cardíacas valvulares a seguir pode se apresentar com sintomas de ansiedade, palpitações e falta de ar episódica em uma pessoa de 55 anos?
A. Estenose aórtica
B. Insuficiência aórtica
C. Esclerose aórtica
D. Prolapso da valva mitral

RESPOSTAS

4.1 **A.** EA progressiva e debilitantemente sintomática em paciente com menos de 80 anos saudável sob outros aspectos deve ser manejada agressivamente com opções cirúrgicas. Qualquer escolha menos agressiva não é correta.

4.2 **C.** Esclerose aórtica é um achado valvular "funcional" no paciente muito idoso (com mais de 90 anos). Esse paciente é uma pessoa centenária (ou seja, com 100 anos) e, por essa razão, deve ser submetido a tratamento conservador.

4.3 **D.** O prolapso da valva mitral comumente se apresenta com sintomas de ansiedade, sensações de palpitações e falta de ar ou fadiga episódica. Também é recomendável a realização de teste da função tireoide. A ausculta cardíaca pode revelar um "estalido" (clique) logo após a primeira bulha cardíaca (S_1), seguido por um sopro em decrescendo em decúbito lateral esquerdo. As outras opções representam anormalidades da válvula aórtica.

> **DICAS CLÍNICAS**
>
> ▶ O processo que induz à EA é semelhante ao da doença arterial coronariana.
> ▶ Fármacos como estatinas ainda não se mostraram eficazes em retardar a evolução da EA.
> ▶ As principais manifestações de EA são dispneia ao esforço, angina de peito, síncope e, por fim, insuficiência cardíaca.
> ▶ Antes do desenvolvimento de sintomas, a expectativa de vida é praticamente normal. Contudo, assim que qualquer um dos sintomas clássicos se desenvolve, o prognóstico piora de forma drástica.
> ▶ O teste ergométrico em pacientes com EA assintomática grave é seguro e frequentemente pode detectar sintomas latentes, ajudando a estratificar os pacientes para cirurgia.
> ▶ A substituição da válvula aórtica é recomendada em adultos com EA grave sintomática, mesmo se os sintomas forem leves.
> ▶ A substituição da válvula aórtica também é recomendada para EA grave com fração de ejeção abaixo de 50% e nos pacientes com EA assintomática grave, submetidos à aplicação de enxerto de desvio da artéria coronária ou a outra cirurgia do coração.
> ▶ Os pacientes com EA de gradiente baixo e fração de ejeção baixa representam um grupo de alto risco, pois têm disfunção do miocárdio avançada. No entanto, os pacientes que pertencem a esse grupo e que exibem reserva inotrópica apresentam um desfecho aceitável após a substituição da válvula.

REFERÊNCIAS

Bonow RO, Carabello BA, Chatterjee K, et al. 2008 Focused Update Incorporated into the ACC/AHA 2006 guidelines for the management of patients with valvular heart disease: a report of the American College of Cardiology/American Heart Association Task Force on Practice Guidelines developed in collaboration with the Society of Cardiovascular Anesthesiologists endorsed by the Society for Cardiovascular Angiography and Interventions and the Society of Thoracic Surgeons. *J Am Coll Cardiol.* 2008;52:e1-e142.

Carabello BA. Aortic Valvular Disease. Adult Clinical Cardiology Self-Assessment Program. Version 7;19.6.1-19.6.16.

Gibbons RJ, Balady GJ, Timothy Bricker J, et al. ACC/AHA 2002 guideline update for exercise testing: summary article. A report of the ACC/AHA Task Force on Practice Guidelines. *J Am Coll Cardiol.* 2002;40:1531-1540.

Otto CM, Bonow RO. Valvular heart disease. *Braunwald's Heart Disease.* 8th ed. 1625-1635.

Pohle K, Maffert R, Ropers D, et al. Progression of aortic valve calcification: association with coronary atherosclerosis and cardiovascular risk factors. *Circulation.* 2001;104:1927-1932.

CASO 5

Um homem de 73 anos é um paciente novo no consultório e busca atendimento médico logo que se muda para a cidade. Ele sofre de doença do refluxo gastresofágico (DRGE), e sua história cirúrgica pregressa inclui uma implantação de prótese no quadril direito há seis anos. Em casa, esse homem faz uso de omeprazol e paracetamol, conforme a necessidade. A história familiar é desconhecida porque ele foi adotado. O paciente não se dedica a atividade aeróbica por conta de artrite no joelho. Sua dieta costuma ser de hambúrguer e batatas fritas, mas sem muito *ketchup* por causa do refluxo. Ele diz que sua esposa já falecida se queixava de ronco por parte dele. Além disso, esse paciente nega cefaleia ou sonolência durante o dia; no entanto ele tira um cochilo todas as tardes. O paciente também nega falta de ar em repouso, dor torácica, constipação ou alterações nas fezes, mas garante a presença de sintomas gerais de artrite, para os quais diz que o paracetamol "ajuda um pouco". Ele nega o consumo de bebidas alcoólicas, tabaco ou drogas ilícitas. O exame físico revela um índice de massa corporal (IMC) de 32. Esse paciente exibe frequência cardíaca de 80 batimentos por minuto (bpm), pressão arterial de 128/76 mmHg e frequência respiratória de 16 movimentos respiratórios/min. Ao exame, ele apresenta um pouco de tecido hipofaríngeo hiper-redundante e obesidade panicular moderada; no entanto os exames cardíaco, pulmonar e abdominal encontram-se dentro dos limites de normalidade. Ele tem uma ferida operatória bem cicatrizada em seu quadril direito, alterações artróticas (2+) de ambos os joelhos, alterações (1+) em suas mãos e dedos, mas sem derrame articular, eritema ou sinovite ativa. Os exames geniturinário e de toque retal permanecem normais. O exame neurológico sumário não apresenta sinais focais. Todos os exames laboratoriais estão dentro dos limites de normalidade, com exceção do perfil lipídico em jejum, com os seguintes resultados: colesterol total de 280 mg/dL, lipoproteína de alta densidade (HDL, de *high-density lipoprotein*) de 35 mg/dL, lipoproteína de baixa densidade (LDL, de *low-density lipoprotein*) de 180 mg/dL e triglicerídeos (TGs) de 225 mg/dL.

▶ Qual é o diagnóstico mais provável?
▶ Qual é a próxima etapa no diagnóstico?
▶ Qual é o próximo passo na terapia?

RESPOSTAS PARA O CASO 5
Hiperlipidemia

Resumo: Esse homem obeso de 73 anos se apresenta com hiperlipidemia isolada e não sofre de outras comorbidades crônicas, como doença arterial coronariana, diabetes melito ou história de acidente vascular cerebral. Além de roncar, ele tem alguns achados no exame físico que sugerem uma possível apneia obstrutiva do sono.

- **Diagnóstico mais provável:** Hiperlipidemia.
- **Próxima etapa no diagnóstico:** Cálculo do risco cardiovascular em 10 anos; consideração também quanto à realização dos testes de função pulmonar e estudo do sono.
- **Próximo passo na terapia:** Recomendações em termos de dieta e exercícios aeróbicos formais (considerar o retorno breve do paciente para tentar aumentar a adesão às mudanças no estilo de vida e instituir doses leves a moderadas de alguma estatina + vitamina B_3 [niacina]/genfibrozila).

ANÁLISE

Objetivos

1. Conhecer os valores laboratoriais que levam a um diagnóstico de hiperlipidemia.
2. Reconhecer que tanto níveis altos como baixos/muito baixos de colesterol na população idosa são potencialmente prejudiciais.
3. Compreender que altos níveis de HDL são benéficos não somente na população mais jovem ou de meia-idade, mas também no idoso.
4. Entender que o tratamento de um paciente idoso com hiperlipidemia deve se concentrar em uma diminuição leve a moderada nos níveis de colesterol total e LDL e que esse tratamento não deve ser agressivo a menos que o paciente sofra de outras comorbidades, como doença cardíaca coronariana preexistente, diabetes melito ou história de acidente vascular cerebral.

Considerações

O caso trata de um homem obeso de 73 anos com uma história de ronco durante o sono. Pela história, ele pode ter apneia obstrutiva do sono, mas isso deve ser investigado de forma mais minuciosa, devendo talvez ser avaliado com um estudo do sono ou testes de função pulmonar. A hiperlipidemia constitui o achado mais significativo. Os conselhos sobre a dieta, a perda de peso e a prática regular de atividade física são criticamente importantes. Os testes laboratoriais devem ser repetidos depois de alguns meses dessa intervenção não farmacológica. Contudo, por conta do risco de doença cardíaca e acidente vascular cerebral, é provável a prescrição de uma dose leve a moderada de alguma estatina mais uma dose leve a moderada de vitamina B_3 (niacina) ou genfibrozila a esse paciente. É preciso ter cuidado, no entanto, para não diminuir os níveis de lipídeos de forma muito agressiva, já que níveis baixos ou muito baixos de colesterol estão associados a um aumento na mortalidade por todas as causas na população idosa. Esse paciente se apresenta com um perfil fenotípico de obesidade, sedentarismo, dieta deficiente e falta de intervenções preventivas de cuidados primários. Ele exibe uma constituição física ectomórfica com IMC elevado, mas não tem uma história de consumo de bebidas alcoólicas nem de tabagismo. Por sorte, ele não sofre de diabetes nem de hipertensão no momento. O perfil lipídico desse paciente apresenta-se com níveis elevados de LDL e TGs, mas com HDL reduzida. Não foi realizada a subtipagem da lipoproteína lipase. Ele não possui sinais evidentes de hiperlipidemia descontrolada (p. ex., xantelasma, xantomas tuberosos ou achados atribuídos a essa anormalidade nos exames cardíacos, carotídeos ou vasculares periféricos ou de função neurológica). Portanto, mesmo nesse caso, em que o paciente carece de quaisquer achados atribuíveis a seu estado lipídico (exceto pela obesidade), a hiperlipidemia representa uma doença "silenciosa". Sendo assim, é imprescindível a obtenção imediata do perfil lipídico em jejum, visto que se acredita que a aterosclerose se desenvolva muito mais cedo na vida do que no grupo etário geriátrico.

ABORDAGEM À Hiperlipidemia

DEFINIÇÃO

HIPERLIPIDEMIA: Pode ser definida utilizando-se as Tabelas 5.1, 5.2 e 5.3.

ABORDAGEM CLÍNICA

Etiologias

A hiperlipidemia na população idosa tem sido assunto de extenso debate. Muitos estudos têm demonstrado evidências conflitantes quanto ao significado do colesterol na população idosa, bem como em relação ao grau de rigor com que se deve tratar

Tabela 5.1 • CLASSIFICAÇÃO DE COLESTEROL TOTAL E COLESTEROL LDL

Colesterol total (mg/dL)		Colesterol LDL (mg/dL)	
		< 100	Ideal
< 200	Desejável	100-129	Próximo ao ideal/acima do ideal
200-239	Limítrofe*		
≥ 240	Elevado	130-159	Limítrofe*
		160-189	Elevado
		≥ 190	Muito alto

* Limite superior da normalidade.

Tabela 5.2 • CLASSIFICAÇÃO DE TRIGLICERÍDEOS SÉRICOS	
Categoria de triglicerídeo	Níveis de acordo com as diretrizes do Adult Treatment Panel III (ATP, Painel de Tratamento de Adultos)
Triglicerídeos normais	< 150 mg/dL
Triglicerídeos limítrofes	150-199 mg/dL
Triglicerídeos elevados	200-499 mg/dL
Triglicerídeos muito altos	≥ 500 mg/dL

Tabela 5.3 • CLASSIFICAÇÃO DE COLESTEROL HDL	
Colesterol HDL sérico (mg/dL)	
< 40 mg/dL	Colesterol HDL baixo
≥ 60 mg/dL	Colesterol HDL alto

essa população. **Em pacientes idosos com doença arterial coronariana conhecida, diabetes melito ou história de acidente vascular cerebral, a hiperlipidemia deve ser tratada de forma rigorosa,** para evitar complicações futuras dessas doenças; todavia, em pacientes sem essas comorbidades conhecidas, é mais difícil tomar as decisões referentes ao tratamento da hiperlipidemia e ao rigor dessa terapia.

Está bem consagrado o fato de que altos níveis de colesterol total em indivíduos com menos de 65 anos devem ser tratados para evitar doença cardíaca coronariana e eventos adversos associados à cardiopatia. Contudo, **naqueles com mais de 65 anos, o colesterol parece ter um efeito negativo menos previsível sobre o coração.** Estudos demonstraram que não há qualquer associação entre o colesterol total e a doença arterial coronariana em mulheres de 65 anos ou mais.

É interessante notar que, nos **homens entre 65 e 80 anos, ainda há um aumento no risco de morbidade e mortalidade por doença cardíaca coronariana com níveis elevados de colesterol total.** Depois dos 80 anos, no entanto, essa associação não existe mais. De fato, na população com mais de 80 anos, o nível mais alto de colesterol total parece estar associado a um aumento na sobrevida e a uma diminuição na taxa de mortalidade por todas as causas. Isso pode ser uma indicação de bem-estar do paciente. Vale destacar que **o nível mais baixo de colesterol total está associado a um aumento na mortalidade; além disso, o sinal de colesterol total muito baixo pode, na verdade, ser um alerta de doença oculta ou de um rápido declínio no estado de saúde.** Em um único estudo conduzido a partir da observação de pacientes entre 65 e 84 anos, aqueles com níveis moderados ou altos de colesterol total tinham um risco 45% mais baixo de morrer do que aqueles com níveis de colesterol total < 179 mg/dL. Níveis baixos de colesterol total podem ser observados em pacientes mais idosos com infecções, doença respiratória crônica, inflamação, desnutrição e câncer, sendo assim um marcador potencial de prognóstico mais insatisfatório.

Outra associação bem conhecida encontrada na literatura especializada consiste no fato de que a **HDL é um fator de proteção contra doença cardíaca coronariana.** Isso se estende não somente para a população mais jovem, mas também para o idoso. Mesmo entre níveis baixos ou muito baixos de LDL (< 70 mg/dL), níveis baixos de HDL continuam sendo um fator de risco independente e significativo de eventos cardiovasculares importantes. Um nível baixo de HDL, como colesterol total, é um marcador de fragilidade e prognóstico ruim entre os idosos a partir dos 86 anos, mas representa um aumento no risco de mortalidade por todas as causas. De fato, em um único estudo, homens acima de 65 anos com HDL > 50 mg/dL apresentaram um risco relativo de 0,52 de mortalidade por todas as causas, em comparação com homens de HDL < 35 mg/dL. A HDL desempenha muitas funções protetoras (incluindo transporte reverso de colesterol), possui propriedades anticoagulantes e atividade antioxidante, além de exibir efeitos anti-inflamatórios sobre as células endoteliais.

Avaliação de Risco Cardiovascular

Quando um paciente se apresenta com hiperlipidemia, a avaliação de risco cardiovascular em dez anos dá uma direção sobre o rigor do tratamento. Por exemplo, os riscos de hiperlipidemia (p. ex., infarto agudo do miocárdio ou acidente vascular cerebral) são ponderados diante dos efeitos colaterais do controle rigoroso de lipídeos na fase de vida de um paciente. Além disso, como a expectativa de vida nos Estados Unidos atualmente é de 76 anos para os homens, em média, um paciente pode se beneficiar de um considerável ganho de anos com qualidade de vida por meio do tratamento da hiperlipidemia.

Tratamento

Quando um paciente se apresenta com hiperlipidemia e doença arterial coronariana, diabetes ou história de acidente vascular cerebral, torna-se obrigatório o tratamento da hiperlipidemia. Contudo, quando um indivíduo tem hiperlipidemia sem apresentar doença arterial coronariana preexistente, diabetes melito ou história de acidente vascular cerebral, a questão de se tratar ou não a hiperlipidemia por meio farmacológico é menos clara. Além disso, ainda há dúvidas sobre os agentes terapêuticos a serem utilizados. Há indícios de que **níveis elevados de HDL trazem benefícios a todas as populações;** por isso, **os agentes bem conhecidos que influenciam os níveis de HDL, como a vitamina B3 (niacina) e a genfibrozila,** ainda devem ser usados na população idosa (Tab. 5.4).

Inibidores da HMG-CoA-redutase (estatinas) são os melhores agentes para tratar níveis elevados de LDL. Estudos revelam que há uma redução de 27% no risco relativo de mortes por doença cardíaca coronariana ou infartos do miocárdio não fatais em pacientes mais idosos entre 65 e 75 anos submetidos às estatinas. Outro estudo revelou que pacientes com idade média de 72 anos sob estatinas tinham um risco 56% mais baixo de eventos cardiovasculares e 44% mais baixo de mortalidade por todas as causas. As **estatinas** também desempenham um papel fundamental em outros processos vasculares e metabólicos, incluindo **estabilização de placas, redução dos níveis da proteína C-reativa, melhora da função endotelial, diminuição da resposta**

Tabela 5.4 • AS HIPERLIPOPROTEINEMIAS PRIMÁRIAS E SEU TRATAMENTO FARMACOLÓGICO

	Monoterapia[a]	Combinação terapêutica
Quilomicronemia primária por quilomícrons elevados (VLDL* pode estar aumentada)	Niacina, fibrato[b] em caso de aumento da VLDL	Niacina mais fibrato[b] em caso de aumento da VLDL
Hipertrigliceridemia familiar por VLDL aumentada e talvez quilomícrons elevados	Niacina, fibrato	Niacina mais fibrato
Hiperlipoproteinemia combinada familiar VLDL aumentada LDL elevada VLDL e LDL aumentadas	Niacina, fibrato, inibidor de redutase Inibidor de redutase, niacina, ezetimiba Inibidor de redutase, niacina, fibrato	Dois ou três dos fármacos isolados
Disbetalipoproteinemia familiar Resquícios de VLDL, resquícios de quilomícrons aumentados	Niacina, fibrato, inibidor de redutase	Fibrato mais niacina ou niacina mais inibidor de redutase
Hipercolesterolemia familiar LDL aumentada	Inibidor de redutase, ezetimiba, niacina, resina	Dois ou três dos fármacos isolados
Apolipoproteína defeituosa familiar (Apo) B em que o domínio de ligação da Apo B ao ligando é defeituoso LDL aumentada	Inibidor de redutase, niacina, ezetimiba	Niacina mais inibidor de redutase ou ezetimiba
Hiperlipoproteinemia da lipoproteína (a) Lipoproteína (a) aumentada	Niacina	

[a]A monoterapia deve ser tentada antes do uso das combinações terapêuticas.
[b]Derivado do ácido fíbrico.
*VLDL, lipoproteína de muito baixa densidade, de *very low-density lipoprotein*.
Reproduzida, com permissão, de Gardner DG, Shoback D, eds. *Greenspan's Basic & Clinical Endocrinology*. 9th ed. New York, NY: McGraw-Hill; 2011. Tabela 5.4.

hipertensiva à angiotensina II e indução de efeitos anti-inflamatórios. Além disso, as estatinas têm outros benefícios nessa população, como **redução de cerca de 30% no risco de acidente vascular cerebral**. Entretanto, é preciso ter cuidado para não tratar os níveis de LDL de forma muito rigorosa, já que níveis mais baixos desse tipo de colesterol estão associados a um aumento na mortalidade.

Conclusão

Em suma, a **hiperlipidemia no paciente idoso que não apresenta doença cardíaca coronariana preexistente, diabetes melito ou história de acidente vascular cerebral deve ser submetida a tratamento conservador.** Um único estudo mostra que o controle adequado dos fatores de risco cardiovascular, incluindo a hiperlipidemia, pode evitar o declínio nas atividades instrumentais de vida diária na população idosa. Embora a doença cardiovascular continue sendo uma das principais causas de morte no idoso, ela parece ser independente da concentração de colesterol total. Níveis muito baixos de colesterol não são desejáveis nessa população, sobretudo acima dos 80 anos; por essa razão, o tratamento deve ter como objetivo apenas uma redução leve a moderada nos níveis elevados de lipídeos.

CORRELAÇÃO DE CASOS CLÍNICOS

- Ver também Caso 1 (Angina), Caso 2 (Insuficiência Cardíaca), Caso 3 (Fibrilação Atrial) e Caso 4 (Estenose Aórtica).

QUESTÕES DE COMPREENSÃO

5.1 Um homem de 76 anos com obesidade apresenta níveis isolados elevados de colesterol e LDL, mas TGs normais (colesterol total 360 mg/dL, HDL 35 mg/dL e LDL 240 mg/dL). O paciente não sofre de diabetes nem de doença cardiovascular. Qual dos agentes farmacológicos a seguir deve ser receitado?
   A. Estatina apenas.
   B. Vitamina B_3 (niacina) ou genfibrozila somente.
   C. Estatina + vitamina B_3 (niacina) ou genfibrozila.
   D. Ezetimiba apenas.

5.2 No paciente da Questão 5.1, quais são os objetivos em relação ao perfil lipídico?
   A. LDL < 130; HDL > 40
   B. LDL < 100; HDL > 50
   C. LDL < 70; HDL > 60
   D. LDL < 200; HDL > 60

5.3 Que outras recomendações seriam prudentes para o paciente da Questão 5.1 nesse momento?
   A. Aférese de LDL.
   B. Informar a filha sobre o estado lipídico do pai e a importância de se fazer testes de lipídeos em virtude do potencial de síndromes de hiperlipidemia familiar.
   C. Recomendar a manutenção da dose de anti-inflamatórios não esteroides (AINEs) no lugar de paracetamol conforme a necessidade para os sintomas de artrite antes da prática de exercícios.
   D. Certificar-se de que ele toma a estatina com suco de toranja para obtenção de uma quantidade extra de vitamina C.

RESPOSTAS

5.1 **C.** Como o objetivo em casos de hiperlipidemia no paciente idoso é reduzir os níveis de colesterol total e LDL de forma leve a moderada, poderia ser instituída alguma estatina para esse paciente. Além disso, para elevar o nível da HDL, a vitamina B_3 (niacina) ou a genfibrozila seria iniciada, pois níveis elevados desse tipo de colesterol têm se mostrado benéficos na população idosa.

5.2 **D.** O objetivo em relação à HDL seria aumentá-la para um nível acima de 60 mg/dL; no entanto o objetivo quanto à LDL é menos compreendido nessa população. Sob níveis baixos/muito baixos de LDL, o risco de mortalidade por todas as causas no idoso aumenta. Além disso, níveis altos de LDL estão associados a um aumento no risco de eventos cardiovasculares. Em função desses dois fatos, um nível moderado de LDL deve ser a meta.

5.3 **B.** A filha desse paciente pode estar sob alto risco de doença cardiovascular. Uma aférese de LDL pode ser levada em consideração caso se constate um *status* homozigoto familiar de subfração elevada de LDL e tal *status* seja refratário à farmacoterapia (e a mudanças no estilo de vida). Além de não ter esse perfil lipídico grave, ele não foi desafiado com estatinas. Deve-se considerar a manutenção do paracetamol antes da prática de atividade física. Os AINEs podem ter um perfil menos favorável de efeitos colaterais, dado o risco de insuficiência renal ou sangramento gastrintestinal. Esse paciente deve ser orientado e advertido sobre o risco de interação entre suco de toranja e estatina, o que pode ser deletério e perigoso, já que esse suco de fruta pode interferir na atividade enzimática do citocromo P-450 e provocar um aumento nos níveis de estatinas.

DICAS CLÍNICAS

▶ As diretrizes podem ser úteis para determinar quais pacientes podem ter hiperlipidemia.
▶ A decisão de tratar e da rigorosidade do tratamento deve ser tomada com base nas comorbidades e na idade do paciente.
▶ Foi demonstrado que níveis baixos e muitos baixos de colesterol total, bem como da LDL, estão associados com aumento na taxa de mortalidade por todas as causas.
▶ É recomendável evitar níveis baixos de colesterol total na ausência de outras comorbidades, como doença cardíaca coronariana, diabetes melito e história de acidente vascular cerebral.
▶ A HDL é considerada como um fator de proteção em adultos de todas as idades; dessa forma, o objetivo terapêutico desse tipo de colesterol é de 60 mg/dL ou mais.
▶ Os melhores agentes farmacológicos para elevar a HDL são a vitamina B_3 (niacina) e a genfibrozila.
▶ O objetivo do tratamento de hipercolesterolemia no idoso deve ser uma diminuição leve a moderada nos níveis de colesterol total e LDL, ao mesmo tempo em que se tenta aumentar os níveis da HDL.
▶ Os pacientes idosos sem doença arterial coronariana, diabetes melito ou história de acidente vascular cerebral não devem ser tratados de forma rigorosa para hipercolesterolemia isolada.

REFERÊNCIAS

Akerblom JL, Costa R, Luchsinger JA, et al. Relation of plasma lipids to all-cause mortality in Caucasian, African-American and Hispanic elders. *Age Ageing.* 2008;37:207-213.

Anum EA, Adera T. Hypercholesterolemia and coronary heart disease in the elderly: a meta--analysis. *Annals Epidemiol.* 2004;14:705-721.

Barter P, Gotto AM, LaRosa JC, et al. HDL cholesterol, very low levels of LD cholesterol, and cardiovascular events. *N Engl J Med.* 2007;357(13):1301-1310.

Brescianini S, Maggi S, Farchi G, et al. Low total cholesterol and increased risk of dying: are low levels clinical warning signs in the elderly? Results from the Italian longitudinal study on aging. *J Am Geriatr Soc.* 2003;51:991-996.

Chyou PH, Eaker ED. Serum cholesterol concentrations and all-cause mortality in older people. *Age Ageing.* 2000;29:69-74.

Gordon T, Castelli WP, Hjortland MC, et al. High density lipoprotein as a protective factor against coronary heart disease: The Framingham Study. *Am J Med.* 1977;62:707-714.

Hayakawa T, Okamura T, Okayama A, et al. Relationship between 5-year decline in instrumental activity of daily living and accumulation of cardiovascular risk factors: NIPPON DATA90. *J Atheroscleros Thrombos.* 2010;17:64-72.

Iversen A, Jensen JS, Scharling H, Schnohr P. Hypercholesterolaemia and risk of coronary heart disease in the elderly: impact of age: the Copenhagen City Heart Study. *Eur J Int Med.* 2009;20:139-144.

Karlamangla AS, Singer BH, Reuben DB, Seeman TE. Increases in serum non-high-density lipoprotein cholesterol may be beneficial in some high-functioning older adults: MacArthur studies of successful aging. *J Am Geriatr Soc.* 2004;52:487-494.

Krumholz HM, Seeman TE, Merrill SS, et al. Lack of association between cholesterol and coronary heart disease mortality and morbidity and all-cause mortality in persons older than 70 years. *JAMA.* 1994;272:1335-1340.

Landi F, Russo A, Pahor M, et al. Serum high-density lipoprotein cholesterol levels and mortality in frail, community-living elderly. *Gerontology.* 2008;54:71-78.

Raiha I, Marniemi J, Puukka P, et al. Effect of serum lipids, lipoproteins, and apolipoproteins on vascular and nonvascular mortality in the elderly. *Arteriosclerosis, Thrombosis, Vascular Biol.* 1997;17:1224-1232.

Schupf N, Costa R, Luschsinger J, Tang MX, Lee JH, Mayeux R. Relationship between plasma lipids and all-cause mortality in nondemented elderly. *J Am Geriatr Soc.* 2005;53:219-226.

Weverling-Rijnsburger AWE, Blauw GJ. Total cholesterol and risk of mortality in the oldest old. *Lancet.* 1997;350:1119-1123.

10 year cardiovascular risk calculator. http://hp2010.nhlbihin.net/atpiii/calculator.asp?usertype=prof.

Reuben DB. *Geriatrics at Your Fingertips.* New York, NY: American Geriatrics Society; 2012:40.

CASO 6

Uma mulher de 76 anos apresenta-se na clínica médica para acompanhamento após uma hospitalização recente por conta de fraqueza e hiponatremia. O motivo da hospitalização acabou sendo atribuído aos efeitos colaterais de diuréticos. A paciente notou falta de ar com as atividades domésticas de rotina. Ela não exibe tosse significativa nem produção de escarro. Também não há diagnóstico prévio de qualquer doença pulmonar crônica nem dor torácica. Essa mulher fumou cerca de 40 maços de cigarro-ano, mas parou de fumar há 20 anos. O exame físico revelou uma mulher frágil e magra que parece ter uma fraqueza generalizada. Ela apresenta ruídos respiratórios diminuídos em ambas as bases pulmonares, sem sibilos. Não há qualquer edema periférico. O teste de função pulmonar revelou capacidade vital forçada (CVF) de 1,99 L (88% do previsto), volume expiratório forçado no primeiro segundo (VEF$_1$) de 1,36 L (76% do previsto), capacidade pulmonar total de 4,88 L (124% do previsto), volume residual de 2,84 L (171% do previsto) e capacidade de difusão corrigida de 78% do valor previsto. A radiografia torácica demonstrou hiperinsuflação pulmonar e atenuação da trama vascular periférica.

▶ Qual é o diagnóstico mais provável?
▶ Qual é a próxima etapa no diagnóstico?
▶ Que preocupações relacionadas com a idade o clínico deve ter em relação ao tratamento?

RESPOSTAS PARA O CASO 6
Doença pulmonar obstrutiva crônica em pacientes mais idosos

Resumo: Essa mulher de 76 anos apresenta-se com falta de ar. Contudo, ela foi recentemente hospitalizada e pode não ter retornado a seu nível basal. Portanto, não é fácil determinar se a falta de ar representa um sintoma anterior à hospitalização ou um sintoma residual relacionado com problemas tratados no hospital. Ela tem uma história significativa de tabagismo, mas parou de fumar há 20 anos. Além disso, essa paciente já foi submetida a um teste completo de função pulmonar, que revelou a presença de distúrbio ventilatório obstrutivo e capacidade de difusão diminuída.

- **Diagnóstico mais provável:** Doença pulmonar obstrutiva crônica (DPOC).
- **Próxima etapa no diagnóstico:** Marcação de acompanhamentos clínicos regulares e repetição da espirometria para monitorar a evolução da doença.
- **Preocupações de tratamento relacionadas com a idade:** Os efeitos colaterais e as interações medicamentosas são mais importantes em pacientes mais idosos.

ANÁLISE
Objetivos

1. Utilizar as informações clínicas, bem como os exames de espirometria e radiografia para identificar e avaliar os pacientes com DPOC.
2. Entender os potenciais erros de classificação ao utilizar a espirometria em pacientes mais idosos.
3. Desenvolver um plano terapêutico para os pacientes com DPOC.
4. Abordar a evolução natural da DPOC com os pacientes e familiares.

Considerações

O caso trata de uma mulher de 76 anos com falta de ar. Qual seria seu diagnóstico diferencial? A maioria dos pacientes com falta de ar sofre de doença pulmonar ou cardíaca. As possíveis doenças pulmonares nessa paciente incluem DPOC, asma e fibrose intersticial, enquanto as possíveis doenças cardíacas compreendem insuficiência cardíaca congestiva, doença cardíaca valvular (especialmente estenose aórtica) e doença arterial coronariana com dispneia induzida por exercício (na verdade, um equivalente anginoso). Outras considerações envolvem fraqueza muscular e anemia. Ao avaliar os pacientes mais idosos, o clínico precisa considerar a possibilidade de que o paciente tenha mais de 1 distúrbio clínico indutor de dispneia. Além disso, os efeitos colaterais de fármacos frequentemente contribuem para os sintomas em pacientes idosos. Por fim, alguns pacientes mais idosos relatam os sintomas de forma imprecisa ou, então, apresentam déficit de memória e não conseguem fornecer uma descrição adequada de eventos históricos. Essa paciente possui uma história de tabagismo, o que representa um fator de risco significativo para o desenvolvimento de DPOC. Os testes iniciais de função pulmonar revelaram um VEF_1 de 1,36 L (76% do previsto) e uma capacidade de difusão corrigida de 78% do valor previsto; esses achados são compatíveis com DPOC, caracterizada por defeito obstrutivo moderado e baixa capacidade de difusão. A radiografia torácica dessa paciente revelou campos pulmonares relativamente límpidos (claros) e não sugeriu um diagnóstico alternativo. Os estudos laboratoriais de rotina estavam basicamente normais. Ela foi tratada com oxigênio à noite para hipoxemia noturna e recebeu terapia broncodilatadora. A paciente deve ser acompanhada com a repetição dos testes pulmonares depois de 1 a 2 anos. Por exemplo, seria normal que ela tivesse os seguintes achados após três anos: CVF de 1,90 L (85% do previsto) e VEF_1 de 1,12 L (65% do previsto). O VEF_1 havia diminuído 0,24 L ou 80 mL/ano. A radiografia torácica deve ser repetida para avaliar a presença de fibrose intersticial precoce. Esse acompanhamento longitudinal permite o estabelecimento do diagnóstico de DPOC e uma queda previsível na função pulmonar ao longo de três anos.

ABORDAGEM À
Doença pulmonar obstrutiva crônica no paciente mais idoso

DEFINIÇÕES

DPOC: Distúrbio pulmonar crônico, progressivo e irreversível, caracterizado por um defeito ventilatório obstrutivo. O processo patológico subjacente inclui tanto bronquite crônica como enfisema.
DISTÚRBIO VENTILATÓRIO OBSTRUTIVO: Identifica-se um distúrbio ventilatório obstrutivo por uma relação VEF_1:CVF reduzida. Esses pacientes apresentam restrições ao fluxo de ar durante a expiração forçada.
BRONQUITE CRÔNICA: Essa forma de bronquite é uma síndrome clínica caracterizada por tosse produtiva crônica na maioria dos dias durante, no mínimo, dois meses por dois anos consecutivos. Essa tosse não é secundária a outras condições clínicas.
ENFISEMA: Esse distúrbio é de um diagnóstico patológico, caracterizado por dilatação dos espaços alveolares e destruição das paredes alveolares.

ABORDAGEM CLÍNICA

Critérios para Doença Pulmonar Obstrutiva
Crônica Utilizando os Critérios GOLD

Um diagnóstico de DPOC deve ser cuidadosamente considerado em qualquer paciente que tenha sintomas crônicos de tosse e produção de escarro, com ou sem falta de ar, em particular se o paciente tiver uma história significativa de tabagismo. A espirometria é essencial para a obtenção desse diagnóstico. Em geral, aceita-se que **uma relação VEF1/CVF pós-broncodilatador < 70% e um VEF1 < 80% do valor previsto identifiquem a restrição ao fluxo de ar.**

O Relatório GOLD (de Global Initiative for Chronic Obstructive Lung Disease [Iniciativa Global para Doença Pulmonar Obstrutiva Crônica]) de abril de 2010 recomenda que o diagnóstico espirométrico deve "utilizar a relação VEF_1/CVF fixa < 0,7 pós-broncodilatador para definir a restrição ao fluxo de ar". Contudo, o uso de uma relação fixa (VEF_1/CVF) é particularmente problemático em pacientes mais idosos, pois os processos normais de envelhecimento afetam os volumes pulmonares. Os valores de referência pós-broncodilatador nessa população são extremamente necessários para evitar diagnóstico falso-positivo.

Critérios para Doença Pulmonar Obstrutiva Crônica em Pacientes Mais Idosos

Em adultos de idade mais avançada, os critérios espirométricos do relatório GOLD podem levar a um diagnóstico falso-positivo de DPOC, já que essas diretrizes não levam em conta as alterações relacionadas com a idade na morfologia pulmonar. A análise de dados do NHANES-III (de National Health and Nutrition Examination Survey [Pesquisa Internacional de Avaliação de Saúde e Nutrição]) para os pacientes de 20 a 79,9 anos sugere que o emprego dos critérios diagnósticos do relatório GOLD induza a um diagnóstico falso-positivo inadequado de obstrução em indivíduos na faixa etária de 70 a 80 anos, tanto em fumantes como em não fumantes. Até um quinto dos adultos de idade mais avançada pode ser erroneamente identificado como indivíduos portadores de função pulmonar anormal. Em consequência disso, alguns clínicos apoiam que os critérios GOLD sejam desconsiderados nos pacientes geriátricos. Além disso, os indivíduos mais jovens podem ser subidentificados por esses critérios.

Estima-se que os **limites diagnósticos específicos à idade** para a relação VEF_1/CVF sejam de 70% para indivíduos com menos de 70 anos, 65% para aqueles de 70 a 80 anos e 60% para aqueles com mais de 80 anos.

A American Thoracic Society (Sociedade Torácica Norte-americana) e a European Respiratory Society (Sociedade Respiratória Europeia) recomendam a definição **dos 5% mais baixos da população de referência** como abaixo do limite inferior de normalidade da relação VEF_1/CVF para obstrução.

Efeito do Envelhecimento sobre o Pulmão

Com o envelhecimento, ocorrem alterações gradativas nas características anatomofuncionais do sistema respiratório. As alterações estruturais envolvem a parede torácica, os músculos respiratórios, o parênquima pulmonar e a vasculatura. A parede torácica fica mais rígida e apresenta uma complacência reduzida, secundariamente a cifoescoliose, calcificação da cartilagem costocondral, alterações artríticas nas articulações costovertebrais e contração dos músculos intercostais. Os músculos respiratórios, incluindo o diafragma e a musculatura intercostal, perdem massa. O parênquima pulmonar também é acometido pelo envelhecimento. Embora a retração elástica diminua, a complacência pulmonar aumenta sob altos volumes pulmonares. O diâmetro das vias aéreas broncoalveolares diminui, mas o tamanho dos ductos alveolares aumenta; essas mudanças na anatomia das vias aéreas ajudam a explicar a "alteração enfisematosa" observada em não fumantes, o que mimetiza o quadro de DPOC secundária ao tabagismo. Os vasos sanguíneos gradativamente perdem sua extensibilidade e apresentam rigidez vascular pulmonar aumentada. Essas alterações podem modificar o equilíbrio entre ventilação e perfusão, além de prejudicar a troca gasosa.

A função pulmonar atinge o pico aos 20 anos e, em seguida, declina de forma gradual com o avanço da idade. A capacidade pulmonar total não muda com o envelhecimento. O volume residual aumenta em virtude de enfisema senil e do aumento no tamanho dos alvéolos. A CVF declina entre 0,15 e 0,3 L por década, enquanto o VEF_1 diminui cerca de 0,2 a 0,3 L por década em não fumantes. Essas alterações diminuem a reserva pulmonar. Além disso, as alterações no controle ventilatório reduzem a resposta à hipoxemia e hipercapnia em idosos (ver Tab. 6.1 sobre alterações pulmonares com o envelhecimento e Tabela 6.2 sobre alterações do controle respiratório com o avanço da idade).

Tabela 6.1 • RESUMO DAS ALTERAÇÕES NA FUNÇÃO PULMONAR EM INDIVÍDUOS IDOSOS

Parâmetros	Alteração	Comentário
VEF_1	Diminui	Diminui mais do que a CVF
CVF	Diminui	Diminui menos do que o VEF_1
VEF_1/CVF	Diminuem	Explicado por alterações "enfisematosas" no pulmão
FEP	Diminui	Em virtude da diminuição da força dos músculos respiratórios
FMM de 25 a 75%	Diminui	
CPT	Permanece inalterada	Quando normalizada em função da altura, a CPT não é afetada pelo envelhecimento
VR	Aumenta	Atribuído ao aumento na oclusão das vias aéreas pequenas
VR/CPT	Aumentam	
CV	Diminui	Decorrente do aumento no VR
Resistência total das vias aéreas	Permanece inalterada	A resistência das vias aéreas periféricas aumenta em decorrência do declínio na retração elástica, enquanto a resistência das vias aéreas centrais diminui
Resistência das vias aéreas periféricas	Aumenta	
Capacidade de difusão do monóxido de carbono	Diminui	Capacidade de difusão diminuída através da membrana

FMM de 25 a 75%, fluxo mesoexpiratório máximo; VEF_1, volume expiratório forçado em 1 segundo; CVF, capacidade vital forçada; FEP, fluxo expiratório de pico; VR, volume residual; CPT, capacidade pulmonar total; CV, capacidade vital.

Tabela 6.2 • RESUMO DE ALTERAÇÕES NO CONTROLE RESPIRATÓRIO EM INDIVÍDUOS IDOSOS

Parâmetros	Alteração	Comentário
$PACO_2$, pH	Permanecem inalterados	
PAO_2	Diminui	Em virtude do desequilíbrio entre ventilação e perfusão, o valor previsto da PAO_2 é igual a $109 - 0,43 \times$ (idade em anos)
Resposta à hipoxia	Diminui	
Resposta à hipercapnia	Diminui	Resposta diminuída do volume corrente
Controle respiratório	Diminui	Atuação diminuída do sistema nervoso central

Apresentação Clínica

História: A maior parte dos pacientes com DPOC apresenta uma evolução clínica gradual e progressiva com o passar do tempo, além de ter uma história de tabagismo. Os pacientes frequentemente ignoram os sintomas por causa da evolução lenta e procuram atendimento médico muito tarde. Especialmente em pacientes idosos, os sintomas de DPOC são inespecíficos e, muitas vezes, a identificação e o diagnóstico são tardios. Isso pode ocorrer com maior frequência em pacientes idosos, pois, além da atividade física reduzida, eles atribuem o declínio funcional ao envelhecimento. Cerca de 20% dos pacientes com DPOC não são fumantes.

Os pacientes costumam se apresentar com sinais e sintomas sugestivos de bronquite crônica e enfisema. Contudo, alguns pacientes podem se apresentar com sintomas predominantemente de bronquite ou sintomas de enfisema. **Os sintomas de bronquite crônica incluem tosse persistente e produtiva (i. e., com produção de escarro) por, no mínimo, três meses por ano em dois anos consecutivos.** Ocasionalmente, esses pacientes exibem dispneia, dor torácica, febre e fadiga. Os sintomas de enfisema abrangem dispneia progressiva, taquipneia após exercício físico e tosse improdutiva, que gradativamente aumentam com o passar do tempo. Alguns pacientes acabam desenvolvendo falta de ar constante, mesmo em repouso. Esses pacientes também podem perder peso e desenvolver tosse produtiva durante a fase terminal da doença.

Alguns pacientes se apresentam com exacerbação aguda de DPOC. O relatório GOLD e a Organização Mundial da Saúde (OMS) definem a exacerbação da DPOC como um aumento agudo nos sintomas, superior à variação usual dia após dia. Os principais sintomas incluem dois ou mais dos itens expostos a seguir: (1) dispneia acentuada; (2) tosse aumentada, tanto em termos de frequência como de gravidade; (3) aumento na produção de escarro e/ou alterações na natureza dessa secreção.

Exame físico: A sensibilidade do exame físico para detectar DPOC precoce é relativamente baixa, mas os sinais desse exame são bastante específicos e sensíveis para doença tardia. Os sinais físicos incluem frequência respiratória elevada que aumenta com a gravidade das doenças, a utilização dos músculos acessórios e a retração dos intercostais. Em casos de DPOC grave, podem ocorrer elevação do pulso venoso jugular e formação de edema periférico, secundariamente à insuficiência cardíaca direita.

O exame do tórax pode revelar hiperinsuflação pulmonar (tórax em formato de barril, aumento do diâmetro torácico anteroposterior), hiper-ressonância à percussão, expiração prolongada decorrente de retração elástica reduzida, diminuição dos ruídos respiratórios e sibilos atribuídos a broncospasmo ou declínio no suporte das vias aéreas. Outras características de enfisema envolvem bulhas cardíacas abafadas, conformação corporal magra com tórax em formato de barril e respiração com pontos de ancoragem[*].

Testes diagnósticos de DPOC: A indicação desse quadro consiste em uma **diminuição irreversível** no fluxo de ar durante a expiração. Tanto a organização GOLD como a ATS/ERS criaram uma classificação para a DPOC, com base na relação VEF_1/CVF e no VEF_1, conforme mencionado anteriormente. Os critérios diagnósticos para DPOC elaborados pelas diretrizes GOLD utilizam uma relação fixa de $VEF_1/CVF < 70\%$ para confirmar a obstrução das vias aéreas. Em pacientes idosos, a relação VEF_1/CVF declina de forma gradativa, de tal modo que essa relação pode gerar um diagnóstico falso-positivo de DPOC em até 35% dos pacientes desse grupo etário que nunca fumaram e permanecem assintomáticos. Outros testes diagnósticos listados a seguir podem ajudar a identificar a DPOC.

Radiografia torácica: O raio X do tórax frequentemente revela hiperinsuflação com aumento do diâmetro anteroposterior, formato tubular do coração (alongamento e verticalização do seu diâmetro transverso), achatamento do diafragma, ampliação do espaço aéreo retrosternal, hipertransparência do pulmão com sombras vasculares em rápido processo de afunilamento, além de sombras vasculares hilares proeminentes e aumento do lado direito do coração na presença de hipertensão pulmonar. Apesar de não ser o exame-padrão atual, a tomografia computadorizada de alta resolução (TCAR) é relativamente cara em comparação à radiografia-padrão e aumenta a exposição à radiação. A TCAR é uma técnica mais sensível e específica que a radiografia torácica para o diagnóstico de enfisema e revela áreas dispersas e difusas de baixa atenuação no parênquima em ambos os pulmões.

Testes laboratoriais: Alguns pacientes com DPOC sofrem de hipoxemia crônica que pode levar à policitemia, definida por um hematócrito > 52% nos homens ou 47% nas mulheres. Outros pacientes com DPOC apresentam retenção de dióxido de carbono que induz à acidose respiratória crônica e compensação renal por conservação do bicarbonato sérico. Portanto, a mensuração do nível de bicarbonato pode ser útil para acompanhar a evolução da doença.

Testes adicionais são particularmente importantes durante exacerbações agudas de DPOC e incluem gasometria arterial, exame e cultura do escarro, hemograma completo, perfis metabólicos e radiografias.

Outras ferramentas para a avaliação de pacientes mais idosos podem incluir medidas como: (1) realizar radiografia torácica para descartar outras comorbidades, como

---

[*] N. de R.T. Posição utilizada para aliviar o esforço respiratório. Consiste em inclinar o corpo para frente e apoiar os membros superiores nos joelhos ou outra superfície.

câncer de pulmão; (2) avaliar o *status* de oxigenação, com o uso de oximetria de pulso em repouso ou sob atividade física e/ou gasometria arterial [$PAO_2 = 109 - 0,43 \times$ (idade em anos)] [$P(A - a)O_2 = 2,5 + 0,21 \times$ (idade em anos)]; (3) medir a distância caminhada durante um teste ergométrico de 6 minutos e verificar a saturação de oxi-hemoglobina durante a caminhada com oximetria de pulso para determinar a tolerância dos pacientes ao exercício; (4) usar sistemas de classificação multidimensional, como o escore do índice BODE (de BMI, *obstruction, dyspnea* & *exercise tolerance*; ou seja, índice de massa corporal [IMC], obstrução, dispneia e tolerância ao exercício), para predizer o risco de mortalidade por causas respiratórias.

Tratamento

A abordagem geral (ver Tabela 6.3) para o tratamento de **pacientes estáveis com DPOC deve visar o controle dos sintomas e melhorar a qualidade de vida.** Para os pacientes com DPOC, a orientação sobre a saúde desempenha um papel importante não só para promover a interrupção do tabagismo, mas também para melhorar as habilidades de enfrentamento da doença e o estado de saúde. Os fármacos utilizados atualmente para DPOC não alteram de forma expressiva a taxa de declínio na função pulmonar, que é a característica dessa doença. Portanto, a farmacoterapia para DPOC é usada para diminuir os sintomas e/ou as complicações. Os fármacos broncodilatadores são fundamentais para o tratamento sintomático da DPOC, sendo administrados conforme a necessidade ou em um esquema regular, para evitar e diminuir os sintomas e as exacerbações. Os principais broncodilatadores são os β_2-agonistas, os anticolinérgicos e as metilxantinas, utilizados isoladamente ou em combinação. O tratamento regular com os broncodilatadores de ação prolongada é mais eficaz e conveniente do que com os de ação curta.

Tabela 6.3 • PASSO A PASSO DO TRATAMENTO RECOMENDADO PARA DOENÇA PULMONAR OBSTRUTIVA CRÔNICA

Leve	Moderada	Grave	Muito grave
$VEF_1/CVF < 0,70$ $VEF_1 \geq 80\%$ do valor previsto	$VEF_1/CVF < 0,70$ $50\% \leq VEF_1 < 80\%$ do valor previsto	$VEF_1/CVF < 0,70$ $30\% \leq VEF_1 < 50\%$ do valor previsto	$VEF_1/CVF < 0,70$ $VEF_1 < 30\%$ do valor previsto ou $VEF_1 < 50\%$ do valor previsto + insuficiência respiratória crônica
A: redução ativa do(s) fator(es) de risco: vacinação contra influenza, interrupção do tabagismo; adicionar broncodilatador de ação curta, conforme a necessidade	A + B: adicionar tratamento regular com um ou mais broncodilatadores de ação prolongada	A, B + C: adicionar glicocorticosteroides inalatórios em caso de exacerbações repetidas D: adicionar oxigênio a longo prazo em caso de insuficiência respiratória crônica	Igual à grave

A adição de glicocorticosteroides inalatórios ao tratamento regular com broncodilatadores é adequada para os pacientes com DPOC sintomática, VEF_1 < 50% do valor previsto (estágio III: DPOC grave e estágio IV: DPOC muito grave) e exacerbações frequentes. O tratamento crônico com glicocorticosteroides sistêmicos deve ser evitado por conta de uma relação risco-benefício desfavorável. Em pacientes com DPOC, a vacina contra influenza pode diminuir a gravidade da doença. A vacina polissacarídica pneumocócica é recomendada para os pacientes acometidos por DPOC com 65 anos ou mais e também para aqueles com menos de 65 anos e VEF_1 < 40% do valor previsto. Todos os pacientes com DPOC se beneficiam dos programas de treinamento físico que melhoram tanto a tolerância ao exercício como os sintomas de dispneia e fadiga. A oxigenoterapia crônica por mais de 15 horas por dia aos pacientes com insuficiência respiratória crônica e hipoxemia documentada (PAO_2 < 55 mmHg) aumenta a sobrevida.

Considerações Terapêuticas em Pacientes Mais Idosos

A presença de artrite e a diminuição da coordenação mão-olho podem dificultar o uso de inalador dosimetrado; assim, é importante ficar atento à técnica de inalação dosimetrada de um paciente mais idoso. O idoso pode ter dificuldade de ler as instruções em virtude de diminuição na acuidade visual. Além disso, a dificuldade auditiva torna essencial que o paciente mais idoso verbalize em cada consulta sua compreensão quanto ao uso dos fármacos e em relação aos efeitos colaterais. Muitos idosos vivem com uma renda limitada. Esse fato precisa ser discutido ao se prescrever o tratamento. Em função dos efeitos do envelhecimento sobre a farmacocinética, das inúmeras comorbidades e da polifarmácia em muitos pacientes mais idosos, o perfil de efeitos colaterais dos fármacos utilizados para tratar DPOC e a compatibilidade desses fármacos com outros agentes terapêuticos exigem uma revisão minuciosa. A incidência de arritmias cardíacas, glaucoma e hipertrofia prostática benigna em pacientes mais idosos precisa ser considerada pelos médicos durante a seleção dos fármacos para DPOC, já que os broncodilatadores podem ter efeitos colaterais relevantes nessas condições. Muitos idosos apresentam osteoporose preexistente e aumento no risco de quedas. É preciso ter um cuidado extra ao se receitar esteroides para essa população etária. Um programa de atividade física pode ser benéfico, sobretudo em pacientes mais idosos, pois frequentemente eles são menos ativos em função de artrite e outros distúrbios comórbidos. Os tratamentos cirúrgicos para DPOC, como transplante de pulmão, cirurgia redutora do volume pulmonar e bulectomia, não costumam ser recomendados para a população geriátrica, devendo ser considerados caso a caso. Como a DPOC é irreversível e progressiva, a colocação do idoso em casa de repouso, a provisão de cuidados paliativos e as **questões relacionadas ao final da vida** devem ser abordadas com cada paciente geriátrico acometido por DPOC grave.

Evolução Natural

Os pacientes com **DPOC costumam apresentar uma evolução clínica progressiva e irreversível, com perda da função pulmonar e frequentes exacerbações agudas.** Essa evolução somada às alterações relacionadas com a idade na função pulmonar acaba gerando sintomas clínicos importantes em pacientes mais idosos com DPOC.

A perda normal da função pulmonar aproxima-se de 30 mL do VEF_1 por ano. Em fumantes, essa perda aumenta para cerca de 45 mL/ano. Nos fumantes que desenvolvem DPOC, a perda da função pulmonar sobe para 60 mL ou mais do VEF_1 por ano. Os pacientes com VEF_1 na faixa de 30 a 50% do valor previsto apresentam um processo patológico relevante em termos clínicos, com comprometimento da atividade física e diminuição na expectativa de vida. Já os pacientes com VEF_1 abaixo de 1 L ou menor que 30% do valor previsto frequentemente exibem anormalidades definitivas e irreversíveis na troca gasosa, com hipoxemia e retenção de CO_2. A interrupção do tabagismo modera a evolução da doença. Apesar de não reverter a função pulmonar perdida, essa interrupção altera a taxa de declínio para um índice relacionado com a idade. Com a ajuda dos médicos, os pacientes devem empreender esforços conjuntos e repetidos para parar de fumar, independentemente do estado atual da função pulmonar.

Os pacientes com PAO_2 estável ≤ 55 mmHg são candidatos à oxigenoterapia crônica. Dois estudos pequenos, mas importantes, demonstraram que a suplementação de oxigênio aumenta a longevidade. Com frequência, esses pacientes sofrem quedas abruptas na função pulmonar durante exacerbações agudas e necessitam de cuidado médico intensivo após as exacerbações na tentativa de restabelecer a função dos pulmões a seu nível basal anterior. Além disso, alguns fármacos, como brometo de tiotrópio e corticosteroides inalatórios, podem diminuir a frequência das exacerbações. Os pacientes com DPOC claramente se beneficiam de reabilitação pulmonar ambulatorial. Esses programas não restabelecem a função pulmonar, mas aumentam a força muscular e a resistência geral, fornecem orientações médicas importantes para enfrentar a doença e, por fim, diminuem o custo dos cuidados de saúde caso se consigam evitar as hospitalizações. Os pacientes com DPOC estão sob alto risco de **doença cardiovascular, osteoporose e carcinoma broncogênico** e, por essa razão, esses problemas necessitam de avaliação periódica. Finalmente, o tratamento de DPOC em pacientes mais idosos também deve se concentrar em questões relacionadas com a qualidade de vida, bem como nos sinais de ansiedade, estresse e depressão. Como o prognóstico e a linha do tempo para a deterioração do quadro são imprevisíveis, tanto os médicos como os pacientes devem discutir as questões sobre os cuidados relativos ao final da vida e as diretivas avançadas.

CORRELAÇÃO DE CASOS CLÍNICOS

- Ver também Caso 7 (Pneumonia) e Caso 8 (Câncer de Pulmão).

QUESTÕES DE COMPREENSÃO

6.1 Um homem de 68 anos apresenta-se à clínica com falta de ar progressiva nos últimos 6 a 12 meses. Além de não ter tosse produtiva (i. e., com produção de escarro), esse paciente não tem história de qualquer doença pulmonar crônica.

Ele fumou cigarros por 40 anos em uma frequência de 1 maço/dia, mas parou de fumar quando tinha 65 anos. Que testes devem ser incluídos na avaliação inicial para identificar a presença e a gravidade de qualquer doença pulmonar crônica?
A. Hemograma completo
B. Espirometria e radiografia torácica
C. Teste sob estresse e ecocardiograma
D. Mensurações do volume pulmonar (i. e., CPT)

6.2 Um homem de 65 anos apresenta-se à clínica com dispneia e tosse progressivas. Além de exibir falta de ar durante a maioria das atividades físicas, ele tem uma história de tabagismo, com 35 maços-ano. A radiografia torácica desse paciente revela diminuição das marcações vasculares nos campos pulmonares superiores. Nos testes de função pulmonar, verificaram-se os seguintes resultados: relação VEF_1/CVF pós-broncodilatador < 70% e VEF_1 < 80% do valor previsto. Que critérios seriam necessários para fazer o diagnóstico desse paciente?
A. Analisar os resultados de um teste cardíaco sob estresse.
B. Comparar a gasometria arterial com faixas ajustadas de acordo com a idade.
C. Realizar o estadiamento da doença do paciente utilizando os critérios espirométricos GOLD para o quadro de DPOC.
D. Repetir as radiografias torácicas em intervalos de dois meses para detectar alterações no pulmão (se houver) antes de se fazer o diagnóstico.

6.3 Um homem de 78 anos chega ao pronto-socorro com queixas de "dificuldade respiratória" nos últimos nove meses. Essa dificuldade aumentou durante a última semana. Além de exibir uma tosse produtiva crônica, ele tem uma história de tabagismo (20 maços-ano), mas parou de fumar há 25 anos. Que achados da história e do exame físico ajudariam a formular um diagnóstico de DPOC nesse paciente?
A. História de tosse crônica por três meses ao ano nos últimos dois anos, formato do tórax em barril, sibilos em ambos os pulmões, som de fechamento da válvula pulmonar (P_2) hiperfonética.
B. História de tosse crônica por três meses durante o último ano, peito escavado, estertores em ambos os pulmões, segunda bulha cardíaca (S_2) hiperfonética.
C. História de tosse crônica por três meses durante o último ano, sibilos em ambos os pulmões (que, por sua vez, ficam limpos com tratamentos à base de salbutamol) e rinorreia.
D. História de tosse crônica por três meses ao ano nos últimos dois anos, peito escavado, estertores em ambos os pulmões, S_2 hiperfonética.

RESPOSTAS

6.1 **B.** A avaliação inicial de pacientes com sintomas respiratórios deve incluir radiografia torácica e espirometria.

6.2 **C.** Realizar o estadiamento da doença do paciente, utilizando os Critérios Espirométricos GOLD para o quadro de DPOC. Em geral, aceita-se que uma relação VEF_1/CVF pós-broncodilatador < 70% e um VEF_1 < 80% do valor previsto identifiquem a restrição ao fluxo de ar.

6.3 **A.** Esse paciente sofre de bronquite crônica, além de revelar exame torácico anormal e provável hipertensão pulmonar. O tórax em formato de barril e a P_2 hiperfonética são compatíveis com DPOC crônica e hipertensão pulmonar. A resposta B não é correta, porque a S_2 hiperfonética não é tão específica para DPOC; além disso, os estertores são mais indicativos de insuficiência cardíaca ou pneumonia. A resposta C é mais compatível com doença reativa das vias aéreas e possivelmente rinite alérgica. A resposta D está incorreta, porque o peito escavado não é compatível com DPOC.

DICAS CLÍNICAS

▶ A DPOC ocorre em alguns não fumantes; esse quadro clínico acontece com maior frequência em pacientes mais idosos.
▶ Os pacientes com DPOC apresentam defeito ventilatório obstrutivo à espirometria.
▶ As Diretrizes GOLD possuem um formato estruturado para a avaliação e o tratamento desses pacientes.
▶ A abordagem aos pacientes mais idosos com DPOC é semelhante àquela feita aos pacientes mais jovens, mas os clínicos precisam considerar com mais rigor a presença de comorbidades, os efeitos colaterais dos fármacos e os cuidados relativos ao final da vida.

REFERÊNCIAS

Chan ED, Welsh CH. Geriatric respiratory medicine. *Chest.* 1998;114:1704-1733.

GOLD Spirometry Guide. http://www.goldcopd.org/uploads/users/files/GOLD_Spirometry_2010.pdf, acesso em 2 de julho, 2013.

Hanania NA, Sharma G, Sharafkhaneh A. COPD in the elderly patient. Seminars in respiratory and critical care medicine. 2010;31:596-606.

Hansen JE, Sun XG, Wasserman K. Spirometric criteria for airway obstruction. *Chest.* 2007;131: 349-355.

Hardie JA Buist AS, Vollmer WM, et al. Risk of over-diagnosis of COPD in asymptomatic elderly neversmokers. *Eur Resp J.* 2002;20:1117-1122.

Hardie JA, Vollmer WM, Buist AS, et al. Respiratory symptoms and obstructive pulmonary disease in a population aged over 70 years. *Respir Med.* 2005;99:186-195.

Mahler DA, Rosiello RA, Loke J. The aging lung. *Clin Geriatr Med.* 1986;2:215-225.

CASO 7

Uma mulher de 75 anos está sendo examinada com queixas de tosse, febre e escarro purulento há três dias. Ela menciona que também há outros membros da família com problemas respiratórios. A história médica pregressa dessa mulher consiste nos quadros de osteoporose, hipertensão e diabetes melito tipo 2. Atualmente, ela está tomando hidroclorotiazida, alendronato e metformina. Ao exame, a paciente está magra, mas parece saudável sob outros aspectos. Essa mulher apresenta temperatura de 38,8°C, pulso de 108 batimentos por minuto (bpm), pressão arterial de 122/78 mmHg e frequência respiratória de 22 movimentos respiratórios/min. Os ruídos respiratórios brônquicos são audíveis nos campos pulmonares inferiores esquerdos. Observa-se macicez à percussão sobre o pulmão inferior esquerdo. Os exames cardiovascular e abdominal não revelam algo digno de nota. O hemograma completo exibe uma contagem de leucócitos de 14.000 células/mm^3, enquanto a radiografia torácica mostra a presença de infiltrado no lobo inferior esquerdo.

▶ Qual o diagnóstico e o microrganismo causal mais prováveis?
▶ Qual é a próxima etapa no diagnóstico?
▶ Qual é o próximo passo na terapia?

RESPOSTAS PARA O CASO 7
Pneumonia

Resumo: Uma mulher de 75 anos com história médica pregressa de osteoporose, hipertensão e diabetes melito tipo 2 se apresenta à clínica com uma história de três dias de tosse, febre e escarro purulento. Essa mulher apresenta temperatura de 38,8°C, pulso de 108 bpm, pressão arterial de 122/78 mmHg e frequência respiratória de 22 movimentos respiratórios/min. O exame pulmonar revela ruídos respiratórios brônquicos e macicez à percussão sobre o campo pulmonar inferior esquerdo. A contagem de leucócitos é de 14.000 células/mm^3. A radiografia torácica demonstra a presença de infiltrado no lobo inferior esquerdo.

- **Diagnóstico e microrganismo causal mais prováveis:** Pneumonia adquirida na comunidade, muito provavelmente secundária a *Streptococcus pneumoniae*.
- **Próxima etapa no diagnóstico:** Saturação de oxigênio para garantir uma oxigenação adequada e, em seguida, culturas e colorações de Gram do escarro.
- **Próximo passo na terapia:** Instituição de antibióticos voltados para pneumonia adquirida na comunidade, como **azitromicina**, ou **quinolonas** antipneumocócicas, como moxifloxacino ou levofloxacino.

ANÁLISE

Objetivos

1. Saber como reconhecer o quadro de pneumonia no idoso.
2. Compreender as etiologias patogênicas mais comuns de pneumonia no idoso.
3. Familiarizar-se com as técnicas diagnósticas e terapêuticas de pneumonia.

Considerações

O caso trata de uma mulher de 75 anos que teve febre e tosse produtiva há três dias. O problema mais urgente é garantir que a respiração e a saturação de oxigênio não sejam comprometidas. É essencial obter um monitoramento preciso da frequência respiratória e contínuo da saturação de oxigênio. Assim que a paciente estiver estabilizada, a próxima etapa é confirmar o diagnóstico de pneumonia. As características clínicas como tosse, febre e escarro, bem como os achados anormais do exame pulmonar, apontam nessa direção. A confirmação em geral é feita por meio de radiografia torácica obtida em duas projeções, o que deve revelar a existência de consolidação lobar (pneumonia típica) ou a presença de infiltrados intersticiais (pneumonia atípica). A ausência de qualquer um desses achados pode indicar bronquite aguda. As pneumonias típicas adquiridas na comunidade envolvem *S. pneumoniae, Haemophilus influenzae* e bastonetes gram-negativos, enquanto *Mycoplasma pneumoniae, Chlamydia pneumoniae, Legionella* spp e vírus provocam pneumonias atípicas. Os sintomas apresentados, os achados do exame físico e as imagens radiográficas dessa paciente apontam, sem exceção, para um caso de pneumonia típica. É recomendável a obtenção de cultura e coloração de Gram do escarro, mas, independentemente dos resultados, a paciente deve ser submetida a antibióticos empíricos para evitar mais complicações, como derrame pleural, insuficiência respiratória aguda ou sepse.

ABORDAGEM À
Pneumonia adquirida na comunidade do idoso

DEFINIÇÕES

PNEUMONIA ADQUIRIDA NA COMUNIDADE (PAC): Ocorre na comunidade ou nas primeiras 72 horas de hospitalização; classificada como típica ou atípica.
PNEUMONIA (NOSOCOMIAL) ADQUIRIDA NO HOSPITAL (PAH): Adquirida durante uma internação depois das primeiras 72 horas.
PNEUMONIA ASSOCIADA A CUIDADOS DE SAÚDE (PACS): Pneumonia que ocorre em paciente não hospitalizado, mas com contato extenso com cuidados de saúde, incluindo um dos itens a seguir:
   a. Terapia intravenosa, tratamento de feridas ou quimioterapia intravenosa nos últimos 30 dias.
   b. Residência em uma casa de repouso ou outros estabelecimentos de cuidados a longo prazo.
   c. Hospitalização em serviços de emergência por dois ou mais dias nos últimos 90 dias.
   d. Atendimento em um hospital ou clínica de hemodiálise nos últimos 30 dias.

ANTIBIÓTICOS (EMPÍRICOS) DE AMPLO ESPECTRO: Antibióticos que possuem uma ampla faixa de atividade contra microrganismos gram-positivos, gram--negativos e anaeróbios.

ABORDAGEM CLÍNICA

Etiologias

A maioria dos casos de pneumonia na população idosa pode ser atribuída a alguns patógenos. A causa mais comum nessa população é *S. pneumoniae*, seguido por agentes virais, bactérias anaeróbias, *H. influenzae* e bastonetes gram-negativos. Os pacientes com características particulares podem se apresentar com microrganismos específicos, como bactérias anaeróbias naqueles com distúrbios de deglutição, *Legionella* em fumantes ou com doença pulmonar crônica, *Staphylococcus aureus* durante surtos de influenza. O microrganismo *Pseudomonas* pode ser observado em casas de repouso e sua população de pacientes.

Apresentação Clínica

Grande parte dos pacientes mais idosos com PAC se apresenta com sintomas semelhantes a pacientes mais jovens com pneumonia, tais como febre, calafrios e tosse produtiva com escarro purulento e espesso. Também podem ser observados os sinais de dor torácica pleurítica (indicativa de derrame pleural) e dispneia. No entanto, é comum que os pacientes idosos não consigam desenvolver um processo febril nem aumentar o número de leucócitos (leucocitose); assim, é preciso manter um alto índice de suspeita de sepse ou enfermidade. Alteração do estado mental, perfusão deficiente ou hipotensão (ou pressão arterial normal em paciente hipertenso) podem ser indícios.

A pneumonia pneumocócica tem uma taxa de mortalidade de quase 35% no idoso. Como tal, certas características presentes no momento do diagnóstico podem ajudar a indicar risco de descompensação na população geriátrica, incluindo idade, pressão arterial, função renal, frequência respiratória e albumina. Os pacientes submetidos a esplenectomias ou acometidos por doenças cardíacas, pulmonares, renais e hepáticas crônicas, bem como aqueles com diabetes, são particularmente suscetíveis e devem ser monitorizados de perto.

A anamnese deve incluir qualquer problema respiratório prévio, qualquer contato com pessoas doentes, viagem, exposição a indivíduos com tuberculose e estado de imunização. A princípio, o exame físico deve se concentrar nos sinais vitais para garantir níveis adequados de ventilação e saturação de oxigênio. É importante observar o grau de esforço respiratório e a utilização de músculos acessórios. Os indícios de consolidação alveolar, presente em casos de pneumonias típicas, consistem em crepitações inspiratórias, ruídos respiratórios brônquicos sobre os campos pulmonares periféricos (onde normalmente só deveriam ser auscultados ruídos pulmonares vesiculares), macicez à percussão e frêmito acentuado.

Também é importante obter radiografias torácicas (posteroanterior e lateral). Tais radiografias costumam demonstrar consolidação lobar em pneumonia típica e infiltrados intersticiais em casos atípicos; em pneumonia precoce, no entanto, os achados radiográficos podem ser tardios. O padrão de infiltração pode produzir indícios diagnósticos. A infecção por *S. pneumoniae* classicamente apresenta-se com infiltrado lobar denso, muitas vezes com derrame pleural parapneumônico associada. Infiltrados intersticiais difusos são comuns em pneumonia por *Pneumocystis* e processos virais. Por outro lado, derrame pleural quase nunca é observado em pneumonia por *Pneumocystis*. Infiltrado apical bilateral é sugestivo de tuberculose. O aparecimento de **cavitação** sugere infecção necrosante, como *S. aureus*, tuberculose ou microrganismos gram-negativos, como *Klebsiella pneumoniae*. Radiografia torácica seriada de pacientes internados não costuma ser necessária, pois se exigem muitas semanas para a resolução do infiltrado; o exame radiográfico seriado do tórax costuma ser realizado se o paciente não exibir melhora clínica ou apresentar derrame pleural ou infecção necrosante.

Estudos microbiológicos, como cultura e coloração de Gram do escarro, bem como hemoculturas, são importantes para tentar identificar o agente etiológico específico, responsável pela doença. Contudo, o emprego da cultura e da coloração de Gram do escarro é limitado em virtude da frequente contaminação pela flora respiratória superior à medida que a amostra é expectorada. Todavia, a capacidade diagnóstica será boa se o escarro tiver aspecto purulento e estiver pouco contaminado (> 25 células polimorfonucleares e < 10 células epiteliais por campo de baixo aumento). Além disso, as hemoculturas podem ser úteis, pois 30 a 40% dos pacientes com pneumonias pneumocócicas são bacteriêmicos. É possível realizar estudos sorológicos para diagnosticar os pacientes com infecção causada por microrganismos que não são facilmente recuperados pela cultura, como *Legionella*, *Mycoplasma* ou *C. pneumoniae*.

Por fim, o exame de broncoscopia por fibra óptica com lavado broncoalveolar é efetuado em pacientes gravemente enfermos ou imunocomprometidos ou naqueles irresponsivos à terapia, na tentativa de obter amostra do trato respiratório inferior para a realização de exames de rotina, como cultura e coloração de Gram, bem como para testes mais sofisticados, como imunofluorescência direta para vários microrganismos, por exemplo, *Legionella*. Colorações especiais talvez sejam requeridas para casos selecionados, ou seja, coloração acidorresistente para *Mycobacterium* spp. Os patógenos envolvidos em PACS incluem *Staphylococcus aureus* resistente à meticilina, *Pseudomonas aeruginosa*, *Acinetobacter* spp. e *Enterobacteriacea* resistente a múltiplos fármacos. A antibioticoterapia empírica deve ser direcionada de forma compatível.

Estratificação do Risco

Assim que o diagnóstico clínico de pneumonia for feito, a próxima etapa consiste em tentar **estratificar o risco** dos pacientes, para decidir quais deles poderão ser tratados em um esquema ambulatorial com segurança e quais deles terão de ser internados. Atualmente, são empregadas duas ferramentas para estratificação do risco. O **Índice de Gravidade de Pneumonia (IGP)** utiliza 20 variáveis para identificar os pacientes com baixo risco de morte. Os pacientes enquadrados nas duas classes mais baixas apresentam uma mortalidade predita abaixo de 0,6% e são candidatos adequados ao tratamento ambulatorial. O **CURB-65**[*] é um escore de gravidade da doença que utiliza cinco variáveis (confusão mental, nível de ureia, frequência respiratória, pressão arterial e idade [65]). Ver Tabela 7.1.

Os pacientes com escore igual a 0 têm uma taxa de mortalidade de 1,5% em 30 dias e, em geral, podem ser tratados com segurança em um esquema ambulatorial com antibióticos orais. Já os pacientes com escore igual ou superior a 2 exibem taxa de mortalidade de 9,2% ou maior, devendo ser internados.

Tabela 7.1 • ESCORE CURB-65 PARA AVALIAÇÃO DO NÍVEL DE GRAVIDADE DE PNEUMONIA
Confusão mental (1 ponto) **U**reia > 20 mg/dL (1 ponto) **F**requência respiratória > 30 movimentos respiratórios/min (1 ponto) **P**ressão arterial sistólica < 90 mmHg (1 ponto) **I**dade > **65** anos (1 ponto)

---

[*] N. de T. CURB-65 é um acrônimo formado pelas iniciais de cinco variáveis em inglês, a saber: confusion, urea, respirations, blood pressure e age (65).

Tratamento

A decisão terapêutica inicial fica entre o tratamento ambulatorial e a internação. O tratamento empírico baseia-se nos microrganismos mais comuns, considerando-se o quadro clínico. Para a terapia ambulatorial de **PAC**, os antibióticos macrolídeos, como azitromicina, ou as **quinolonas** antipneumocócicas, como moxifloxacino ou levofloxacino, são boas escolhas para tratar *S. pneumoniae*, *Mycoplasma* e outros microrganismos comuns. Os **pacientes hospitalizados** com PAC costumam ser tratados por **via intravenosa com cefalosporina de terceira geração mais algum macrolídeo** ou com alguma quinolona antipneumocócica. Para os pacientes imunocompetentes com pneumonias adquiridas no hospital ou associadas à ventilação, as causas incluem qualquer um dos microrganismos que podem provocar PAC, *Pseudomonas aeruginosa*, *S. aureus*, além de mais bactérias entéricas gram-negativas e anaeróbios orais. Em conformidade com isso, a cobertura antibiótica inicial é mais ampla e inclui um agente β-lactâmico antipseudomonas, como piperacilina ou cefepima, mais algum aminoglicosídeo. Se o *Staphylococcus aureus* resistente à meticilina for considerado, a linezolida será uma opção terapêutica frequente.

Imunizações

Para os adultos com idade igual ou superior a 50 anos, é recomendada a vacinação anual contra influenza, de preferência entre os meses de outubro e novembro[*]. Os indivíduos acima de 65 anos devem receber uma única dose da vacina pneumocócica polissacarídica 23-valente.

> **CORRELAÇÃO DE CASOS CLÍNICOS**
>
> - Ver também Caso 6 (Doença Pulmonar Obstrutiva Crônica) e Caso 8 (Câncer de Pulmão).

QUESTÕES DE COMPREENSÃO

7.1 Um homem de 69 anos que se encontra em um estado de saúde relativamente bom se queixa de uma história de cinco dias de febre, calafrios e tosse com secreção verde. Ao exame, foi detectado que ele apresenta macicez à percussão no lobo superior direito. Qual dos microrganismos a seguir é o agente etiológico mais provável dessa condição?
 A. *Nocardia asteroides*
 B. *Cryptococcus neoformans*

---

[*] N. de T. Informação referente ao Hemisfério Norte. No Brasil, o Ministério da Saúde realiza a campanha entre abril e maio.

C. *Streptococcus pneumoniae*
D. Hantavírus

7.2 Um homem de 72 anos passa por consulta por causa de uma provável pneumonia associada a cuidados de saúde (PACS). Qual dos achados a seguir se enquadraria na definição de PACS?
A. É adquirida durante uma internação após as primeiras 72 horas.
B. Ocorre na comunidade ou dentro das primeiras 72 horas de hospitalização.
C. Inclui residentes de casas de repouso.
D. É a pneumonia que ocorre em pacientes com contato estreito recente com serviços de saúde.

7.3 Uma mulher de 75 anos vai ao consultório para uma consulta de acompanhamento. Ela pede informações sobre vacinas pneumocócicas. Essa mulher lembra vagamente que pode ter sido vacinada uma única vez antes dos 60 anos, mas deseja saber se deve ser vacinada de novo com a vacina contra pneumococos. O que deveria ser falado a ela?
A. Como a senhora está com mais de 70 anos, não há mais necessidade de vacinação.
B. É recomendável que a senhora seja vacinada agora.
C. A senhora deve ser vacinada por mais cinco anos.
D. A senhora só precisa da vacina contra influenza.

RESPOSTAS

7.1 **C.** O *Streptococcus pneumoniae* (*pneumococcus*) continua sendo o microrganismo causal mais prevalente para PAC no idoso. Marcada comumente por febre, rigores (calafrios) ou mal-estar indutores de prostração e "escarro cor de ferrugem", essa pneumonia também pode ser acompanhada por sintomas gastrintestinais ou se apresentar com poucos ou nenhum desses sintomas. Por essa razão, até mesmo um idoso afebril que não tem tosse produtiva ou está se queixando de dor deve ter a PAC incluída na lista de diagnóstico diferencial, sobretudo na presença de falta de ar ou outra dificuldade respiratória. Não se considera que os outros microrganismos listados na pergunta sejam patógenos para PAC.

7.2 **D.** A pneumonia associada a cuidados de saúde (PACS) ocorre em residentes de casas de repouso ou pacientes submetidos à diálise que tiveram contato com estabelecimentos provedores de serviços de saúde. Essa pneumonia não é classificada como aquela que ocorre dentro das primeiras 72 horas de uma admissão hospitalar (PAH) nem é adquirida na comunidade (PAC).

7.3 **B.** A mulher deve ser submetida à repetição da vacina pneumocócica. É recomendável a administração das vacinas anuais contra influenza e de uma única dose da vacina pneumocócica para pessoas com mais de 60 anos. Como essa paciente não consegue provar nem se lembrar de sua possível vacinação pneumocócica, ela deve ser vacinada nessa consulta.

> ### DICAS CLÍNICAS
>
> ▶ Pessoas idosas podem não exibir sinais típicos de pneumonia, como febre ou leucocitose.
> ▶ O agravamento de outros distúrbios clínicos subjacentes (i. e., insuficiência cardíaca congestiva ou diabetes) pode ser o único sinal de pneumonia na população geriátrica.
> ▶ Os patógenos esperados são semelhantes àqueles encontrados em pacientes mais jovens, mas o desfecho do tratamento clínico pode ser pior no idoso.

REFERÊNCIAS

Coni N, Nicholl C, Webster S, Wilson KJ. *Lecture Notes on Geriatric Medicine*. Massachusetts, MA: Blackwell Publishing; 2003:88-94.

Connolly MJ, Gosney M. Nonobstructive lung disease and thoracic tumors. In: *Brocklehurst's Textbook of Geriatric Medicine and Gerontology*. 6th ed. London: Churchill Livingstone; 2003:509-529.

Durso SC, Bowder L, Price J, Smith S. *Oxford American Handbook of Geriatric Medicine*. New York, NY: Oxford University Press; 2010:330-338.

Wohl DA. Serious infections in the elderly. In: *Reichel's Care of the Elderly: Clinical Aspects of Aging*. 6th ed. New York, NY: Cambridge University Press; 2009:243-244.

CASO 8

Um homem de 74 anos com história médica pregressa de hipertensão, doença pulmonar obstrutiva crônica (DPOC) e doença arterial coronariana (DAC) se apresenta ao serviço de emergência com piora progressiva de tosse produtiva e dor torácica do lado direito. A tosse começou duas semanas antes da apresentação, sendo não responsiva a um curso de 10 dias de antibióticos. Além da tosse produtora de escarro com algumas estrias de sangue, esse paciente estava se queixando de agravamento da dispneia. Ele fumou dois maços de cigarro por dia durante 40 anos, mas conseguiu parar há dois anos com o uso de adesivos de nicotina. O pai desse paciente morreu de enfisema, e sua mãe, de complicações geradas por câncer de colo.

Ao exame, ele parece estar em leve angústia respiratória, mas ainda consegue falar sentenças completas. Os resultados dos exames são os seguintes: pressão arterial de 130/90 mmHg, frequência respiratória de 28 movimentos respiratórios/min, frequência cardíaca de 100 batimentos por minuto (bpm), temperatura de 36,6°C e SaO_2 de 90% ao ar ambiente. Não há distensão venosa jugular. O exame pulmonar revela a presença de ruídos respiratórios brônquicos e roncos na área infraescapular direita, enquanto o exame cardíaco mostra a existência de taquicardia. O abdome não se encontra rígido, exibindo ruídos intestinais (i. e., borborigmos) normais. Os membros não apresentam cianose, palidez ou edema. À avaliação laboratorial, há normalidade no hemograma completo e na bioquímica sérica, exceto um nível de sódio de 129 mEq/L e uma contagem de leucócitos de 12.400 células/mm^3. A radiografia torácica portátil mostra um hilo direito proeminente e uma opacidade irregular sobre o lobo inferior direito.

▶ Qual é o diagnóstico mais provável?
▶ Qual é a próxima etapa no diagnóstico?
▶ Qual é o próximo passo na terapia?

RESPOSTAS PARA O CASO 8
Câncer de pulmão

Resumo: O paciente é um homem de 74 anos com história prévia de tabagismo prolongado e história conhecida de DPOC. Esse paciente se apresentou com piora da falta de ar e agravamento da tosse produtiva, ocasionalmente manchada de sangue, não responsiva a antibióticos. O exame de sangue inicial encontra-se normal, exceto por uma leve hiponatremia (129 mEq/L) e uma contagem levemente elevada de leucócitos de 12.400 células/mm^3. A obtenção de radiografia torácica anteroposterior e lateral demonstra um hilo proeminente e possível infiltrado no pulmão inferior direito.

- **Diagnóstico mais provável:** Câncer de pulmão.
- **Próxima etapa no diagnóstico:** Diagnóstico histopatológico (e, provavelmente, estadiamento tumoral) após estabilização do paciente. É provável que esse paciente necessite de internação.
- **Próximo passo na terapia:** Melhora dos sintomas respiratórios (alívio da taquipneia e da hipoxemia relativa).

ANÁLISE
Objetivos

1. Aprender sobre os fatores de risco e a avaliação diagnóstica inicial para câncer de pulmão.
2. Conhecer as diretrizes atuais sobre um rastreamento adequado.
3. Familiarizar-se com os tipos de câncer de pulmão primário e suas prováveis apresentações.
4. Compreender o sistema de estadiamento e como isso afeta os resultados.
5. Entender os planos terapêuticos e como eles são influenciados pelo tipo de câncer de pulmão primário e seu estadiamento.

Considerações

O caso trata de um homem de 74 anos que se apresenta com sinais e sintomas muito preocupantes de câncer de pulmão. Apesar disso, a prioridade no setor de emergência deve ser tratar os sintomas agudos e estabilizar a respiração. Após a estabilização, o paciente pode ser submetido a uma avaliação diagnóstica meticulosa em busca da condição potencial subjacente e ao tratamento correspondente. Nesse caso, é imprescindível que um **diagnóstico diferencial** rigoroso seja considerado antes de "declará--lo" como provável portador de câncer. Isso é muito importante, especialmente para os clínicos em início de carreira, pois, embora esse caso possa parecer simples e claro, revisar aquilo que *não é* e, mais importante ainda, "o *por quê* de não ser outro diagnóstico", o próximo paciente que se apresentar com um dos diagnósticos *descartados* nesse paciente em particular pode ser um diagnóstico real e verdadeiro. Isso faz uma pessoa pensar além do que é chamado de "heurística da disponibilidade", ou seja, "se o paciente se parece com o último caso que vi, então *deve* ser isso". A arte do diagnóstico diferencial não só aguça a perspicácia, o transformando num médico experiente por um dia, mas também salva vidas – um diagnóstico diferencial de cada vez.

Para esse paciente específico, uma lista completa de diagnósticos diferenciais deve incluir pneumonia adquirida na comunidade, pneumonia pós-obstrutiva, insuficiência cardíaca congestiva de início recente, isquemia do miocárdio, aspiração, embolia pulmonar, condições inflamatórias sistêmicas, causas induzidas por fármacos ou infecciosas, como tuberculose, agentes fúngicos, patógenos bacterianos resistentes, empiema ou abscesso pulmonar. Depois da exclusão de todas as possibilidades menos prováveis, deve ocorrer a elaboração adequada dessa discussão com o paciente a respeito da probabilidade de câncer.

Esse paciente tem mais de 65 anos e uma história prolongada de consumo de tabaco, levando ao desenvolvimento de DPOC. Evidentemente, o câncer de pulmão primário está no topo da lista de diagnóstico diferencial em pacientes com esses fatores de risco. O escarro manchado de sangue e a falta de ar sem resolução são outras peças da história que justificam uma avaliação diagnóstica adicional. A hiponatremia é uma informação importante, pois tem relação conhecida com alguns cânceres de pulmão. Esse paciente também se apresenta com dor no peito e piora na falta de ar com uma história de DAC, o que justifica uma avaliação cardíaca completa. Outras causas potenciais prováveis que necessitam de avaliação incluem insuficiência cardíaca congestiva de início recente, pneumonia, embolia pulmonar e pneumonia pós-obstrutiva (possivelmente, mas nem sempre, de natureza neoplásica). Essas são as etiologias mais comuns associadas a sintomas pulmonares sem resolução, com história de exacerbação de DPOC submetida a tratamento adequado. Contudo, outras preocupações em relação ao diagnóstico diferencial devem compreender condições inflamatórias sistêmicas ou causas infecciosas, como tuberculose ou infecção fúngica, o que poderá ser ainda mais bem avaliado assim que as etiologias mais prováveis forem descartadas. É conveniente iniciar o tratamento para pneumonia e trocar a terapia com base nos resultados das avaliações adicionais.

ABORDAGEM AO
Câncer de pulmão

DEFINIÇÕES

DIAGNÓSTICO DIFERENCIAL: As condições ou causas mais prováveis que explicam uma miríade de sinais e sintomas.
CÂNCER DE PULMÃO: Principal causa de câncer, potencialmente prevenível, nos dias de hoje.

ABORDAGEM CLÍNICA

Etiologias

O câncer de pulmão é a principal causa de morte por câncer. De modo geral, a sobrevida em pacientes com câncer de pulmão é de 15% em um período de cinco anos. Trata-se de uma doença que afeta principalmente a população mais idosa, com incidência de pico naqueles indivíduos entre 65 e 85 anos. O maior fator de risco para todos os tipos de câncer de pulmão é o consumo de cigarro. Uma história de tabagismo pode ser trazida à tona em 95% dos pacientes com câncer de pulmão, enquanto os casos desse tipo de câncer em indivíduos não fumantes são atribuídos à genética e à exposição passiva à fumaça, bem como a substâncias tóxicas ao pulmão, como radônio ou asbesto (amianto), tintas, produtos com cloreto ou formaldeído.

Os cânceres de pulmão podem ser identificados durante um rastreamento de rotina ou de forma incidental ao exame de radiografia torácica. Eles também podem ser observados em uma tomografia computadorizada (TC) do tórax realizada a partir de um alto índice de suspeita ou na avaliação de outra doença. Infelizmente, 75% dos cânceres de pulmão diagnosticados apresentam-se muito avançados para um tratamento passível de cura. Embora **o conselho para parar de fumar seja a melhor medida preventiva para evitar o desenvolvimento de câncer de pulmão,** grandes esforços estão sendo empreendidos na área de rastreamento desse tipo de câncer.

Rastreamento

Por muitos anos, teve-se a impressão de que as radiografias torácicas anuais poderiam servir como uma medida preventiva de qualidade para identificação precoce dos cânceres em desenvolvimento. O *Prostate, Lung, Colorectal, and Ovarian Cancer Screening Trial* (Ensaio de Rastreamento para Câncer de Próstata, Pulmão, Colo/Reto e Ovário) comparou o rastreamento anual com radiografia torácica aos cuidados normais isolados. Os resultados não demonstraram **nenhuma diminuição** na mortalidade por câncer de pulmão com rastreamento por radiografias torácicas anuais. Com a falta de evidências valiosas de apoio para esse método de rastreamento, a atenção voltou-se para a TC anual do tórax como uma possível modalidade de rastreamento. O *National Lung Screening Trial* (Ensaio Internacional de Rastreamento Pulmonar) comparou os pacientes submetidos aos rastreamentos com radiografia *versus* com TC, ambos do tórax, comparando a capacidade desses exames em detectar nódulos pulmonares suspeitos. Esse ensaio demonstrou **uma redução na mortalidade relativa e por todas as causas com rastreamentos anuais feitos com TC do tórax.** A partir desse estudo, foram realizadas muitas outras investigações que não reproduziram a descoberta; no entanto muitos desses estudos apresentaram várias falhas de concepção, como um número muito baixo de participantes. Portanto, muitos ensaios recentes ativos estão em andamento para avaliar o rastreamento com TC. Com esse conhecimento, surge a crítica dos altíssimos custos que viriam com o rastreamento de rotina com TC do tórax e da grande quantidade de lesões benignas descobertas que implicariam uma intervenção desnecessária. **Atualmente, não há qualquer diretriz específica disponível, exceto o fato de que as radiografias torácicas não constituem uma modalidade de rastreamento de apoio.**

Apresentação Clínica

Os sintomas associados ao câncer de pulmão originam-se dos efeitos locais do tumor, da doença metastática e das síndromes paraneoplásicas, variando com base na localização do tumor. **Com frequência, os tumores localizados centralmente produzem tosse, hemoptise, estridor ou sibilo.** Se esses tumores obstruírem alguma via aérea, eles podem resultar em pneumonia distal à sua origem. Os tumores que obstruem a veia cava superior levam à formação de edema facial, ao aparecimento de mancha azulada na porção superior do tórax e à ocorrência de dispneia – o que também é conhecido como **síndrome da veia cava superior**. Um aumento de volume dos linfonodos do lado esquerdo do mediastino pode causar compressão do nervo laríngeo recorrente, levando à rouquidão. Os **tumores de Pancoast** surgem do sulco superior, podendo causar plexopatia braquial inferior e síndrome de Horner. Os tumores que envolvem a pleura e a parede torácica frequentemente provocam dor e derrame pleural. O câncer de pulmão tende a sofrer metástase precoce, e os sintomas gerados pela doença metastática podem ser o primeiro sinal da malignidade avançada, o que, muitas vezes, é descoberto muito tarde.

Nas técnicas de diagnóstico por imagem, os nódulos pulmonares não são um achado incomum. Muitas vezes, esses nódulos são lesões benignas causadas por hamartomas ou infecções prévias chamadas "granulomas", que podem ser formadas por tuberculose ou infecções fúngicas. Outras causas mais graves incluem carcinoide, câncer de pulmão primário ou **metástase proveniente de alguma fonte primária, mais comumente o colo, a mama, o rim e os testículos.** As alterações de imagem que levantariam a suspeita de algum processo maligno são bordas irregulares ou espiculadas, tumor volumoso (> 3 cm), calcificação assimétrica, crescimento rápido ou invasão vascular.

Diagnóstico

Uma vez que o alto índice de suspeita para câncer de pulmão é levantado e a lesão é identificada, o diagnóstico é confirmado por avaliação histopatológica. O **diagnóstico e o estadiamento de um tumor sempre devem ser realizados de forma simultânea, para evitar suposições incorretas e procedimentos desnecessários.** Existem múltiplos métodos disponíveis para obtenção de tecido, dependendo da localização do tumor. Os tumores localizados centralmente podem ser submetidos à biópsia transbrônquica por broncoscopia. Os linfonodos do mediastino podem ser biopsiados com o auxílio de ultrassom endobrônquico e com mediastinoscopia. Com a orientação por TC ou toracoscopia videoassistida, é possível fazer a biópsia de lesões periféricas.

A maioria dos cânceres de pulmão consiste em carcinomas de células epiteliais, que são divididos em duas categorias: **carcinoma de pulmão de células pequenas (CPCP), também conhecido como "câncer de células em grão de aveia", e carcinoma de pulmão de células não pequenas (CPCNP)**, que podem ser ainda mais desmembradas em adenocarcinoma, carcinoma pulmonar de células escamosas e carcinoma pulmonar de células grandes. A outra possibilidade é que a lesão seja uma metástase de alguma outra fonte primária, o que pode ser determinado com o exame patológico.

O CPCNP é o tipo mais comum de câncer de pulmão e cresce em um ritmo mais lento do que o CPCP. Os adenocarcinomas são observados principalmente na área mais externa do pulmão e constituem o subtipo mais comum. Os carcinomas de células escamosas têm localização mais central (ou seja, próxima aos brônquios), sendo mais associados ao tabagismo do que outro CPCNP. Os carcinomas de células grandes ocorrem em qualquer parte do pulmão, sendo o subtipo mais rápido e invasivo dos CPCNPs. **Compreendendo cerca de 15% de todos os cânceres de pulmão,**

os CPCPs representam a categoria mais agressiva de câncer pulmonar primário e quase sempre são secundários ao consumo de tabaco. Esses tumores são mais provavelmente encontrados no brônquio central, o que pode acabar obstruindo o lúmen bronquial, com alto risco de metástase para órgãos como fígado, suprarrenais, osso e cérebro. Sabe-se que os cânceres de pulmão se manifestam com síndromes paraneoplásicas secretoras de hormônios, mais notavelmente síndrome de secreção inapropriada do hormônio antidiurético (SIADH, de syndrome of inappropriate antidiuretic hormone), síndrome de Cushing, hipercalcemia, carcinoide e síndrome neurológica de Lambert-Eaton. Os cânceres de pulmão também podem ser associados a outras síndromes neurológicas, renais, metabólicas, hematológicas, vasculares ligadas ao colágeno e cutâneas. Embora tanto os CPCNPs como os CPCPs possam se apresentar com essas síndromes, a associação é bem maior com os CPCPs.

Estadiamento

Assim que a malignidade pulmonar for constatada por amostragem tecidual, a próxima etapa é o **estadiamento**. A avaliação inicial dos estágios envolve radiografias torácicas e TC de cabeça/tórax/abdome, bem como ressonância magnética (RM) do cérebro com possível tomografia por emissão de pósitrons (PET, de *positron emission tomography*) se houver indicação. O sistema de estadiamento TNM é definido como o tamanho do *T*umor, a quantidade de metástase para linfo*N*odos e a presença ou ausência de *M*etástase à distância (ver Tab. 8.1). Esse sistema é recomendado pelo American Joint Commitee of Cancer (AJCC, Comitê Norte-americano sobre Câncer) desde 2010 para o estadiamento de CPCNP, CPCP e carcinoide. Com o uso dessa terminologia, é atribuído um grupo de estadiamento que auxilia na determinação das modalidades terapêuticas e, invariavelmente, nos desfechos clínicos do paciente. Esse sistema de estadiamento começou a ser utilizado para CPCP apenas recentemente, já que muitos dos estágios seriam tratados com um curso terapêutico semelhante. O CPCP foi e ainda é classificado por muitos pelo Veteran's Administration Lung Cancer Study Group (VALSG, Grupo de Estudo de Câncer de Pulmão da Administração dos Veteranos de Guerra Norte-americanos), que define o câncer como uma doença limitada ou extensa. A doença limitada é definida como o tumor confinado a um único hemitórax com metástase para linfonodos regionais, incluindo nodos hilares, supraclaviculares e do mediastino ipsilaterais e contralaterais, com derrame pleural ipsilateral. A outra categoria é doença extensa, definida por doença metastática evidente fora do hemitórax ipsilateral.

TRATAMENTO

Estabilização Imediata

O tratamento imediato de um paciente com sintomas respiratórios agudos consiste muitas vezes na internação, com base na resposta inadequada à terapia e no diagnóstico incerto. Quando não está claro se a exacerbação da DPOC pode ou não ser um fator que contribui para o quadro, o paciente deve receber esteroides, antibioticoterapia, oxigenoterapia meticulosa (com atenção voltada para a hipercapnia, por conta da DPOC), bem como administração em horários fixos de nebulização com anticolinérgicos e broncodilatadores. Os métodos de avaliação adicional incluem

Tabela 8.1 • SISTEMA DE ESTADIAMENTO TNM PARA CÂNCER DE PULMÃO

"T" Tamanho do tumor	"N" Metástase para linfonodo	"M" Metástase
Tx Não é possível avaliar o tumor primário, pois na verdade ele não é visualizado	Nx Impossível avaliar o envolvimento de linfonodo	M0 Sem metástase à distância
T0 Sem evidência de tumor primário	N0 Sem células tumorais nos linfonodos regionais	M1 Metástase para órgãos à distância, além da invasão dos linfonodos
Tis Carcinoma *in situ*	N1 Metástase para os linfonodos peribrônquicos ipsilaterais e/ou observada nos linfonodos hilares ipsilaterais e nodos intrapulmonares	M1a Nódulos tumorais isolados em lobo contralateral
T1a ≤ 2 cm	N2 Metástase observada em linfonodos mediastínicos e/ou subcarinais ipsilaterais	M1b Metástase em órgãos extratorácicos
T1b > 2 cm, porém ≤ 3 cm	N3 Metástase em linfonodos mediastínicos *contralaterais*, hilares *contralaterais* ou no escaleno ipsilateral e/ou *contralateral* ou nos linfonodos supraclaviculares	
T2a > 3 cm e ≤ 5 cm		
T2b > 5 cm e ≤ 7 cm		
T3 > 7 cm ou ≤ 7 cm, com invasão de estruturas como parede torácica, diafragma ou, então, nervo frênico ou brônquio principal		
T4 Tumor de qualquer tamanho que invade estruturas como mediastino, coração, grandes vasos, traqueia, nervo laríngeo recorrente, esôfago, corpo vertebral ou carina traqueal. Classificação aceita também caso se observe algum outro nódulo em um lobo diferente ipsilateral		

Estágios de CPCNP com base na classificação TMN, conforme definida pelo AJCC:
Estágio 0 – O câncer não se espalhou além do revestimento interno do pulmão (p. ex., TisN0M0).
Estágio I – O câncer é pequeno e não se espalhou para os linfonodos IA (p. ex., T1aN0M0), IB (p. ex., T2aN0M0).
Estágio II – O câncer espalhou-se para alguns linfonodos próximos ao tumor original IIA (p. ex., T1aN1M0), IIB (p. ex., T2N0M0).
Estágio III – O câncer espalhou-se para tecidos adjacentes ou para longe dos linfonodos IIIA (p. ex., T4N1M0), IIIB (p. ex., T2N3M0).
Estágio IV – O câncer espalhou-se para outros órgãos do corpo, como para o outro pulmão, cérebro ou fígado (p. ex., T1N0M1B).

gasometria arterial, mensuração do nível do peptídeo natriurético cerebral (BNP) para descartar possível insuficiência cardíaca congestiva, coloração de Gram e cultura do escarro (antes do início de qualquer antibioticoterapia hospitalar), eletrocardiograma (ECG), ecocardiograma, enzimas cardíacas e TC do tórax.

Tratamento de Câncer de Pulmão de Células Não Pequenas

O tratamento do câncer de pulmão depende do grau histológico do tumor e do estágio da doença. Para o **CPCNP, o indicador mais importante de sobrevida é o estágio no momento do diagnóstico.** A doença de **estágio I e II** é tratada principalmente por **ressecção cirúrgica.** Para esses pacientes, não há qualquer benefício da radioterapia após a ressecção tumoral. A quimioterapia adjuvante após a realização de cirurgia aumenta a sobrevida em pacientes com a doença de estágio II. Contudo, os pacientes acometidos pela doença de estágio I com tamanho de tumor < 4 cm não se beneficiam da quimioterapia e, por essa razão, ela não é recomendada para esse grupo.

A doença de estágio III é tratada com uma abordagem multimodal, incluindo **intervenção cirúrgica, quimioterapia e radiação.** Ela envolve um grupo bastante heterogêneo de pacientes. A base do tratamento para esse estágio é quimioterapia e radiação concomitantes, o que aumenta a sobrevida em 10 a 30% dos pacientes a longo prazo. A ressecção cirúrgica é avaliada em um esquema individual. Os pacientes com estágio IIIa costumam ser tratados com quimioterapia e radiação e, em seguida, submetidos a novo estadiamento para avaliar a ressecção cirúrgica. Aqueles que respondem ao tratamento apresentam uma melhora na sobrevida de até 40% em cinco anos e são considerados bons candidatos para a ressecção completa. A doença de estágio IIIb geralmente é considerada inoperável. **A doença de estágio IV costuma ser tratada com cuidados paliativos.** A sobrevida média nesse grupo é de < 1 ano com o tratamento. A quimioterapia combinada costuma ser usada na tentativa de controlar a doença e tratar os sintomas. Agentes adjuvantes estão sendo estudados em múltiplos ensaios clínicos. A radioterapia paliativa e outras modalidades de cuidados de suporte são utilizadas para alívio dos sintomas.

Tratamento de Câncer de Pulmão de Células Pequenas

Como já foi dito, os CPCPs costumam ser tumores muito agressivos com metástase precoce, em geral sendo encontrados em um estágio bem avançado no momento do diagnóstico. Sem tratamento, a sobrevida média é de 2 a 4 meses. **A principal modalidade terapêutica é a quimioterapia,** pois esses cânceres são altamente sensíveis à radio e quimioterapia. **Em geral, os CPCPs não são submetidos à cirurgia,** exceto em tumores muito pequenos sem envolvimento mediastínico ou metástase. A doença limitada é tratada com radioquimioterapia, enquanto a doença extensa só faz uso da quimioterapia isolada. O emprego de radiação cerebral profilática é considerado naqueles com resposta satisfatória à terapia inicial, independentemente do estágio (i. e., limitado ou extenso).

Variação do Tratamento de Câncer em Pacientes Mais Idosos

O tratamento de câncer no idoso tem sua parcela de desafios, já que essa população apresenta uma probabilidade mais alta de ter múltiplas comorbidades, declínio funcional dos órgãos e estado nutricional deficiente, que podem complicar o tratamento e as taxas de sucesso. É mais provável que os pacientes geriátricos sejam diagnosticados com câncer de pulmão e estejam sob um risco mais alto de toxicidade com o tratamento quimioterápico. Contudo, essa população é pouco representada nos estudos; sendo assim, muito ainda permanece desconhecido. O *Comprehensive Geriatric Assessment* (Avaliação Geriátrica Ampla) é uma ferramenta apoiada pela Society for Geriatric Oncology (Sociedade Internacional de Oncologia Geriátrica) para aqueles com > 65 anos acometidos por câncer. Essa ferramenta avalia os fatores capazes de afetar os desfechos clínicos, como comorbidades, condição psiquiátrica e fármacos, além dos estados funcionais, cognitivos e nutricionais. Essa avaliação pode ser usada para predizer as possíveis complicações, estimar a sobrevida e melhorar o bem-estar do paciente.

Embora mais da metade daqueles diagnosticados com CPCNP tenha mais de 70 anos, o tratamento pode ser adaptado aos vários componentes do tumor, a fim de minimizar o uso da quimioterapia nessa população. Algumas mutações, como EGFR (receptor do fator de crescimento epidérmico, de *epidermal growth factor receptor*) e ALK (quinase do linfoma anaplásico, de *anaplastic lymphoma kinase*), podem ser utilizadas para modificar a terapia. Naqueles sem essas mutações, a quimioterapia citotóxica ainda é recomendada. A carboplatina ou algum agente quimioterápico isolado, em vez da terapia combinada, é aconselhável para esses pacientes que normalmente não conseguem tolerar o tratamento. Se o tumor contiver a mutação EGFR, a recomendação é tratar com algum inibidor da tirosina quinase do EGFR, como o erlotinibe, em vez da quimioterapia. Isso também é uma opção para aqueles que não conseguem tolerar a quimioterapia de jeito nenhum ou a recusam completamente. Outro fator é a presença de um oncogene de fusão da ALK, que poderia apoiar o uso do crizotinibe no lugar da quimioterapia. **O tratamento quimioterápico é utilizado após ressecção cirúrgica em doença precoce, mas também para tratar doença mais avançada em um esquema individual em indivíduos saudáveis sob outros aspectos.**

O tratamento de CPCP no idoso é outro problema, já que um terço dos pacientes diagnosticados com esse tipo de câncer é enquadrado na população geriátrica no momento do diagnóstico. A substituição da carboplatina pela cisplatina foi sugerida como uma alternativa terapêutica menos tóxica na população. Um ensaio realizado a partir da comparação dessas duas modalidades revelou taxas semelhantes de resposta e de sobrevida global. Uma quimioterapia com agente único demonstra menos toxicidade, porém índices mais altos de mortalidade; portanto, em virtude dos ensaios clínicos de desempenho limitado, sugere-se atualmente que **o paciente idoso seja tratado com doses e esquemas terapêuticos semelhantes aos da população mais jovem se a condição médica permanecer estável.**

CORRELAÇÃO DE CASOS CLÍNICOS

- Ver também Caso 6 (Doença Pulmonar Obstrutiva Crônica), Caso 7 (Pneumonia), Caso 17 (Câncer de Próstata), Caso 18 (Sangramento Pós-menopausa) e Caso 19 (Câncer de Mama).

QUESTÕES DE COMPREENSÃO

8.1 Uma mulher de 82 anos apresentou-se ao setor de emergência com uma história de dois dias de hemoptise. Ao exame físico, a paciente aparentemente não estava em sofrimento respiratório. Ao exame dos pulmões, constatou-se a presença de roncos sobre a área infraescapular esquerda. O restante de seu exame não detectou algo digno de nota. A radiografia torácica revelou a existência de grande massa hilar. Qual é a próxima etapa mais eficiente para avaliar essa paciente?
   A. Biópsia cirúrgica do pulmão
   B. Broncoscopia com biópsia
   C. Quimioterapia
   D. Nenhuma avaliação adicional

8.2 Um fumante de 74 anos apresenta-se no consultório médico com perda de peso de 9 kg e piora progressiva de dispneia. A radiografia torácica mostrou derrame pleural extenso do lado esquerdo. O procedimento de toracocentese terapêutica confirmou a presença de câncer de pulmão de células não pequenas. A PET revelou a existência de ampla massa no pulmão esquerdo, bem como múltiplos nódulos no pulmão direito e doença metastática na suprarrenal esquerda. Qual a opção terapêutica mais adequada?
   A. Radioterapia isolada
   B. Ressecção cirúrgica do tumor
   C. Quimioterapia
   D. Ressecção broncoscópica do tumor

8.3 Em uma TC realizada para avaliação de dor abdominal, foi encontrado um nódulo pulmonar de 1,7 cm em um homem de 75 anos bem nutrido e saudável sob outros aspectos. Um teste diagnóstico adicional do nódulo confirmou um câncer de pulmão de células não pequenas com envolvimento apenas de linfonodo hilar ipsilateral e sem doença metastática. Qual o tratamento mais adequado para esse paciente?
   A. Quimioterapia
   B. Radioquimioterapia
   C. Ressecção cirúrgica, considerando quimioterapia adjuvante
   D. Ressecção cirúrgica, sem considerar quimioterapia adjuvante

8.4 Um homem de 64 anos notou os sintomas de tosse crônica e perda de peso. A radiografia do tórax revelou a presença de infiltrado, cuja biópsia constatou câncer de pulmão de células não pequenas (CPCNP). Qual é o indicador prognóstico mais importante para esse tipo de câncer?
   A. História de uso de tabaco (tabagismo)
   B. Número de comorbidades
   C. Idade no momento do diagnóstico
   D. Estadiamento por ocasião do diagnóstico

RESPOSTAS

8.1 **B.** A constatação de massa hilar na radiografia do tórax implica a presença de tumor de localização central, mais bem avaliado por biópsia transbrônquica por broncoscopia. A biópsia cirúrgica do pulmão seria um procedimento bem mais difícil com mais complicações em virtude da posição do nódulo. Nunca se deve iniciar uma quimioterapia para um suposto câncer sem a confirmação histológica do diagnóstico. O surgimento de novas massas na radiografia torácica sempre exige uma avaliação adicional, mesmo se o paciente não tiver sintomas nem fatores de risco; o nódulo deve ser acompanhado pelas técnicas de diagnóstico por imagem.

8.2 **C.** Nesse quadro, o paciente apresenta doença metastática com CPCNP primário como origem e, nesse caso, a modalidade terapêutica de escolha seria a quimioterapia. A radioterapia isolada e a intervenção cirúrgica não são recomendadas para doença metastática. Os cuidados paliativos são o objetivo do tratamento desse paciente. A radioterapia paliativa e outras modalidades de cuidados de suporte são utilizadas para alívio dos sintomas e não com a intenção de cura.

8.3 **C.** Essa questão trata de um processo de duas etapas, envolvendo estadiamento adequado do câncer e conhecimento da terapia associada a esse estágio. Esse câncer poderia ser classificado como CPCNP T1aN1M0 ou estágio II. O tratamento envolve principalmente ressecção cirúrgica, com possível quimioterapia adjuvante, ainda que o paciente pertença a um grupo etário acima de 65 anos, em virtude de sua condição física e seu estado de saúde satisfatórios. A radioquimioterapia isolada não constitui uma técnica terapêutica apropriada para CPCNP de estágio II.

8.4 **D.** O estadiamento por ocasião do diagnóstico é o indicador prognóstico mais importante para CPCNP. Embora a história de tabagismo, as comorbidades múltiplas e a idade desempenhem um papel no desfecho clínico, o estágio do câncer é a melhor indicação do prognóstico.

DICAS CLÍNICAS

▶ Na maioria dos pacientes acometidos por câncer de pulmão, ele é secundário à exposição a cigarro.
▶ Os pacientes com câncer de pulmão costumam permanecer assintomáticos até que a doença esteja avançada.
▶ TC de baixas doses é uma ferramenta de rastreamento promissora, mas ainda não foi adotada como padrão.
▶ A cirurgia constitui o tratamento de escolha para câncer de pulmão de células não pequenas em estágio precoce.
▶ Para câncer de pulmão de células não pequenas em estágio avançado, a quimioterapia é o principal tratamento.
▶ O câncer de pulmão de células pequenas é tratado principalmente com quimioterapia, embora a radioterapia seja acrescentada em doença restrita.
▶ A idade isoladamente não é uma contraindicação ao tratamento.

REFERÊNCIAS

Abeloff MD, Armitage JO, Niederhuber JE, Kastan MB, McKenna WG. *Abeloff's Clinical Oncology*. 4th ed. Philadelphia, PA: Churchill Livingstone, An Imprint of Elsevier; 2008.

Edge SB, Byrd DR, Compton CC, et al, eds. *AJCC Cancer Staging Manual*. 7th ed. New York, NY: Springer; 2010:253-270.

Azzoli CG, Baker S Jr, Temib S, et al. American Society of Clinical Oncology Clinical Practice Guideline update on chemotherapy for stage IV non-small-cell lung cancer. *J Clin Oncol*. 2009;27:6251.

Heinemann S, Zabel P, Hauber HP. Paraneoplastic syndromes in lung cancer. *Cancer Ther*. 2008;6:687-698.

Langer CJ. The "lazarus response" in treatment-naïve, poor performance status patients with non-small cell lung cancer and epidermal growth factor receptor mutation. *J Clin Oncol*. 2009;27:1350.

Mason RJ. *Murray and Nadel's Textbook of Respiratory Medicine*. 5th ed. Philadelphia: Saunders; 2010.

Molina JR, Adjei AA, Jett JR. Advances in chemotherapy of non-small cell lung cancer. *Chest*. 2006;130(4):1211.

National Lung Screening Trial Research Team, Aberle DR, Adams AM, Berg CD, et al. Reduced lung cancer mortality with low-dose computer tomographic screening. *N Engl J Med*. 2011;365:395.

Okamoto H, Watanabe K, Kunikane H, et al. Randomized phase III trial of carboplatin plus etoposide vs. split doses of cisplatin plus etoposide in elderly ot poor-risk patients with extensive disease small cell lung cancer. *B J Cancer*. 2007;97(2):162-169.

Prorok PC, Andriole GL, Bresalier RS, et al. Design of the prostate, lung, colorectal and ovarian (PLCO) cancer screening trial. *Control Clin Trials*. 2000;21:273S-309S.

Rami-Porta R, Crowley JJ, Goldstraw P. The revised TNM staging system for lung cancer. *Ann Thorac Cardiovasc Surg*. 2009;15(1):4-9.

Rao AC, Hsieh F, Feussner JR, Cohen HJ. Geriatric evaluation and management units in the care of the ferial cancer patient. *J Gerontol A Biol Sci Med Sci*. 2005;60:798.

Schiller JH, Harrington D, Belani CP, et al. Comparison of four chemotherapy regimens for advanced non-small-cell lung cancer. *N Engl J Med*. 2002;346:92-98.

Seo JB, Im JG, Goo JM, Chung MJ, Kim MY. Atypical pulmonary metastases: spectrum of radiologic findings. *Radioraphics*. 2001;21:403.

Siegel R, Ward E, Brawley O, Jernal A. Cancer statistics, 2011: the impact of eliminating socioeconomic and racial disparities on premature cancer deaths. *CA Cancer J Clin*. 2011;61:212.

Slotman B, Faivrefinn C, Kramer G, et al. Prophylactic cranial irradiation in extensive small-cell lung cancer. *N Engl J Med*. 2007;357:664-672.

Sorensen M, Pijis-Johannesma M, Felip E, et al. Small-cell lung cancer: ESMO Clinical Practice Guidelines for diagnosis, treatment and follow up. *Ann Oncol*. 2010;21(supplement 5):v120-v125.

The Elderly Lung Cancer Vinorelbine Italian Study Group. Effects of vinorelbine on quality of life and survival of elderly patients with advanced non-small-cell lung cancer. *J Natl Cancer Inst*. 1999;91:66.

vanMeerbeeck JP, Kramer GW, Van Schil PE, et al. Randomized controlled trial of resection *versus* radiotherapy after induction chemotherapy in stage IIIA-N2 non-small-cell lung cancer. *J Natl Cancer Inst*. 2007;99:442-450.

CASO 9

Uma mulher branca de 82 anos apresenta-se no consultório geriátrico com história de hipertensão em estágio 1, tratada com vários fármacos diferentes durante os últimos 22 anos. A paciente sente-se bem e não tem sintomas relacionados com a hipertensão. Ela nega cefaleia, tontura, turvamento da visão, fraqueza, torpor, dor torácica, ortopneia, dispneia noturna paroxística e edema nos membros inferiores. Recentemente, ela leu na Internet que o tratamento de hipertensão em pessoas com 80 anos ou mais pode ter mais riscos do que benefícios; por isso, ela parou de tomar seus fármacos há dois meses. Antes de interromper os agentes anti-hipertensivos, sua pressão arterial estava entre 135/50 e 140/55 mmHg. Atualmente, sua pressão arterial tem ficado muito mais alta e, às vezes, chega a 170/60 mmHg. O único fármaco tomado no momento é sinvastatina, 20 mg, por via oral, à noite. Além de não fumar cigarros, ela não consome bebidas alcoólicas nem usa drogas ilícitas. Na hora da consulta, a pressão arterial está 172/65 mmHg e a frequência cardíaca é de 84 batimentos por minuto (bpm). A paciente está bem, alerta e orientada. Não há sensibilidade nem aumento de volume da tireoide; além disso, nenhum sopro carotídeo é audível à ausculta. Os pulmões estão límpidos (claros) à ausculta, e o exame cardiovascular revela um ritmo regular. A primeira e a segunda bulha cardíaca (S_1 e S_2, respectivamente) permanecem normais. Além disso, não há S_3 audível à ausculta; no entanto ausculta-se uma S_4 suave no ápice cardíaco. O abdome não se encontra rígido nem sensível à palpação; também não é apreciado qualquer sopro abdominal à ausculta. Os pulsos radiais e pediosos são graduados em 2+ e iguais bilateralmente. A paciente trouxe os resultados de seu perfil metabólico basal feito há duas semanas: ureia 16 mg/dL, creatinina 0,8 mg/dL, sódio 142 mEq/L, potássio 4,0 mEq/L, cloreto 105 mEq/L e bicarbonato 23 mEq/L.

▶ Qual é o diagnóstico mais provável?
▶ Qual é a próxima etapa no diagnóstico?
▶ Qual é o próximo passo na terapia?

RESPOSTAS PARA O CASO 9
Hipertensão

Resumo: A paciente é uma mulher de 82 anos com hipertensão e dislipidemia que, recentemente, interrompeu seus fármacos anti-hipertensivos. Além de se mostrar uma pessoa ativa, ela não tem sintomas de hipertensão nem sinais de dano a órgãos-alvo. Sua pressão arterial estava bem controlada até que ela parou de tomar os agentes anti-hipertensivos há dois meses; agora, no entanto, a pressão arterial está chegando a 170/60 mmHg, sem quaisquer sintomas. Os fatores de risco cardíaco para essa paciente são idade acima de 65 anos, dislipidemia e hipertensão.

- **Diagnóstico mais provável:** Hipertensão.
- **Próxima etapa no diagnóstico:** Descarte de outras causas secundárias de estado hipertensivo atual.
- **Próximo passo na terapia:** Retomada da terapia anti-hipertensiva e tratamento até uma pressão arterial alvo de 150/80 mmHg.

ANÁLISE

Objetivos

1. Saber como classificar a hipertensão e compreender suas implicações clínicas.
2. Ser capaz de abordar e avaliar um paciente hipertenso de forma ampla e abrangente.
3. Identificar e entender as considerações especiais em pacientes hipertensos muito idosos sobre os possíveis benefícios e potenciais danos do tratamento.
4. Ter conhecimento sobre qual o objetivo da pressão arterial em pacientes idosos.
5. Conhecer as possíveis opções terapêuticas para o tratamento de paciente hipertenso idoso.
6. Saber com que frequência os pacientes com hipertensão devem ser monitorados.

Considerações

O caso trata de uma mulher de 82 anos com hipertensão e dislipidemia que recentemente parou de tomar seus fármacos anti-hipertensivos porque leu na Internet que os riscos do tratamento contra hipertensão superam os benefícios. Além de ser uma mulher ativa, ela não tem sintomas de hipertensão nem sinais de dano a órgãos-alvo. Atualmente, a pressão arterial dela está chegando a 170/60 mmHg, sem quaisquer sintomas. Os fatores de risco cardíaco dessa paciente são idade acima de 65 anos, dislipidemia e hipertensão. Ela é categorizada em um grupo etário muito idoso (i. e., 80 anos ou mais), em que o benefício de tratar a hipertensão ainda é incerto. Em pacientes com mais de 80 anos, a pressão arterial alvo é mais alta do que nos pacientes mais jovens com 150/80 mmHg. É importante ressaltar que o esforço para reduzir a pressão arterial de forma muito rigorosa pode levar a um aumento na mortalidade, com base em estudos recentes. A pressão arterial sistólica de 170 mmHg dessa paciente traz risco de problema cardiovascular e de mortalidade. Se o paciente não estiver sendo submetido a qualquer terapia, o tratamento com algum diurético tiazídico costuma ser a primeira linha de fármacos a ser utilizada, por causa da eficácia, da tolerabilidade, do custo-benefício e da segurança desse tipo de diurético. Um inibidor da enzima conversora de angiotensina (IECA) e/ou um bloqueador dos canais de cálcio podem ser adicionados mais tarde se a pressão arterial não for adequadamente controlada com diuréticos tiazídicos.

ABORDAGEM À Hipertensão

DIAGNÓSTICO

Em geral, os critérios clínicos atuais para se diagnosticar hipertensão são estabelecidos com base na média de duas ou mais leituras da pressão arterial devidamente mensurada em uma posição sentada durante cada uma das duas ou mais consultas ambulatoriais.

A hipertensão pode ser classificada como pré-hipertensão, hipertensão em estágio 1, hipertensão em estágio 2 e hipertensão sistólica isolada (Tab. 9.1).

Conforme ilustrado na Tabela 9.2, a pressão arterial sistólica aumenta com o avanço da idade, enquanto a pressão arterial diastólica tem uma tendência inversa depois dos 50 anos. Isso pode ser explicado pelo enrijecimento das artérias condutoras, que provoca um aumento na taxa de retorno da onda refletida de pressão das artérias a partir da periferia e, por meio disso, eleva a pressão sistólica de pico e diminui a pressão arterial diastólica. Portanto, a hipertensão sistólica isolada é mais prevalente em pacientes com 50 anos ou mais. Esse tipo de hipertensão isolada também pode ocorrer em condições com débito cardíaco elevado, como anemia, hipertireoidismo, insuficiência aórtica, fístula arteriovenosa e doença óssea de Paget.

A pressão arterial sistólica é um fator de risco maior para algum evento cardiovascular importante em pacientes com idade igual ou superior a 50 anos. Entre os pacientes idosos, o risco de doença cardíaca coronariana varia diretamente com as pressões sistólica e de pulso, mas inversamente com a pressão diastólica. Portanto, é necessário o tratamento rigoroso da pressão arterial sistólica em pacientes de 50 anos ou mais para reduzir a incidência de doença cardiovascular e renal.

Tabela 9.1 • CLASSIFICAÇÃO DA PRESSÃO ARTERIAL

Classificação da pressão arterial	Sistólica, mmHg	Diastólica, mmHg
Normal	< 120	e < 80
Pré-hipertensão	120-139	ou 80-90
Hipertensão em estágio 1	140-159	ou 90-99
Hipertensão em estágio 2	≥ 160	ou ≥ 100
Hipertensão sistólica isolada	≥ 140	e < 90

Tabela 9.2 • TENDÊNCIAS DA PRESSÃO ARTERIAL EM RELAÇÃO À IDADE					
Idade (anos)	25-35	35-45	45-55	55-65	66+
Pressão arterial sistólica média (mmHg)	120	120	122	124	135
Pressão arterial diastólica média (mmHg)	70	78	80	80	77
Pressão arterial média (mmHg)	84	85	90	93	92

HISTÓRIA E EXAME FÍSICO

Embora a maioria dos pacientes hipertensos sofra de hipertensão essencial ou primária (cerca de 80 a 95%), a avaliação em busca de hipertensão secundária deve ser feita, pois esse tipo pode provocar hipertensão grave ou refratária e, algumas vezes, a causa é passível de tratamento.

Existem **quatro indícios clínicos gerais importantes** e sugestivos de hipertensão secundária:

1. Hipertensão grave ou refratária
2. Um aumento agudo na pressão arterial em um valor previamente estável
3. Idade comprovada de início antes da puberdade
4. Idade inferior a 30 anos em pacientes não obesos e não negros, com história familiar negativa confirmada de hipertensão

Como os pacientes muito idosos tendem a ter diversas comorbidades, tomar múltiplos fármacos e apresentar fragilidade física, a resposta às intervenções terapêuticas prévias e os efeitos colaterais dessas intervenções, os sintomas de hipotensão postural ou pós-prandial e a história de quedas são elementos importantes da anamnese a serem trazidos à tona para garantir que a eficácia e a segurança do tratamento anti-hipertensivo estejam equilibradas. A história de dano a órgãos-alvo, como história de ataque isquêmico transitório, acidente vascular cerebral (AVC), angina, infarto do miocárdio, insuficiência cardíaca congestiva, disfunção sexual, claudicação ou perda de acuidade visual, determinará a gravidade da hipertensão não tratada e orientará as modalidades terapêuticas adequadas.

Ao exame físico, uma queda na pressão arterial sistólica de 20 mmHg ou na pressão arterial diastólica de 10 mmHg de uma posição supina para uma postura ereta (i. e., de pé) indica que o paciente sofre de hipotensão postural, devendo-se ajustar os fármacos anti-hipertensivos para evitar ortostase. Os indícios de dano a órgãos-alvo incluem, por exemplo, sopro carotídeo (estenose da carótida); queda dos pulsos radiais, femorais e pediosos (doença arterial periférica); distensão venosa jugular; desvio do local de palpação do ponto de impulso máximo cardíaco; ritmo de galope S_4; crepitação pulmonar; hepatomegalia; edema nos pés (sinal de insuficiência cardíaca congestiva); sopro abdominal (estenose da artéria renal); retinopatia hipertensiva; diminuição de força focal; confusão mental (AVC). Tais indícios devem ser verificados ao se avaliar um paciente idoso hipertenso. Esses sinais algumas vezes ajudam a detectar dano precoce a órgãos específicos, induzindo à instituição imediata de prevenção secundária e tratamento apropriado.

TESTES LABORATORIAIS

Os testes laboratoriais iniciais básicos recomendados antes de se iniciar o tratamento dos pacientes hipertensos são:

- Hematócrito, ureia, creatinina e hormônio estimulante da tireoide (TSH), bem como níveis séricos de sódio, potássio e cálcio.
- Glicemia de jejum, colesterol total, colesterol HDL e LDL, triglicerídeos.
- Eletrocardiograma, exame de urina.

Mensurações repetidas da função renal, dos eletrólitos séricos e do perfil lipídico podem ser obtidas anualmente ou depois do ajuste dos fármacos anti-hipertensivos.

TRATAMENTO

Os "idosos jovens" são definidos na literatura geriátrica como o grupo etário em rápido crescimento entre 65 e 80 anos. Os pacientes desse grupo normalmente têm consciência da saúde, sendo mais interessados e participativos não só quanto a melhorias na atividade física e na dieta, mas também quanto a exercícios de ioga, *tai chi* e abordagens complementares de meditação para o desenvolvimento do bem-estar e de uma vida longa para essa "terceira fase" da vida[*]. A partir do trabalho de referência de Kotchen e colaboradores nos estudos SHEP (*Systolic Hypertension in the Elderly* [Hipertensão Sistólica no Idoso]), realizados há uma geração profissional, pode ser muito prudente, totalmente justificável e eminentemente lógico do ponto de vista clínico tratar os "idosos jovens" como pacientes "jovens". Em suma, como o ponto de inflexão de diminuição dos benefícios em termos de sobrevida com a terapia anti-hipertensiva rigorosa não aparece até a nona década de vida (p. ex., na faixa dos 80 anos) e como a hipertensão pode ser associada a demências vasculares e outras doenças não linearmente proporcionais ao valor da pressão arterial de rotina, de fato pode ser bastante indicado tratar a pressão arterial de forma rigorosa até a nona década de vida. Por essa razão, uma abordagem razoável é tratar os pacientes geriátricos mais jovens como qualquer paciente adulto mais jovem. Contudo, isso muda quando os pacientes atingem seus 80 anos (o "muito idoso").

Tratamento Ideal para Indivíduo Muito Idoso

Uma única metanálise de subgrupo composto de 1.670 pacientes hipertensos muito idosos, ou seja, de 80 anos ou mais) demonstrou que o tratamento foi associado a uma redução de (1) 34% dos casos de AVC, (2) 22% dos eventos cardiovasculares importantes e (3) 39% dos casos de insuficiência cardíaca. Os resultados desse estudo sugerem que o tratamento de hipertensão produza um benefício significativo, com melhora na qualidade de vida. Um dado preocupante, no entanto, é que não houve qualquer diminuição significativa na mortalidade associada ao tratamento de hipertensão. Na verdade, houve um aumento relativo de 6% na morte por todas as causas no grupo submetido ao tratamento.

---

[*] N. de T. Fase conhecida como terceira idade.

A possível diminuição na sobrevida associada à terapia anti-hipertensiva rigorosa foi confirmada por um segundo estudo de coorte retrospectivo de pacientes com 80 anos ou mais, acometidos por hipertensão. Nesse segundo estudo, os pacientes foram acompanhados pela clínica Veteran's Administration (Administração de Veteranos de Guerra Norte-americanos). A sobrevida reduzida estava presente nos pacientes tratados para um nível de pressão arterial < 140/90 mmHg. O possível aumento na mortalidade associado ao controle rigoroso da pressão arterial em pacientes idosos precisa ser confirmado por outros estudos. O estudo HYVET (Hypertension in the Very Elderly Trial [Ensaio Clínico em Hipertensos Muito Idosos]) avaliou pacientes de 80 anos ou mais com pressões arteriais sistólicas persistentemente elevadas de 160 mmHg ou mais. Os pacientes foram aleatoriamente distribuídos para receber indapamida ± perindopril ou placebo, com o objetivo de atingir uma pressão arterial de 150/80 mmHg ou menos. Após um acompanhamento mediano de 1 ano e 8 meses, foi constatado que o grupo submetido a tratamento ativo apresenta uma redução de (1) 30% na incidência de AVC fatal ou não fatal, (2) 39% na frequência de mortes por AVC e (3) 21% na taxa de óbitos por qualquer causa. O estudo demonstrou uma redução de 23% nas mortes cardiovasculares e um declínio de 64% na taxa de insuficiência cardíaca. Essa diminuição no óbito por todas as causas foi um achado novo e inesperado.

Em síntese, o tratamento de hipertensão em pacientes muito idosos tem revelado um benefício expressivo na prevenção de AVC, eventos cardiovasculares importantes, insuficiência cardíaca, mortalidade cardiovascular e mortalidade por todas as causas. Uma abordagem terapêutica para o controle da hipertensão em pacientes muito idosos deve começar com mudanças no estilo de vida, o que representa o tratamento inicial de hipertensão, independentemente da idade. As modificações no estilo de vida incluem perda de peso de 4,5 kg no mínimo, aumento na prática de atividade física, restrição de sal na dieta e limitação no consumo de bebidas alcoólicas. Se essas modificações não forem suficientes e se as causas reversíveis de hipertensão forem tratadas (como interrupção do uso de anti-inflamatórios não esteroides [AINEs]), será recomendável o início da intervenção farmacológica.

A pressão arterial alvo recomendada é < 140/90 mmHg na população geral e < 130/80 mmHg em pacientes com doença arterial coronariana (DAC) de alto risco. A rigor, esse objetivo preciso para o controle da pressão arterial em pacientes com angina estável e síndrome coronariana aguda nem sempre pode ser aplicado a paciente com 80 anos ou mais. A pressão arterial alvo que se mostra eficaz e segura para os pacientes com idade igual ou superior a 80 anos parece estar entre 140 e 150 mmHg para a pressão arterial sistólica e entre 80 e 90 mmHg para a diastólica. Na população de pacientes idosos, existem várias limitações potenciais para reduzir a pressão arterial a esses valores-alvo. A função mental pode ficar prejudicada, levando à confusão mental ou sonolência e ao consequente aumento no risco de quedas. Em tais pacientes, a terapia anti-hipertensiva deve ser reduzida, fazendo a pressão arterial subir até um nível em que esses sintomas desapareçam. Outro fator limitante significativo em utilizar a terapia anti-hipertensiva no idoso está no risco de hipotensão ortostática e pós-prandial, conforme mencionado na seção sobre o exame físico. Há uma redução exagerada na pressão arterial ortostática em pacientes mais idosos, em especial com hipertensão sistólica isolada, o que também aumenta o risco de quedas.

Além disso, o potencial de que uma pressão diastólica baixa após a terapia anti-hipertensiva possa comprometer a perfusão tecidual (em particular, a perfusão coronariana) e, possivelmente, aumentar o risco cardiovascular também é um fator importante a ser levado em consideração ao se tratar os pacientes idosos com hipertensão sistólica isolada.

Fármacos

Em geral, sem uma forte indicação de um fármaco específico, três classes farmacológicas são consideradas como terapia de primeira linha para o tratamento de hipertensão em pacientes idosos: diuréticos tiazídicos em baixas doses, bloqueadores dos canais de cálcio de ação prolongada, e IECAs ou bloqueadores dos receptores de angiotensina II. **Um diurético tiazídico é o fármaco inicial de escolha para o tratamento de paciente idoso com hipertensão moderada a grave.**

Foi previamente confirmado que os diuréticos tiazídicos são seguros e eficazes não só no tratamento de hipertensão, mas também na redução de eventos cardiovasculares e mortalidade. Além de serem de baixo custo, os diuréticos tiazídicos têm efeitos colaterais mínimos. Esses agentes também são tão eficazes quanto outras classes de fármacos anti-hipertensivos na prevenção dos desfechos primários da doença cardíaca coronariana e da mortalidade por essa doença. Com base em estudos prévios, o relatório JNC-7 (The Seventh Report of the Joint National Committee on Prevention, Detection, Evaluation, and Treatment of High Blood Pressure [Sétimo Relatório do Comitê da Junta Nacional dos Estados Unidos sobre Prevenção, Detecção, Avaliação e Tratamento de Hipertensão]) recomendou os diuréticos tiazídicos como o fármaco inicial de escolha para o tratamento de hipertensão.

Em pacientes com 80 anos ou mais, o estudo HYVET demonstrou benefícios significativos na redução de eventos cardiovasculares e óbito com o uso de indapamida ± perindopril. Os diuréticos tiazídicos não tiveram qualquer efeito expressivo sobre os níveis séricos basais de potássio, ácido úrico, glicose ou creatinina em comparação ao grupo placebo.

Uma metanálise de vários ensaios clínicos de intervenção farmacológica para hipertensão que fizeram uso de betabloqueadores (principalmente atenolol) revelou um aumento de 16% na incidência de AVC em comparação àqueles pacientes tratados com outros fármacos anti-hipertensivos. Também foi demonstrado que os pacientes idosos estão sob alto risco de desenvolver hipotensão ortostática quando tratados com betabloqueadores. Portanto, a utilização de betabloqueadores em pacientes hipertensos idosos provavelmente deva ser limitada àqueles indivíduos com DAC e/ou insuficiência cardíaca congestiva.

As taxas mais baixas de hospitalização e insuficiência cardíaca fatal foram encontradas em pacientes hipertensos idosos submetidos a algum diurético ou IECA. Nesse tipo de paciente, é provável que a combinação de diurético e IECA ofereça o maior benefício com o mínimo de efeitos adversos relacionados com o fármaco. Um benefício extra da combinação de diuréticos tiazídicos e IECA é produzir um efeito neutro sobre os níveis de potássio.

Tabela 9.3 • FORTES INDICAÇÕES PARA CLASSES FARMACOLÓGICAS INDIVIDUAIS

Indicação convincente	Fármacos recomendados
Insuficiência cardíaca	Diuréticos, betabloqueadores, IECAs/bloqueadores dos receptores de angiotensina II, antagonistas da aldosterona
Pós-infarto do miocárdio	Betabloqueadores, IECAs/bloqueadores dos receptores de angiotensina II
Angina de peito	Betabloqueadores, bloqueadores dos canais de cálcio
Diabetes melito	IECAs ou bloqueadores dos receptores de angiotensina II
Doença renal crônica proteinúrica	IECAs, bloqueadores dos receptores de angiotensina II, bloqueadores dos canais de cálcio não di-hidropiridínicos
Prevenção de AVC recorrente	IECAs
Doença arterial periférica	Bloqueadores dos canais de cálcio
Hipertensão sistólica isolada (idoso)	Diuréticos, IECAs, bloqueadores dos canais de cálcio
Síndrome metabólica	IECAs/bloqueadores dos receptores de angiotensina II, bloqueadores dos canais de cálcio
Afro-americanos	Diuréticos, bloqueadores dos canais de cálcio
Gestação	Metildopa, labetalol; outros bloqueadores dos canais de cálcio e betabloqueadores provavelmente seguros

Dados de Franklin SS, Larson MG, Khan SA, et al. Does the relation of blood pressure to coronary heart disease risk change with aging? The Framingham Heart Study. *Circulation*. 2001;103:1245-1249.

Em alguns casos, pode ser preferível o uso de algum fármaco específico, em particular se ele trouxer outros benefícios além do efeito anti-hipertensivo (Tab. 9.3). Em outros casos, alguns fármacos anti-hipertensivos são mais eficazes ou possuem menos efeitos colaterais para determinado subgrupo de hipertensos.

CORRELAÇÃO DE CASOS CLÍNICOS

- Ver também Caso 1 (Angina), Caso 2 (Insuficiência Cardíaca), Caso 3 (Fibrilação Atrial) e Caso 4 (Estenose Aórtica).

QUESTÕES DE COMPREENSÃO

9.1 Um homem de 80 anos que sofre de hipertensão essencial há 30 anos sem complicações se apresenta para avaliação. Sua pressão arterial vem sendo mantida em torno de 140/80 mmHg há muitos anos com o uso de hidroclorotiazida na dose de 25 mg, por via oral (VO), diariamente. Durante os últimos três meses, a pressão arterial gira em média de 160/80 mmHg na posição sentada e 155/75 mmHg em pé. A melhor opção terapêutica nesse momento é:
   A. Aumentar a dose da hidroclorotiazida para 50 mg, VO, diariamente.
   B. Adicionar o lisinopril na dose de 5 mg, VO.
   C. Trocar a hidroclorotiazida para o lisinopril na dose de 5 mg, VO.
   D. Observar o paciente, já que a pressão arterial diastólica está no alvo de 80 mmHg e um maior declínio da pressão arterial pode aumentar o risco de quedas.

9.2 Uma mulher de 85 anos com hipertensão se apresenta para avaliação. Ela está tomando hidroclorotiazida na dose de 25 mg, uma vez ao dia. Ultimamente, sua pressão arterial está em torno de 155 a 165/70 a 80 mmHg. O nível de creatinina dessa paciente há três meses era de 2 mg/dL. Nessa consulta, o nível de creatinina está em 2,1 mg/dL, com taxa de filtração glomerular (TFG) de 30 mL/min/1,73 m^2 e proteinúria a 900 mg/dia. O médico adicionou enalapril a 2,5 mg/dia há três meses, mas teve de interromper cinco dias depois por causa do aumento da creatinina acima de 30% do valor basal. Qual é a opção terapêutica mais adequada para esse período?
   A. Observar a paciente, uma vez que a adição de fármaco poderia causar mais dano do que benefício.
   B. Adicionar diltiazem em baixas doses para retardar a evolução da doença renal crônica.
   C. Acrescentar nifedipina em baixas doses para diminuir o avanço da doença renal crônica.
   D. Agregar mononitrato de isossorbida para reduzir a pré-carga e controlar a pressão arterial.

9.3 Uma paciente de 84 anos parou de tomar seu fármaco anti-hipertensivo com base no conselho de uma amiga que a alertou em relação ao tratamento de hipertensão no idoso. A paciente ficou sem tratamento por vários meses, mas as leituras de sua pressão arterial feitas por uma enfermeira da comunidade eram de 160/96 e 172/98, induzindo seu encaminhamento para a clínica. O que deveria ser aconselhado a essa paciente?
   A. Continuar sem os fármacos anti-hipertensivos.
   B. Voltar a usar os fármacos anti-hipertensivos até uma pressão-alvo de 150/80 mmHg.
   C. Retomar os fármacos anti-hipertensivos até um alvo abaixo de 130/80 mmHg.

D. Utilizar os fármacos anti-hipertensivos apenas se a pressão arterial subir acima de 200/105 mmHg.

9.4 O fármaco inicial de escolha para o tratamento de paciente idoso com hipertensão moderada a grave é:
A. Diurético tiazídico
B. IECA
C. Bloqueador dos canais de cálcio
D. Betabloqueador
E. Alfa$_1$-bloqueador

RESPOSTAS

9.1 **B. Adicionar lisinopril na dose de 5 mg, VO.** A pressão arterial pode ser ainda mais reduzida, já que ela ainda não atingiu a pressão arterial alvo no paciente muito idoso e também por não haver hipotensão postural nem história de queda. De acordo com o estudo HYVET, os IECAs devem ser adicionados, visando uma pressão arterial de 150/80 mmHg, a fim de conferir benefício cardiovascular. Além disso, apoiados pelos estudos SYST-EUR (*The Systolic Hypertension in Europe*), STOP-HYPERTENSION e ALLHAT (*The Antihypertensive and Lipid-Lowering Treatment to Prevent Heart Attack Trial*), os IECAs demonstraram eficácia e segurança no tratamento de hipertensão no idoso.

9.2 **B.** Em doença renal crônica proteinúrica, o fármaco de escolha é um IECA ou bloqueador dos receptores de angiotensina II. Ambas as classes farmacológicas ajudam a diminuir a proteinúria e, portanto, retardam a evolução da doença renal crônica. A presença de hipercalemia ou o aumento da creatinina acima de 30% do valor basal após a instituição do IECA ou do bloqueador dos receptores de angiotensina II impossibilita o uso desses fármacos em paciente com doença renal crônica. Nesse caso, portanto, o bloqueador dos canais de cálcio não di-hidropiridínico é a próxima escolha, pois tem benefício similar.

9.3 **B.** Voltar a usar os fármacos anti-hipertensivos até uma pressão-alvo de 150/80 mmHg. Evidências atuais indicam que, em geral, esse valor é uma pressão arterial alvo adequada em pacientes com 60 anos ou mais.

9.4 **A.** Diuréticos tiazídicos constituem os fármacos iniciais de escolha para o tratamento de hipertensão.

> ### DICAS CLÍNICAS

- ▶ A frequência de hipertensão em pessoas muito idosas aumentou no século passado em virtude do aumento na expectativa de vida na população geral.
- ▶ Foi demonstrado que o tratamento de pacientes hipertensos muito idosos com diuréticos tiazídicos ± IECA até uma pressão arterial sistólica alvo de 140 a 150 mmHg e uma pressão arterial diastólica alvo de 80 a 90 mmHg diminui a incidência de AVCs, insuficiência cardíaca, eventos cardiovasculares e mortalidade, bem como a mortalidade por todas as causas.
- ▶ Em todos os pacientes hipertensos, devem ser implementadas mudanças no estilo de vida.
- ▶ O efeito do controle da pressão arterial é o principal determinante na redução do risco cardiovascular, e não a escolha do fármaco em si. Em determinados pacientes, no entanto, os benefícios podem ser obtidos a partir de classes específicas de fármacos anti-hipertensivos, além do controle da pressão arterial.
- ▶ A pressão arterial alvo varia de acordo com o paciente em diferentes subgrupos da população geral; população geral = abaixo de 140/90 mmHg; DAC de alto risco = abaixo de 130/80 mmHg; pacientes idosos com 80 anos ou mais = abaixo de 150/80 mmHg.
- ▶ A redução da pressão arterial sempre deve ser gradativa em pacientes idosos. É importante utilizar doses iniciais mais baixas para minimizar os efeitos colaterais dos fármacos em pacientes mais idosos.
- ▶ Deve ser dada uma atenção especial às interações medicamentosas, já que a maioria dos pacientes idosos talvez esteja tomando diversos outros fármacos.
- ▶ Entre os pacientes tratados para hipertensão sistólica isolada, é bom evitar a redução da pressão arterial diastólica para < 60 mmHg de modo geral ou < 65 mmHg naqueles com DAC conhecida, a menos que ocorram sintomas que poderiam ser atribuíveis à hipoperfusão sob pressões mais elevadas.
- ▶ Os AINEs podem aumentar a pressão arterial e diminuir a eficácia de anti-hipertensivos pertencentes a todas as classes de fármacos anti-hipertensivos, exceto dos bloqueadores dos canais de cálcio.

REFERÊNCIAS

Barry R. Role of diuretics in the prevention of heart failure. The Antihypertensive and Lipid-Lowering Treatment to Prevent Heart Attack Trial. *Circulation*. 2006;113:2201-2210.

Beckett NS. Treatment of hypertension in patients 80 years of age or older. *NEJM*. 2008;358:1887-1898.

Chobanian AV. Isolated systolic hypertension in the elderly. *NEJM.* 2007;357:789-796.

Chobanian AV, Bakris GL, Black HR, et al. National High Blood Pressure Education Program Coordinating Committee. Seventh Report of the Joint National Committee on Prevention, Detection, Evaluation and Treatment of High Blood Pressure. *Hypertension.* 2003;42:1206-1252.

Dahlöf B, Hansson L, Lindholm LH, et al. Morbidity and mortality in the Swedish Trial in Old Patients with Hypertension (STOP-Hypertension). *Lancet.* 1991;338:1281-1285.

Domino FJ, Kaplan NM, Bakris GL, Sheridan AM. Overview of hypertension in adults. http://www.uptodate.com/patients/content/topic.do?topicKey=~an7a7QILOHLo3/a#sthash.AyLme4KA.dpuf. July 2009. Accessed August 27, 2009.

Franklin SS, Larson MG, Khan SA, et al. Does the relation of blood pressure to coronary heart disease risk change with aging? The Framingham Heart Study. *Circulation.* 2001;103:1245-1249.

Gueyffier F, Bulpitt C, Boissel JP. Antihypertensive drugs in very old people: a sub-group meta-analysis of randomized controlled trials. *Lancet.* 1999;353:793-796.

Kaplan NM, Rose BD. Who should be screened for renovascular or secondary hypertension? UpToDate 17.2. 2009.

Kotchen TA, Thorn GW. *Harrison's Principles of Internal Medicine.* 17th ed. New York, McGraw--Hill; 2008: 1552-1559.

Lindholm LH, Carlberg B, Samuelsson O. Should beta-blockers remain first choice in the treatment of primary hypertension? A meta-analysis. *Lancet.* 2005;366:1545-1553.

Mancia G, De Backer G, Dominiczak A, et al. 2007 Guidelines for the Management of Arterial Hypertension. The Task Force for the Management of Arterial Hypertension of the European Society of Hypertension (ESH) and of the European Society of Cardiology (ESC). *J Hypertens.* 2007;25: 1105-11087

Oates DJ, Berlowitz DR, Glickman ME, et al. Blood pressure and survival in the oldest old. *J Am Geriatr Soc.* 2007;55:383-388.

Sabatine MS. Hypertension. *Pocket Medicine: The Massachusetts General Hospital Handbook of Internal Medicine.* 4th ed. Philadelphia: Lippincott, Williams & Wilkins; 2010:28-29.

SHEP Cooperative Research Group. Prevention of stroke by antihypertensive drug treatment in older persons with isolated systolic hypertension: final results of the Systolic Hypertension in the Elderly Program (SHEP). *JAMA.*1991;265:3255-3264.

Staessen JA, Fagard R, Thijs L, et al, for the Systolic Hypertension in Europe (Syst-Eur) Trial Investigators. Randomised double-blind comparison of placebo and active treatment for older patients with isolated systolic hypertension. *Lancet.* 1997;350:757-764.

Zeglin MA, Pacos J, Bisognano JD. Hypertension in the very elderly: brief review of management. *Cardiol J.* 2009;16:379-385.

CASO 10

Um homem branco de 73 anos vai ao consultório depois de ser advertido de que apresentava uma função renal anormal em uma feira sobre saúde para idosos. Esse homem tem uma história de 10 anos de hipertensão bem controlada e tem visitado um cardiologista regularmente desde que sofreu um infarto do miocárdio há 10 anos. Desde então, ele foi submetido a um procedimento de revascularização de artéria coronária com sucesso e não teve mais episódios de dor torácica. Ele toma um fármaco para reduzir o colesterol, que está bem controlado. Esse paciente nunca fumou, nem tem diabetes. Os fármacos tomados incluem metoprolol (um betabloqueador) e clortalidona (diurético tiazídico). Ele também toma sinvastatina para o colesterol e ácido acetilsalicílico para a prevenção de infarto do miocárdio. A pressão arterial está em 134/79 mmHg e a frequência cardíaca é de 75 batimentos por minuto (bpm). Ele não se encontra febril. Além disso, seu índice de massa corporal (IMC) é de 28. Apesar de ansioso, ele não está angustiado. O exame físico não indica qualquer anormalidade, exceto uma cicatriz de sua cirurgia prévia. Ele, então, apresenta o laudo obtido pelos exames feitos na feira de saúde:

Creatinina sérica de 1,3 mg/dL.
Taxa de filtração glomerular estimada (TFGe) de 64 mL/min/1,73 m² pela fórmula de Modificação da Dieta na Doença Renal.
Ureia de 28 mg/dL, potássio de 4,8 mEq/L; os colesteróis LDL e HDL, bem como os triglicerídeos, estão nos alvos terapêuticos.

▶ Qual é o diagnóstico mais provável?
▶ Qual é a próxima etapa no diagnóstico?
▶ Qual é o próximo passo na terapia?

RESPOSTAS PARA O CASO 10
Doença renal crônica

Resumo: Esse paciente de 73 anos se apresenta com um quadro clínico muito comum. Ele tem hipertensão conhecida, mas está sendo devidamente tratado e acompanhado. No passado, esse homem sofreu um infarto do miocárdio (doença cardiovascular) e foi acompanhado por um cardiologista. A hiperlipidemia também está sendo tratada. Em uma feira de saúde, no entanto, um laudo laboratorial calculou que ele tinha uma TFGe de 64 mL/min/1,73 m^2.

- **Diagnóstico mais provável:** Doença renal crônica em estágio 2.
- **Próxima etapa no diagnóstico:** Avaliação diagnóstica em busca das causas e dos distúrbios subjacentes potenciais para qualquer *aceleração* no declínio estimado na função renal, *relacionado com a idade*.
- **Próximo passo na terapia:** Consideração quanto a doses mais renoprotetoras dos fármacos (p. ex., controle mais rigoroso dos quadros subjacentes de hipertensão e hiperlipidemia).

ANÁLISE
Objetivos

1. Compreender os diferentes meios de avaliar, analisar e quantificar a função renal, bem como as categorias de estágios clinicamente relevantes da doença renal crônica.
2. Aprender as diminuições relacionadas com a idade na função de filtração renal inerentes ao processo de envelhecimento e em que ponto os aumentos acima da trajetória prevista de declínio renal justificam a investigação diagnóstica adicional.
3. Discutir as alterações relacionadas com a idade na função renal, necessárias para entender os estados de saúde e doença de pacientes mais idosos.

Considerações

O caso trata de um paciente acometido por um problema que está se tornando cada vez mais comum. É provável que ele tenha insuficiência renal leve com TFGe de 64 mL/min/1,73 m^2, o que ainda é anormal mesmo com a diminuição na TFG com o avanço da idade. Antes do advento da TFGe nos resultados laboratoriais, a maioria das elevações brandas (algumas vezes de até 50%) da creatinina sérica detectadas nos testes laboratoriais de rotina era ignorada. Infelizmente, isso resultava não só em erros frequentes de prescrição de fármacos (relacionados, em particular, com a administração intravenosa de antibióticos eliminados pelos rins), mas também na exposição habitual de pacientes com doença renal leve a moderada a agentes e fármacos que sabidamente provocam insuficiência renal quando já existe comprometimento nos rins (p. ex., agentes anti-inflamatórios não esteroides, meio de contraste intravenoso à base de iodo). A adição da TFGe aos laudos de laboratório visa trazer consciência sobre a doença renal leve a moderada e, consequentemente, evitar tais exposições e erros terapêuticos.

A estimativa da TFG a partir da creatinina sérica pode ser efetuada de várias formas. O primeiro método desenvolvido foi a equação de Cockcroft-Gault que usa a creatinina do soro, bem como a idade, o sexo e o peso do paciente. O cálculo utilizado para obter a TFGe desse paciente é a equação de Modificação da Dieta na Doença Renal, gerada durante a execução de um estudo com o mesmo nome em 1994. A equação é complexa e requer quatro ou seis parâmetros, tais como creatinina sérica, idade, sexo e etnia. Nessa equação, fatores como raça, sexo e idade são usados para compensar as diferenças na massa muscular do corpo e na produção de creatinina (os fatores envolvidos derivam de dados populacionais), e, mais uma vez, o único valor laboratorial realmente utilizado é a creatinina sérica. Ainda mais importante do que essas considerações para o paciente em questão é o fato de que o estudo no qual a equação de Modificação da Dieta na Doença Renal se baseou continha poucos indivíduos com mais de 70 anos. Em consequência disso, essa equação não é considerada como um método validado para indivíduos com idade superior a 70 anos. Isso se torna um sério problema, dada a ampla distribuição de IMC e massa muscular no idoso. Portanto, a mensuração direta da depuração de creatinina a partir de uma coleta de urina de 24 horas provavelmente deve ser realizada em indivíduos mais vigorosos, com massa muscular preservada se houver uma dúvida real sobre a função dos rins. Utilizando dados obtidos a partir da creatinina sérica no momento da coleta de urina de 24 horas, calcula-se a depuração da creatinina (Ccr) com a seguinte equação:

$$Ccr = (Ucr \times V)/Pc$$

onde V corresponde a (mL do débito urinário)/1.440 minutos, enquanto a creatinina da urina (Ucr) e a do plasma (Pc) são valores mensurados.

ABORDAGEM À
Doença renal crônica

DEFINIÇÕES

TAXA DE FILTRAÇÃO GLOMERULAR (TFG): Volume de depuração de substância mensurada em um período específico (em geral, depuração da creatinina).
FLUXO SANGUÍNEO RENAL: Taxa de fluxo sanguíneo através do parênquima renal em determinado período.
DOENÇA RENAL CRÔNICA: Estágios de medidas quantitativas de filtração glomerular que indicam disfunção (e, assim, anormal até o grau de ser considerado como doença).

ABORDAGEM CLÍNICA

Etiologias

Estudos transversais sobre a função renal humana no processo de envelhecimento parecem indicar que a função dos rins normalmente declina com o passar do tempo (ver Figs. 10.1 e 10.2). Contudo, uma possibilidade alternativa razoável é que a função renal na população em processo de envelhecimento reflita o acúmulo progressivo de doenças renais na população. A prevalência de diabetes tipo 2, que provoca doença renal significativa, aumenta de forma acentuada com a idade. Hipertensão, que também pode causar doença renal, afeta mais a população idosa. No entanto, a alta prevalência de hipertensão pode alternativamente ser o resultado de uma carga crescente de insuficiência renal. Uma abordagem transversal não é capaz de distinguir o que aconteceu.

Existe uma série de estudos populacionais longitudinais que fornecem um *insight* sobre a velocidade com que a função renal declina com o avançar da idade. Esses es-

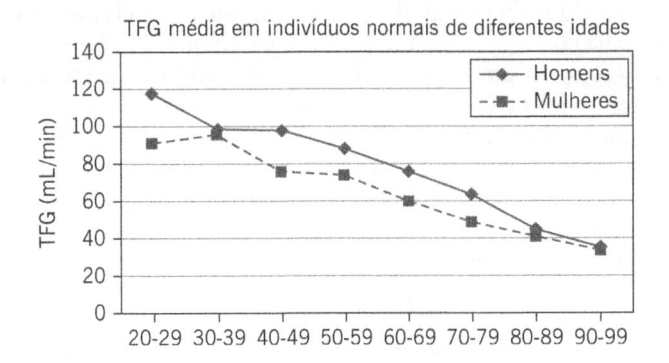

Figura 10.1 TFG média de acordo com a idade. (Dados de Epstein M. Aging and the kidney. *J Am Soc Nephrol*. 1996;7:1106-1122.)

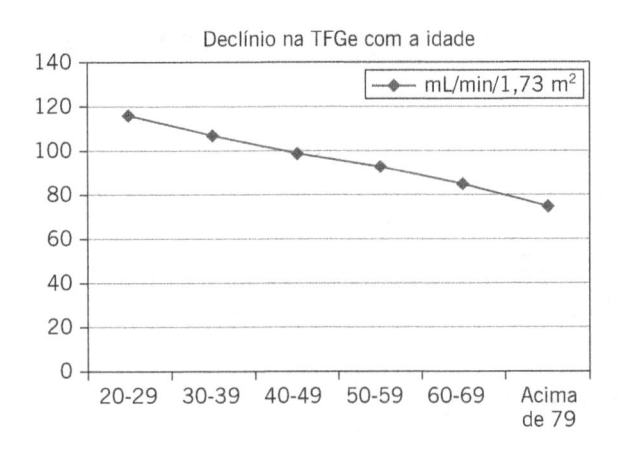

Figura 10.2 TFGe *versus* idade. (Dados da National Kidney Foundation [Fundação Internacional do Rim].)

tudos indicam a ocorrência de certo grau de declínio, mas, novamente, ainda existem dúvidas. Em uma população cuidadosamente examinada (porém pequena) em um período de dez anos, o estudo longitudinal de Baltimore sobre o envelhecimento descobriu que a velocidade de declínio na função renal era maior no idoso e estava acima de 1,5 mL/min/ano em média naqueles com mais de 80 anos. A Ccr média era de 140 mL/min/1,73 M nos indivíduos entre 25 e 34 anos, mas de 97 mL/min/1,73 M naqueles com 75 a 84 anos. O declínio médio global na TFG era de 0,87 mL/min/1,73 M, mas nem todos os indivíduos declinavam. Outra estimativa é que a TFG caia cerca de 1 mL/min/ano depois dos 50 anos. Sem dúvida, fatores como dieta, capacidade congênita (natural) dos néfrons e episódios mais precoces de doença renal também desempenham um papel na determinação da função atual do indivíduo. Ainda assim, podem ser geradas expectativas razoáveis.

Estimativa da Taxa de Filtração Glomerular

Essa estimativa feita a partir da creatinina sérica pode ser obtida de várias formas. O primeiro método desenvolvido foi a equação de Cockcroft-Gault. Isso requer o conhecimento da creatinina do soro, bem como da idade, do sexo e do peso do paciente. O cálculo está exposto a seguir:

$$TFG = [(140 - idade) \times massa\ corporal\ em\ kg]/(creatinina\ sérica \times 72);$$

multiplicar isso por 0,85 para mulheres

As funções da idade e da massa corporal servem para corrigir as mudanças na massa muscular e, secundariamente, na geração de creatinina. A equação assume que, conforme a massa corporal aumenta, a massa muscular necessariamente também aumenta, mas que o efeito do avanço da idade sobre a diminuição da massa muscular é um fenômeno constante. Essa equação rotineiramente superestima a função renal no obeso. Por outro lado, ela não admite que alguns idosos sejam vigorosos e outros frágeis. Admite-se que as mulheres tenham 15% a menos de massa muscular por unidade de peso corporal, independentemente da prática de atividade física ou do estilo de vida. Apesar do reconhecimento dessas limitações, deve-se notar que a única depuração de creatinina ou TFGe (não mensurada) que deve ser usada para a determinação da dose de fármacos é o valor obtido com a equação de Cockcroft-Gault, pois todas as recomendações da Food and Drug Administration (FDA) fizeram uso da equação de Cockcroft-Gault ou da mensuração direta de depuração da creatinina.

O cálculo usado para obter a TFGe desse paciente consiste na equação de Modificação da Dieta na Doença Renal gerada durante a execução de um estudo com o mesmo nome em 1994. A equação é complexa e requer quatro ou seis parâmetros, sendo que a versão de quatro parâmetros representa a equação de maior uso clínico (ver a seguir):

$$TFG\ (mL/min/1,73\ m^2) = 175 \times (creatinina\ sérica)^{-1,154} \times (Idade)^{-0,203} \times (0,742\ em\ caso\ de\ mulher) \times (1,212\ em\ caso\ de\ afro-americano)\ (utilizando\ mg/dL\ para\ creatinina\ sérica)$$

Nessa equação, fatores como raça, sexo e idade são utilizados para compensar as diferenças na massa muscular do corpo e na produção de creatinina (os fatores envolvidos derivam de dados populacionais), e, outra vez, o único valor laboratorial usado de fato é a creatinina sérica. Além de a equação não ser tão apreciada quanto a de Cockcroft-Gault, a maioria dos clínicos não consegue usar a equação sem o auxílio de uma calculadora *online*. Esse tipo de calculadora está disponível na seguinte *homepage*: [http://www.nkdep.nih.gov/professionals/gfr_calculators/idms_con.htm].

Os resultados obtidos com a equação de Modificação da Dieta na Doença Renal diferem daqueles adquiridos com a equação de Cockcroft-Gault; dessa forma, o cálculo direto da depuração de creatinina a partir de uma coleta de urina de 24 horas é um método importante que sempre deve ser lembrado. O resultado da equação de Modificação da Dieta na Doença Renal é "corrigido" para uma área de superfície corporal de 1,73 m². Apesar de muito útil para os estudos populacionais, isso induz a erros de interpretação em indivíduos que podem variar e de fato variam expressivamente a partir da área de superfície corporal média de seu grupo de pares. Para o cálculo, existe uma área de superfície corporal média assumida para a idade, o sexo e a raça. Outro problema é que os resultados se tornam menos precisos em valores de TFGe acima de 60 mL/min/1,73 m², porque o estudo no qual a equação se baseou inscreveu principalmente indivíduos com doença renal, e a maioria tinha TFGe significativamente reduzida. Em consequência disso, muitos laboratórios relatam TFGes > 60 como "superiores a 60". A equação tende a subestimar a TFGe em indivíduos normais.

Apresentação Clínica

Assim que o grau de insuficiência renal for diagnosticado, a primeira questão é compreender quais são as reais preocupações do paciente. Para a maioria das pessoas na situação desse paciente, as maiores preocupações são: (1) esse problema irá *me* matar em um futuro próximo ou a médio prazo e (2) eu terei de fazer diálise?

Para ajudar a situar a doença renal em um contexto clínico, foram empreendidos esforços para criar um sistema de estadiamento em casos de doença renal crônica. Esse sistema permanece em evolução. Sua estrutura atual é apresentada na Tabela 10.1.

Os estágios dividem a população de acordo com o risco e a necessidade de tratamento. Alguns especialistas argumentam que os estágios 1 e 2 não devem ser definidos especificamente, já que a doença (disfunção) renal desse grau (TFGe > 60) exerce pouco efeito direto sobre o tratamento. Atualmente, está sendo decidido se deve ou não haver uma divisão em 3A e 3B. A base para uma definição seria o fato de que a anemia e a osteopatia necessitam de mais monitoramento com níveis mais baixos de TFG e, ainda, que os pacientes com o nível mais baixo de TFG estão sob um risco significativamente maior de declínio adicional na função dos rins. O paciente do caso clínico, que apresenta uma TFGe de 64 mL/min/1,73 m², enquadra-se na parte inferior da doença renal crônica em estágio 2. Ele tem doença renal crônica, independentemente da existência ou não de anormalidades adicionais de

Tabela 10.1 • CLASSIFICAÇÃO DE DOENÇA RENAL CRÔNICA POR ESTÁGIO			
Estágios de doença renal crônica	TFG	Hipertensão	Exame de urina ou estrutura renal anormais
0	> 90	Sim/não	Não
1	> 90	Sim/não	Sim
2	60-90	Sim/não	Sim
3	30-60	Sim/não	Sim/não
A	45-60		
B	30-45		
4	15-30	Sim/não	Sim/não
5	< 15	Sim/não	Sim/não

estrutura ou no exame de urina. Os pacientes com doença renal crônica em estágio 3 representam a maior parcela de indivíduos identificados como tendo doença crônica dos rins. De acordo com dados da National Kidney Foundation (Fundação Internacional do Rim), **24,7% dos indivíduos acima de 70 anos sofrem de doença renal crônica em estágio 3**. A maioria dos indivíduos desse grupo etário pode ser inserida na lista de doença renal crônica em estágio 1 ou 2.

Indivíduos com doença renal crônica em estágio 3 não só estão sob risco de níveis inadequados de vitamina D2, mas também podem ter acidose metabólica e anemia, ambos em graus leves. Além disso, ocorrem fadiga, síndrome das pernas inquietas e alterações do sono. Na doença renal crônica em estágio 4, esses achados são comuns. A fadiga torna-se um problema maior; os quadros de hiperfosfatemia, elevação do paratormônio (PTH) e doença óssea renal ficam evidentes. A acidose metabólica pode levar à perda de massa muscular. A retenção de líquido e a formação de edema são problemas frequentes. O apetite também pode declinar. Algumas vezes, observa-se dificuldade de concentração. **Na doença renal crônica em estágio 5, os pacientes tornam-se francamente urêmicos,** com agravamento dos **quadros de acidose, hipercalemia, hiperparatireoidismo, retenção líquida e anemia.** No estágio 5, frequentemente é instituído o tratamento com diálise, embora a terapia conservadora seja possível até certo ponto.

É considerado que os pacientes com TFG > 60 sofram de doença renal apenas se houver evidências de alterações no exame de urina ou na anatomia (achados de biópsia, alterações policísticas constatadas na ultrassonografia, rim solitário, formação cicatricial, etc.); no entanto aqueles com TFG < 60 são considerados portadores de doença renal na ausência de tais dados adicionais. Embora os pacientes com TFG < 60 sejam considerados como indivíduos com comprometimento renal, independentemente da existência ou não de alterações no exame de urina ou na anatomia, a presença adicional dessas alterações muda o rumo das coisas de forma considerável. Desses achados, a **presença ou a ausência de proteinúria e a quantidade dessa proteinúria possivelmente são os problemas mais críticos.** A evolução de insuficiência renal é mais rápida na presença de proteinúria. Além disso, a mera presença de proteína mensurável na urina em um teste-padrão com fita reagente de imersão pode indicar a existência de lesões glomerulares significativas. A importância da proteinúria também depende significativamente da história subjacente do paciente. A presença de microalbuminúria (30 a 300 mg de albuminúria por dia) indica nefropatia diabética incipiente em pessoas com mais de 5 anos de diabetes prévio. Independentemente do fato de o diabetes ser ou não um quadro a ser levado em consideração, ainda se mostra crítico o conhecimento sobre a quantidade de proteinúria. Em pacientes com **diabetes, a perda superior a 2 g de proteína na urina diariamente é associada a um risco muito maior de insuficiência renal do que uma perda < 2 g/dia.** Na ausência de diabetes, o valor crítico torna-se 4 g de proteinúria por dia.

A presença de hematúria ou de cilindros urinários em pacientes com TFG diminuída também é um achado crítico. Hematúria **associada a proteínas e cilindros indica inflamação glomerular ativa (glomerulonefrite), seja ela aguda ou crônica.** Hematúria isolada sempre deve induzir à obtenção de imagens e à execução de exame urológico no idoso. Presença de piúria requer uma busca por infecção. Massas renais podem ser detectadas por meio da ultrassonografia ou da tomografia computadorizada (TC) sem contraste (mesmo protocolo de TC para pesquisa de cálculos). Se o resultado da TC for negativo, será necessária a realização de cistoscopia, pois o câncer vesical é uma consideração grave em pacientes com mais de 50 anos. Esse tipo de câncer é tratável apenas por via cirúrgica e isso nos estágios bem iniciais.

Tratamento

Além da atenção diligente aos insultos metabólicos subjacentes sobre os rins (p. ex., diabetes, hipertensão, hiperlipidemia), não existe qualquer fórmula "renoprotetora" específica. Portanto, o "tratamento" recai na tomada de decisões compartilhadas e informadas entre os pacientes e seus médicos, bem como em medidas para tratar os problemas subjacentes de forma rigorosa. Assim, esse assunto se concentra em dois problemas:
A primeira dúvida é: *"Que testes adicionais devem ser realizados?"*
Resposta: A realização de exame de urina e a mensuração da excreção proteica urinária fornecem informações cruciais em relação ao estado do paciente e ao prognóstico da condição. O exame de urina é melhor efetuado em uma amostra fresca (i. e., recém-coletada). A aferição da proteína urinária pode ser feita em uma coleta de 24 horas ou pela relação de proteína e creatinina em uma amostra spot (isolada) de urina. Embora pareça mais provável que a coleta de urina de 24 horas forneça uma medida precisa da perda de proteína nesse período, na verdade não é nada fácil realizar uma coleta completa, sem mencionar o fato de que o ato de lidar com a urina é desagradável para muitos pacientes. A simples comparação da relação

entre proteína e creatinina na urina (proteína/creatinina urinárias) em uma única amostra produz informações igualmente valiosas. Os resultados não são precisos, mas fornecem uma estimativa razoável.

Outro exame necessário para avaliar um paciente com suspeita de doença renal consiste na obtenção de imagens ultrassonográficas, não só para avaliar o tamanho, o número e a estrutura dos rins, mas também para estabelecer ou eliminar a possibilidade de uropatia obstrutiva. Doença renal crônica significativa pode ser associada a uma diminuição no tamanho dos rins, à perda da diferenciação corticomedular na ultrassonografia e à presença de contornos renais irregulares. Os rins em processo "normal" de envelhecimento podem revelar cistos ocasionais, embora a presença de mais de um ou dois cistos de cada lado indique doença renal de certa cronicidade. Em particular, nem sempre a diminuição no tamanho dos rins é observada em quadros de nefropatia diabética e amiloidose, em virtude da natureza infiltrativa da lesão nesses distúrbios. Quando os rins tiverem uma diferença superior a 1,5 cm de comprimento, pode-se suspeitar de doença arterial renal assimétrica, dano unilateral prévio por obstrução ou infecção ou, na presença de diferenças acentuadas, distúrbios congênitos de desenvolvimento renal, não detectados previamente. Alterações como dilatação uni ou bilateral dos ureteres, caliectasia (dilatação do cálice renal) ou aumento do volume vesical residual pós-miccional sugerem uropatia obstrutiva – um quadro que sempre deve ser considerado no homem mais idoso em função da doença prostática.

Se esse paciente tiver proteinúria > 3 g/dia ou mais ou exibir sedimento ativo e rins de tamanho normal, provavelmente ele terá um distúrbio agudo ou subagudo, havendo a necessidade de testes diagnósticos adicionais para estabelecer um tratamento adequado. Se, por outro lado, houver apenas um nível baixo de proteinúria ou ausência de proteína na urina, nenhum cilindro e rins de tamanho normal, é mais provável que a condição seja muito crônica e particularmente não progressiva. Por fim, pode-se acrescentar o fato de que o achado mais encorajador para o paciente em questão seria uma leve dilatação dos ureteres com aumento de volume da bexiga, uma vez que essa série de achados indicaria a hipertrofia da próstata e a obstrução à via de saída da bexiga como a causa do problema. A obstrução do trato urinário causada por prostatismo é facilmente reversível e precisa ser descartada em indivíduos da idade do paciente, independentemente de haver ou não resultados anormais no exame de urina.

Como um paciente com doença renal crônica em estágio 3, a conduta terapêutica adequada também envolveria a mensuração: (1) do nível de hemoglobina, (2) das reservas de ferro na presença de anemia, (3) do bicarbonato sérico, (4) dos níveis séricos de potássio, cálcio, fósforo, albumina e vitamina D_2 (individual e total), bem como (5) do nível do paratormônio intacto.

A segunda dúvida é: "Qual o *prognóstico* dessa 'doença' renal?"
Do ponto de vista do paciente, existem dois elementos cruciais para essa resposta. Primeiro, esse problema resultará em sua morte no futuro próximo (i. e., encurtará o tempo de vida do paciente) e, segundo, ele terá de fazer tratamento de diálise em

breve? Todas as outras informações são secundárias a isso, e essa resposta é o que precisa ser claramente transmitido ao paciente. Então, qual é a resposta correta para o paciente deste caso?

Começando pelas informações clínicas básicas do quadro, a resposta a essa pergunta depende predominantemente das informações secundárias fornecidas pelos exames de urina, mensuração proteica urinária e ultrassonografia. Na ausência de indícios de inflamação ativa (nenhuma proteinúria ou apenas um nível muito baixo de proteína na urina, sem hemácias ou cilindros celulares/granulares), a taxa de evolução da disfunção renal desse paciente é previsivelmente baixa. Se a proteinúria for significativa ou se houver inflamação ativa demonstrada por cilindros hemáticos e hematúria, a evolução clínica não será previsível e dependerá da doença específica presente (glomerulonefrite aguda, nefrite por IgA, glomerulopatia membranosa, glomerulonefrite de lesão mínima*, glomerulosclerose segmentar focal, glomerulonefrite rapidamente progressiva). O diagnóstico final na maioria desses distúrbios requer a realização de biópsia renal.

Se o paciente tiver um declínio isolado na depuração renal em função do envelhecimento ou em virtude desse envelhecimento somado ao impacto cumulativo de doença vascular generalizada, hipertensão, exposição a meio de contraste radiológico e efeitos de cirurgia cardíaca com circulação extracorpórea, a resposta às dúvidas descritas anteriormente é melhor retratada no gráfico apresentado na Figura 10.3.

O gráfico não é exato, oferecendo apenas a linha em que o risco de morte se iguala mais ou menos ao risco de doença renal em estágio terminal (nesse caso, há necessidade de diálise) para a população como um todo; no entanto, a mensagem para esse paciente é que suas chances de sobrevida renal excedem de maneira significativa as probabilidades de sobrevida global em seu nível atual de função. De modo geral, a maioria dos pacientes com mais de 70 anos que se encontra com doença renal crônica em estágio 4 não necessitará de diálise.

Os indivíduos acima de 70 anos que se apresentam com doença renal crônica em estágio 3 ou 4 necessitarão de cuidados contínuos relacionados com seu estado. As condições associadas mencionadas anteriormente devem ser tratadas da devida forma. Como os níveis da vitamina D_2 podem ser mensurados, torna-se possível a administração de suplementos orais para corrigir os casos de deficiência. Se os níveis de fósforo e de PTH estiverem elevados, será recomendável o fornecimento de acetato de cálcio, carbonato de cálcio ou quelantes de fósforo que não contenham cálcio com as refeições para controlar o fósforo sérico e reduzir o hiperparatireoidismo. Na presença de anemia, as deficiências de ferro, vitamina B12 e folato, se constatadas, devem ser tratadas em primeiro lugar. Na ausência de resposta a esse tratamento, talvez haja uma deficiência de eritropoetina, podendo haver a necessidade de suplementação desse fator hematopoético ou de outro agente estimulante da medula óssea. Atualmente, recomenda-se que a hemoglobina seja mantida aci-

---

* N. de T. Também conhecida como doença de alteração mínima, nefrose lipoide, glomerulopatia de lesões mínimas, nefropatia de lesões mínimas.

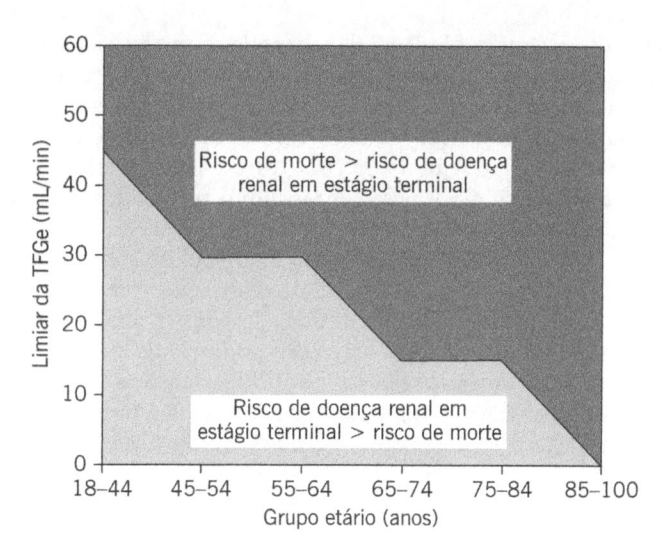

Figura 10.3 Risco de morte *versus* diálise, com base na TFGe e na idade.

ma de 10 g/dL. O conteúdo de fósforo na dieta deve ser reduzido. A restrição de potássio será importante se houver hipercalemia; em geral, é necessária a limitação de sódio na dieta em pacientes com edema ou hipertensão. Apesar de raramente serem fornecidos, os suplementos de citrato de sódio ou de potássio comprovadamente diminuem a perda óssea e muscular pela correção da acidose gerada pela insuficiência renal. **De maior importância, tem-se o controle da hipertensão.** Contudo, alguns pacientes com doença renovascular podem desenvolver uma piora da função renal com o controle da pressão arterial.

Por fim, deve-se mencionar que a sobrevida na diálise durante o primeiro ano de tratamento diminui com a idade do paciente (embora a diferença na taxa de mortalidade entre os pacientes sob diálise e seus pares etários decline em ambas as populações). A sobrevida média de pacientes entre 65 e 79 anos, 80 e 84 anos, 85 e 89 anos e acima de 90 anos sob diálise é, respectivamente, de 24,9 meses, 15,6 meses, 11,6 meses e 8,4 meses. Os pacientes com mais de 80 anos sem doença renal em estágio terminal têm uma sobrevida esperada quase sete vezes mais longa.

A condição geral do paciente influencia muito a sobrevida. Independência nas atividades diárias, mobilidade sem auxílio e intelecto preservado são altamente importantes. O idoso com mobilidade prejudicada, incapaz de realizar as tarefas do dia a dia ou com déficit cognitivo não se sai tão bem quanto a média do grupo. Para as pessoas idosas com doença renal em estágio terminal, a diálise de fato prolonga a vida quando comparada com o tratamento conservador, mas o tempo adquirido, apesar de significativo do ponto de vista estatístico, é relativamente curto, e o impacto sobre a qualidade de vida pode ser grave. Caso a diálise seja acordada como um tratamento, a **diálise peritoneal** deverá ser considerada se o paciente for capaz de cuidar de si mesmo, pois a independência pode ser preservada e o tratamento pode ser eficaz, além de ser menos exigente em termos cardiovasculares. Se houver a necessidade de hemodiálise, todos os esforços devem ser empreendidos para estabelecer uma fístula arteriovenosa (AV) como um acesso de diálise. Cateteres permanentes de demora apresentam um risco extremo de infecção, e a bacteriemia atribuída a cateteres se associa a incrementos muito acentuados de morte cardiovascular nos primeiros meses.

É necessário não só um debate cuidadoso e meticuloso sobre as exigências da diálise, mas também uma descrição precisa das consequências esperadas na escolha da abordagem conservadora. Vários estudos demonstraram uma expectativa de vida razoável em pacientes mais idosos tratados por meio de medidas como modificação da dieta, controle volêmico rigoroso, anti-hipertensivos e suplementação vitamínico-mineral. Caso se forneçam cuidados adequados, a morte na uremia pode ser inevitável, mas não precisa ser dolorosa ou desconfortável. Consultas com especialistas em cuidados paliativos podem ser úteis e induzir a pessoa a evitar tratamentos que prolonguem a vida, mas que não são nem confortáveis nem desejáveis.

CORRELAÇÃO DE CASOS CLÍNICOS
- Ver também Caso 9 (Hipertensão) e Caso 11 (Anemia).

QUESTÕES DE COMPREENSÃO

10.1 Em um debate sobre alterações relacionadas com a idade na função renal, qual dos itens a seguir é a afirmação mais precisa?
  A. O diabetes aumenta a estabilidade dos tufos glomerulares por aumentar a glicosilação.
  B. A hipertensão melhora a força tênsil das paredes dos túbulos renais por conta da pressão hidrostática elevada.
  C. Mesmo na ausência de doença, a idade em si induz a declínios previsíveis na função renal ao longo da vida.
  D. A hiperlipidemia reforça a estabilidade da membrana nas arteríolas aferentes por aumentar a rigidez endotelial.

10.2 A doença renal crônica em estágio 2 costuma ser caracterizada por:
  A. TFG > 90 mL/min
  B. TFG de 60 a 90 mL/min
  C. TFG de 30 a 60 mL/min
  D. TFG < 30 mL/min

10.3 A sobrevida média de pacientes acometidos pela doença renal crônica em estágio 4 e submetidos à diálise é de:
  A. 25 meses para pessoas de 65 a 79 anos
  B. 30 meses para pessoas de 80 a 84 anos

C. 35 meses para pessoas de 85 a 90 anos
D. 40 meses para pessoas acima de 90 anos

RESPOSTAS

10.1 **C.** As alterações relacionadas com a idade na função renal são inerentes, e, até o momento, nenhuma intervenção tem atuado como "renoprotetora" na ausência de doença. Todas as outras opções são o oposto do que realmente ocorre (p. ex., a glicosilação, o aumento da pressão hidrostática e os lipídeos elevados são, sem exceção, deletérios para a filtração renal em pessoas com diabetes, hipertensão e hiperlipidemia).

10.2 **B.** A opção "A" é uma função renal de estágio 1. A opção "C" corresponde à doença renal crônica em estágio 3, enquanto a opção "D" corresponde à mesma doença em estágio 4.

10.3 **A.** Todas as opções que demonstram um aumento na sobrevida com o avanço da idade em indivíduos sob diálise são incorretas. Na diálise, a sobrevida diminui com o passar do tempo.

DICAS CLÍNICAS

▶ Existem vários meios de quantificar a função glomerular estimada. Cada método tem suas falhas em caracterizar a função renal de *todas* as pessoas de forma equitativa. A fórmula de Cockcroft-Gault leva em consideração o sexo, bem como a idade e a creatinina sérica. A fórmula de Modificação da Dieta na Doença Renal não foi validada em pessoas com mais de 70 anos.
▶ A idade em si está inerentemente associada a diminuições previsíveis na função renal ao longo da vida. O tratamento de condições subjacentes que afetam os rins é a única forma conhecida de tentar proteger a função renal com o avanço da idade.
▶ Enquanto o fato de diagnosticar os estágios 1 e 2 da doença renal crônica pela primeira vez no idoso pode não predizer de forma criteriosa o aumento da morbidade nos anos de vida que restam, o agravamento do estágio da doença renal crônica (em particular o estágio 4) está associado a um prognóstico significativamente mais grave.
▶ Entre os pacientes geriátricos submetidos à diálise, o avanço da idade está associado a uma redução na sobrevida.

REFERÊNCIAS

Arnold RM, Ziedel ML. Dialysis in frail elders: a role for palliative care. *N Eng J Med.* 2009;361: 1597-1598.

Cockcroft DW, Gault MH. Prediction of creatinine clearance from serum creatinine. *Nephron.* 1976;16(1):31-41.

Garg AX, Papaioannou A, Ferko N, Campbell G, Clarke JA, Ray JG. Estimating the prevalence of renal insufficiency in seniors requiring long-term care. *Kidney Int.* 2004;65(2):649-653.

Hajd-Aïssa A, Dumarest C, Maire P, Pozet N. Renal function in the elderly. *Nephron.* 1990;54:364-365.

Kimmel PL, Lew SQ, Bosch JP. Nutrition, aging and GFR: is age-associated decline inevitable? *Nephrol Dial Transplant*. 1996;11(suppl 9):85-88.

Levey AS, Bosch JP, Lewis JB, et al. A more accurate method to estimate glomerular filtration rate from serum creatinine: a new prediction equation. Modification of Diet in Renal Disease Study Group. *Ann Intern Med*. 1999;130(6):461-470.

Lindeman RD, Tobin J, Shock NW. Longitudinal studies on the rate of decline in renal function with age. *J Am Geriatr Soc*. 1985;33:278-285.

Murtagh FE, Marsh JE, Donohoe P, Ekbal NJ, Sheerin NS, Harris FE. Dialysis or not? A comparative survival study of patients over 75 years with chronic kidney disease stage 5. *Nephrol Dial Transplant*. 2007;22:1955-1962. http://www.kidney.org/professionals/kdoqi/guidelines_ckd/toc.htm.

O'Hare AM, Choi AI, Bertenthal D, et al. Age affects outcomes in chronic kidney disease. *J Am Soc Nephrol*. 2007;18:2758-2765.

Rowe JW, Andres R, Tobin JD, Norris AH, Shock NW. The effect of age on creatinine clearance in men: a cross-sectional and longitudinal study. *J Gerontol*. 1976;31:155-163.

Tamura MK, Covinsky KE, Chertow GM, et al. Functional status of elderly adults before and after initiation of sialysis. *N Eng J Med*. 2009;361:1539-1547.

CASO 11

Um homem de 83 anos é levado ao Setor de Emergência por seus familiares depois de "desmaiar" em casa logo após sair do banheiro. Naquele momento, foi fácil despertá-lo. Ele afirma que eliminou sangue vermelho-vivo pelo reto nas últimas 10 horas, com considerável perda sanguínea. A história médica pregressa é significativa para o tabagismo, embora ele tenha parado há 40 anos, além do consumo moderado de bebidas alcoólicas. Também teve tuberculose há 60 anos. O paciente também havia tido infecções respiratórias frequentes, sem história de doença cardíaca conhecida. Esse paciente sofreu dois ataques isquêmicos transitórios no passado, apresentando osteoartrite e hipertensão nos últimos 20 anos. A hipertensão, no entanto, está bem controlada. O único fármaco que esse homem toma é o ácido acetilsalicílico, 81 mg, diariamente, sendo que o último ele tomou há cerca de 24 horas. Os achados significativos do exame físico são: pressão arterial de 105/60 mmHg e pulso de 110 batimentos por minuto (bpm), com extremidades frias e pálidas. Além disso, o paciente parece ansioso. Os pulmões estão límpidos (claros), enquanto o exame cardiovascular revela taquicardia sinusal, sem sopro. O exame abdominal mostra uma leve sensibilidade no quadrante inferior esquerdo, sem rebote ou reflexo de proteção. O abdome também revela ruídos intestinais (borborigmos) ativos. Os testes laboratoriais produziram os seguintes resultados: contagem de leucócitos de 10.500 células/mm^3, concentração de hemoglobina de 6,5 g/dL, hematócrito de 19,1%, volume corpuscular médio (VCM) de 83 fL, tempo de protrombina/relação normalizada internacional/tempo de tromboplastina parcial dentro dos limites de normalidade, ureia de 25 mg/dL, creatinina de 1,2 mg/dL, albumina de 3,9 mg/dL e testes de função hepática normais.

▸ Qual é a causa mais provável da anemia desse paciente?
▸ Que outros fatores podem contribuir para a anemia?
▸ Qual é o próximo passo na terapia?

RESPOSTAS PARA O CASO 11
Anemia

Resumo: Um homem de 83 anos apresenta-se com eliminação de sangue vermelho-vivo pelo reto nas últimas 10 horas. Antes disso, ele estava em um estado normal de saúde. O paciente exibe fatores de risco para sangramento gastrintestinal, o que inclui o uso atual de ácido acetilsalicílico e o consumo prévio de bebidas alcoólicas. Além de estar com taquicardia e extremidades frias, ele está no limite da hipotensão. A concentração da hemoglobina encontra-se baixa (6,5 g/dL), enquanto o nível da ureia se mostra elevado (25 mg/dL).

- **Causa mais provável da anemia:** O paciente possui um local de sangramento ativo; a origem disso muito provavelmente seja o trato gastrintestinal inferior, pois se trata de um sangue vivo (franco) expelido pelo reto. Uma causa provável em qualquer paciente idoso seria o câncer de colo até que se prove o contrário. Outras causas possíveis incluem hemorroidas, sangramento diverticular e malformações arteriovenosas. A enteropatia inflamatória seria uma causa menos comum nesse grupo etário.
- **Outros fatores que contribuem para a anemia:** O ácido acetilsalicílico certamente é um fator que colabora para o sangramento; no entanto é possível que o paciente possa ter tido alguma anemia mais discreta por deficiência de ferro ou consumo de bebidas alcoólicas antes do evento agudo.
- **Melhor etapa terapêutica:** Não se esquecer de abordar inicialmente a circulação, vias aéreas e respiração em qualquer paciente. É imperativo estabelecer dois acessos intravenosos de amplo calibre e iniciar a ressuscitação volêmica imediatamente. Como o paciente se encontra facilmente despertável, é provável que consiga proteger suas vias aéreas. Ele não manifestou qualquer dificuldade respiratória. O paciente encontra-se instável, devendo receber transfusão de concentrado de hemácias e ser rapidamente removido para a realização de endoscopia e intervenção cirúrgica.

ANÁLISE

Objetivos

1. Conhecer a abordagem inicial e ser capaz de identificar um paciente instável do ponto de vista hemodinâmico em virtude de sangramento gastrintestinal agudo.
2. Compreender os diferentes tipos de anemia e ter uma abordagem diagnóstica para o paciente anêmico.
3. Buscar entender o quadro de anemia, em vez de culpar a idade avançada, e conseguir identificar o que é facilmente tratável.

Considerações

O caso trata de um homem de 83 anos que se apresenta com sangramento vivo (franco) pelo reto. O problema imediato consiste em sua instabilidade hemodinâmica. Na avaliação inicial do paciente, é imperativo reconhecer que ele está hipotenso e taquicárdico. A perda sanguínea aguda é julgada em termos clínicos, já que os níveis laboratoriais (hematócrito) subestimam a perda de sangue. O primeiro passo é estabelecer dois acessos intravenosos de grande calibre e avaliar a resposta do paciente aos fluidos; em geral, o soro fisiológico será o fluido de escolha. Se ele tiver uma resposta limítrofe aos fluidos, talvez haja necessidade do estabelecimento de uma via de acesso central. O maior fator de risco do paciente para um sangramento gastrintestinal é o uso do ácido acetilsalicílico. Isso não quer dizer que um paciente de 83 anos não deva tomar o ácido acetilsalicílico, mas sim que a suspeita clínica em relação a esse fármaco deve ser alta. A história desse homem também é positiva para o consumo moderado de bebidas alcoólicas. É importante mencionar que os pacientes frequentemente minimizam sua ingestão de bebidas alcoólicas; além disso, qualquer ingestão deve levantar a suspeita clínica dos possíveis efeitos do uso de álcool em qualquer diagnóstico. O paciente em questão apresenta-se com eliminação de sangue vermelho-vivo pelo reto nas últimas 10 horas. Antes disso, ele estava em um estado normal de saúde; deve ser realizada uma consulta urgente com gastrenterologista e cirurgião gastrintestinal para tratar a condição desse paciente da melhor forma.

ABORDAGEM À
Anemia

Anemia é um diagnóstico muito comum tanto no ambiente ambulatorial como no hospitalar. Embora a história muitas vezes leve às causas mais prováveis de anemia, a confirmação laboratorial frequentemente é necessária. Nesse quadro, a história do paciente aponta diretamente para anemia por perda sanguínea aguda. No entanto, com um nível de hemoglobina tão baixo quanto 6,5 g/dL, é imperativo considerar outras causas que talvez estejam contribuindo para essa anemia. Existem sete grupos comuns de anemia no idoso. Tais grupos podem ser organizados com base no VCM e na contagem de reticulócitos. Os tipos são os seguintes: anemia por deficiência de ferro/anemia por perda de sangue, anemia megaloblástica, anemia do hipotireoidismo, anemia de doença renal crônica/por deficiência crônica de eritropoetina (EPO), anemia de inflamação crônica, pancitopenia e anemia hemolítica.

CAUSAS MICROCÍTICAS

As causas de anemias microcíticas (VCM < 80) incluem **talassemia, anemia de doença crônica, anemia por deficiência de ferro, intoxicação por chumbo e anemia sideroblástica (ver Tab. 11.1).** As anemias por deficiência de ferro e por perda de sangue são caracterizadas por um VCM baixo a normal. É importante tratar as causas comuns em primeiro lugar. Os fármacos podem predispor o paciente a sangramento; o uso prolongado dos anti-inflamatórios não esteroides (AINEs) de venda livre (i. e., vendidos sem receita médica) costuma estar envolvido. Em uma mulher mais jovem, seria imperativo avaliar a história menstrual. Outras causas englobam crescimento normal, perda sanguínea, hemólise intravascular, procedimentos de deriva-

Tabela 11.1 • CAUSAS DE ANEMIA MICROCÍTICA
Talassemia
Anemia de doença crônica
Anemia por deficiência de ferro (ferropriva)
Intoxicação por chumbo
Anemia sideroblástica

ção (*bypass*) gástrica e má absorção. O ferro é absorvido principalmente na porção proximal do intestino delgado. A má absorção, conforme observada em enteropatias inflamatórias e doença celíaca, pode prejudicar esse processo e levar à deficiência de ferro. Os pacientes podem se queixar de fadiga, irritabilidade e letargia geral. Se a deficiência de ferro for grave, os pacientes talvez comecem a exibir apetite depravado ou "pica". Os achados do exame físico concentram-se na palidez da conjuntiva. Também é possível observar a presença de coiloníquia (unha em forma de colher).

Os pacientes que sofrem de doença crônica desenvolvem uma anemia inflamatória. No passado, isso era conhecido como anemia de doença crônica. Em estado inflamatório, há um aumento nas citocinas inflamatórias circulantes, o que provoca alterações na resposta corporal à EPO. Esses pacientes terão uma contagem baixa de reticulócitos. Os níveis séricos de ferro e a capacidade de ligação a esse elemento serão baixos. O nível de ferritina, no entanto, estará elevado. **Como o nível de ferritina se encontra baixo na deficiência de ferro, ele pode ser considerado como o principal valor laboratorial para diferenciar os pacientes que sofrem de anemia por deficiência de ferro e anemia inflamatória.** Marcadores inflamatórios inespecíficos, como velocidade de sedimentação eritrocitária, também estarão aumentados. É importante considerar os quadros de mieloma, linfoma e distúrbios autoimunes como possíveis causas de anemia inflamatória, bem como infecções crônicas.

Além da anemia de doença crônica, também existe uma entidade conhecida como anemia de doença renal crônica. Isso também pode ser chamado de anemia por deficiência crônica de EPO. A EPO protege as células progenitoras das hemácias de sofrerem apoptose. Em pacientes com doença renal crônica, a EPO não é mais produzida em quantidades suficientes pelo córtex renal. Essa falta de EPO pode causar anemia, tornando esses pacientes os candidatos mais óbvios para a terapia com esse hormônio glicoproteico. É importante notar que os níveis de ferro, vitamina B12 e folato precisam estar adequados para que a EPO faça efeito.

CAUSAS MACROCÍTICAS

A anemia macrocítica (VCM > 100) é mais comumente atribuída à **deficiência de vitamina B12 ou folato.** Vale lembrar que o principal ponto para diferenciar deficiência de vitamina B12 *versus* folato é a presença de **sintomas neurológicos específicos nos casos de deficiência de vitamina B12** –sintomas não observados com a falta do folato. Os sintomas neurológicos da deficiência de vitamina B12 incluem perda de propriocepção e vibração. Esse diagnóstico precisa ser considerado em qualquer paciente que seja idoso, esteja desnutrido ou faça uso de bebidas alcoólicas. É preciso estar ciente de que os pacientes idosos frequentemente podem sofrer de negligência e desnutrição, levando à deficiência de vitamina B12 ou folato.

É importante considerar a causa subjacente da anemia macrocítica. As causas típicas incluem desnutrição, anemia perniciosa e má absorção. A anemia perniciosa deve-se a uma deficiência de fator intrínseco, que é liberado pelas células parietais na mucosa gástrica. **Os anticorpos anticélulas parietais podem ser encontrados em 90% dos pacientes com anemia perniciosa.** É fundamental ter em mente que a vitamina B12 é absorvida na porção terminal do íleo, enquanto a absorção do folato se dá no duodeno e na porção proximal do jejuno. A reposição de folato promoverá o restabelecimento do paciente com anemia; entretanto, se houver uma deficiência concomitante de vitamina B12, os sintomas neurológicos não apresentarão melhora. A mensuração dos níveis de vitamina B_{12} e de ácido fólico faz parte da avaliação diagnóstica quanto à presença de anemia no idoso, mesmo sem macrocitose, uma vez que essas deficiências não devem passar despercebidas.

CAUSAS NORMOCÍTICAS

O **hipotireoidismo** pode resultar em uma diminuição na massa eritrocitária, culminando em anemia normocítica normocrômica. Nesses pacientes, a contagem de reticulócitos será baixa. Algumas vezes, a anemia é o único sinal de que o paciente se encontra hipotireóideo. A mensuração do hormônio estimulante da tireoide (TSH, de *thyroid-stimulating hormone*) revela rapidamente o quadro de hipotireoidismo, e a anemia deve responder à terapia de reposição hormonal com os hormônios tireoidianos. Isso enfatiza a importância de se ter um alto índice de suspeita clínica para as deficiências de ferro, vitamina B12, folato e TSH no paciente idoso que se apresenta com anemia.

A **pancitopenia** ocorre quando um paciente se apresenta com leucopenia e trombocitopenia, além da anemia. Existem oito causas potenciais de pancitopenia, descritas na Tabela 11.2. Tais causas incluem hemoglobinúria noturna paroxística, quadro iatrogênico/infeccioso, doença do enxerto *versus* hospedeiro, hiperesplenismo, anemia aplásica, síndrome mielodisplásica, anemia megaloblástica, anemia mielotísica. Na população idosa, é importante considerar a síndrome mielodisplásica. As outras causas devem ser consideradas se a história direcionar o médico a esses diagnósticos. Em relação às causas iatrogênicas, deve-se contemplar a história de quimioterapia ou radiação, bem como avaliar de perto o uso de fármacos e suplementos fitoterápicos. No que diz respeito às causas infecciosas, é importante

Tabela 11.2 • CAUSAS DE PANCITOPENIA
Hemoglobinúria noturna paroxística
Quadro iatrogênico/infeccioso
Doença do enxerto *versus* hospedeiro
Hiperesplenismo
Anemia aplásica
Síndrome mielodisplásica, anemia megaloblástica, anemia mielotísica

levar a hepatite e o HIV em consideração. Na síndrome mielodisplásica, a medula óssea revelará uma hipercelularidade com diseritropoese*. É fundamental descartar as deficiências de vitamina B12 e folato, bem como o consumo excessivo de bebidas alcoólicas, antes de considerar a síndrome mielodisplásica.

A **anemia hemolítica** é a última classe de anemia dessa discussão. Esse tipo de anemia pode ser dividido em causas **intravasculares e extravasculares** de hemólise. As causas extravasculares podem ainda ser agrupadas em causas relacionadas com a hemácia em si (intrínsecas) e causas orgânicas (mas fora do sistema vascular) que destroem essa célula sanguínea. Nessas anemias, os valores laboratoriais exibirão níveis elevados na contagem de reticulócitos e na desidrogenase láctica, bem como níveis baixos da haptoglobina e presença de bilirrubina não conjugada. O esfregaço periférico mostrará a existência de fragmentos eritrocitários. As deficiências intrínsecas são atribuídas a defeitos de membrana, deficiências de enzimas ou hemoglobinopatias. Já as causas extrínsecas estão relacionadas com hepatopatias, hiperesplenismo, etiologias infecciosas, agentes oxidantes, doenças autoimunes (quentes ou frias) ou infusão de imunoglobulina intravenosa. Por fim, as causas intravasculares incluem distúrbios microangiopáticos, infecções, picadas de cobra e assim por diante.

CONSIDERAÇÕES ESPECIAIS A RESPEITO DE ANEMIA NO IDOSO

Os idosos são particularmente suscetíveis a alterações no volume metabólico ou circulante, provocando um declínio na capacidade de utilização do oxigênio. Isso pode ser atribuído a defeitos intrínsecos dos eritrócitos (p. ex., anemia falciforme ou deficiência de glicose-6-fosfato-desidrogenase, etc.) por capacidade diminuída na oxigenação das hemácias (p. ex., doença alveolopulmonar, desvio [*shunting*], doença renal crônica), capacidade reduzida na distribuição de oxigênio aos tecidos (p. ex., aterosclerose, doença microvascular diabética, sarcopenia) ou hipovolemia funcional (sangramento, formação de terceiro espaço, sequestro esplênico, hemólise ou débito cardíaco deficiente). Todos os processos fisiopatológicos indutores de anemia são agravados no idoso e complicados pelas doenças intrínsecas cada vez mais observadas com o avanço da idade. Além disso, a capacidade eritropoética da medula senil diminui com a idade, tornando o adulto de idade mais avançada menos apto a repopular seu aporte eritrocitário após a perda de hemácias em comparação aos pacientes mais jovens.

Não obstante, os órgãos-alvo que constituem os *receptores* desse fluxo sanguíneo e da oxigenação (p. ex., coração, cérebro, etc.) são menos capazes de lidar com a diminuição no suprimento de oxigênio. Em suma, o tratamento do paciente idoso anêmico e fraco é extremamente complexo e, em alguns aspectos, anda lado a lado com os desafios de cuidar de pacientes muito novos. Apesar disso, como a curva de dissociação do O_2, na verdade, tem sua eficiência máxima com um nível de hemoglobina de 10 g/dL, é paradoxalmente possível que um paciente muito idoso com anemia tenha poucos sintomas.

---

* N. de T. Distúrbio na produção ou na formação de hemácias.

Por exemplo, um idoso com uma perda muito lenta de sangue com o passar do tempo (como no caso de algum processo maligno ou doença renal crônica), pode estar surpreendentemente bem para o que pareceria ser um nível catastroficamente baixo de hemoglobina. Tendo dito isso, embora alguns pacientes geriátricos conservem um vigor relativo apesar de uma anemia significativa, nunca se deve considerar que o idoso anêmico está "bem", a menos que as bases diagnósticas para a anemia tenham sido completamente exploradas. Ademais, as estratégias para manutenção de reserva fisiológica ou os desafios de uma infecção concomitante ou, então, os períodos de demanda metabólica intensa (p. ex., cirurgia, diabetes não controlado, insuficiência cardíaca, etc.) devem ser totalmente avaliados e ponderados; além disso, também é recomendável a compreensão dos benefícios de intervenções terapêuticas, como das transfusões, de forma plena e deliberada.

CORRELAÇÃO DE CASOS CLÍNICOS

- Ver também Caso 10 (Doença Renal Crônica), Caso 12 (Síndrome Mielodisplásica [Pancitopenia]) e Caso 14 (Câncer de Colo).

QUESTÕES DE COMPREENSÃO

11.1 Uma mulher de 76 anos apresenta-se ao setor de emergência com piora na falta de ar. Ela tem uma história médica pregressa de diabetes melito e estenose aórtica. O exame físico identifica palidez, além de um sopro compatível com estenose aórtica. A concentração de hemoglobina dessa paciente é de 7,4 g/dL. Qual dos valores laboratoriais a seguir será mais útil no diagnóstico da causa de sua anemia?
   A. Capacidade total de ligação ao ferro
   B. Saturação de transferrina
   C. Nível de ferritina
   D. Nível de ferro
   E. Volume corpuscular médio

11.2 Um homem de 68 anos apresenta-se ao clínico geral para um exame anual de rotina. Ele se queixa de agravamento na fadiga, embora esteja em um estado de saúde normal sob outros aspectos. Os sinais vitais desse paciente encontram-se dentro dos limites de normalidade, mas o exame físico demonstra um fígado de 9 cm. O esfregaço sanguíneo revela inúmeros linfócitos pequenos de aparência madura. O leucograma diferencial mostra um predomínio de linfócitos. Qual dos seguintes diagnósticos é o mais provável?
   A. Leucemia linfocítica aguda
   B. Leucemia mielógena aguda
   C. Leucemia linfocítica crônica
   D. Leucemia mielógena crônica
   E. Reação leucemoide

RESPOSTAS

11.1 **C.** Essa paciente está sob risco de ter tanto anemia por deficiência de ferro como anemia inflamatória. A anemia inflamatória terá um alto valor da ferritina, enquanto na anemia de doença crônica essa proteína estará diminuída.

11.2 **C.** Nesse grupo etário, a leucemia linfocítica crônica é a forma mais comum de leucemia. O predomínio de linfócitos é altamente sugestivo desse tipo de leucemia. A ocorrência de anemia hemolítica autoimune é comum mesmo nos estágios iniciais (precoces) da leucemia linfocítica crônica, enquanto os sinais de anemia e trombocitopenia são comuns nos estágios finais (terminais) dessa leucemia.

DICAS CLÍNICAS

▶ A primeira etapa no exame de qualquer paciente é avaliar a ventilação e, em seguida, a estabilidade hemodinâmica. Isso é de suma importância em qualquer paciente idoso, pois esse tipo de indivíduo provavelmente não terá a reserva para compensar, ao contrário do paciente mais jovem.
▶ A anemia é o resultado de muitas causas distintas. Os pacientes idosos estão sob risco de várias etiologias diferentes de anemia e, por essa razão, é necessário compreender a causa subjacente dessa anemia para orientar o plano terapêutico.
▶ Um método organizado para classificar a anemia com base no volume corpuscular médio (VCM) ou na contagem de reticulócitos ajudará a entender a causa de anemia em qualquer paciente.
▶ A anemia no idoso pode ter duas ou mais causas ao mesmo tempo, pois múltiplas condições comórbidas são comuns nessa população de pacientes.

REFERÊNCIAS

American College of Physicians. MKSAP 15: Hematology and Oncology. 2009:16-30.

Andrews NC. Anemia of inflammation: the cytokine-hecidin link. *J Clin Invest*. 2004;113:1251-1252.

Brissot P, de Bels F. Current approaches to the management of hemochromatosis. *Hematology Am Soc Hemtaol Educ Program*. 2006:36-41.

Charache S, Terrin ML, Moore RD, et al. Effect of hydroxyurea on the painful crisis in sickle cell anemia. Investigators of the Multicenter Study of Hydroxyurea in Sickle Cell Anemia. *N Engl J Med*. 1995;332:1317-1322.

Cohen AR. New advances in iron chelation therapy. *Hematology Am Soc Hematol Educ Program*. 2006:42-47.

Eussen SJ, de Groot LC, Clarke R, et al. Oral cyanocobalamin supplementation in older people with vitamin B12 deficiency: a dose-finding trial. *Arch Intern Med*. 2005;165:1167-1172.

Ganz T. Hepcidin and its role in regulating systemic iron metabolism. *Hematology Am Soc Hetaol Educ Program*. 2006;507:29-35.

McPhee S, Papadakis M. *Current Medical Diagnosis and Treatment*. 51st ed. New York, NY: McGraw Hill-Lange; 2012.

CASO 12

Um vendedor de automóveis aposentado de 69 anos apresentou-se ao clínico geral com dificuldade respiratória e fadiga com oito semanas de duração. O paciente estava em seu estado habitual de saúde há oito semanas quando notou o início gradativo de dificuldade respiratória e fadiga generalizada. Esse homem foi veterano por três anos na Guerra do Vietnã. Sua história médica inclui hipertensão, bem controlada com metoprolol e nifedipina, além de artrite reumatoide com envolvimento principalmente de ambas as mãos, bem controlada com metotrexato. Ele tem consumido bebidas alcoólicas com moderação nos últimos 30 anos. No entanto, nega tabagismo. O exame físico revela um senhor idoso em leve angústia respiratória. Os sinais vitais são os seguintes: pulso de 99 batimentos por minuto (bpm), pressão arterial de 130/80 mmHg e frequência respiratória de 21 movimentos respiratórios/min. O exame ocular mostra conjuntiva pálida e escleras anictéricas. O tórax encontra-se límpido à ausculta. O exame cardiovascular exibe taquicardia sem S_3 (terceira bulha cardíaca), mas com um sopro sistólico na área paraesternal. Não há hepatosplenomegalia ao exame abdominal. Alterações como petéquias ou equimoses não são observadas na pele. No exame de sangue, têm-se os seguintes resultados: hematócrito de 21% com volume corpuscular médio (VCM) de 106 fL, contagem de leucócitos a 2.400 células/mm^3 com 60% de neutrófilos, e contagem plaquetária de 66.000/mm^3. O nível de desidrogenase láctica permanece normal.

▶ Qual é o diagnóstico mais provável?
▶ Qual é a próxima etapa no diagnóstico?
▶ Qual é o próximo passo na terapia?

RESPOSTAS PARA O CASO 12
Síndrome Mielodisplásica (Pancitopenia)

Resumo: Um veterano do Vietnã com 69 anos apresenta-se com sintomas de dispneia e fadiga com oito semanas de duração. Sua história médica inclui hipertensão bem controlada com metoprolol e nifedipina, além de artrite reumatoide bem controlada com metotrexato. Ele também consome bebidas alcoólicas com moderação. O exame físico revela um senhor idoso em leve angústia respiratória. Os sinais vitais estão normais, exceto por uma taquicardia. Há certa palidez, mas sem icterícia. O exame físico apresenta-se normal, exceto por taquicardia e sopro sistólico na área paraesternal. O exame de sangue produziu os seguintes resultados: hematócrito de 21% com VCM de 106 fL, contagem de leucócitos a 2.400 células/mm^3 com 60% de neutrófilos e plaquetas de 66.000/mm^3. A desidrogenase láctica permanece normal.

- **Diagnóstico mais provável:** Pancitopenia atribuída à síndrome mielodisplásica (SMD).
- **Próxima etapa no diagnóstico:** Exame do esfregaço de sangue periférico (e, em seguida, realização de outros testes não invasivos).
- **Próximo passo na terapia:** Interrupção do agente ofensor (p. ex., fármaco) se ele for identificado e administração de uma terapia de suporte com fator de crescimento.

ANÁLISE

Objetivos

1. Conhecer as causas comuns de pancitopenia em paciente idoso.
2. Saber qual teste deve ser solicitado para estreitar a lista de diagnósticos diferenciais e ajudar na formulação do diagnóstico.
3. Compreender o princípio do tratamento de cada condição indutora de pancitopenia.

Considerações

O caso trata de um homem de 69 anos com pancitopenia. Embora haja necessidade de apenas duas linhagens celulares para o diagnóstico, esse paciente apresenta níveis reduzidos de três linhagens: anemia, neutropenia e trombocitopenia. É importante conhecer a história de fármacos tomados para descartar o uso de medicamentos como uma possível causa ou agravante de sua pancitopenia. Atualmente, o paciente está sendo submetido ao metotrexato, um antagonista do ácido fólico que poderia ter causado ou contribuído para sua citopenia. O metotrexato por tempo prolongado pode suprimir a medula óssea, ocasionando pancitopenia. Portanto, é recomendável que esse fármaco seja interrompido. Se a artrite reumatoide estiver em um estado ativo, deve-se instituir terapia alternativa. Se, apesar da interrupção do metotrexato, a citopenia desse paciente persistir ou se agravar, outras causas terão de ser consideradas. O paciente é um veterano de três anos da Guerra do Vietnã e, por essa razão, pode ter sido exposto a herbicidas do Agente Laranja, colocando-o sob alto risco de processos malignos hematológicos como SMD, mieloma múltiplo e leucemia linfocítica crônica.

O próximo passo para encontrar a etiologia da pancitopenia consiste no exame do esfregaço periférico. Por exemplo, podem ser observados neutrófilos hipersegmentados na deficiência de vitamina B12, blastos[*] na SMD e leucemia aguda, bem como plaquetas aumentadas e gigantes na SMD. As células de Pelger-Huët são neutrófilos com núcleo bilobado e sem grânulos em seu citoplasma, diferentes dos neutrófilos bastonados associados à SMD. Embora o paciente tenha um VCM alto observado nessa síndrome, isso também é visto em casos de deficiência de vitamina B12, alcoolismo crônico, hipotireoidismo ou hepatopatia, bem como com fármacos e quimioterapia.

DIAGNÓSTICO DIFERENCIAL

Os possíveis diagnósticos nesse paciente com pancitopenia incluem deficiência de vitamina B12, toxicidade do metotrexato, artrite reumatoide com síndrome de Felty e esplenomegalia, pancitopenia autoimune, infecções virais como hepatite (B e C) e infecção por HIV, cirrose hepática com esplenomegalia e represamento do sangue periférico, SMD, anemia aplásica[**], leucemia aguda, hemoglobinúria noturna paroxística e mielopatia infiltrativa. Na suspeita de SMD, esse quadro precisa ser confirmado por aspiração e biópsia da medula óssea.

ABORDAGEM À
Síndrome Mielodisplásica

DEFINIÇÕES

PANCITOPENIA: Redução em dois ou mais elementos sanguíneos celulares, a saber: hemácias (Hb < 13,5 g/dL nos homens ou < 12 g/dL nas mulheres), leucócitos (contagem absoluta de neutrófilos < 1.500 células/mm^3) e/ou plaquetas (< 150.000/mm^3). A pancitopenia é considerada grave em caso de contagem absoluta de neutrófilos < 500/μL, contagem de plaquetas < 20.000/μL e contagem de reticulócitos corrigida < 1%.

DOENÇA MIELODISPLÁSICA: Um grupo de distúrbios de etiologia desconhecida em que a medula óssea está repleta de células dispoéticas anormais que não se diferenciam em células hematopoéticas normais e, consequentemente, não deixam a medula, dando origem à citopenia periférica.

As estimativas epidemiológicas são de possivelmente dezenas de milhares acometidos por SMD nos Estados Unidos. Há pouquíssimos casos em indivíduos com menos de 50 anos, pois a maioria ocorre em pessoas acima de 65 anos. Cerca de 30% dos casos se converterão em leucemia mielocítica aguda (LMA).

---

[*] N. de T. Também conhecidos como células blásticas ou mieloblastos.
[**] N. de T. Também conhecida como anemia aplástica.

ABORDAGEM CLÍNICA

Apresentação

Os principais sintomas de pancitopenia moderada a grave compreendem fadiga, diminuição da tolerância ao esforço físico, dificuldade respiratória causada pela **anemia**, sangramento atribuído à **trombocitopenia** e infecção decorrente da **neutropenia**. O sangramento costuma ocorrer nas mucosas, causando epistaxe, hematúria, sangramento gastrintestinal e menorragia em mulheres. Uma contagem de plaquetas < 10.000 pode estar associada a sangramento intracraniano espontâneo. A neutropenia está associada a um aumento no risco de infecção, sobretudo em casos de neutropenia prolongada. Em geral, ocorre infecção causada pela flora cutânea normal (p. ex., *Staphylococcus aureus*) e por bastonetes gram-negativos do trato gastrintestinal. Vinte e cinco a 30% dos pacientes evoluem para leucemia aguda.

AVALIAÇÃO DE PANCITOPENIA

Etiologias

Há uma série de etiologias para a pancitopenia. Os fármacos constituem uma causa comum, incluindo metotrexato, trimetoprima/sulfametoxazol, fenitoína, carbamazepina, neurolépticos/antipsicóticos, propiltiouracil, além, é claro, de agentes quimioterápicos e radiação. É importante obter uma história meticulosa para analisar os fármacos vendidos com ou sem receita médica para a remoção dos agentes ofensores.

A próxima etapa para avaliar uma pancitopenia consiste no exame do esfregaço periférico. Esse esfregaço do sangue periférico revelará conglomerado de plaquetas na pseudotrombocitopenia, neutrófilos hipersegmentados na deficiência de vitamina B12, blastos na SMD e na leucemia aguda, plaquetas aumentadas e gigantes na SMD e na trombocitopenia imunomediada e, por fim, células de Pelger-Huët nessa síndrome. As células de Pelger-Huët são neutrófilos com núcleo bilobado sem grânulos em seu citoplasma, ao contrário dos neutrófilos bastonados. Um esfregaço periférico que revele células de Pelger-Huët e 1% de blastos é compatível com SMD.

O diagnóstico de SMD precisa ser confirmado por meio da aspiração e biópsia da medula óssea. Outros fatores que estão associados ou contribuem para o quadro devem ser pesquisados, pois o paciente pode ter mais de 1 etiologia para a citopenia.

A deficiência de vitamina B12 representa outra causa de pancitopenia em pacientes idosos. Com frequência, esses pacientes sofrem de atrofia gástrica, ocasionando a ausência de células parietais e do fator intrínseco, essenciais para a absorção normal da referida vitamina. Pacientes com artrite reumatoide, como neste caso, podem ter vários autoanticorpos, como anticorpos antifator intrínseco e anticorpo anticélulas parietais. Isso impede a formação do complexo fator intrínseco-vitamina B12, vital para a absorção dessa vitamina na porção terminal do íleo, dando origem à deficiência vitamínica (B12, no caso) e à pancitopenia. Os procedimentos de gastrectomia e as doenças do íleo terminal podem dar origem à má absorção e consequente deficiência de vitamina B12. Por isso, a mensuração do nível sérico da vitamina em questão deve ser solicitada. Também é recomendável a solicitação dos níveis de folato nas hemácias e não no soro, pois o folato eritrocitário é a forma de armazenamento do folato. O folato eritrocitário não é corrigido imediatamente com um dia de dieta hospitalar saudável, ao contrário do nível sérico de folato, que pode estar falsamente normal.

Infecções virais que sabidamente induzem a pancitopenia incluem os vírus da hepatite B e C, bem como o HIV. Nesse paciente do caso clínico, a sorologia para os agentes virais da hepatite B e C estava negativa. Os autoanticorpos observados em pacientes com artrite reumatoide são anticorpos antigranulocíticos e antiplaquetários com teste de Coombs positivo, dos quais todos podem causar pancitopenia. Autoanticorpos contra células-tronco também foram implicados como uma causa de pancitopenia em pacientes com distúrbio autoimune, como lúpus e artrite reumatoide.

Uma causa incomum de pancitopenia é a anemia aplásica, que pode ser atribuída a dano imunomediado ou supressão de células-tronco pluripotentes na medula óssea. A leucemia faz os blastos anormais se proliferarem na medula óssea, gerando supressão da hematopoese normal, o que dá origem à pancitopenia. Do mesmo modo, câncer metastático, em especial câncer de próstata e de mama, pode sofrer metástase para a medula óssea.

Avaliação

A obtenção de imagens do abdome talvez seja útil. O exame de ultrassonografia abdominal, por exemplo, pode ser proveitoso na detecção de cirrose hepática e esplenomegalia, para descartar o hiperesplenismo como uma causa de pancitopenia. As técnicas de aspiração e biópsia da medula óssea devem ser efetuadas em grande parte dos pacientes para excluir SMD, leucemia e câncer metastático. O esfregaço da medula óssea em paciente acometido por SMD revelará hemácias, leucócitos e plaquetas dispoéticos.

É recomendável a solicitação dos **testes descritos a seguir** para ajudar no diagnóstico e no tratamento da pancitopenia. Inicialmente, realizam-se testes não invasivos. Esse tipo de avaliação deve ser feito em primeiro lugar para ajudar no diagnóstico. O esfregaço do sangue periférico precisa ser examinado com o auxílio de um hematopatologista para pesquisa da morfologia de hemácias, leucócitos e plaquetas, bem como de células hematopoéticas anormais, como blastos ou outras formas prematuras na circulação. As células prematuras são observadas na leucoeritroblastose, quando há infiltração da medula óssea por células anormais; tais células podem vir de câncer de próstata metastático ou fibrose da medula óssea. Os testes provavelmente benéficos envolvem a mensuração do nível da vitamina B12 sérica e do folato eritrocitário (anemia com VCM alto, como neste caso), a detecção de anticorpos antigranulocíticos e antiplaquetários, o teste de Coombs e a concentração do hormônio estimulante da tireoide (TSH, de *thyroid-stimulating hormone*).

As técnicas de diagnóstico por imagem ajudarão no diagnóstico, incluindo radiografia torácica e ultrassonografia abdominal para pesquisa de esplenomegalia. Por fim, os procedimentos de aspiração e biópsia da medula óssea são mais úteis nesse grupo etário para descartar SMD (pancitopenia com VCM elevado), leucemia e mielopatia infiltrativa.

Doença Mielodisplásica

Em geral, a SMD é uma doença do idoso com idade média de 65 anos no momento da consulta. Enquanto a SMD primária não tem uma causa óbvia (evidente), a SMD secundária pode ser atribuída ao uso prévio de terapia alquilante, à exposição ao Agente Laranja (como no caso exposto) ou a outros distúrbios hematológicos anteriores como mieloma múltiplo. A medula óssea de pacientes com SMD se encontra acentuadamente hipercelular diante de citopenia periférica, bem como dispoética, como no paciente do caso clínico. Isso acontece porque as células displásicas são incapazes de sofrer uma diferenciação normal e deixar a medula. A citogenética da medula revelou deleção do cromossomo 7. A SMD de alto risco manifesta-se por citopenia em três linhagens celulares, 12% de blastos na medula óssea e citogenética anormal. As características de risco elevado na SMD incluem porcentagem mais alta de blastos e anormalidades citogenéticas, a saber: deleção dos cromossomos 5 (i. e., −5) e 7 (i. e., −7). Um tipo de SMD conhecido como síndrome-5q é associado à esplenomegalia e trombocitose, carreando um prognóstico melhor e uma resposta satisfatória à lenalidomida.

Outro diagnóstico diferencial para SMD é hemoglobinúria noturna paroxística, em que o paciente se apresenta com pancitopenia e hemólise causadas pelo aumento na sensibilidade eritrocitária ao complemento. Isso se deve à ausência das proteínas CD55 e CD59 na superfície de hemácias e leucócitos. Os pacientes com hemoglobinúria noturna paroxística são mais propensos à trombose. O diagnóstico é feito por citometria de fluxo do sangue periférico, revelando a ausência das proteínas mencionadas anteriormente.

Tratamento

A **conduta terapêutica** do paciente depende da causa da pancitopenia. Se houver a suspeita de fármacos como agentes causadores ou agravantes dessa anormalidade hematopoética, eles deverão ser interrompidos. Nos casos de deficiência de vitamina B12, é recomendável a aplicação de injeções mensais dessa vitamina.

A SMD é tratada inicialmente com fatores de crescimento, como fator estimulante da colônia de granulócitos (G-CSF, de *granulocyte colony-stimulating factor*) e eritropoetina, para estimular os precursores medulares. À medida que a doença evolui, exigindo transfusões repetidas vezes, os pacientes passam a ser tratados com fármacos modificadores da doença, como lenalidomida, e agente hipometilante, como 5-azacitidina. **O transplante de células-tronco é a única modalidade terapêutica que reconhecidamente promove a cura da SMD.**

Os fármacos sob suspeita de causarem ou agravarem a pancitopenia precisam ser interrompidos. Também é recomendável a interrupção de outros agentes ofensores, se houver algum.

Os pacientes com **deficiência de vitamina B12** devem receber a aplicação semanal dessa vitamina por via intramuscular por quatro doses e, em seguida, mensalmente pelo resto de suas vidas. Estudos recentes sugerem que a vitamina B12 oral em altas doses é satisfatória para a manutenção de pacientes selecionados.

Indivíduos acometidos por **pancitopenia imunomediada** podem responder ao tratamento da doença primária, como lúpus e artrite reumatoide, ou ser tratados com esteroides ou rituximabe, cujos alvos são os receptores CD20 presentes na superfície dos linfócitos B. Os pacientes com **hiperesplenismo** secundário a outras causas, como cirrose, devem ter a doença primária sob controle e receber tratamento paliativo. É recomendável o fornecimento de **transfusões sanguíneas** para manter a Hb > 8 g/dL ou se o paciente estiver sintomático por anemia (p. ex., insuficiência cardíaca congestiva e angina). Para prevenir aloimunização e imunossupressão, deve-se evitar a realização de transfusões sanguíneas desnecessárias. Todos os produtos sanguíneos administrados a pacientes com SMD e leucemia aguda devem ser irradiados para destruir as células T no produto de transfusão, a fim de evitar a rara doença do enxerto *versus* hospedeiro associada à transfusão.

O **transplante alogênico de células-tronco** consiste no tratamento de escolha em casos de SMD. Se isso não for possível, os pacientes sintomáticos serão tratados com transfusão de produtos sanguíneos e com fator estimulador de colônias. Os pacientes que necessitam de transfusões muito frequentes devem ser tratados com agente quelante oral, como deferasirox. Para dispensar a necessidade de transfusão ou diminuir sua frequência, é aconselhável a aplicação de injeções de eritropoetina em pacientes com SMD; há uma melhora na eficácia naqueles com níveis baixos de eritropoetina, em especial abaixo de 200 U/L.

Neutropenia moderada a grave pode ser tratada com **G-CSF**. Pacientes com neutropenia grave (contagem absoluta de neutrófilos < 500 células/mm^3) devem receber um antibiótico quinolona para evitar neutropenia febril. Como esse tipo de febre constitui uma emergência médica, os pacientes devem dar entrada no hospital para receber antibióticos intravenosos de amplo espectro, como cefalosporinas de terceira geração. Para prevenir o surgimento de enterococos resistentes à vancomicina, deve-se evitar o uso desnecessário desse antibiótico.

A neutropenia febril com mais de 4 a 5 dias de duração apesar do uso de **antibióticos de amplo espectro** deve ser tratada de forma **empírica com fármacos antifúngicos**, como voriconazol ou anfotericina, que cobrem infecção contra *Aspergillus*. Como a neutropenia prolongada é um fator de risco importante para infecção fúngica, o paciente deve receber fluconazol profilático.

Os pacientes com sangramento agudo e trombocitopenia grave, mas refratários a transfusões de plaquetas, devem ser tratados com **ácido aminocaproico**. O tratamento de escolha para hemoglobinúria noturna paroxística é o transplante alogênico de células-tronco. O **eculizumabe** é um fármaco utilizado para tratar os pacientes com esse tipo de hemoglobinúria, pois não só ajuda a controlar a hemólise e os episódios trombóticos, mas também melhora a qualidade de vida. Trata-se de um anticorpo monoclonal direcionado contra o complemento precoce (inicial) C5, o que impede a geração do complemento tardio (final) C6 a C9, envolvido nos processos de hemólise e trombose.

CORRELAÇÃO DE CASOS CLÍNICOS
- Ver também Caso 11 (Anemia) e Caso 13 (Mieloma Múltiplo).

QUESTÕES DE COMPREENSÃO

12.1 Qual dos itens a seguir é **mais** associado a um aumento no risco de SMD?
   A. Grupo etário pediátrico
   B. Exposição a substâncias químicas
   C. Policitemia vera
   D. Aumento da massa eritrocitária

12.2 Qual dos itens a seguir pode ser uma causa de SMD passível de tratamento?
   A. Deficiência de vitamina D
   B. Hiponatremia
   C. Hipovolemia
   D. Deficiência de vitamina B12

12.3 Uma mulher de 67 anos é examinada por ter fadiga, episódios hemorrágicos e infecções respiratórias frequentes. Também se observa que ela tem pancitopenia compatível com SMD na biópsia da medula óssea. Qual dos quadros a seguir mais provavelmente poderá se desenvolver nessa paciente?
   A. Diabetes insípido
   B. Hemoglobinúria noturna paroxística
   C. Leucemia mieloide aguda
   D. Trombose

RESPOSTAS

12.1 **B.** A exposição a substâncias químicas é associada ao desenvolvimento de SMD. Caso se consiga identificar e interromper um agente específico (p. ex., um novo fármaco), isso pode potencialmente amenizar a situação. Não é raro que a exposição possa ter ocorrido precocemente (p. ex., exposição industrial, como benzeno) ou ser de origem iatrogênica (p. ex., atribuída à quimioterapia). As outras opções não são associadas a um aumento no risco de SMD. Trata-se quase uniformemente de uma doença de pacientes geriátricos (assim, a opção "A" é incorreta); além disso, a SMD é marcada por anemia e pancitopenia (portanto, as opções "C" e "D" também não são corretas).

12.2 **D.** Se identificada, a deficiência de vitamina B12 (cianocobalamina) pode ser uma causa potencialmente tratável de SMD (não a deficiência de vitamina D e, portanto, a opção "A" é incorreta). Hiponatremia (opção "B") ou hipovolemia (opção "C") não causam SMD.

12.3 **C.** A leucemia mieloide aguda desenvolve-se em uma minoria considerável de pacientes com SMD. Não se sabe se o diabetes insípido (opção "A") está diretamente associado à SMD. A hemoglobinúria noturna paroxística (opção "B") precisa ser diferenciada da SMD, pois essa última condição é associada à trombose (opção "D"), portanto ambas as opções estão incorretas.

DICAS CLÍNICAS

- Em paciente idoso com pancitopenia, é recomendável a mensuração do nível sérico da vitamina B12, pois se trata de uma causa passível de tratamento.
- A síndrome mielodisplásica é uma doença do idoso, com idade média de 65 anos no momento do diagnóstico. Essa síndrome pode ser primária ou secundária.
- A leucemia mieloide aguda desenvolve-se em cerca de 25 a 30% desses pacientes.
- O principal objetivo do tratamento de SMD em pacientes idosos é controlar os sintomas atribuídos a citopenias, melhorar a qualidade de vida e aumentar o tempo de sobrevida global, ao mesmo tempo em que se evita ou retarda a evolução para leucemia mieloide aguda.
- O único tratamento curativo para SMD consiste no transplante de células-tronco.
- Todos os produtos sanguíneos devem ser irradiados, exceto o plasma fresco congelado e as células-tronco, para evitar a doença do enxerto *versus* hospedeiro associada à transfusão.
- Múltiplas causas podem ser associadas a citopenias; daí a importância de descartá-las. Em pacientes idosos, sobretudo com pancitopenia moderada a grave, é imprescindível a realização dos procedimentos de aspiração e biópsia da medula óssea para excluir a SMD. A medula precisa ser enviada para análise citogenética.
- Em SMD, o achado típico no aspirado da medula óssea é uma medula hipercelular para a idade do paciente, além de citopenia periférica. A medula óssea está repleta de células dispoéticas anormais que não se diferenciam em células hematopoéticas normais e, consequentemente, não deixam a medula, dando origem à citopenia periférica.
- O ácido aminocaproico deve ser utilizado em pacientes com sangramento agudo gerado por trombocitopenia grave, refratário à transfusão de plaquetas.

REFERÊNCIAS

Armitage JO, ed. *Atlas of Clinical Hematology.* 2nd ed. New York, NY: Springer-Verlag; 2008.

Pazdur R, Wagman LD, Camphausen KA, Hoskins WJ, eds. *Cancer Management: A Multidisciplinary Approach.* 13th ed. London: EMB Media Ltd; 2010.

Rodgers GP, Young NS, eds. *Bethesda Handbook of Clinical Hematology*. Philadelphia, PA: Lippincott, Williams & Wilkins (LWW); 1999.

CASO 13

Um senhor de 70 anos é levado por sua esposa ao setor de emergência por causa de um aumento na sonolência e micção excessiva nos últimos três dias. Sua mulher também afirma que ele tem se queixado de dor progressiva nas costas, bem como dor nas pernas, nas últimas três semanas. Para essas dores, ele toma naproxeno. A única história médica pregressa significativa consiste na presença de hipertensão de 20 anos de duração e diabetes nos últimos 15 anos, bem controlada com fármacos orais. Ao exame físico, o paciente está sonolento, mas facilmente despertável. Os sinais vitais permanecem estáveis. O paciente encontra-se moderadamente desidratado. O restante do exame está normal, exceto pela sensibilidade em toda a extensão das costas e em ambas as coxas, além de leve neuropatia sensorial nos membros superiores e inferiores. Os achados laboratoriais incluem hemoglobina de 7,7 g/dL, leucograma de 8.500 células/μL com contagem diferencial normal, plaquetas de 250.000 células/μL; cálcio de 14,6 mg/dL (normal: 8,5 a 10,2 mg/dL), albumina de 2,5 g/dL, proteína total de 9,6 g/dL (normal: 6 a 8 g/dL), hemoglobina A_{1c} de 5,4%, imunoglobulina A (IgA) de 6.500 mg/dL (normal: 70 a 312 mg/dL), IgG de 250 mg/dL (diminuída) e IgM de 120 mg/dL. A eletroforese de imunoglobulina revelou banda monoclonal λ da IgA. A quantificação monoclonal da IgA λ foi de 6,46 mg/dL e a viscosidade sérica foi de 6 cp (normal: 1,4 a 1,8).

▶ Qual é o diagnóstico mais provável?
▶ Qual é a próxima etapa no diagnóstico?
▶ Qual é o próximo passo na terapia?

RESPOSTA S PARA O CASO 13
Mieloma múltiplo

Resumo: Um homem de 70 anos tem sonolência crescente, dor progressiva nas costas e pernas, além de micção excessiva. O paciente está sonolento e moderadamente desidratado. Seus sinais vitais permanecem estáveis. Ele se mostra sensível à palpação de suas costas e coxas, além de ter uma leve neuropatia sensorial nos membros superiores e inferiores. Os achados laboratoriais incluem anemia, mas contagens normais de leucócitos e plaquetas, bem como hipercalcemia e nível elevado de proteínas totais. O nível da imunoglobulina IgA apresenta-se acentuadamente aumentado, enquanto os níveis de IgG se encontram diminuídos. A eletroforese de imunoglobulina revela banda monoclonal λ da IgA. A quantificação monoclonal da IgA λ é de 6,46 mg/dL e a viscosidade sérica é de 6 cp (normal: 1,4 a 1,8).

- **Diagnóstico mais provável:** Mieloma múltiplo.
- **Próxima etapa no diagnóstico:** Biópsia da medula óssea.
- **Próximo passo na terapia:** Hidratação do paciente e diminuição do cálcio sérico.

ANÁLISE
Objetivos

1. Conhecer as causas comuns de hipercalcemia em paciente idoso.
2. Saber quais testes devem ser solicitados para confirmar o diagnóstico.
3. Compreender os princípios terapêuticos da hipercalcemia e do mieloma múltiplo.

Considerações

O caso trata de um homem de 70 anos com sonolência crescente, dor progressiva nas costas e nos membros, além de micção excessiva. Embora não haja achados específicos, as alterações laboratoriais incluindo anemia, hipercalcemia e nível elevado de proteínas totais apontam para mieloma múltiplo. Ao obter os níveis de imunoglobulinas específicas, o nível da IgA encontra-se acentuadamente elevado, enquanto os níveis da IgG se apresentam diminuídos. Isso induziu à realização da eletroforese de imunoglobulina, o que identificou o aumento na banda λ monoclonal da IgA. A quantificação monoclonal da IgA λ é de 6,46 mg/dL e a viscosidade sérica é de 6 cp (normal: 1,4 a 1,8), o que estabelece o diagnóstico de mieloma múltiplo, um processo maligno dos plasmócitos que leva à clonagem anormal dessas células e à produção acentuada de imunoglobulina específica. Os sintomas do paciente são explicados pela síndrome de hiperviscosidade, envolvendo alteração do estado mental, poliúria, desidratação e/ou sangramento secundários à absorção dos fatores de coagulação, em especial o fator X, pela proteína. A síndrome de hiperviscosidade é secundária ao nível elevado de imunoglobulina anormal no sangue, sobretudo IgM, IgA e IgG3. O tratamento de escolha para a síndrome de hiperviscosidade consiste na plasmaférese, que promove uma melhora drástica dos sintomas. Uma história de dor nas costas (dorsalgia) pode ser causada por lesão lítica nas vértebras ou por plasmocitoma. O aumento na sonolência pode ser atribuído à hipercalcemia ou ao nível elevado de imunoglobulina anormal ou proteína monoclonal em seu sangue, provocando a síndrome de hiperviscosidade. A poliúria desse paciente pode ser secundária à hipercalcemia ou a diabetes não controlado. Contudo, a HbA_{1c} desse homem está dentro dos limites de normalidade, indicando que o diabetes está bem controlado. A anemia é secundária ao envolvimento da medula óssea com plasmócitos anormais, o que suprime a maturação das células hematopoéticas normais. Essa anemia responde satisfatoriamente à eritropoetina. Esse fator hematopoético deve ser instituído assim que a hemoglobina estiver < 10 g/dL; no entanto o nível da hemoglobina não deve subir acima de 12 g/dL por conta do risco de trombose.

ABORDAGEM AO
Mieloma múltiplo

DEFINIÇÕES

MIELOMA MÚLTIPLO: Um processo maligno de plasmócitos, associado à proliferação e ao acúmulo de clone anormal dessas células.
GAMOPATIA MONOCLONAL DE SIGNIFICADO INDETERMINADO: Causada pela proliferação de plasmócitos idênticos na medula óssea; entretanto pode ser um quadro inofensivo e assintomático, que não exige tratamento. Esse tipo de gamopatia é definido como a presença de pico M monoclonal < 3 g/dL e < 10% de plasmócitos na medula óssea. Além disso, observa-se a ausência de anemia, hipercalcemia, insuficiência renal, lesão óssea lítica ou a supressão de imunoglobulina normal, atribuídas ao mieloma múltiplo. O número de pacientes que **evoluem** para mieloma múltiplo é de 1 a 2% ao ano.
MIELOMA MÚLTIPLO SMOLDERING (ASSINTOMÁTICO): Definido como um pico M monoclonal > 3 g/dL e > 10% de plasmócitos na medula óssea. Além disso, observa-se a ausência de anemia, hipercalcemia, insuficiência renal ou lesões ósseas líticas. Quase 10 a 20% dos pacientes **evoluem** para mieloma múltiplo por ano.
SÍNDROME POEMS*: Trata-se de um tipo de discrasia de plasmócitos, associada aos quadros de **p**olineuropatia, **o**rganomegalia (hepatosplenomegalia, linfadenopatia), **e**ndocrinopatia (ginecomastia, diabetes, amenorreia), gamopatia **m**onoclonal e alterações cutâneas (hiperpigmentação, hiperceratose).
AMILOIDOSE PRIMÁRIA: Causada por proliferação clonal de plasmócitos, produzindo cadeias leves monoclonais. Essas cadeias leves ficam depositadas como fibrilas amiloides em órgãos como os rins.
PLASMOCITOMA: Versão sólida do mieloma múltiplo, formada pelo acúmulo de plasmócitos anormais.

---

* N. de T. Acrônimo formado pelas iniciais dos termos em inglês polyneuropathy, organomegaly, endocrinopathy, monoclonal gammopaty e skin changes.

ABORDAGEM CLÍNICA

Etiologias

O **mieloma múltiplo** é um processo maligno de plasmócitos, associado à proliferação e ao acúmulo de um clone anormal dessas células. Esse quadro responde por 15% de todas as malignidades hematológicas. Os afro-americanos têm uma probabilidade duas vezes maior de serem acometidos pelo mieloma múltiplo em comparação aos brancos. A idade mediana de diagnóstico é de 65 anos.

O **plasmocitoma**, atribuído ao acúmulo de clone anormal de plasmócitos, pode ser ósseo ou extraósseo. Os locais mais comuns de plasmocitoma extraósseo são a cavidade nasal e a nasofaringe. Já o plasmocitoma ósseo é mais comumente associado ao mieloma múltiplo. O **tratamento de escolha para o plasmocitoma local é a radiação.**

Os agentes envolvidos na patogênese de mieloma múltiplo incluem exposição ao Agente Laranja, à radiação e a vírus (p. ex., herpes-vírus 8). As células do mieloma secretam fatores ativadores de osteoclastos e interleucina 6, que promovem o crescimento dessas células malignas de forma autócrina. As anormalidades cromossômicas no mieloma múltiplo incluem deleção do cromossomo 13 e anormalidade do cromossomo 14. **A deleção do cromossomo 13 é associada a um prognóstico ruim.**

APRESENTAÇÃO CLÍNICA

Os pacientes com mieloma múltiplo podem ter níveis elevados de globulina ou levemente aumentados de cálcio sérico no exame de sangue de rotina, embora possam permanecer completamente assintomáticos. Outros pacientes podem se apresentar com **dor óssea** (60% deles) ou **anemia**. Os indivíduos com **hipercalcemia e síndrome de hiperviscosidade podem se apresentar com alteração no nível de consciência.** A síndrome de hiperviscosidade é secundária a um alto nível de imunoglobulina anormal no sangue, em especial IgM, IgA e IgG3. Os sintomas dessa síndrome envolvem alteração do estado mental, poliúria, desidratação ou sangramento. **A plasmaférese constitui o tratamento de escolha para a síndrome de hiperviscosidade.**

Às vezes, o paciente pode se apresentar com insuficiência renal. Múltiplos fatores contribuem para o desenvolvimento dessa insuficiência no mieloma múltiplo, incluindo hipercalcemia, pielonefrite, desidratação, excreção de cadeias leves pelos rins ou amiloidose renal. Alguns pacientes se apresentam com infecções repetidas no pulmão ou no trato urinário, secundárias à supressão de imunoglobulinas normais pelas proteínas monoclonais. Dor óssea secundária a lesões líticas (Fig. 13.1) ou fratura representam os sintomas mais comuns em 60% dos pacientes que procuram atendimento médico.

Diagnóstico Diferencial

Os diagnósticos diferenciais são inúmeros em paciente com hipercalcemia, alteração do estado mental e poliúria. Em **processos malignos**, a hipercalcemia pode ser secundária a envolvimento ósseo pelo tumor, como ocorre em casos de câncer de mama, ou atribuída à síndrome **paraneoplásica** secundária à secreção de peptídeo relacionado ao paratormônio, como acontece no câncer de células pequenas do pulmão. A malig-

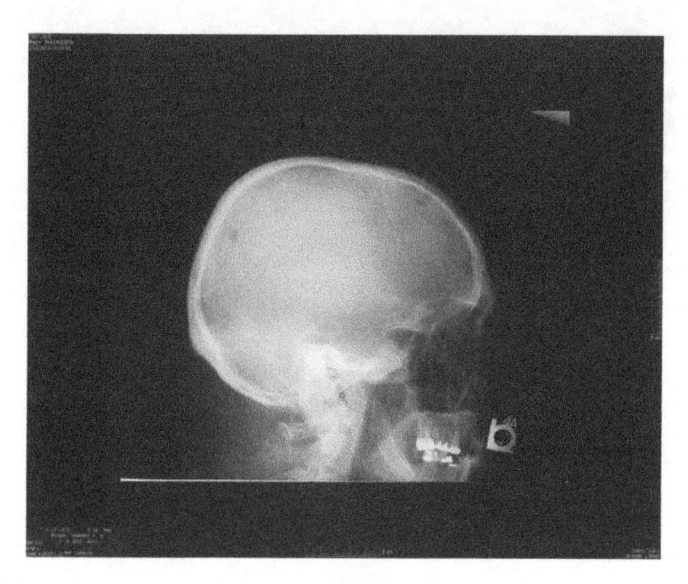

Figura 13.1 Lesões líticas minúsculas nos ossos do crânio.

nidade hematológica mais comum associada à hipercalcemia é o mieloma múltiplo, que se deve à invasão óssea pelos plasmócitos, dando origem a **lesões líticas**.

Exames

Os exames expostos a seguir devem ser solicitados para ajudar no diagnóstico: hemograma completo com contagem diferencial; esfregaço do sangue periférico em busca da formação de *rouleaux* (em que as hemácias se aderem umas às outras como pilhas de moedas em função da presença de proteínas anormais, conforme ilustrado na Fig. 13.2); provas de função renal; mensuração dos níveis de cálcio, magnésio, fósforo, ácido úrico, desidrogenase láctica, β_2-microglobulina; eletroforese de proteínas séricas; quantificação das imunoglobulinas séricas; estudo de imunofixação sérica; quantificação de pico monoclonal; nível sérico de cadeias leves livres e urina de 24 horas para pesquisa da excreção de cadeias leves. Dois por cento dos casos de mieloma múltiplo não são secretores e, por isso, podem ter níveis normais de imunoglobulinas.

Em todos os pacientes, é recomendável a obtenção de biópsia e aspiração da medula óssea com citogenética-padrão e hibridização *in situ* por fluorescência para pesquisa de anormalidades cromossômicas. A biópsia e o aspirado da medula óssea irão revelar infiltrados de plasmócitos, além de quantificar o número dessas células (Figs. 13.3 e 13.4).

A radiografia simples de todo o esqueleto deve ser obtida em todo paciente, podendo revelar lesões líticas, conforme exibidas na Figura 13.1, além de osteoporose ou fratura. É aconselhável a solicitação de ressonância magnética (RM) se o paciente tiver qualquer sintoma relativo à coluna vertebral ou achado anormal ao exame físico dessa estrutura. A cintilografia óssea não é útil, uma vez que as lesões são

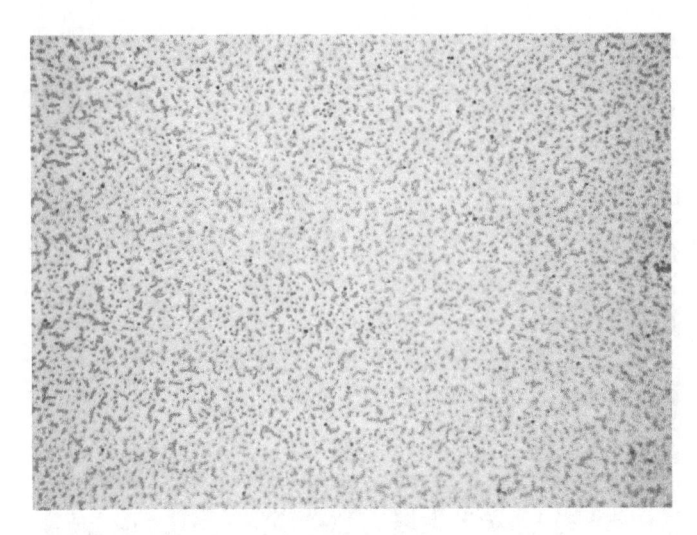

Figura 13.2 Esfregaço do sangue periférico, ilustrando a formação de *rouleaux*.

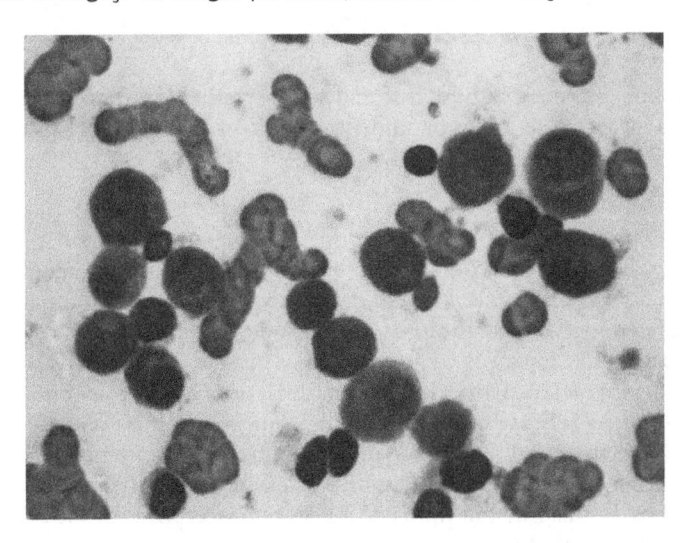

Figura 13.3 Aspirado da medula óssea, revelando o clone de plasmócitos anormais, bem como a formação de *rouleaux* das hemácias.

de natureza osteolítica e não osteoblástica e, por isso, não serão visualizadas nesse tipo de exame. Pelos mesmos motivos, a fosfatase alcalina sérica permanece normal apesar das extensas lesões ósseas. Isso ajuda a diferenciar as lesões líticas atribuídas a mieloma múltiplo daquelas secundárias a lesões metastáticas, em que o nível sérico da fosfatase alcalina se encontra elevado.

O mieloma múltiplo pode ser dividido em três estágios, dependendo do nível de albumina sérica e de β_2-microglobulina.

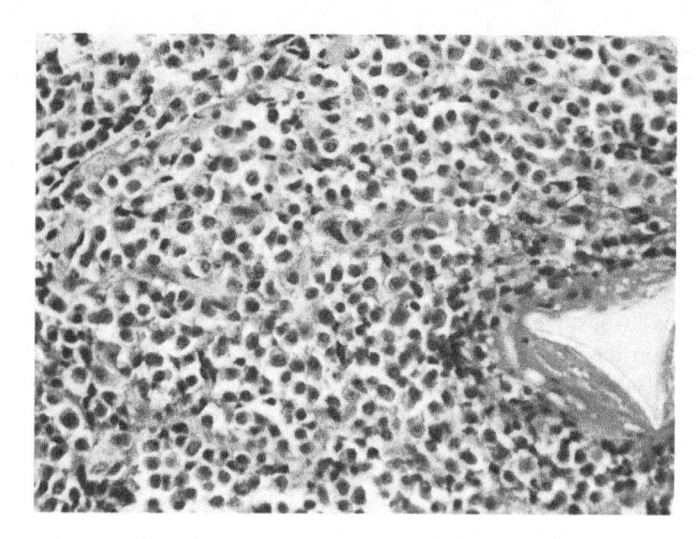

Figura 13.4 A realização de biópsia da medula óssea exibe clone de plasmócitos anormais, que respondem por 80% das células nucleadas da medula.

- No estágio 1, o nível de β_2-microglobulina está abaixo de 3,5 mg/L, e o nível da albumina sérica é superior a 3,5 g/dL.
- O estágio 2 corresponde aos pacientes que se enquadram entre os estágios 1 e 3.
- No estágio 3, a β_2-microglobulina está acima de 5,5 mg/L.

Um alto nível de β_2-microglobulina é associado a um prognóstico ruim, mesmo na presença de doença renal atribuída ao mieloma múltiplo, embora a β_2-microglobulina seja excretada pelos rins. As complicações do mieloma múltiplo incluem anemia, hipercalcemia, insuficiência renal, infecção, síndrome de hiperviscosidade e fratura.

Tratamento

A terapia do mieloma múltiplo envolve a correção da **anemia** com a realização de **transfusão sanguínea** (se necessária) ou com a administração de **eritropoetina**. A anemia é secundária ao envolvimento da medula óssea com plasmócitos anormais, o que suprime a maturação das células hematopoéticas normais. Essa anemia responde satisfatoriamente à eritropoetina. Esse fator hematopoético deve ser instituído assim que a hemoglobina estiver < 10 g/dL; no entanto a hemoglobina não deve subir acima de 12 g/dL devido ao risco de trombose.

A **hipercalcemia** sintomática é tratada com **hidratação, diuréticos e bisfosfonatos**. Os pacientes devem evitar a desidratação para prevenir dano renal. Além de ser recomendável o uso cauteloso de agente de contraste intravenoso, o indivíduo deve ser mantido bem hidratado. Os pacientes acometidos por **infecções** repetidas que exigem internações frequentes talvez sejam beneficiados pela **infusão** mensal **de imunoglobulina**. O tratamento específico de **mieloma múltiplo na população** de idosos que não são candidatos ao transplante de células-tronco normalmente consiste na **combinação de três fármacos,** a saber: melfalana, talidomida e prednisona, se tolerados.

Já os pacientes candidatos ao **transplante de células-tronco** devem evitar o uso de agentes alquilantes em função do possível dano às células-tronco. Os candidatos potenciais a esse tipo de transplante são tratados com lenalidomida e dexametasona. Os indivíduos com mieloma de alto risco (p. ex., deleção do cromossomo 13) são melhor tratados com a combinação de três fármacos, principalmente lenalidomida, bortezomibe e dexametasona. Os pacientes afetados por mieloma múltiplo são mais propensos à trombose, em especial se o tratamento for feito com talidomida, lenalidomida e bortezomibe. Tais pacientes devem receber a dose completa de ácido acetilsalicílico ou varfarina em baixas doses para prevenção de trombose. Esses fármacos também são conhecidos por causar neuropatia periférica, sobretudo em pacientes com diabetes, como no caso clínico em questão.

Os pacientes com **envolvimento ósseo** decorrente de mieloma múltiplo devem receber **bisfosfonato** intravenoso mensal para evitar ou postergar os eventos relacionados com o esqueleto, como fratura e dor.

> ### CORRELAÇÃO DE CASOS CLÍNICOS
> - Ver também Caso 11 (Anemia) e Caso 12 (Síndrome Mielodisplásica [Pancitopenia]).

QUESTÕES DE COMPREENSÃO

13.1 Qual dos itens a seguir seria o achado clínico mais provável em casos de mieloma múltiplo?
   A. Acromegalia
   B. *Cutis laxa* (cútis flácida, pele frouxa)
   C. Fratura patológica
   D. Exoftalmia

13.2 Qual das anormalidades laboratoriais a seguir seria a mais comum no mieloma múltiplo?
   A. Nível reduzido de creatinina
   B. Nível aumentado de cálcio
   C. Nível elevado de hemoglobina
   D. Nível diminuído de plasmócitos

13.3 Qual dos sintomas a seguir seria o mais plausível em mieloma múltiplo?
   A. Alteração do estado mental
   B. Capacidade física elevada
   C. Aumento na capacidade de concentração
   D. Incremento da massa muscular

RESPOSTAS

13.1 **C.** As fraturas patológicas são comuns em mieloma múltiplo. Embora as outras três opções eventualmente possam ser observadas na síndrome POEMS, elas não são associadas ao mieloma múltiplo em si. A *cutis laxa* (opção "B") é vista na síndrome de Ehlers-Danlos, enquanto a acromegalia e a exoftalmia (opções "A" e "D") são constatadas na produção excessiva do hormônio de crescimento e dos hormônios tireoidianos respectivamente.

13.2 **B.** A hipercalcemia é a indicação de discrasia dos plasmócitos conhecida como mieloma múltiplo (por isso, a opção "D" é incorreta). A creatinina encontra-se aumentada ("rim do mieloma"; portanto a opção "A" também não está correta). A presença de anemia é comum (a menos que haja pseudo-hemoconcentração por depleção volêmica intravascular, o que é revertido com reidratação); dessa forma, a opção "C" é incorreta.

13.3 **A.** No mieloma múltiplo, a hipercalcemia cria um estado de rebaixamento do nível de consciência, o que exige garantir a segurança do paciente. Essa alteração de consciência pode melhorar um pouco com a hidratação. Todas as outras opções envolvem aumento do estado funcional, dos quais nenhum é intensificado pelo mieloma múltiplo.

DICAS CLÍNICAS

▶ Dois por cento dos casos de mieloma múltiplo não são secretores e, por isso, podem ter níveis normais de imunoglobulina.
▶ Hipercalcemia pode ser associada a apatia, poliúria e desidratação.
▶ O mieloma múltiplo é associado a um nível normal de fosfatase alcalina, mesmo com lesões ósseas líticas extensas, por causa do aumento da atividade osteoclástica e da ausência de atividade osteoblástica.
▶ Os sintomas de alteração no estado mental em paciente com mieloma múltiplo podem ser atribuídos aos quadros de hipercalcemia, síndrome de hiperviscosidade, desidratação ou sepse.
▶ O mieloma por IgM e IgA, bem como a macroglobulinemia de Waldenstrom, são causas comuns de síndrome de hiperviscosidade por conta do grande tamanho das moléculas (macromoléculas).
▶ O tratamento da síndrome de hiperviscosidade inclui plasmaférese imediata e dexametasona.
▶ A transfusão de sangue em paciente com síndrome de hiperviscosidade deve ser feita com critério, pois a transfusão pode levar a insuficiência cardíaca congestiva, acidente vascular cerebral e edema pulmonar, secundários a um rápido aumento na viscosidade sanguínea.

REFERÊNCIAS

Armitage JO, ed. *Atlas of Clinical Hematology*. 2nd ed. New York, NY: Springer-Verlag; 2008.

Pazdur R, Wagman LD, Camphausen KA, Hoskins WJ, eds. *Cancer Management: A Multidisciplinary Approach*. 13th ed. London: EMB Media Ltd; 2010.

Rodgers GP, Young NS, eds. *Bethesda Handbook of Clinical Hematology*. Philadelphia, PA: Lippincott, Williams & Wilkins (LWW); 1999.

CASO 14

Uma mulher de 80 anos se apresenta ao setor de emergência com fraqueza progressiva e palpitações que têm piorado nas últimas três semanas. Além de ter leve desconforto abdominal, ela notou que suas fezes estão pretas. Ela nega os sintomas de náusea ou vômito e não foi submetida a colonoscopia no passado. Por ter uma história de hipertensão e osteoporose, essa paciente está tomando hidroclorotiazida, ácido acetilsalicílico e alendronato, mas não há história de câncer na família. Apesar de ser viúva e viver sozinha, ela é independente em suas atividades de vida diária e atividades instrumentais de vida diária. Ao exame, ela parece pálida e fraca. A avaliação física indica pressão arterial de 98/60 mmHg, frequência cardíaca de 120 batimentos por minuto (bpm), frequência respiratória de 24 movimentos respiratórios/min, temperatura de 36,9°C, saturação de O_2 de 97% ao ar ambiente e índice de massa corporal (IMC) de 24 kg/m². O exame cardíaco revela taquicardia, com ritmo regular. O tórax está límpido (claro) à ausculta. Ao exame do abdome, não se observa rigidez nem reflexo de proteção, embora haja uma leve sensibilidade na região abdominal inferior; os ruídos intestinais (i. e., borborigmos) apresentam-se normais. O exame retal mostra um tônus normal do esfíncter do ânus, sem a presença de massas. O teste para pesquisa de sangue oculto (teste de guáiaco) é positivo. O hemograma inicial revela hemoglobina (Hb) e hematócrito (Ht) de 6,8 g/dL e 20,4%, respectivamente; o volume corpuscular médio (VCM) é de 78, enquanto a contagem de leucócitos é de 12.000 células/mm³. O perfil bioquímico e a urinálise permanecem normais. A radiografia torácica e o eletrocardiograma (ECG) também não mostram qualquer anormalidade.

▶ Qual é o diagnóstico mais provável?
▶ Qual é a próxima etapa no diagnóstico?
▶ Qual é o próximo passo na terapia?

RESPOSTAS PARA O CASO 14
Câncer de colo

Resumo: Uma mulher de 80 anos tem fraqueza, palpitações e fezes escuras há três semanas, apesar de não exibir sintomas de náusea nem vômito. O exame revelou taquicardia, leve sensibilidade abdominal e presença de sangue oculto nas fezes (resultado positivo no teste de guáiaco). Os exames laboratoriais mostraram uma concentração de Hb de 6,8 g/dL.

- **Diagnóstico mais provável:** Sangue oculto no trato gastrintestinal, possivelmente atribuído a câncer de colo.
- **Próxima etapa no diagnóstico:** Obtenção de imagens do colo (visualização radiológica e direta).
- **Próximo passo na terapia: As prioridades devem ser estabilizar o volume circulatório,** reidratar e transfundir.

ANÁLISE

Objetivos

1. Identificar a apresentação clínica do câncer de colo.
2. Conhecer o método de avaliação diagnóstica (i. e., a propedêutica) na suspeita de câncer de colo.
3. Reconhecer as opções terapêuticas.
4. Entender as diretrizes para rastreamento.

Considerações

O caso trata de uma mulher de 80 anos, independente em termos funcionais e saudável sob outros aspectos, com história subclínica de aparente sangramento oculto no trato gastrintestinal (inferior). Ademais, ela nunca foi submetida a uma colonoscopia. Embora não apresente um valor extremo (no limite), o exame de sangue revela anemia, sem microcitose grave. Além de não ter falta de ar aguda, ela não está apresentando qualquer outro sinal de perda sanguínea aguda. A questão clínica aqui envolve o benefício do diagnóstico e do tratamento de adultos com idade mais avançada e possível câncer de colo (ou as outras causas possíveis para os sintomas dessa paciente, incluindo pólipo não canceroso, angiodisplasia ou diverticulose). Se diagnosticado, o câncer de colo pode permitir que o paciente desfrute de uma expectativa de vida normal caso não tenha sofrido metástase (em geral, para o fígado) e seja submetido à ressecção com possível quimioterapia adjuvante. As considerações quanto à rigorosidade do tratamento devem ter como base o estado funcional do paciente (p. ex., sem expectativa de viver um ano sem essa condição, na presença de demência grave, etc.), e não sua idade cronológica.

ABORDAGEM À
Suspeita de câncer de colo

DEFINIÇÕES
ANTÍGENO CARCINOEMBRIONÁRIO (ACE): Marcador tumoral secretado em quantidades elevadas por adenocarcinomas colônicos.

ABORDAGEM CLÍNICA
Etiologias

Acredita-se que a maioria dos adenocarcinomas se origine de pólipos. Quase todos os cânceres de colo são "esporádicos". A idade representa o principal fator de risco, sendo que 90% dos casos ocorrem depois dos 50 anos. Síndromes hereditárias, como polipose adenomatosa familiar ou câncer colorretal não polipoide hereditário, exercem menos impacto nesse grupo etário mais idoso, pois a maioria dos casos é diagnosticada antes dos 65 anos. Os fatores de risco incluem história familiar de câncer colorretal, enteropatia inflamatória, radioterapia pélvica, obesidade, consumo elevado de carne vermelha, dieta com baixo teor de fibras, bebidas alcoólicas e tabagismo.

Apresentação Clínica

O câncer de colo pode ser assintomático até atingir um estágio avançado. A apresentação varia com base no local de acometimento, podendo envolver dor abdominal, mudança no funcionamento do intestino, perda sanguínea gastrintestinal, anemia e perda de peso. O câncer de colo pode se apresentar com invasividade local, obstrução e formação de fístula ou abscesso intra-abdominal inexplicável. Em tumores do colo esquerdo, podem ocorrer alterações no funcionamento do intestino e no calibre das fezes, induzindo à ocorrência precoce de obstrução. Os tumores do **colo direito podem se apresentar com dor abdominal vaga, timpanismo (distensão gasosa do abdome) e anemia por sangramento gastrintestinal agudo ou crônico.** Com o avanço da idade, há uma maior probabilidade de lesões do lado direito e apresentação de anemia, além de índices mais altos de obstrução e perfuração.

No caso dessa paciente em particular, ela mostra sinais de depleção volêmica, como taquicardia e pressão arterial baixa, bem como anemia intensa. É recomendável não só a instituição de fluidoterapia intravenosa, mas também a tipagem do sangue e o teste de compatibilidade para transfusão sanguínea. Para os casos de sangramento gastrintestinal oculto em adulto com idade mais avançada, o diagnóstico diferencial incluiria outros pólipos colônicos, angiodisplasia e diverticulose, além do câncer de colo.

Os pacientes precisam ser submetidos à avaliação diagnóstica e ao estadiamento completo, incluindo colonoscopia para o diagnóstico histopatológico, com o objetivo de determinar a presença de pólipos ou tumores adicionais, bem como hemograma completo, perfil bioquímico, mensuração do nível sérico do ACE (o que pode indicar um prognóstico ruim se elevado) e tomografia computadorizada (TC) de regiões como tórax, abdome e pelve em busca de lesões metastáticas. O câncer de colo comumente sofre metástase para o fígado.

Tratamento

O tratamento do câncer de colo baseia-se no estágio do tumor (Tab. 14.1). A ressecção cirúrgica primária constitui a principal modalidade terapêutica para tumores localizados, envolvendo a ressecção de estruturas, como o segmento intestinal afetado pelo tumor, o mesentério adjacente e os linfonodos regionais. Se o câncer acometer os linfonodos (estágio III), a quimioterapia adjuvante (além de cirurgia) pode diminuir a recidiva.

A estratégia mais eficaz para a prevenção de câncer colorretal implica a identificação e a remoção de pólipos adenomatosos. Isso é feito por rastreamento. Para tanto, existem múltiplos testes disponíveis, incluindo a colonoscopia e a sigmoidoscopia flexível, assim como a pesquisa de sangue oculto nas fezes com o teste de guáiaco ou pela técnica de imuno-histoquímica. A colonoscopia é o teste mais sensível, sendo recomendada aos 50 anos e, depois, a cada 10 anos. Os indivíduos com história familiar de câncer colorretal em parente de primeiro grau diagnosticado com 60 anos ou depois disso devem passar por rastreamento inicialmente aos 40 anos e a cada 10 anos. Se o câncer de colo foi diagnosticado em parente de primeiro grau antes dos 60 anos, o rastreamento é recomendado aos **40 anos** ou 10 anos antes da idade que tinha o familiar quando foi diagnosticado.

CORRELAÇÃO DE CASOS CLÍNICOS

- Ver também Caso 15 (Diarreia por *Clostridium difficile*), Caso 8 (Câncer de Pulmão), Caso 17 (Câncer de Próstata), Caso 18 (Sangramento Pós--menopausa) e Caso 19 (Câncer de Mama).

Tabela 14.1 • ESTADIAMENTO DO CÂNCER DE COLO	
Estágio	Descrição
I	Até a camada muscular própria
II	Invade a camada muscular própria e talvez a serosa
III	Envolvimento de linfonodo(s)
IV	Doença metastática

QUESTÕES DE COMPREENSÃO

14.1 Um homem de 70 anos apresentou-se ao setor de emergência com uma história de três semanas de diarreia, descrita como aquosa, várias vezes ao dia. O paciente teve constipação três meses antes disso. Ele também notou uma perda de peso de cerca de 6,3 kg durante um período de cinco meses. Foi realizada uma TC do abdome, tórax e pelve como parte da avaliação diagnóstica, revelando a presença de grande massa no colo descendente. A colonoscopia já está agendada para o dia seguinte pela manhã. O serviço de cirurgia geral também foi previamente consultado. Qual dos testes a seguir é o mais adequado antes da intervenção cirúrgica?
A. ACE
B. Estudos das fezes para pesquisa de gordura oculta
C. Sigmoidoscopia
D. Tomografia do fígado e do baço

14.2 Uma mulher de 65 anos vai a uma clínica médica com sua filha, para consulta de acompanhamento. Como essa mulher foi recentemente diagnosticada com câncer de colo, sua filha está preocupada com o risco elevado desse tipo de câncer e pede orientação quanto à melhor estratégia de rastreamento. O que o médico aconselharia à filha dessa paciente?
A. Mensuração anual do ACE
B. Colonoscopia aos 50 anos e, depois, a cada 10 anos
C. Colonoscopia aos 50 anos e, na sequência, a cada 5 anos
D. Colonoscopia aos 40 anos e, posteriormente, a cada 10 anos
E. Colonoscopia aos 40 anos e, em seguida, a cada 5 anos

14.3 Uma mulher de 85 anos, ativa e muito saudável sob outros aspectos, foi diagnosticada com câncer de colo. A paciente foi submetida à cirurgia, e o exame histopatológico revelou envolvimento de linfonodo. Ela, então, foi tratada com quimioterapia adjuvante. Qual é a melhor forma de vigilância após o tratamento?
A. Colonoscopias em intervalos regulares
B. Rastreamento anual da alfafetoproteína
C. Pesquisa de sangue oculto nas fezes
D. Tomografias por emissão de pósitrons (PET, de *positron emission tomography*) seriadas

RESPOSTAS

14.1 **A.** O ACE não é um teste diagnóstico, mas pode indicar um prognóstico ruim em níveis elevados e ajudar a monitorar a recidiva após a realização de cirurgia. A sigmoidoscopia (opção "C") pode ser útil na biópsia tecidual em lesões do colo descendente; no entanto esse exame não vai além da flexura esplênica e, por essa razão, não permitiria a visualização de todo o colo e falharia em detectar lesões sincrônicas. Os estudos das fezes para pesquisa de gordura oculta (opção "B") podem ser justificados se a massa ainda não tiver sido identificada (p. ex., se for avaliar a perda de peso, em especial na presença de esteatorreia). A TC do fígado e do baço (opção "D") não é indicada nesse momento.

14.2 **D.** A colonoscopia é recomendada aos 40 anos e, em seguida, a cada 10 anos na presença de câncer de colo em parente de primeiro grau com idade igual ou superior a 60 anos. A colonoscopia aos 50 anos e, depois, a cada 10 anos é recomendada na população em geral (opção "B"). O ACE não é um teste laboratorial de rastreamento (opção "A").

14.3 **A.** Se o estado funcional da paciente justificar e se esta for a preferência dela, a colonoscopia pode servir como um estudo diagnóstico de escolha para uma futura vigilância. O ACE também pode ser uma opção. A alfafetoproteína é mais específica para hepatoma (adenocarcinoma do fígado) do que para câncer de colo (opção "B"). A pesquisa de sangue oculto nas fezes poderia ser uma opção caso o estado funcional da paciente não tolerasse as colonoscopias e se houvesse alguma outra condição de vida limitante (p. ex., grave estado de demência); contudo esse exame não seria ideal para essa paciente (opção "C"). As PETs seriadas não são recomendadas atualmente para a vigilância do câncer de colo no idoso (opção "D"). Os exames de TC do tórax, abdome e pelve, bem como as colonoscopias, também são recomendados para detectar recidiva.

> **DICAS CLÍNICAS**
>
> ▶ Os cânceres de colo, em sua maioria, são esporádicos e surgem de pólipos adenomatosos.
> ▶ A apresentação do câncer de colo varia de acordo com o local de acometimento primário. As lesões do lado direito costumam se apresentar com anemia ferropriva (i. e., por deficiência de ferro).
> ▶ Embora não seja um marcador diagnóstico, o ACE indica prognóstico ruim, além de ser útil para monitorar a resposta ao tratamento e a recidiva após a realização de cirurgia.
> ▶ A intervenção cirúrgica constitui o principal tratamento em câncer não metastático, mas a quimioterapia adjuvante diminui a recidiva em câncer de colo de estágio III.
> ▶ O rastreamento para câncer de colo começa aos 50 anos para a população geral e antes disso na presença de história familiar desse tipo de câncer.

REFERÊNCIAS

Abeloff MD, Armitage JO, Niederhuber JE, Kastan MB, McKenna WG. *Abeloff's Clinical Oncology*. 4th ed. Philadelphia, PA: Elsevier; 2008.

Halter JB, Ouslander JG, Tinetti ME, Studenski S, High KP, Asthana S. *Hazzard's Geriatric Medicine and Gerontology*. 6th ed. New York, NY: The McGraw-Hill Companies, Inc.; 2009.

Kantarjian HM, Wolff RA, Koller CA. *The MD Anderson Manual of Medical Oncology*. 2nd ed. New York: McGraw-Hill; 2011.

National Comprehensive Cancer Network, NCCN Guidelines for Colon Cancer, http://www.nccn.org/professionals/physician_gls/f_guidelines.asp#site, accessed July 1, 2013.

CASO 15

Uma mulher de 65 anos, residente em uma casa de repouso, chega ao consultório queixando-se de diarreia aquosa não sanguinolenta há duas semanas. Ela nega dor abdominal, náusea ou vômito. Também nega viagem recente ou contato com doentes. Há três semanas, essa paciente foi tratada para uma infecção no ouvido (otite) com um curso de antibióticos por via oral, mas não se lembra do nome do antibiótico. Ela nega febres ou calafrios, mas afirma que se sente mais fraca e cansada de modo geral. As fezes estão aquosas e profusas, com odor fétido e coloração castanha. A paciente nega qualquer outro problema de saúde. Ela consegue manter a ingestão por via oral. Ao exame, a paciente está magra e pálida, além de exibir ressecamento das mucosas. Os resultados do exame físico são os seguintes: temperatura de 36,6°C, frequência cardíaca de 100 batimentos por minuto (bpm) e pressão arterial de 117/75 mmHg. A pele não tem lesões nem icterícia. O exame do coração e dos pulmões não revela algo digno de nota, exceto pela leve taquicardia. O exame abdominal detecta ruídos intestinais (i. e., borborigmos) hiperativos, com leve sensibilidade difusa. Não se observa a existência de massas nem reflexo de proteção ou sensibilidade de rebote. O exame retal não demonstra qualquer sensibilidade ou massas; além disso, as fezes são negativas quanto à presença de sangue oculto (teste de guáiaco). O hemograma completo exibe uma contagem de leucócitos de 8.000 células/mm^3. A hemoglobina e o perfil metabólico completo permanecem normais, com a exceção de uma hipocalemia leve (nível de potássio de 3,1 mEq/L).

▶ Qual é o diagnóstico mais provável?
▶ Qual é a próxima etapa no diagnóstico?
▶ Qual é o próximo passo na terapia?

RESPOSTAS PARA O CASO 15
Diarreia por *Clostridium difficile*

Resumo: Uma mulher de 65 anos, residente em uma casa de repouso, tem uma história de duas semanas de diarreia aquosa, que começou uma semana depois de tomar antibióticos. Ao exame, a paciente encontra-se afebril, com leve depleção volêmica e sem icterícia. O exame abdominal revela sons intestinais hiperativos, com sensibilidade difusa e leve, sem sinais peritoneais. A contagem dos leucócitos apresenta-se normal.

- **Diagnóstico mais provável:** Diarreia por *Clostridium difficile*.
- **Próxima etapa no diagnóstico:** Exame de fezes para detectar o antígeno do *C. difficile* e pesquisa de leucócitos fecais para descartar qualquer outra causa infecciosa de diarreia.
- **Próximo passo na terapia:** Garantia de uma hidratação adequada e início do metronidazol por via oral.

ANÁLISE
Objetivos

1. Conhecer os fatores de risco comuns para diarreia por *C. difficile*, incluindo o uso de antibióticos.
2. Compreender que a reposição do déficit volêmico e a correção das anormalidades eletrolíticas são as prioridades em qualquer caso de diarreia.
3. Familiarizar-se com as modalidades terapêuticas para episódios iniciais de diarreia por *C. difficile* e as opções terapêuticas para infecção recorrente por esse microrganismo.
4. Ter entendimento sobre a abordagem diagnóstica para diarreia por *C. difficile*.

Considerações

O caso trata de uma mulher de 65 anos, que reside em uma casa de repouso e se apresenta com um episódio de diarreia aquosa há duas semanas. A **prioridade** em qualquer paciente com diarreia é avaliar o estado volêmico. Trata-se de uma avaliação clínica, que envolve o exame dos sinais vitais, como pulso e pressão arterial, estado mental e turgor da pele. Apesar de estar levemente taquicárdica, ela parece estável e consegue se manter mesmo com suas perdas líquidas. Se a volemia estiver estabilizada, o próximo passo é determinar a probabilidade de ser uma diarreia por *C. difficile*. Essa paciente tem múltiplos fatores de risco, incluindo idade avançada, residência em casa de repouso e uso recente de antibióticos. Além disso, ela se queixa de diarreia aquosa, profusa e não sanguinolenta – típica de *C. difficile*. O diagnóstico de infecção por *C. difficile* é realizado por meio do teste antigênico para pesquisa do microrganismo em questão em uma amostra de fezes. Essa paciente não tem uma história compatível com enteropatia inflamatória. Embora ainda exista a possibilidade de outra causa infecciosa aguda de diarreia, é mais provável que esse quadro seja atribuído a uma diarreia por *C. difficile*. Ela não exibe fezes macroscopicamente sanguinolentas, o que obrigaria uma avaliação adicional e sugeriria uma infecção bacteriana invasiva, como espécies de *Escherichia coli* hemorrágica ou enteroinvasiva, espécies de *Yersinia, Shigella* e *Entamoeba histolytica*. Além disso, o resultado do exame de fezes é negativo quanto à presença de sangue oculto. A pesquisa de leucócitos fecais é um teste de baixo custo e útil para diferenciar entre os vários tipos de diarreia infecciosa. Na presença de leucócitos nas fezes, o médico pode ter uma suspeita clínica mais alta para *Salmonella, Shigella, Campylobacter, C. difficile, Yersinia, E. coli* entero-hemorrágica e enteroinvasiva, além de *E. histolytica*. As coproculturas também podem ter utilidade. Em geral, a pesquisa de ovos de parasitas ou vermes adultos não é útil a menos que a história aponte fortemente para uma origem parasitária ou em caso de diarreia prolongada. Embora a maioria das doenças diarreicas seja autolimitada, a diarreia por *C. difficile* precisa ser tratada. O tratamento de primeira linha consiste na administração de metronidazol por via oral.

ABORDAGEM À Suspeita de infecção por *Clostridium difficile*

DEFINIÇÕES

INFECÇÃO POR *CLOSTRIDIUM DIFFICILE*: Definida pela presença de sintomas (em geral diarreia) e exame de fezes positivo quanto à presença de toxinas do *C. difficile* ou para o *C. difficile* toxigênico ou achados colonoscópicos ou histopatológicos de colite pseudomembranosa.
COLITE PSEUDOMEMBRANOSA: Uma doença colônica grave que ocorre como resultado de uma resposta inflamatória intensa às toxinas do *C. difficile*. O achado clássico consiste em pseudomembranas associadas ao *C. difficile* com placas amarelas aderentes.
MEGACÓLON TÓXICO: Uma complicação potencialmente letal de colite fulminante, em que o colo fica acentuadamente dilatado com risco de perfuração. A maioria dos casos de megacólon tóxico necessita de cirurgia.

ABORDAGEM CLÍNICA

Etiologia

O *C. difficile* é um bastonete gram-positivo formador de esporos, responsável por uma quantidade significativa de diarreia associada a antibióticos e pela maioria dos casos de colite pseudomembranosa. Em virtude do uso frequente de antibióticos, a incidência de diarreia por *C. difficile* sofreu um aumento considerável. Além disso, a infecção por *C. difficile* custa até 1,1 bilhão de dólares em gastos relacionados com cuidados de saúde nos Estados Unidos e, a cada ano, a infecção por esse microrganismo afeta até três milhões de pessoas. Um fator de risco comum para a aquisição desse patógeno é a hospitalização. A internação hospitalar ou em unidades de emergência é associada ao desenvolvimento de infecção por *C. difficile*; esse microrganismo já foi recuperado em cultura de grades dos leitos hospitalares, chãos, toaletes e até mesmo das mãos dos profissionais da área de saúde. Por essa razão, a lavagem das mãos é importante. O microrganismo é resistente, podendo persistir em ambientes hospitalares por até 40 dias após a alta do paciente infectado; além disso, os alcoóis em espuma ou gel comumente utilizados não são eficazes para eliminar os esporos de C. difficile. Outros fatores de risco comuns associados à infecção por C. difficile envolvem a entrada em unidades de terapia intensiva (UTIs), a idade avançada do paciente, o uso de antibioticoterapia, o estado de imunossupressão, a estadia prolongada em hospital, a residência em casa de repouso ou outro estabelecimento de cuidados crônicos, bem como o ato de compartilhar um ambiente hospitalar com um paciente infectado por esse microrganismo.

Patogênese

O evento desencadeante costuma ser a exposição a antibióticos. O uso desses agentes terapêuticos desequilibra a microflora colônica normal e, nesse ambiente, os esporos de C. difficile germinam. Esses esporos, então, são transformados em uma forma vegetativa dentro do colo, e as células vegetativas multiplicam-se. O C. difficile adere-se à camada mucosa e, subsequentemente, aos enterócitos para colonizar o intestino. Assim que o revestimento da mucosa sofre uma solução de continuidade, ele fornece um substrato fértil para a alimentação dos esporos de C. difficile. A partir daí, o hospedeiro pode se tornar um portador assintomático ou um paciente sintomático. Os sintomas em pacientes colonizados por C. difficile podem variar desde um estado de portador até diarreia, colite potencialmente letal e megacólon tóxico. Esses sintomas podem se manifestar até mesmo após a interrupção dos antibióticos, inclusive semanas depois.

Os sintomas em pacientes colonizados por C. difficile dependem da resposta do hospedeiro. Se o hospedeiro conseguir responder de forma adequada e não tiver fatores de risco pertinentes, o paciente continuará sendo um portador dos esporos por tempo indefinido. Se, por outro lado, o paciente tiver fatores de risco (i. e., idade avançada, uso de antibióticos) e não conseguir montar uma resposta imune adequada, os sintomas serão mais acentuados.

Apresentação Clínica

A diarreia na população geriátrica é um sintoma e uma queixa comum. A maioria das diarreias agudas é autolimitada e não necessita de avaliação diagnóstica significativa. A obtenção da história é crítica para ajudar a estreitar a lista de diagnóstico diferencial para diarreia aguda. O clínico deve determinar o início, a evolução e a natureza da diarreia. É importante não só conhecer o uso de fármacos (incluindo laxantes e amolecedores fecais), a alimentação, a história de viagens e a utilização de antibióticos, mas também saber se amigos ou membros da família apresentam sintomas semelhantes. O clínico deve determinar se o paciente é capaz de tolerar a hidratação por via oral e se consegue manter um estado volêmico adequado.

O exame físico deve se concentrar nos sinais vitais, na impressão clínica da volemia, na presença de sinais de sepse, no estado mental e na avaliação abdominal. O estado volêmico é determinado por fatores como pressão arterial, pulso, turgor da pele e exame das mucosas. Na avaliação do diagnóstico diferencial, é importante a realização do exame retal para detectar a presença de sangue.

A diarreia associada ao *C. difficile* em geral é não sanguinolenta e de odor fétido. A maioria dos pacientes se queixará de um volume aumentado de fezes e/ou uma frequência elevada de defecações. Isso deve incitar uma avaliação adicional imediata em paciente geriátrico que se queixa de uma mudança no funcionamento do intestino, em especial se ele morar em uma casa de repouso.

Diagnóstico Diferencial

Até 90% dos casos de diarreia aguda são de etiologia infecciosa. Os pacientes idosos também podem adquirir os mesmos patógenos diarreicos infecciosos que os pacientes mais jovens, incluindo *E. coli*, *Campylobacter*, *Shigella*, *Salmonella*, *Giardia*, espécies de *Yersinia*, *Entamoeba histolytica*, *Staphylococcus aureus*, *Vibrio*, *Clostridium perfringens* ou agentes virais (como rotavírus ou os vírus da hepatite). As diarreias não infecciosas justificam a avaliação do paciente em busca de enteropatia inflamatória ou isquemia colônica com fezes sanguinolentas (sobretudo no idoso frágil ou muito idoso).

Diagnóstico

O diagnóstico pode ser feito por meio de uma história meticulosa e um exame físico cuidadoso, com ênfase sobre o uso de antibióticos nos últimos três meses. Qualquer antibiótico pode ser associado à infecção, porém os mais notórios incluem as **penicilinas de amplo espectro, as cefalosporinas e a clindamicina**. É preciso ter cuidado para eliciar uma descrição detalhada da diarreia do paciente, incluindo aspectos como cor, consistência e frequência, o que é importante para diferenciar outras causas de diarreia daquelas associadas ao *C. difficile*.

O teste laboratorial mais comum para o diagnóstico de doença mediada pelo *C. difficile* é um **ensaio imunoenzimático que detecta as toxinas A e B**. Esse ensaio tem especificidade de 93 a 100%, mas sensibilidade de 63 a 99%, o que significa a possibilidade de resultados falso-negativos. Tal ensaio permanecerá positivo por um longo período e não deve ser usado como um indicador de resposta; o quadro clínico determinará com mais eficiência se o paciente é responsivo ao tratamento.

O **padrão de excelência para o diagnóstico** de doença mediada por *C. difficile* é um **ensaio citotóxico**. Embora esse teste seja altamente sensível e específico, os resultados não estão disponíveis por 24 a 48 horas, além de não ser fácil realizá-lo. O *C. difficile* também pode ser recuperado por meio de cultura. Por fim, também se pode fazer uso da endoscopia. O achado endoscópico clássico consiste nas pseudomembranas características. A endoscopia fica indicada em casos de doença mais grave e não é feita de rotina em pacientes levemente sintomáticos. O encontro de pseudomembranas é patognomônico para infecção por *C. difficile*.

Tratamento

O tratamento da infecção por *C. difficile* depende da gravidade dos sintomas. Para adultos saudáveis sob outros aspectos, **o primeiro passo é interromper os antibióticos ofensores, além de garantir a hidratação adequada e o equilíbrio hídrico**. Também é imprescindível o monitoramento rigoroso dos níveis de eletrólitos para evitar desequilíbrios. O **metronidazol** constitui a terapia de primeira linha em infecção leve a moderada por *C. difficile* (ver Tab. 15.1 em relação às diretrizes terapêuticas).

Conforme já descrito, a primeira linha terapêutica consiste no metronidazol, 500 mg, por via oral, 3 ou 4 vezes ao dia, por 10 a 14 dias. O uso desse fármaco tem uma taxa de resposta acima de 90%. Para uma segunda recidiva, é utilizado o mesmo esquema terapêutico. **Outra opção eficaz é representada pela vancomicina, novamente com uma taxa de resposta superior a 90%.** Esse agente pode ser usado em mulheres grávidas ou pacientes irresponsivos ao tratamento com metronidazol. A dose inicial empregada é de 125 a 500 mg, por via oral, quatro vezes ao dia, por 10 a 15 dias.

Cerca de um quarto dos pacientes terá recorrência em virtude da germinação persistente dos esporos de *C. difficile* no colo e não em função de cepas resistentes. Além disso, os pacientes podem ser reinfectados por novas ingestões de esporos se medidas pertinentes (como lavagem das mãos) não forem tomadas.

Cerca de 3% dos pacientes infectados por *C. difficile* desenvolverão infecções graves. A taxa de mortalidade nesses pacientes varia de 30 a 85%. O tratamento

Tabela 15.1 • DIRETRIZES DA ISDA/SHEA DE 2010 PARA O TRATAMENTO DE INFECÇÃO POR *CLOSTRIDIUM DIFFICILE*

Gravidade da doença	Dados clínicos	Tratamento recomendado
Episódio inicial, leve a moderado	Leucocitose com contagem de leucócitos ≤ 15.000 células/μL e creatinina sérica ≤ 1,5 vezes seu nível basal	Metronidazol, 500 mg, 3x/dia, por via oral, durante 10-14 dias
Episódio inicial, grave	Leucocitose com contagem de leucócitos ≥ 15.000 células/μL ou creatinina sérica ≥ 1,5 vezes seu nível basal	Vancomicina, 125 mg, 4x/dia, por via oral, durante 10-14 dias
Episódio inicial, grave e complicado	Hipotensão ou choque, íleo paralítico, megacólon	Vancomicina, 500 mg, 4x/dia, por via oral ou sonda nasogástrica, mais metronidazol, 500 mg, a cada 8 horas, por via intravenosa; em caso de íleo paralítico total, considerar a adição de vancomicina por instilação retal
Primeira recorrência		Igual ao tratamento descrito para o episódio inicial
Segunda recorrência		Vancomicina em dose gradativamente reduzida e/ou pulsada[a]

[a]Vancomicina, 125 mg, por via oral, quatro vezes ao dia, por 10 a 14 dias, e, em seguida, 125 mg, por via oral, duas vezes ao dia, por sete dias; depois, 125 mg/dia, por via oral, durante sete dias e, por fim, 125 mg, por via oral, a cada 2 a 3 dias, por 2 a 8 semanas.

Reproduzida, com permissão, de Cohen SH, Gerding DN, Johnson S, et al. Clinical practice guidelines for *Clostridium difficile* infection in adults: 2010 update by the Society for Healthcare Epidemiology of America (SHEA) and the Infectious Diseases Society of America (IDSA). *Infect Control Hosp Epidemiol*. 2010;31:431-455.

inicial de casos graves envolve a combinação de metronidazol intravenoso e vancomicina oral. Em caso de falha da terapia médica ou desenvolvimento de perfuração ou megacólon tóxico, haverá necessidade de intervenções cirúrgicas. Apesar do tratamento, esse tipo de infecção ainda tem um alto índice de mortalidade.

A prevenção é a melhor forma de eliminar o potencial de infecções. Medidas importantes incluem o uso seletivo de antibióticos, a lavagem das mãos após o contato com cada paciente, a rápida detecção do *C. difficile* e o isolamento dos pacientes.

CORRELAÇÃO DE CASOS CLÍNICOS
- Ver também Caso 14 (Câncer de Colo).

QUESTÕES DE COMPREENSÃO

15.1 A diarreia da paciente ilustrada no caso clínico em questão não desapareceu depois de oito dias de terapia com metronidazol por via oral. Uma avaliação inclui exames de fezes para vários patógenos. O ensaio em busca do *C. difficile* revela um resultado negativo. Qual das afirmações a seguir é a mais precisa?
   A. A diarreia por *C. difficile* em geral demora três semanas para desaparecer, e essa resposta da paciente não é incomum.
   B. A presença de leucócitos fecais é compatível com infecção por *C. difficile*.
   C. É comum a observação de diarreia sanguinolenta em infecção por *C. difficile*.
   D. O ensaio citotóxico para *C. difficile* é mais sensível do que o ensaio em busca da toxina desse microrganismo.
   E. A clindamicina oral é um tratamento alternativo para infecção por *C. difficile*.

15.2 Uma mulher de 67 anos vai à clínica com uma história de hipertensão, diabetes e infecção prévia por *C. difficile* tratada há um mês. A maioria dos sintomas após a infecção por esse microrganismo desapareceu, mas ela ainda está se queixando de diarreia recorrente. A paciente a descreve como uma diarreia fétida e aquosa. O exame de fezes é positivo quanto à presença do antígeno do *C. difficile*. Qual seria a próxima etapa no tratamento?
   A. Cefuroxima oral
   B. Metronidazol oral
   C. Vancomicina e metronidazol, ambos por via oral
   D. Metronidazol oral e vancomicina intravenosa
   E. Combinação oral de sulfametoxazol e trimetoprima

RESPOSTAS

15.1 **D.** Grande parte dos casos de diarreia persiste por 7 a 10 dias e apresenta resolução espontânea. Em caso de persistência, talvez haja necessidade de avaliação diagnóstica adicional. Os leucócitos fecais ajudarão a determinar se a bactéria é invasiva e depõem contra o *C. difficile*. O ensaio para pesquisa do *C. difficile* é mais sensível do que o ensaio em busca da toxina desse microrganismo, porém é mais difícil de realizar.

15.2 **B.** O primeiro episódio de diarreia por *C. difficile* deve ser tratado com metronidazol oral. É recomendável que a infecção recorrente também seja tratada outra vez com o metronidazol por via oral. A ocorrência de outra infecção depois disso é tratada com vancomicina em doses gradativamente reduzidas. O quadro de colite fulminante por *C. difficile* é tratado com vancomicina oral e metronidazol intravenoso.

DICAS CLÍNICAS

▶ O *C. difficile* é uma causa comum de diarreia em pacientes que fazem uso de antibióticos.
▶ Um alto índice de suspeita dessa entidade patológica está no quadro clínico correto.
▶ O quadro inicial e a primeira recidiva são tratados com metronidazol.
▶ A prevenção é uma estratégia-chave para evitar a contaminação por esporos de *C. difficile*.

REFERÊNCIAS

Bartlett JG. *Clostridium difficile*: progress and challenges. *Ann NY Acad Sci*. 2010;1213:62-69.

Bartlett JG, Chang TW, Gurwith M, Gorbach SL, Onderdonk AB. Antibiotic-associated pseudomembranous colitis due to toxin-producing clostridia. *N Engl J Med*. 1978;298:531-534.

Cohen SH, Gerding DN, Johnson S, et al. Clinical practice guidelines for *Clostridium difficile* infection in adults: 2010 update by the Society for Healthcare Epidemiology of America (SHEA) and the Infectious Diseases Society of America (IDSA). *Infect Control Hosp Epidemiol*. 2010;31:431-455.

Hurley BW, Nguyen CC. The spectrum of pseudomembranous enterocolitis and antibiotic--associated diarrhea. *Arch Intern Med*. 2002;162:2177-2184.

McFarland LV, Mulligan ME, Kwok RY, Stamm WE. Nosocomial acquisition of *Clostridium difficile* infection. *N Engl J Med*. 1989;320:204-210.

Schroeder MS. *Clostridium difficile*–associated diarrhea. *Am Fam Physician*. 2005;71:921-928.

CASO 16

Uma mulher de 65 anos vai ao consultório geriátrico para receber cuidados médicos. Há cerca de seis meses, ela começou a ter incontinência urinária quando tossia ou espirrava. Por causa do vazamento de urina durante a prática de exercícios, a paciente até parou de ir à ginástica. Ela mora com o marido e consegue caminhar cerca de três quilômetros com regularidade. O marido dela não relata qualquer problema de memória ou cognição. A história médica inclui rinite alérgica e doença do refluxo gastresofágico. A única cirurgia à qual essa paciente se submeteu foi uma colescistectomia aos 50 anos. Ela está tomando os fármacos ácido acetilsalicílico, loratadina e omeprazol diariamente, além de beber uma xícara de chá pela manhã. Ela não fuma nem consome bebidas alcoólicas. A paciente nega disúria, hematúria, dor abdominal, febre ou calafrios. O exame físico revela ausência de firmeza palpável no abdome, cistocele, impactação fecal e edema podal. O vazamento de urina é observado durante o teste sob estresse com tosse. O escore no miniexame do estado mental é de 30/30.

▶ Qual é o diagnóstico mais provável?
▶ Qual é a próxima etapa no diagnóstico?
▶ Qual é o próximo passo na terapia?

RESPOSTAS PARA O CASO 16
Incontinência urinária e infecção do trato urinário

Resumo: Uma mulher de 65 anos apresenta incontinência urinária há seis meses quando tosse ou espirra e também sob esforço. Além de residir na sua própria casa, ela se mostra uma mulher ativa. A história médica inclui os quadros de rinite alérgica e doença do refluxo gastresofágico. Ela está tomando ácido acetilsalicílico, loratadina e omeprazol, além de beber 1 xícara de chá pela manhã. A paciente nega disúria, hematúria, dor abdominal, febre ou calafrios. Seu exame físico permanece normal, exceto pelo vazamento de urina durante o teste sob estresse com tosse. Além disso, essa paciente não tem qualquer déficit cognitivo.

- **Diagnóstico mais provável:** Incontinência de estresse.
- **Próxima etapa no diagnóstico:** Exame de urina.
- **Próximo passo na terapia:** Mudanças comportamentais com exercícios para a musculatura do assoalho pélvico e atividade física.

ANÁLISE
Objetivos

1. Ser capaz de identificar as causas modificáveis e os fatores que contribuem para a incontinência urinária.
2. Reconhecer os sintomas dos diferentes tipos de incontinência urinária.
3. Familiarizar-se com as opções terapêuticas disponíveis para os vários tipos de incontinência urinária.
4. Comparar e contrastar os critérios para o diagnóstico de bacteriúria assintomática e infecção do trato urinário no idoso.

Considerações

O caso trata de uma mulher que apresenta incontinência urinária (IU) nos últimos seis meses. Nesse caso, é importante identificar o tipo de IU para orientação do tratamento. Os sintomas transitórios de IU podem ser amenizados tratando-se os fatores clínicos subjacentes. A revisão da história médica e farmacológica não revela condições clínicas ou fármacos significativos que contribuam para os sintomas de IU dessa paciente. A ingestão de cafeína é mínima e apenas pela manhã. Além de ter um bom estado funcional, essa mulher não apresenta déficit cognitivo. É improvável que ela tenha incontinência funcional. Muito provavelmente, essa paciente sofre de incontinência de estresse, pois o vazamento de urina ocorre com a prática de exercício e o aumento da pressão intra-abdominal. O exame de urina é um teste de rotina de baixo custo, utilizado para pesquisa de hematúria e glicosúria. O sinal de hematúria merece o encaminhamento imediato a um especialista. A presença de glicosúria pode indicar diabetes, enquanto a constatação de bacteriúria ou piúria pode apontar para infecção do trato urinário (ITU). A bacteriúria assintomática é muito comum no idoso. Além de a IU não ser de início súbito, essa paciente não tem sintomas de ITU. Por essa razão, é improvável que a IU se deva à ITU. Não foi comprovado que o tratamento de bacteriúria assintomática melhore os desfechos clínicos. A IU é incômoda o bastante a ponto de impedir os exercícios de rotina. Para tanto, é recomendável a instituição de terapia comportamental, incluindo a prática de exercícios para a musculatura do assoalho pélvico e a elaboração de um diário vesical*. Esse diário pode ser útil para caracterizar a IU e monitorar a evolução da terapia. Os exercícios para os músculos do assoalho pélvico, a "base" dos tratamentos comportamentais, evitam o vazamento da urina por fortalecerem a musculatura dessa região. Esses exercícios são eficazes para diminuir a incontinência de estresse, de urgência e mista em idoso intacto do ponto de vista cognitivo. Mudanças no estilo de vida, como diminuição no consumo de cafeína, controle na ingestão de líquido e perda de peso, podem ser empregadas com as terapias comportamentais. Todas as intervenções comportamentais, sem exceção, são seguras, mas exigem a participação ativa e contínua de pacientes motivados e clínicos experientes.

ABORDAGEM AOS
Distúrbios do trato urinário:
Parte I – incontinência urinária

DEFINIÇÕES

INCONTINÊNCIA URINÁRIA (IU): Definida como o vazamento involuntário de urina, estando dividida em vários tipos distintos (Tab. 16.1).
INCONTINÊNCIA DE URGÊNCIA: Consiste no vazamento de urina acompanhado ou imediatamente precedido por urgência, uma vontade súbita e irresistível de urinar, difícil de adiar, associada à inibição nas contrações do músculo detrusor da bexiga. Trata-se do tipo mais comum de incontinência nos homens.
INCONTINÊNCIA DE ESTRESSE: Corresponde ao vazamento de urina que ocorre durante exercício ou esforço ou com aumento na pressão intra-abdominal, causado por espirro, risada ou tosse, por exemplo.
INCONTINÊNCIA MISTA: Refere-se à combinação de IU de urgência e de estresse. É o tipo mais comum de IU nas mulheres.
INCONTINÊNCIA COM RESÍDUO PÓS-MICCIONAL ELEVADO OU POR TRANSBORDAMENTO: Esse tipo de incontinência ocorre quando a bexiga se encontra hiperdistendida, resultando em vazamento de pequena quantidade de urina. Pode ser causada por obstrução ou condições neurológicas.
INCONTINÊNCIA FUNCIONAL: Incontinência atribuída a problemas de função cognitiva, mobilidade e capacidade funcional ou à falta de acesso ao toalete.
BEXIGA HIPERATIVA: Caracterizada por sintomas de urgência, frequência e noctúria sem incontinência de urgência.

---

* N. de T. Diário que registra o número de micções e seu volume, os episódios de incontinência, o uso de absorventes, a ingesta de líquidos e o grau de urgência e de incontinência.

Tabela 16.1 • TIPOS DE INCONTINÊNCIA URINÁRIA	
Tipo de incontinência	Intervenções
De urgência	Exercícios para a musculatura do assoalho pélvico (exercícios de Kegel), treinamento vesical Relaxantes da musculatura lisa da bexiga Antagonistas α-adrenérgicos e inibidores da 5α-redutase – homens com hiperplasia prostática benigna Creme vaginal tópico com baixas doses de estrogênio Neuromodulação do nervo sacral, estimulação percutânea do nervo tibial, injeção vesical de toxina botulínica
De estresse	Exercícios de Kegel, treinamento vesical, intervenção comportamental Duloxetina em mulheres, α-agonistas (ambos não são aprovados pela Food and Drug Administration [FDA]) Pessários em mulheres, *clamps* (pinças) penianos em homens Injeções periuretrais, suspensão cirúrgica do colo vesical, *slings* mesouretrais, esfincter artificial em homens
Funcional	Intervenções comportamentais Modificação ambiental Fraldas geriátricas e absorventes para incontinência
Por transbordamento	Remoção cirúrgica da obstrução Cateterização intermitente ou de demora

ABORDAGEM CLÍNICA

Etiologias da Incontinência

A IU é comum no idoso, afetando 30 a 60% das mulheres e 10 a 35% dos homens com idade igual ou superior a 65 anos. Apesar disso, a IU não é uma doença potencialmente letal, mas está associada aos quadros de depressão, ansiedade, isolamento social, aumento no risco de quedas, fratura e permanência em instituições de cuidados prolongados. Além disso, a IU não faz parte do processo de envelhecimento "normal". Nem todos com fatores predisponentes têm IU.

Diversas alterações relativas à idade no trato urinário inferior são associadas à IU. A contratilidade do músculo detrusor diminui, resultando em um aumento nos volumes residuais pós-miccionais. A quantidade de urina excretada aumenta no final do dia, causando noctúria. Além disso, há uma queda na pressão da via de saída da bexiga e da uretra em mulheres e um aumento no volume da próstata em homens. A incontinência de urgência ocorre como resultado de uma contração involuntária desinibida da bexiga, o que é conhecido como hiperatividade do detrusor. A incontinência de estresse costuma ser causada por fraqueza das estruturas de sustentação do assoalho pélvico e hipermobilidade da uretra, função comprometida do mecanismo esfincteriano intrínseco ou qualquer combinação desses fatores. A hiperatividade do detrusor com contratilidade diminuída consiste em uma IU de urgência com subatividade do detrusor e volume residual pós-miccional elevado. Ademais, existem alterações funcionais associadas ao envelhecimento que contribuem para a IU, tais como declínio potencial em fatores como atividade mental, mobilidade, motivação, destreza manual e impulso sensorial.

Os fatores de risco incluem alto consumo de cafeína, tabagismo, ingestão de bebidas carbonatadas (refrigerantes, energéticos, *coolers*) e alcoólicas, comorbidade, obesidade, mulher branca, fármacos e déficit funcional. Diuréticos, anticolinérgicos, psicotrópicos, estrogênios, narcóticos, bloqueadores e agonistas α-adrenérgicos, bloqueadores dos canais de cálcio, bebidas alcoólicas e cafeína podem afetar potencialmente a continência. Os distúrbios clínicos capazes de causar ou agravar a IU incluem diabetes, ITU, constipação, prostatectomia, obesidade, déficit de mobilidade, apneia obstrutiva do sono, hipercalcemia, deficiência de vitamina B12, doença cardiovascular, condições neurológicas e doenças psiquiátricas.

Avaliação/Diagnóstico de Incontinência Urinária

Embora a IU seja uma síndrome geriátrica comum, somente 30 a 50% dos idosos acometidos relatam sintomas ou buscam por ajuda, muitas vezes por vergonha ou constrangimento. Por isso, a abordagem cuidadosa na anamnese e a avaliação de IU em idosos são importantes. Como regra, deve-se realizar uma investigação quanto à presença de IU a cada dois anos em todos os adultos de idade mais avançada.

A história deve incluir itens como início, duração, volume, frequência, hora do evento, padrão miccional, tipo e gravidade da IU, precipitantes e fatores reversíveis que contribuem para o quadro. É necessário rever as condições clínicas crônicas, os fármacos utilizados, a história prévia de IU e o tratamento, bem como o impacto sobre a qualidade de vida do paciente e a carga imposta sobre o cuidador. A revisão dos sistemas deve envolver perguntas sobre o funcionamento do intestino, a presença de disúria e/ou noctúria, além de ressecamento ou abaulamentos na vagina.

O exame físico implica:

1. Exame geral: Procurar por sinais de sobrecarga volêmica; massas abdominais, bexiga palpável, sensibilidade suprapúbica; comprometimento na força, na marcha ou no equilíbrio; anormalidade ou déficit neurológico, sobretudo da inervação lombossacral.
2. Exame ginecológico: Realizar inspeção da genitália externa e da vagina; teste sob estresse, período durante o qual se observa o vazamento de urina com tosse ou esforço abdominal (manobra de Valsalva), útil para o diagnóstico de incontinência de estresse; avaliação de prolapso; teste de força muscular.
3. Exame retal: Avaliar a simetria e o tônus esfincterianos com compressão; procurar por impactação; examinar a próstata em termos de tamanho, contorno e sensibilidade; inspecionar a pele da região perineal.

4. Avaliação cognitiva: Investigar a presença de *delirium*, demência ou barreiras psicológicas.

Em todos os pacientes, o exame de urina é o único teste recomendado para pesquisar hematúria, sinal de infecção e glicosúria. Em pacientes selecionados, pode-se indicar a realização de urocultura, perfil metabólico, estudos da tireoide, níveis das vitaminas B12 e D, volume residual pós-miccional e radiografias de rins/ureteres/bexiga. Em casos de dor pélvica, IU com início súbito de sintomas neurológicos, massa pélvica ou prolapso grave, suspeita de fístula, hematúria, história de cirurgias ou radiação no assoalho pélvico e achado anormal durante exame da próstata, é recomendável uma avaliação diagnóstica mais detalhada, com encaminhamento imediato a especialistas.

Tratamento de Incontinência Urinária

O tratamento deve ser orientado pelos tipos de incontinência, com avanços de forma gradativa. Na população geriátrica, entretanto, o tratamento de IU deve ser individualizado, enfatizando os objetivos e as preferências dos pacientes e/ou dos familiares e cuidadores. Para maximizar o potencial de restabelecimento da continência, há necessidade da avaliação e do tratamento de causas modificáveis e dos fatores que contribuem para o quadro, pois eles podem melhorar os sintomas de IU.

A intervenção comportamental deve ser o tratamento inicial, incluindo exercícios e treinos para a musculatura do assoalho pélvico, também conhecidos como exercícios de Kegel (base das intervenções comportamentais); atraso na micção; treinamento vesical; supressão da urgência; diário vesical; micção programada e incitada/instigada. As mudanças no estilo de vida consistem em perda de peso, diminuição no consumo de bebidas cafeinadas e alcoólicas, controle na ingestão de líquidos e interrupção do tabagismo.

A terapia farmacológica deve ser utilizada em combinação com a comportamental, iniciada a uma dose baixa e titulada de acordo com a eficácia e os efeitos adversos. Os agentes antimuscarínicos ou relaxantes vesicais (p. ex., oxibutinina e fesoterodina) são eficazes no tratamento de incontinência de urgência e mista para ambos os sexos. Os efeitos colaterais comuns são ressecamento da boca e constipação. Ocasionalmente, os agentes antimuscarínicos podem causar retenção urinária no idoso com esvaziamento vesical incompleto; além disso, o uso desses agentes foi associado ao agravamento da condição. Os antagonistas α-adrenérgicos e os inibidores da 5α-redutase são eficientes para incontinência de urgência associada à hiperplasia prostática benigna. O creme vaginal tópico com estrogênio em baixas doses pode ser eficaz para melhorar os sintomas de bexiga hiperativa e incontinência de urgência.

O tratamento cirúrgico para incontinência de estresse envolve suspensão do colo vesical, faixas vaginais livres (isentas) de tensão e injeção periuretral de colágeno em mulheres. Os *slings* mesouretrais estão disponíveis para homens e mulheres. O implante de esfíncter urinário artificial é uma opção para homens com incontinência de estresse. Recentemente, existem algumas abordagens cirúrgicas desenvolvidas para incontinência de urgência, incluindo neuromodulação do nervo sacral, estimulação percutânea do nervo tibial e injeção de toxina botulínica A na bexiga (indicação não aprovada pelo FDA). Alguns homens podem se beneficiar com a cirurgia de próstata como tratamento da incontinência por transbordamento.

Os pessários são dispositivos de sustentação utilizados por via intravaginal para tratar incontinência de estresse e prolapso pélvico em mulheres. Para os homens, a IU de estresse pode ser tratada com *clamps* penianos ou cateteres tipo camisinha. Alguns pacientes podem preferir o uso de fraldas geriátricas e absorventes como forma de proteção.

Distúrbios do trato urinário: Parte II – infecção do trato urinário

DEFINIÇÕES

INFECÇÃO DO TRATO URINÁRIO (ITU): Definida como a presença de bacteriúria significativa ($\geq 10^5$ unidades formadoras de colônia [UFC]/mL em amostra límpida obtida por micção espontânea e $\geq 10^2$ UFC/mL em amostra coletada por sonda) com sintomas geniturinários associados.

BACTERIÚRIA ASSINTOMÁTICA (ITU ASSINTOMÁTICA): Diagnosticada (a) quando existem duas amostras consecutivas de urina, com isolamento do mesmo microrganismo em contagens quantitativas $\geq 10^5$ UFC/mL em mulher assintomática; (b) em homens, a bacteriúria consiste na presença de 1 espécie de bactéria em contagens quantitativas $\geq 10^5$ UFC/mL de uma única amostra de urina límpida obtida por micção espontânea; e (c) em uma única amostra de urina coletada por sonda tanto em homens como em mulheres, a bacteriúria é definida como 1 espécie de bactéria em contagens quantitativas $\geq 10^2$ UFC/mL.

PIÚRIA: Definida como a presença de um número elevado de leucócitos no exame de urina, sendo um indicador de inflamação no trato urinário.

Etiologias

A ITU, incluindo cistite, pielonefrite e infecção associada ao uso de cateter, constitui o processo infeccioso mais comum em adultos de idade mais avançada. Em idosos, a ITU torna-se mais comum por conta das diferentes alterações anatomofuncionais que ocorrem no trato urinário em virtude do envelhecimento. Os fatores de risco para ITU são sexo feminino; capacidade funcional diminuída; incontinência fecal; déficit cognitivo; qualquer condição que prejudique o esvaziamento vesical e provoque retenção urinária na bexiga, como prolapso uterovaginal ou cistocele com obstrução miccional; bexiga neurogênica em pacientes com lesões da medula espinal; diabetes melito e fármacos anticolinérgicos.

Apresentação Clínica

O diagnóstico de ITUs na população geriátrica pode ser um grande desafio por causa da alta incidência de bacteriúria assintomática, piúria e apresentação atípica. Os sintomas comuns incluem frequência urinária, urgência miccional, disúria, desconforto suprapúbico, febre, calafrios, mal-estar, náusea e vômito, além de dor no flanco. Alterações na característica da urina e no estado mental, bem como a presença de disúria, são mais comuns naqueles que residem em estabelecimentos de cuidados prolongados.

Diagnóstico/Tratamento de Infecção do Trato Urinário

A avaliação diagnóstica deve incluir os exames de urina, urocultura e antibiograma. Os patógenos mais comuns frequentemente observados são *Escherichia coli*, *Enterobacter*, *Klebsiella*, *Proteus*, *Enterococcus*, *Pseudomonas* spp. e *Staphylococcus aureus* resistente à meticilina.

O tratamento antibacteriano para ITU sintomática é semelhante àquele da população geral, devendo ser formulado com base no antibiograma. A dosagem costuma ser ajustada de acordo com a função renal. Trimetoprima/sulfametoxazol e nitrofurantoína são os agentes terapêuticos orais de primeira linha. Como alternativas de fármacos por via oral, tem-se amoxicilina ou amoxicilina-clavulanato, nitrofurantoína e cefalosporinas de segunda e terceira geração. Também se pode lançar mão de cefalosporinas de terceira geração, aztreonam, piperacilina ou algum aminoglicosídeo por via intravenosa. As fluoroquinolonas são eficazes, mas sua utilização não é incentivada por conta da crescente resistência antimicrobiana.

ITU sem complicações deve ser tratada por 3 a 7 dias em mulheres e 7 a 14 dias em homens. No caso de pielonefrite, é recomendável o tratamento por 14 dias. A prostatite necessita de antibioticoterapia por 6 a 12 semanas.

No idoso que vive em ambientes comunitários ou estabelecimentos de cuidados prolongados, o rastreamento e o tratamento de ITU assintomática não são aconselháveis, pois não há qualquer benefício em tratar a bacteriúria assintomática. O emprego inadequado de antibióticos no idoso é associado ao desenvolvimento de efeitos colaterais indesejáveis, interações medicamentosas adversas, resistência antimicrobiana a múltiplos fármacos e custos excessivos.

Nas mulheres, a ITU inferior aguda e recorrente pode ser evitada com o uso de antibióticos a longo prazo em baixas doses (nitrofurantoína, trimetoprima/sulfametoxazol, trimetoprima, cefalexina, norfloxacino ou ciprofloxacino) por um período de seis meses a um ano. A utilização de terapia estrogênica vaginal tópica é controversa, não devendo ser prescrita como um agente contínuo e isolado para profilaxia de ITU. Embora o suco de oxicoco (*cranberry*) não tenha se mostrado eficaz na prevenção de ITU, seu consumo não deve ser desencorajado. Em pacientes submetidos a procedimento geniturinário invasivo, fica indicada a antibioticoterapia profilática para bacteriúria. Os cateteres devem ser imediatamente removidos assim que não forem mais necessários.

CORRELAÇÃO DE CASOS CLÍNICOS

- Ver também Caso 15 (Diarreia por *Clostridium difficile*).

QUESTÕES DE COMPREENSÃO

16.1 Uma mulher de 72 anos é levada ao ambulatório para uma avaliação de rotina. Recentemente, ela foi para um estabelecimento de cuidados prolongados e ficou lá por três dias, enquanto sua filha estava fora da cidade em uma viagem de negócios. Atualmente, a paciente não tem nada preocupante. No entanto, sua história médica pregressa inclui hipertensão, fibrilação atrial e demência, que foi estabilizada nos últimos dois anos. Ela está tomando hidroclorotiazida, varfarina e donepezila. A filha está preocupada com o resultado dos exames de urina e urocultura, obtidos no estabelecimento de cuidados prolongados como um procedimento de rotina. O exame de urina da paciente revelou 20 leucócitos e muitas bactérias, além de ser positivo quanto à presença de nitritos. A urocultura revelou o crescimento de > 100.000 UFC/mL de *Enterococcus faecalis* sensível à ampicilina e à vancomicina. De acordo com a paciente e a filha, ultimamente não há sinais de disúria, frequência e incontinência urinárias, febre, calafrio, dor abdominal ou alteração na atividade mental ou no comportamento. Qual dos passos a seguir é apropriado?
A. Instituir a ampicilina.
B. Repetir o exame de urina e a urocultura.
C. Não administrar qualquer antibiótico.
D. Iniciar a vancomicina.

16.2 Uma mulher de 89 anos tem uma história de incontinência urinária há dois anos, mas se encontra estabilizada. Além de viver em um estabelecimento de cuidados prolongados, ela também apresenta demência leve a moderada, diabetes melito e hipertensão. Apesar da capacidade de deambulação, a paciente tem dificuldade de encontrar o banheiro na maioria das vezes. Qual é o melhor tratamento para a IU dessa paciente?
A. Roupa íntima protetora tipo fralda geriátrica e micção induzida/instigada.
B. Procedimento de *sling* mesouretral.
C. Oxibutinina diariamente.
D. Exercícios para a musculatura do assoalho pélvico e atividade física.

RESPOSTAS

16.1 **C.** Essa paciente não tem sinais nem sintomas de ITU. A bacteriúria assintomática é muito comum no idoso e não necessita de tratamento. O uso de antibióticos sem necessidade não é benéfico, podendo causar danos à paciente. Em idoso assintomático, não são recomendados os exames de urina tipo I e urocultura de rotina.

16.2 **A.** Esse caso se trata de uma idosa com IU crônica, provavelmente associada à demência. Além de não haver qualquer indicação de perda da urina com esforço abdominal (manobra de Valsalva) ou tosse, é provável que a paciente não seja uma boa candidata à cirurgia mesmo com IU de estresse. Não há indícios de urgência miccional, e os fármacos anticolinérgicos como a oxibutinina podem causar alterações no estado mental, ressecamento da boca e dos olhos, além de constipação. É improvável que os exercícios para a musculatura do assoalho pélvico sejam eficazes com a demência dessa paciente.

> ### DICAS CLÍNICAS
>
> ▶ Muitos pacientes idosos ficam constrangidos em relatar ou falar sobre IU sem ter consciência dos tratamentos disponíveis ou aceitam a IU como parte do processo de envelhecimento "normal". Portanto, é vital fazer perguntas específicas acerca da IU durante a avaliação inicial e periódica.
> ▶ O treinamento vesical e, particularmente, a realização de exercícios para a musculatura do assoalho pélvico são eficazes para diminuir a incontinência de estresse, de urgência e mista em pacientes sem déficit cognitivo, capazes de cooperar com o treinamento.
> ▶ Em pacientes idosos com déficit de cognição e incontinência de urgência, é necessário o envolvimento do cuidador, para que a micção induzida seja eficaz.
> ▶ Os agentes antimuscarínicos são indicados apenas para IU de urgência.
> ▶ Não há tratamento farmacológico aprovado para incontinência de estresse nos Estados Unidos.
> ▶ A ITU assintomática no indivíduo idoso é comum e não requer tratamento.
> ▶ O tratamento de bacteriúria assintomática só é recomendado antes de os pacientes serem submetidos a procedimentos geniturinários invasivos.

REFERÊNCIAS

Abrams P, Anderson KE, Birder L, et al. Fourth International Consultation on Incontinence Recommendations of the International Scientific Committee: Evaluation and treatment of urinary incontinence, pelvic organ prolapse, and fecal incontinence. *Neurourol Urodyn.* 2010;29:213-240.

Goode PS, Burgio KL, Richter HE, Markland AD. Incontinence in older women. *JAMA.* 2010;303(21): 2172-2181.

Johnson TM, II, Ouslander JG. Incontinence. In: Halter HB, et al, ed. *Hazzard's Geriatric Medicine and Gerontology.* 6th ed. New York, NY: McGraw-Hill Medical;2009:716-730.

Juthani-Mehta M. Asymptomatic bacteriuria and urinary tract infection in older adults. *Clin Geriatric Med.* 2007;23:585-594.

Marklank AD, Vaughan CP, Johnson TM, et al. Geriatric urinary incontinence. *Med Clin N Am.* 2011; 95:539-554.

Nicolle LE. Urinary tract infection. In: Halter et al, ed. *Hazzard's Geriatric Medicine and Gerontology.* 6th ed. New York, NY: McGraw Hill Medical; 2009:1548-1559.

Nicolle LE, Bradley S, Colgan R, et al. Infectious Diseases Society of America: guidelines for the diagnosis and treatment of asymptomatic bacteriuria in adults. *Clin Infect Dis.* 2005:40(5):643-654.

CASO 17

Foi constatado que um homem branco de 67 anos apresenta um nível sérico do antígeno prostático específico (PSA) igual a 4,8 ng/mL (normal ≤ 4,0 ng/mL) em um *check-up* anual de saúde há duas semanas. Além de não relatar dificuldade de micção, ele nega qualquer episódio recente de disúria, frequência urinária ou urgência miccional. Também nega hematúria. Esse homem tem um irmão mais idoso de 69 anos com história de câncer de próstata, tratado por meio de prostatectomia radical há 10 anos. Além disso, ele tem uma história médica pregressa digna de nota para hipertensão e hipercolesterolemia e, para tanto, toma ácido acetilsalicílico, sinvastatina e lisinopril. Ao exame, esse paciente é um homem bem nutrido que aparenta a idade declarada. Os sinais vitais permanecem normais. Além de não haver organomegalia palpável, não há rigidez, sensibilidade nem distensão abdominais. Ele também não exibe linfadenopatia palpável, e sua genitália está normal. Ao exame de toque retal, a próstata tem cerca de 40 cm^3 e está macia à palpação, sem nódulos ou dolorimento. O tônus esfincteriano apresenta-se normal. O restante de seu exame físico também se encontra normal. O exame de urina revela resultados normais, sem qualquer sinal de piúria ou hematúria. Foram realizados os exames de urocultura e repetidos os níveis do PSA; os resultados demonstraram a ausência de crescimento de microrganismos em 72 horas e um nível de 5,0 ng/mL do antígeno mencionado, respectivamente. O paciente, então, é encaminhado a um urologista e passa por uma biópsia transretal da próstata guiada por ultrassonografia. Os resultados do laudo histopatológico são os seguintes: base, porção média e ápice do lado direito, além do ápice do lado esquerdo: tecido benigno; base do lado esquerdo: adenocarcinoma de grau 3 + 3 = 6 de Gleason em 5% da porção central; porção média do lado esquerdo: adenocarcinoma de grau 3 + 3 = 6 de Gleason em 20% do comprimento total da porção central.

▶ Qual é o diagnóstico mais provável?
▶ Quais são as opções terapêuticas?
▶ Qual seria a orientação para esse paciente sobre a importância e os riscos de seu problema?

RESPOSTAS PARA O CASO 17
Câncer de próstata

Resumo: Um homem relativamente saudável de 67 anos com níveis elevados do PSA e adenocarcinoma de grau 3 + 3 de Gleason à biópsia da próstata.

- **Diagnóstico:** Adenocarcinoma da próstata.
- **Opções terapêuticas:** Conduta expectante, vigilância ativa, prostatectomia radical, radioterapia e crioablação.
- **Importância e riscos do problema:** Com base no estágio (T1c) e no grau (3 + 3 de Gleason) do tumor, bem como no nível do PSA (5,0), o câncer desse paciente é considerado de baixo risco e, portanto, é um candidato para qualquer uma das intervenções mencionadas no item anterior.

ANÁLISE

Objetivos

1. Aprender as diretrizes para o rastreamento e o diagnóstico de câncer de próstata.
2. Entender os fatores que podem influenciar o PSA.
3. Familiarizar-se com as opções terapêuticas para o câncer de próstata.

Considerações

O caso trata de um homem branco relativamente saudável de 67 anos, que possui uma expectativa de vida > 10 anos e, portanto, atende aos critérios para o rastreamento de câncer de próstata. Além disso, ele tem um parente de primeiro grau, seu irmão, que foi diagnosticado com câncer de próstata; logo esse homem tem um risco adicional elevado de ter esse tipo de câncer. O homem foi submetido a rastreamento e exames em busca de sinais de infecção do trato urinário (ITU), mas não se constatou qualquer ITU nem qualquer outro fator que pudesse ter provocado um falso aumento do PSA. A mensuração do PSA foi repetida, mas o valor ainda estava elevado. O paciente, então, foi encaminhado para a realização de biópsia da próstata, que, por sua vez, revelou um resultado positivo quanto à presença de câncer nessa glândula. Como o câncer desse homem apresenta estágio e grau tumorais baixos com leve aumento do PSA, sua malignidade é considerada de baixo risco, embora tenha um prognóstico incerto. Todos os cânceres de próstata evoluirão, mas nem todos serão significativos do ponto de vista clínico. Esse paciente, portanto, é um candidato a quase qualquer intervenção disponível para câncer de próstata. Por haver muitas opções terapêuticas, ele terá de ser orientado sobre os riscos e benefícios de cada intervenção e o que ele pode esperar em termos de morbidade, mortalidade e mudanças no estilo de vida, possivelmente advindas de cada uma dessas escolhas. No caso desse paciente, a decisão de como tratar o câncer caberá basicamente a ele após sua devida orientação.

ABORDAGEM AO
Câncer de próstata

DEFINIÇÕES

ANTÍGENO PROSTÁTICO ESPECÍFICO (PSA): Uma serina protease produzida pelas células epiteliais prostáticas benignas, bem como por células do câncer de próstata; esse antígeno é utilizado como uma ferramenta de rastreamento e um marcador de tumor para monitorar a evolução do câncer de próstata. O limite normal é de ≤ 4,0 ng/mL.

SISTEMA DE CLASSIFICAÇÃO DE GLEASON: Sistema de classificação mais comum usado para câncer de próstata nos Estados Unidos. Com base no aspecto microscópico da arquitetura glandular do câncer sob pequeno aumento, atribui-se 1 de 5 padrões diferentes ao tumor, sendo que o padrão 1 corresponde ao mais bem diferenciado, e o padrão 5, ao menos diferenciado. Ao atribuírem o grau de Gleason, os patologistas relatarão um grau primário e outro secundário para representar os padrões mais predominantes e os segundos mais predominantes presentes na amostra, respectivamente.

ESCORE DE GLEASON: Refere-se à soma dos graus de Gleason primário e secundário. Os escores mais altos se correlacionam com cânceres mais agressivos e prognósticos mais graves ou piores.

ABORDAGEM CLÍNICA

Epidemiologia

O câncer de próstata é a neoplasia maligna visceral mais comum em homens norte-americanos. Trata-se da segunda maior causa de morte por câncer em indivíduos do sexo masculino. Ao contrário da maioria dos cânceres, que possuem uma idade de pico de incidência, a **incidência do câncer de próstata continua aumentando com o avanço da idade.** Por exemplo, a probabilidade do desenvolvimento de câncer de próstata em homens com menos de 40 anos é de 1: 10.000; em homens de 40 a 59 anos e de 60 a 79 anos é de 1:103 e 1:8 respectivamente.

Além da idade, o fato de ter um **parente de primeiro grau** (pai ou irmão) com câncer de próstata é um fator de risco fortemente preditivo para o desenvolvimento desse tipo de câncer. Além disso, a idade de início no membro da família com câncer de próstata pode ter forte influência sobre o risco relativo de desenvolver a doença em um parente de primeiro grau. As idades mais baixas de início no membro da família se correlacionam com um alto risco de desenvolvimento do câncer de próstata no parente de primeiro grau.

Apesar da alta incidência de morbidade e mortalidade por câncer de próstata nos Estados Unidos, há uma discussão sobre se deve ou não haver rastreamento e tratamento para essa doença. Isso se deve à grande disparidade entre a incidência real da doença e a incidência de morbidade/mortalidade por câncer em casos de câncer de próstata. Por exemplo, o risco de um homem de 50 anos de desenvolver câncer de próstata detectado como achado incidental em um estudo de necropsia é de 40% ao longo da vida, mas o risco desse homem para um câncer de próstata clinicamente aparente é de 9,5% e o risco de óbito por esse tipo de câncer é de 2,9%. Ademais, o risco para todos os homens de desenvolver câncer de próstata durante a vida gira em torno de 18%, enquanto o risco de morte por esse tipo de câncer é de apenas ~3%. Todos os tratamentos para câncer de próstata têm efeitos colaterais e riscos, muitos dos quais podem ser graves e provocar mudanças no estilo de vida. Para identificar com maior eficiência aquelas malignidades que se tornarão significativas do ponto de vista clínico e, por meio disso, evitar tratamentos e efeitos colaterais para cânceres sem importância clínica, foram desenvolvidas estratégias para estratificação de risco e diretrizes de vigilância.

Rastreamento e Diagnóstico

Apesar da discordância sobre a utilidade do rastreamento para câncer de próstata, não se podem negar a morbidade e a mortalidade atribuídas à doença; por isso, os clínicos devem ter conhecimento sobre as diretrizes aceitas de rastreamento. Em geral, o rastreamento deve começar aos 40 anos com a realização de exame de toque retal e a mensuração do PSA sérico. **As indicações para biópsia da próstata são (1) nódulo prostático palpado ao exame de toque retal ou (2) nível elevado do PSA (> 4,0 ng/mL).**

O PSA pode sofrer aumento em virtude do câncer de próstata ou por inúmeras outras causas que talvez tenham de ser descartadas antes de se prosseguir com a biópsia. ITUs podem causar inflamação da próstata e graus variados de prostatite. Esses quadros podem provocar um falso aumento do PSA e, portanto, devem ser tratados antes de se repetir a mensuração desse antígeno. Manipulação (instrumentação) do trato urinário como a fixação do cateter de Foley ou a realização de cistoscopia também pode elevar temporariamente o PSA; dessa forma, esse teste deve ser repetido antes de se determinar a necessidade de biópsia. O uso de **inibidores da 5α-redutase como a finasterida e a dutasterida** (para tratar hiperplasia prostática benigna [HPB] e/ou calvície de padrão masculino) **reduzirá o nível do PSA em cerca de 50%**. Se o paciente estiver tomando um desses fármacos, o valor laboratorial real do PSA deverá ser dobrado para determinar a indicação de biópsia da próstata. Como a produção do PSA é dependente de androgênio, quaisquer fármacos que alterem os níveis de testosterona, como agonistas do hormônio de liberação do hormônio luteinizante (agonistas do LHRH, de *luteinizing hormone-releasing hormone*), antiandrogênios ou androgênios exógenos, também induzirão a alterações no valor do PSA. Hipertrofia prostática benigna pode ser uma causa de elevação do PSA, pois existe mais tecido glandular produtor desse antígeno em tal condição. O exame de toque retal de rotina não afeta de maneira significativa o nível sérico do PSA. Na ausência de fatores indutores de confusão, como processo infeccioso/inflamatório e/ou manipulação/instrumentação do trato urinário, um nível mais alto do PSA se correlaciona com um risco maior de câncer de próstata (Tab. 17.1).

Tabela 17.1 • FATORES QUE PODEM INFLUENCIAR O NÍVEL DO ANTÍGENO PROSTÁTICO ESPECÍFICO

Aumento do PSA	Diminuição do PSA
Hipertrofia prostática benigna ITU Prostatite Suplementação de testosterona Manipulação/instrumentação do trato urinário (cistoscopia, cateter de Foley, biópsia da próstata) Idade avançada	Inibidores da 5α-redutase (finasterida, dutasterida) Fármacos que diminuem a testosterona sérica (agonistas do LHRH)

Tratamentos e Complicações

Em função da disparidade entre incidência, morbidade e mortalidade presentes no câncer de próstata, não existe um único tratamento eficiente para essa doença. Por essa razão, foram desenvolvidas diversas modalidades diferentes para tratar o câncer dessa glândula. Em matéria de tratamento, os clínicos devem considerar não só o risco de falha terapêutica e a evolução da doença, mas também o estado de saúde geral, a tolerância à terapia e a expectativa de vida do paciente, considerando-se as condições e as comorbidades atuais. O câncer de próstata é uma neoplasia de crescimento muito lento; por conta disso, grande parte da morbidade e da mortalidade específicas ao câncer ocorre em mais de 10 anos após o desenvolvimento de doença detectável ao exame clínico. Por isso, geralmente se aceita que **homens com expectativa de vida < 10 anos nem precisem passar por rastreamento para essa doença**.

Conduta expectante é um termo utilizado para descrever a prática de acompanhamento dos pacientes acometidos por câncer de próstata com uma expectativa de vida curta (< 10 anos), pois é improvável que eles venham a sofrer sintomas da doença. Esses pacientes costumam ser acompanhados em um esquema regular com a mensuração do nível do PSA para monitorar a evolução da doença, mas não há qualquer tentativa de tratamento, a menos que eles tenham sintomas ou apresentem um aumento muito rápido do PSA, o que pode indicar que logo terão algum evento relacionado com os ossos. A possível complicação da conduta expectante é a evolução da doença antes da morte do paciente. Os sintomas de câncer de próstata não tratado podem ser perda de peso, mal-estar, hematúria e dor óssea (ostealgia). Além da dor nos ossos, os pacientes podem ter metástases ósseas no esqueleto axial, o que pode levar a fraturas patológicas ou compressão da medula espinal. Em geral, esses eventos respondem e regridem com rapidez mediante o início da terapia hormonal (ablação androgênica [supressão da testosterona]). Contudo, ao se instituir a terapia hormonal, os pacientes podem viver o suficiente a ponto de o câncer se tornar refratário ao hormônio, evoluir e necessitar de tratamentos sistêmicos menos eficazes, como quimioterapia.

A **vigilância ativa** com intenção de cura é uma tentativa de resolver o problema do câncer de próstata de baixo risco (ver Tab. 17.2), sem incorrer (1) nas complicações

Tabela 17.2 • AVALIAÇÃO PRÉ-TERAPÊUTICA DO RISCO DE CÂNCER
Baixo risco: PSA ≤ 10 ng/mL e escore de Gleason de 6 ou menos e estágio clínico T1c ou T2a **Risco intermediário:** PSA > 10 a 20 ng/mL ou escore de Gleason de 7 ou estágio clínico T2b **Alto risco:** > 20 ng/mL ou escore de Gleason de 8 a 10 ou estágio clínico T2c

encontradas no câncer de próstata não tratado, mas significativo do ponto de vista clínico, ou (2) no tratamento exagerado de câncer de próstata sem importância clínica. Se o paciente tiver doença de baixo risco, ele pode optar por ser monitorado com mensurações intermitentes do PSA a cada 3 a 6 meses e repetição anual da biópsia da próstata. O aumento no risco de câncer (conforme definido pelo escore de Gleason, nível do PSA e estágio clínico do tumor) é uma indicação para que o paciente passe de uma vigilância ativa para uma terapia curativa. No entanto, se o paciente permanecer sob baixo risco à repetição da biópsia, ele pode prosseguir com o protocolo de vigilância ativa e evitar as complicações de modalidades terapêuticas curativas. O risco da vigilância ativa está no fato de que uma doença clinicamente localizada (e curável) pode evoluir antes do fornecimento da terapia curativa.

A radiação é um tratamento curativo que busca erradicar o câncer de próstata *in situ* e, com isso, evitar a invasividade local e as metástases. Ela pode ser aplicada externamente (em geral, com o uso de acelerador linear) ou pela implantação de "sementes" radioativas dentro da próstata (técnica também conhecida como braquiterapia). As doses radioativas são aplicadas com precisão utilizando modalidades guiadas por tomografia computadorizada (TC) ou ultrassonografia. Os efeitos colaterais desse tratamento relacionam-se com a radiação aplicada nas estruturas circundantes. As complicações terapêuticas são sintomas vesicais e intestinais obstrutivos ou irritativos, como bexiga hiperativa, hematúria, diarreia e sangramento retal. Além disso, os pacientes podem desenvolver impotência a partir desse tratamento, embora ela não costume ser tão rápida quanto aquela decorrente de cirurgia. Alguns cânceres de próstata podem ser resistentes à radiação e, apesar do tratamento radioativo e, às vezes, da ablação androgênica concomitante, eles podem evoluir e sofrer metástase.

A **prostatectomia radical** envolve a remoção de toda a próstata e das vesículas seminais, com ou sem dissecção de linfonodo pélvico, para fazer um estadiamento mais detalhado do câncer. A vantagem da prostatectomia radical é a remoção completa da próstata e do câncer. Com o tratamento bem-sucedido, os valores do PSA declinarão a níveis indetectáveis se não houver qualquer doença metastática presente no momento da cirurgia. Esse procedimento de prostatectomia radical pode ser realizado por meio de incisão abdominal, utilizando-se abordagem retropúbica por cirurgia minimamente invasiva, como laparoscopia ou abordagens assistidas por robôs, ou por meio de incisão no períneo. As possíveis complicações imediatas atribuídas à cirurgia podem incluir trombose venosa profunda, embolia pulmonar, formação de linfocele, infecção de feridas e complicações relacionadas com a anestesia. As complicações a longo prazo podem envolver incontinência urinária e impotência de graus variados.

A **crioablação** destrói as células do câncer de próstata, congelando a glândula com o uso de criossondas inseridas através do períneo e guiadas por ultrassonografia transretal. A morte celular requer o resfriamento a uma temperatura de no mínimo −25°C. A bola de gelo criada pelas criossondas é monitorada em tempo real com o ultrassom transretal durante esse procedimento ambulatorial. Uma sonda de aquecimento é utilizada para proteger a uretra do congelamento, enquanto o ultrassom é usado para evitar a propagação da bola de gelo até o reto. Para o tratamento adequado de toda a próstata, empregam-se dois ciclos de congelamento; entretanto o câncer de próstata no ápice da glândula pode não ser tratado de forma tão eficaz sem o risco de dano ao esfíncter urinário. As **complicações** incluem disfunção erétil e fístula retouretral, bem como retenção, frequência e urgência miccionais. A próstata submetida à crioablação costuma ser substituída por tecido cicatricial.

Os **tratamentos sistêmicos para câncer de próstata** são utilizados nos casos em que a terapia local falhou ou quando um paciente com morbidade significativa relacionada com o câncer tem problemas de saúde que contraindiquem a terapia curativa. A maioria dos cânceres de próstata não expostos previamente a tratamento hormonal depende da testosterona para crescer. Na maior parte dos casos, o ato de privar o câncer de próstata da testosterona provocará sua rápida regressão. Dessa forma, os **agonistas do LHRH** são usados para suprimir o eixo hipotalâmico-hipofisário e diminuir a testosterona sérica, visando à eliminação dos níveis hormonais, como ocorre em uma castração. Antes do desenvolvimento dos agonistas do LHRH, a orquiectomia era realizada para obter os mesmos resultados. Há um rápido declínio nos níveis do PSA e no volume do câncer prostático. A doença óssea metastática também regride.

Todavia, a ablação androgênica não leva à cura; em grande parte dos casos, o câncer de próstata se adaptará à perda de testosterona e evoluirá, independentemente dos níveis desse hormônio. Nesse ponto, o câncer é considerado refratário ao hormônio. Quando isso ocorre, a quimioterapia é o próximo tratamento sistêmico usado para controlar a disseminação da doença. Embora tenham sido desenvolvidos protocolos quimioterápicos que acrescentam meses à vida do paciente, é provável que ele morra por câncer de próstata nesse estágio. Os efeitos colaterais e as complicações da ablação androgênica incluem ondas de calor (os famosos "calorões", também conhecidos como fogachos), redução da libido, disfunção erétil e dificuldade nas tarefas que exigem concentração e memória. Os efeitos colaterais a longo prazo compreendem um aumento no risco de doença cardiovascular, diabetes, perda da densidade mineral óssea e subsequentes fraturas patológicas.

CORRELAÇÃO DE CASOS CLÍNICOS

- Ver também Caso 16 (Incontinência Urinária e Infecção do Trato Urinário), Caso 8 (Câncer de Pulmão), Caso 17 (Câncer de Próstata), Caso 18 (Sangramento Pós-menopausa) e Caso 19 (Câncer de Mama).

QUESTÕES DE COMPREENSÃO

17.1 Um homem branco de 67 anos aparentemente saudável passa pelo clínico geral para um exame físico anual. No ano passado, ele tomou a finasterida a 5 mg por via oral quatro vezes ao dia para tratamento de hiperplasia prostática benigna (HPB). Apesar de negar sintomas relativos à micção, ele está sofrendo de disfunção erétil. O nível sérico atual do PSA desse paciente é de 3,5 ng/mL. Seu pai morreu de câncer de próstata no final de seus 60 anos. Ao exame de toque retal, a próstata encontra-se aumentada de volume (HPB), porém macia e sem nódulos. Qual dos passos expostos a seguir é o melhor?
A. Agendar a próxima consulta de acompanhamento em 1 ano, junto com uma nova mensuração do nível sérico do PSA.
B. Encaminhar o paciente a um urologista para avaliação diagnóstica mais detalhada e indicar a realização de biópsias da próstata.
C. Repetir a mensuração do PSA em seis meses.
D. Interromper a finasterida, já que o paciente não tem sintomas relativos à micção.
E. Substituir a finasterida por tansulosina, pois, além de tratar a HPB, este fármaco tem menos efeitos colaterais de disfunção erétil.

17.2 O exame de toque retal realizado em um homem de 75 anos com massa sólida na próstata exercerá o seguinte impacto sobre o nível sérico do PSA, quando coletado logo após esse exame do reto:
A. Duplicará o valor sérico do PSA.
B. Aumentará apenas se a massa prostática for maligna.
C. Não terá qualquer efeito relevante sobre o nível sérico do PSA.
D. Elevará o nível sérico do PSA por até 7 a 10 dias.
E. Não aumentará, mas somente se a massa prostática for benigna.

17.3 Que afirmação sobre o câncer de próstata é correta?
A. Os pacientes com HPB estão sob maior risco de ter câncer de próstata e de vir a óbito por causa dessa malignidade.
B. Os pacientes com câncer de próstata local, confinado ao órgão, frequentemente apresentam sintomas semelhantes àqueles pacientes acometidos por HPB.
C. A elevação dos níveis séricos do PSA constituem o primeiro sinal de câncer de próstata recorrente ou progressivo.
D. Um nível sérico de PSA entre 4,0 e 10,0 ng/mL aumenta muito a probabilidade (chance > 50%) de o paciente ter resultados positivos para câncer de próstata em exames de biópsia.
E. Um nível sérico de PSA < 4,0 ng/mL diminui muito a probabilidade (chance < 5%) de o paciente ter resultados positivos para câncer de próstata em exames de biópsia.

RESPOSTAS

17.1 **B.** A finasterida é um inibidor da 5α-redutase que reduz o nível sérico do PSA pela metade, independentemente de o paciente ter câncer de próstata ou não. Nesse caso, o nível do PSA é de 3,5 ng/mL, mas deve ser o dobro (7,0 ng/mL) em função do uso atual da finasterida; o nível do PSA de 7,0 ng/mL é uma preocupação de que a próstata possa albergar o câncer, em particular no contexto de uma forte história familiar para essa malignidade.

17.2 **C.** Um exame retal digital de rotina durante o exame físico exerce um efeito mínimo a nulo sobre o nível sérico do PSA.

17.3 **C.** Ainda há uma discussão sobre o PSA como um parâmetro útil de rastreamento para o câncer de próstata; no entanto não há controvérsias sobre o valor clínico da monitoração desse antígeno após o tratamento desse tipo de câncer. O PSA é a técnica ou o parâmetro diagnóstico mais sensível no acompanhamento pós-terapêutico de pacientes com câncer de próstata. A elevação dos níveis de PSA frequentemente indica doença recorrente ou progressiva 1 a 2 anos antes do surgimento de sintomas clínicos ou de mudanças significativas nos exames de imagem como a cintilografia óssea ou a TC.

DICAS CLÍNICAS

▶ O rastreamento do câncer de próstata deve começar aos 40 anos, compreendendo a realização do exame de toque retal e a mensuração do PSA sérico.
▶ Nos casos em que há um aumento no nível do PSA, deve-se buscar pelos fatores passíveis de confusão, como ITU.
▶ O câncer de próstata é a neoplasia não cutânea mais comum nos homens norte-americanos. Trata-se da segunda maior causa de morte por câncer em indivíduos do sexo masculino.
▶ A incidência do câncer de próstata é muito mais alta do que a mortalidade por esse tipo de câncer.
▶ A estratificação de risco e a avaliação do estado de saúde e da expectativa de vida do paciente são importantes para evitar complicações da doença não tratada e/ou morbidade injustificável por tratamento rigoroso.

REFERÊNCIAS

Carooll P, Albertsen P, Greene K, et al. PSA testing for the pretreatment staging and posttreatment management of prostate cancer: 2013 revision of 2009 best practice statement. American Urological Association Education and Research, Inc. http://www.auanet.org/education/guidelines/prostatespecific-antigen.cfm. Accessed 5 Sept 2013.

Kawachi MH, Babaian RJ, Bahnson RR, et al. NCCN clinical practice guidelines in oncology: prostate cancer early detection. *J Natl Compr Canc Netw.* 2010;8:240-262. http://www.nccn.org. Accessed 5 Sept 2013.

Klein EA, Platz EA, Thompson IM. Epidemiology, etiology and prevention of prostate cancer. In: Wein AJ, Kavoussi LR, Novick AC, et al, eds. *Campbell-Walsh Urology.* 9th ed. Philadelphia, PA: Saunders/Elsevier; 2007:2854-2873.

Levine GN, D'Amico AV, Berger P, et al. Androgen-deprivation therapy in prostate cancer and cardiovascular risk: a science advisory from the American Heart Association, American Cancer Society, and American Urological Association endorsed by the American Society for Radiation Oncology. *Circulation.* 2010;121:833-840.

Mohler JL, Armstrong AJ, Bahnson RR, et al. NCCN clinical practice guidelines in oncology: Prostate cancer. National Comprehensive Cancer Network, Inc. http://www.nccn.org. Accessed 21st June 2011.

Presti JC, Kane CJ, Shinohara K, Carrol, PR. Neoplasms of the prostate gland. In: Tanagho EA, McAninch JW, eds. *Smith's General Urology.* 17th ed. New York, NY: McGraw-Hill Medical; 2008:348-374.

Thompson I, Thrasher JB, Aus G, et al. Guidelines for the management of clinically localized prostate cancer: 2007 update. American Urological Association Education and Research. Inc. http://www.auanet.org.

CASO 18

Uma mulher de 58 anos procura o obstetra/ginecologista queixando-se de leve sangramento vaginal intermitente há quatro meses, não associado a qualquer atividade específica. Essa paciente relata que sua última menstruação ocorreu há sete anos e, desde então, ela tem tido ondas de calor (fogachos ou "calorões"), além de ressecamento e irritação vaginais em um grau leve. Apesar disso, ela não tem qualquer outra queixa. A paciente nega problemas de saúde, a não ser hipertensão bem controlada com um único agente anti-hipertensivo e diabetes melito tipo 2 diagnosticado há cerca de cinco anos e bem controlado com fármacos por via oral. Ao exame, a paciente está moderadamente acima do peso ideal, mas não se encontra em angústia ou desconforto. Os sinais vitais são os seguintes: temperatura de 37,2°C, frequência cardíaca de 95 batimentos por minuto (bpm) e pressão arterial de 128/88 mmHg. A pele não tinha qualquer lesão. Os exames cardiopulmonares não revelam algo digno de nota. O exame abdominal exibe ruídos intestinais (borborigmos) normoativos, sem sensibilidade, reflexo de proteção ou rebote; embora não haja a presença de massas, o exame não foi fácil em virtude da obesidade. O exame com o auxílio do espéculo mostra um sangramento escuro mínimo na cúpula vaginal, sem anormalidades cervicais, vaginais ou vulvares visíveis. O exame pélvico bimanual indica um útero pequeno, antevertido e de contornos suaves. Os ovários não são palpáveis. O hemograma completo revela uma concentração de hemoglobina de 13,2 g/dL e um hematócrito de 39%.

▶ Qual é o diagnóstico mais provável?
▶ Qual é a próxima etapa no diagnóstico?
▶ Qual é o próximo passo na terapia?

RESPOSTAS PARA O CASO 18
Sangramento pós-menopausa

Resumo: Uma mulher saudável de 58 anos procura o obstetra/ginecologista com uma história de um leve sangramento vaginal intermitente pós-menopausa há quatro meses. Ela não se encontra em angústia aguda e exibe os sinais vitais normais. A história médica é significativa apenas para os quadros de hipertensão e diabetes melito tipo 2, bem controlados. O exame abdominal não revela algo digno de nota, por conta da conformação corporal obesa. A exploração pélvica com o auxílio do espéculo mostra uma pequena quantidade de corrimento vaginal escuro, sem outras anormalidades no exame bimanual. A paciente não está anêmica.

- **Diagnóstico mais provável:** Um distúrbio vaginal benigno, como atrofia endometrial ou vaginal, ou uma anormalidade endometrial benigna, como pólipo endometrial ou fibroide uterino em processo de degeneração; no entanto, também se deve suspeitar de câncer endometrial.
- **Próxima etapa no diagnóstico:** Descarte de malignidade endometrial.
- **Próximo passo na terapia:** Obtenção de imagens do útero, além de biópsia.

ANÁLISE

Objetivos

1. Descrever um diagnóstico diferencial para sangramento vaginal pós-menopausa.
2. Traçar a avaliação diagnóstica para sangramento pós-menopausa, incluindo o papel das técnicas de diagnóstico por imagem e da biópsia.
3. Abordar as opções de tratamento e os fatores de risco associados ao câncer endometrial.

Considerações

O caso trata de uma mulher de 58 anos com poucos sintomas, a não ser um leve sangramento vaginal intermitente pós-menopausa. A causa mais provável desse corrimento é um distúrbio benigno, como atrofia vaginal ou endometrial, hiperplasia ou pólipo endometrial ou fibroides em processo de degeneração. Embora um processo benigno seja muito provável, é obrigatório descartar as causas graves de sangramento vaginal, como processo maligno do útero ou da cérvice uterina. Os elementos obtidos na história dessa paciente que aumentam o risco de câncer endometrial são a idade, a obesidade e o diabetes melito tipo 2. A idade média para o diagnóstico de câncer endometrial é de 60 anos. A obesidade é um problema cada vez mais comum nos Estados Unidos, respondendo por 17 a 46% da incidência de câncer endometrial em mulheres após a menopausa, segundo estimativas. Acredita-se que a obesidade predisponha as mulheres ao câncer endometrial por meio da aromatização estrogênica não antagonizada nas células adiposas. O diabetes também foi associado ao desenvolvimento de câncer endometrial. As mulheres com diabetes tipo 2 têm o dobro do risco de desenvolver câncer endometrial em comparação às não diabéticas; esse risco é atribuído ao aumento nos níveis de insulina. Se essa paciente tivesse se apresentado com sangramento vaginal intenso a ponto de necessitar de transfusão ou com sintomas abdominais agudos, a prioridade seria a estabilização antes da avaliação diagnóstica em busca de um possível câncer. Como essa paciente se encontra estável, pode-se prosseguir com a obtenção de amostra endometrial e/ou a realização de ultrassonografia transvaginal, com especial atenção à faixa do endométrio.

ABORDAGEM AO Sangramento pós-menopausa

DEFINIÇÕES

SANGRAMENTO PÓS-MENOPAUSA: Sangramento proveniente da vagina ou do útero que ocorre mais de 1 ano depois de uma mulher ter tido sua última menstruação.

ATROFIA VAGINAL OU ENDOMETRIAL: O tecido que reveste o útero ou a vagina fica muito fino e frágil após a menopausa por causa dos níveis reduzidos de estrogênio, podendo sangrar secundariamente à irritação.

HIPERPLASIA ENDOMETRIAL: O revestimento do útero torna-se espesso, em geral por um desequilíbrio entre o estrogênio e a progesterona. Pode ocorrer sangramento intermitente, pois o tecido excessivamente estrogenizado dentro da cavidade uterina não é estável e pode se desprender em pequenas quantidades a intervalos regulares. Essas alterações podem representar lesões precursoras de processos malignos, dependendo dos resultados patológicos. A hiperplasia pode ser simples ou complexa (a complexa, no caso, é pior) e ter atipia nuclear ou ausência de atipia (a presença de atipia é mais grave).

PÓLIPO ENDOMETRIAL: Proliferação benigna de células endometriais que leva à formação de tecido abundante aderido à parede uterina por uma base larga ou um pedículo fino. Os pólipos endometriais ocorrem mais comumente nas mulheres nas faixas dos 40 e 50 anos.

ADENOCARCINOMA ENDOMETRIAL: Tipo celular mais comum de câncer endometrial que se origina das glândulas do endométrio. Os tipos celulares menos comuns incluem o adenocarcinoma seroso papilar, o adenocarcinoma de células escamosas e o adenocarcinoma de células claras.

ABORDAGEM CLÍNICA

Etiologias

O sangramento pós-menopausa atribuído à região genital costuma ter uma origem vaginal ou uterina, mas também pode surgir da cérvice ou das tubas uterinas (também conhecidas como trompas de Falópio), da área urogenital (incluindo a uretra ou a bexiga) ou do trato gastrintestinal inferior ou do reto. A utilização de uma ampla lista de diagnósticos diferenciais durante a avaliação inicial levará à obtenção de uma história completa e focada, além de um exame físico minucioso, podendo restringir os erros. De modo geral, o risco de descobrir um distúrbio maligno em uma mulher com sangramento pós-menopausa varia entre 1 e 25%, dependendo dos fatores de risco; além disso, a probabilidade de detectar um processo uterino ou vaginal benigno é > 70%. As mulheres que recebem uma terapia de reposição hormonal frequentemente se apresentam com sangramento anormal, mas 30% dessas pacientes sofrem de alguma doença uterina. O tipo de câncer uterino mais comumente associado a altos níveis de estrogênio, obesidade, estilo de vida sedentário e diabetes melito é o adenocarcinoma do endométrio, e, na maioria dos casos, esse diagnóstico tem um prognóstico bom. Com frequência, o adenocarcinoma endometrioide evolui de forma sistemática de uma hiperplasia endometrial simples a uma complexa com atipia e, em seguida, para um claro processo maligno uterino. O risco de malignidade no útero em pacientes com hiperplasia no endométrio varia de 1 a 40%, dependendo da natureza do processo patológico e das características de atipia. Contudo, podem ocorrer tipos mais agressivos de cânceres endometriais primários na "paciente magra" atípica.

Apresentação Clínica

O sintoma clássico de carcinoma endometrial é um sangramento uterino anormal. Hiperplasia endometrial ou malignidade é de particular interesse em mulheres que se encontram com mais de 70 anos, naquelas que estão na fase de pós-menopausa e em outras que possuem fatores de risco, como nuliparidade, diabetes, estilo de vida sedentário e obesidade.

A história deve incluir perguntas sobre o início do sangramento e os fatores precipitantes desse sangramento, como traumatismo, troca nas roupas íntimas ou sabonetes e duchas. Fatores como a natureza do sangramento, o padrão temporal e a duração, a história de sangramento pós-coito e a quantidade de sangramento devem ser determinados. Também é recomendável a determinação dos sintomas associados, incluindo febre ou dor, alterações na função vesicointestinal e a história farmacológica, em particular de anticoagulantes, hormônios ou tamoxifeno. Até 40% das mulheres que fazem uso da terapia de reposição hormonal têm sangramentos inesperados no meio do ciclo, resultantes de omissão de pílulas, interações medicamentosas ou má absorção, em especial durante os primeiros meses de uso do fármaco. É importante perguntar sobre o uso de dispositivos internos, como pessários[*] para prolapso uterino ou vaginal e dispositivos intrauterinos (DIUs)[**] para contracepção. A história familiar e pessoal de câncer endometrial, colorretal, urogenital e ovariano também pode ser útil, pois alguns casos de câncer no en-

---

[*] N. de T. Pessário: dispositivo normalmente de silicone ou borracha que é inserido na vagina para estimular a contração da musculatura pélvica
[**] DIU: Aparelho circular de borracha usado para remediar a descida do útero, ou artefato semelhante introduzido na vagina para obstruir o colo do útero e impedir a entrada de espermatozoides.

dométrio são associados à síndrome de Lynch (também conhecida como câncer colorretal hereditário não polipoide) e frequentemente precedem o diagnóstico de câncer de colo por volta de 10 anos em mulheres com essa síndrome dominante autossômica de suscetibilidade para câncer.

O **exame físico** deve focar no abdome, bem como na anatomia interna e externa do trato genital feminino. O exame abdominal deve se concentrar na existência de massas abdominais anormais, na localização de lesões dolorosas e na distensão do abdome se presente. É fundamental um rápido exame das áreas inguinais e supraclaviculares em relação aos linfonodos. A exploração pélvica deve ter como foco a determinação do local de sangramento. Uma atenção especial deve ser dada à anatomia pélvica externa, para identificar quaisquer lesões ou lacerações na vulva. A pesquisa de sangue oculto e o exame do reto em busca de lesões ou hemorroidas também devem ser realizados.

O exame pélvico deve incluir a visualização de toda a vagina e cérvice para pesquisa de anormalidades e corpos estranhos (DIUs e pessários), bem como a inspeção dos tecidos vaginais com relação ao efeito estrogênico (atrofia vaginal). A uretra externa deve ser examinada quanto à presença de massas e pólipos uretrais. O resultado anormal no teste de Papanicolaou ajuda a concentrar o exame na cérvice uterina ou no revestimento endometrial; já o exame de urina com hematúria chama a atenção para o sistema urogenital. Por fim, a exploração bimanual da pelve deve se concentrar em itens como tamanho, contorno, sensibilidade e mobilidade do útero. Deve ser observada a identificação de massas no fundo de saco posterior, nos anexos, sob a sínfise púbica proximal à uretra e na cérvice.

Avaliação

Se o sangramento estiver localizado no trato genital feminino, a biópsia endometrial ou a ultrassonografia transvaginal constituem testes aceitáveis para a avaliação inicial do endométrio. Se o exame físico e a história da paciente identificarem uma preocupação acerca de alguma anormalidade estrutural do trato urogenital (fibroide em processo de degeneração, pólipo uterino ou cervical, massa na pelve ou nos anexos) ou se a biópsia endometrial não for tolerada como um procedimento ambulatorial, pode-se lançar mão da ultrassonografia transvaginal inicialmente. A maioria das anormalidades estruturais e dos cânceres endometriais pode ser descartada se a paciente tiver uma espessura endometrial < 4 mm e se a cavidade uterina exibir um padrão sonográfico homogêneo. Pacientes com espessura endometrial pequena sem aumentos focais ou massas endometriais podem receber provisoriamente o diagnóstico de atrofia endometrial, seguido por estrogênio tópico. No entanto, se o sangramento persistir ou seu padrão for maior do que a mancha[*] típica de atrofia, deve-se realizar a biópsia do endométrio.

Infelizmente, muitas das histologias de prognóstico ruim nos casos de câncer endometrial não podem ser descartadas de forma segura com o uso do ultrassom

---

[*] N. de T. Mancha percebida na roupa íntima provocada por pequeno sangramento/corrimento.

transvaginal isolado. A biópsia do endométrio é efetuada por muitos clínicos como o teste diagnóstico de escolha para avaliar sangramento uterino, por ser um exame de relativamente baixo custo, fácil de realizar no consultório/ambulatório e bem tolerado pela maioria das pacientes. Essa biópsia do endométrio será obrigatória se a paciente for submetida a uma ultrassonografia transvaginal sem conclusão diagnóstica, se ela continuar tendo sangramento vaginal persistente ou se a ultrassonografia detectar anormalidades endometriais (heterogeneidade ou espessamento do revestimento endometrial). Se a paciente se mostrar intolerante à realização de procedimento no consultório/ambulatório ou caso não se consiga obter uma amostra tecidual adequada pela biópsia endometrial feita no consultório médico ou no ambulatório, poderá ser realizado o exame histeroscópico da cavidade uterina, com dilatação e curetagem na sala de cirurgia e risco relativamente baixo. Uma intervenção cirúrgica deve ser considerada nas pacientes somente depois de outras tentativas de obtenção do tecido uterino, pois esse tipo de intervenção não é mais preciso do que uma biópsia efetuada no consultório/ambulatório.

Tratamento

Se o sangramento pós-menopausa for pequeno e autolimitado, talvez não haja necessidade de intervenções maiores depois de se descartar um processo maligno como uma possibilidade diagnóstica. Na persistência do sangramento e mediante a exclusão adequada de câncer, a atrofia vaginal poderá ser tratada com estrogênio tópico. Se a paciente estiver fazendo uso de terapia hormonal, o ajuste de dose da progesterona ou do estrogênio ou a alteração do ciclo hormonal decorrente de um tratamento contínuo a cíclico pode corrigir a disfunção hemorrágica. Os pólipos uterinos ou cervicais podem necessitar de um pequeno procedimento cirúrgico, como visualização da cavidade uterina com o uso de histeroscópio e remoção dos pólipos por polipectomia e/ou dilatação e curetagem. Caso se detecte a presença de câncer no útero ou a existência de anormalidade na tuba uterina ou no ovário compatível com malignidade, a paciente deverá ser encaminhada a um oncologista ginecológico para tratamento especializado. Em caso de sangramento persistente mesmo com o descarte de processo maligno pelos testes iniciais (ultrassonografia transvaginal ou biópsia endometrial), é importante a realização de avaliações mais detalhadas e aprofundadas, pois todos os exames podem fornecer resultados falso-negativos.

CORRELAÇÃO DE CASOS CLÍNICOS

- Ver também Caso 8 (Câncer de Pulmão), Caso 14 (Câncer de Colo), Caso 17 (Câncer de Próstata) e Caso 19 (Câncer de Mama).

QUESTÕES DE COMPREENSÃO

18.1 Uma mulher de 65 anos apresenta-se ao clínico geral com leve sangramento vaginal intermitente há três meses. Ela tem cólicas abdominais ocasionais, mas nega quaisquer outros sintomas. O último período menstrual foi há 10 anos. Sua história médica pregressa é significativa para hipertensão e obesidade. Além disso, ela fuma 1 maço de cigarros por dia. Seu *check-up* de saúde está em dia, com colonoscopia (que estava normal há cinco anos) e mamografia (que também estava normal há quatro meses). O exame com espéculo confirma que o sangramento está vindo do útero. A exploração bimanual revela um útero normal em termos de tamanho e formato, sem massas ou sensibilidades pélvicas ou abdominais. A causa mais provável do sangramento vaginal anormal dessa paciente é a seguinte:
   A. Hematúria
   B. Câncer de colo
   C. Câncer endometrial
   D. Atrofia do endométrio ou da vagina

18.2 Qual é a próxima etapa no tratamento da paciente descrita na Questão 18.1?
   A. Solicitar um CA-125 (marcador tumoral).
   B. Enviar a paciente a um oncologista ginecológico.
   C. Realizar uma biópsia do endométrio no consultório/ambulatório.
   D. Obter uma tomografia computadorizada do tórax, do abdome e da pelve.

18.3 Qual paciente a seguir está sob maior risco para o desenvolvimento de câncer endometrial?
   A. Uma mulher de 25 anos em fase de pré-menopausa, com índice de massa corporal (IMC) igual a 27.
   B. Uma mulher multípara de 70 anos em fase de pós-menopausa, com IMC igual a 26.
   C. Uma mulher de 35 anos em fase de pré-menopausa, com hipertensão e IMC igual a 35.
   D. Uma mulher nulípara de 65 anos, com diabetes tipo 2 e IMC igual a 35.

RESPOSTAS

18.1 **D.** Embora essa paciente precise ser avaliada em busca de malignidade, a causa mais comum de sangramento uterino anormal é um processo benigno, como atrofia vaginal ou endometrial, hiperplasia ou pólipo endometrial ou fibroides em processo de degeneração.

18.2 **C.** A obtenção de biópsia endometrial ou a realização de ultrassonografia transvaginal constituem testes iniciais aceitáveis para avaliar o endométrio em paciente com sangramento uterino anormal sem outros achados no exame físico.

18.3 **D.** Os fatores de risco para o desenvolvimento de câncer endometrial incluem idade > 60 anos, fase pós-menopausa, nuliparidade, diabetes, estilo de vida sedentário e obesidade.

> **DICAS CLÍNICAS**
>
> ▶ A maioria dos sangramentos pós-menopausa representa um processo benigno.
> ▶ O sintoma mais comum de câncer endometrial consiste em um sangramento pós-menopausa.
> ▶ Todo sangramento pós-menopausa precisa ser avaliado para descartar a presença de câncer.
> ▶ A biópsia do endométrio constitui o único e melhor exame para excluir câncer nessa estrutura uterina, embora a ultrassonografia transvaginal possa ser utilizada em várias situações.
> ▶ Mais de 75% dos cânceres endometriais descobertos nos Estados Unidos se encontram no estágio inicial, com prognóstico geral bom.

REFERÊNCIAS

Berek J, ed. *Berek & Novak's Gynecology*. 15th ed. New York, NY: Lippincott, Williams & Wilkins; 2011.

National Cancer Institute. Endometrial Cancer. http://www.cancer.gov/cancertopics/pdq/treatment/endometrial/HealthProfessional. Accessed 31 Oct, 2013.

CASO 19

Uma mulher de 67 anos vai até o consultório médico com a presença de nódulo ("caroço") na mama direita. Ela nunca havia palpado um nódulo antes. Além de não ser doloroso, ele não mudou de tamanho desde que ela o notou pela primeira vez há um mês. Essa paciente não fez mamografias regulares, mas foi submetida a uma depois de ter notado o nódulo. A mamografia classificou-o como BIRADS categoria 4. Após rever a história familiar, a paciente menciona que sua avó teve câncer de mama aos 54 anos. Além de não ter qualquer problema médico, a mulher não toma qualquer fármaco no momento. A história médica pregressa dessa paciente inclui dois filhos, sendo que o primeiro deles nasceu quando ela tinha 22 anos. A mulher começou a menstruar com 12 anos e foi submetida a histerectomia e ooforectomia total aos 50 anos. Ela não recebeu terapia de reposição hormonal. Ao exame, a paciente apresenta uma massa não sensível de 2 cm no quadrante superior externo da mama direita. Não há alterações na pele ou nos mamilos, nem outras massas na mama ou na axila.

- Qual é o diagnóstico diferencial?
- Qual é a próxima etapa no diagnóstico?
- Qual é o próximo passo na terapia?

RESPOSTAS PARA O CASO 19
Câncer de mama

Resumo: Uma mulher de 67 anos apresenta-se com massa na mama há um mês. Embora não tenha tido qualquer doença mamária prévia, ela não fez mamografias regulares. A mamografia é compatível com o exame físico, exibindo uma massa de 2 cm no quadrante superior externo da mama direita. Além disso, ela não tem fatores que aumentam o risco de câncer de mama.

- **Diagnóstico diferencial:** Câncer de mama, fibroadenoma e cisto mamário.
- **Próxima etapa no diagnóstico:** Técnicas de diagnóstico por imagem (provavelmente mamografia diagnóstica) e biópsia.
- **Próximo passo na terapia: Em caso de confirmação do câncer de mama:** (1) discussão quanto às opções cirúrgicas; (2) avaliação do benefício da quimioterapia; (3) efetuação do tratamento adjuvante.

ANÁLISE
Objetivos
1. Descrever a forma de avaliação diagnóstica de massa na mama.
2. Analisar os fatores de risco para o desenvolvimento de câncer de mama.
3. Abordar as opções terapêuticas para o câncer de mama.

Considerações

O caso trata de uma mulher que está na pós-menopausa e apresenta massa na mama. O câncer representa o diagnóstico mais importante que não pode passar despercebido. A avaliação diagnóstica deve iniciar com a obtenção da história e a realização do exame físico. Na história, há uma tentativa de eliciar os fatores de risco para o desenvolvimento de câncer de mama. Vale lembrar que a maioria das mulheres não tem uma história familiar forte de câncer de mama; além disso, os dois maiores fatores de risco para o desenvolvimento desse tipo de câncer são o sexo feminino e o envelhecimento. Depois de conhecer os fatores de risco, é preciso fazer o diagnóstico da massa. Muitas das massas mamárias, se não todas, podem ser diagnosticadas sem necessidade de cirurgia. Embora existam várias técnicas para coleta de amostras teciduais, a biópsia percutânea constitui o método diagnóstico preferido. Assim que o diagnóstico de câncer for obtido, é importante abordar as opções cirúrgicas e terapêuticas adjuvantes. Em geral, grande parte das mulheres tem a opção de realizar o procedimento de mastectomia parcial *versus* total, com ou sem reconstrução. Deve-se certificar de que a paciente sabe que, ao optar pela mastectomia parcial, terá de ser submetida à radiação torácica. Então, é preciso avaliar se o câncer espalhou-se para fora da mama. Isso costuma ser feito pela avaliação de linfonodo-sentinela. Assim que essa informação for coletada, pode-se discutir o tratamento quimioterápico adjuvante. A quimioterapia intravenosa será aplicada a pacientes com linfonodos positivos, cânceres volumosos (> 3 cm) e doença metastática. A outra parte do tratamento adjuvante consiste no uso de moduladores hormonais, administrados por via oral durante cinco anos em pacientes com câncer responsivo a estrogênio e/ou progesterona.

ABORDAGEM À
Paciente com câncer de mama

DEFINIÇÕES

TERAPIA ADJUVANTE: Tratamento fornecido em adição à e depois da ressecção cirúrgica do câncer.

BIRADS: Sistema de Dados e Relatórios de Imagens de Mama, desenvolvido pelo American College of Radiology (Colégio Norte-americano de Radiologia) para classificar os achados dos exames de mamografia, ressonância magnética e/ou ultrassonografia.

Categoria 0 Necessidade de avaliação adicional
Categoria 1 Achados normais
Categoria 2 Achados benignos, com rastreamento de rotina recomendado
Categoria 3 Achados provavelmente benignos, sendo recomendável o acompanhamento inicial por breve período (seis meses)
Categoria 4 Achados sob suspeita, devendo-se considerar a realização de biópsia
Categoria 5 Achados altamente sugestivos de câncer de mama
Categoria 6 Achados conhecidos de câncer de mama

BRCA1: Gene supressor tumoral com padrão de herança autossômico dominante, localizado no braço longo do cromossomo 17q. Ao longo da vida, os portadores desse gene têm um risco de 50 a 80% para câncer de mama (geralmente, câncer ductal invasivo) e de até 40% para câncer de ovário.

BRCA2: Gene supressor tumoral com padrão de herança autossômico dominante, localizado no braço longo do cromossomo 13q. Ao longo da vida, os portadores desse gene têm um risco para câncer de mama (em geral, câncer ductal invasivo) próximo a 50% e para câncer de ovário perto de 20%. Os homens portadores desse gene apresentam um risco de 6% para câncer de mama, um aumento de cem vezes sobre a população masculina geral.

CARCINOMA *IN SITU*: Células de câncer que não invadem a membrana basal.

FIBROADENOMA: Hipertrofia mamária benigna, mais comum em mulheres mais jovens entre 15 e 25 anos, exibindo um espectro de hiperplasia estromal.

MASTECTOMIA: Remoção do tecido mamário.

Mastectomia parcial remove o câncer de mama primário, com margem circundante de tecido mamário não canceroso.

Mastectomia poupadora de pele remove todo o tecido mamário, as cicatrizes de biópsias prévias e o complexo mamilo/aréola. Essa técnica é utilizada por razões estéticas em mulheres que esperam pela reconstrução imediata. O invólucro cutâneo é deixado para ser preenchido com expansor ou implante de mama.

Mastectomia (simples) total remove todo o tecido mamário, bem como a pele e o complexo mamilo/aréola.

Mastectomia radical de Halsted remove todo o tecido e a pele da mama, o complexo mamilo/aréola, ambos os músculos peitorais (maior e menor), bem como os linfonodos axilares baixos, centrais e apicais (Níveis I a III). Esse procedimento trata-se de uma cirurgia histórica que raramente é feita hoje.

Mastectomia radical modificada remove todo o tecido e a pele da mama, o complexo mamilo/aréola, bem como os linfonodos axilares baixos e centrais (Níveis I e II), ao mesmo tempo em que preserva os músculos peitorais (maior e menor) e os linfonodos axilares apicais (Nível III).

TERAPIA NEOADJUVANTE: Tratamento aplicado antes da ressecção cirúrgica do câncer, permitindo a avaliação da resposta do câncer de mama primário ao esquema quimioterápico.

BIÓPSIA PERCUTÂNEA: Biópsia da mama, guiada por ultrassom ou estereotaxia, com aspirado por agulha fina ou biópsia por agulha grossa.

DISSECÇÃO DE LINFONODO-SENTINELA: Agentes como coloide de enxofre marcado com tecnécio-99m (Tc^{99m}), um radiotraçador, e azul isossulfano são injetados na mama. O radiotraçador e o corante seguem pelos vasos linfáticos até os linfonodos axilares, dirigindo-se para o linfonodo-sentinela em primeiro lugar. O uso de sonda gama e a visualização direta dos nodos corados permitem que o cirurgião identifique quais nodos absorveram o radiotraçador ou o corante, os quais são aqueles que mais provavelmente podem conter metástases. Esses nodos são, então, submetidos à excisão. Se tais nodos forem positivos, será feita uma dissecção completa dos nodos axilares. No entanto, se eles forem benignos, não haverá necessidade de dissecção nodal completa.

ABORDAGEM CLÍNICA

Todas as mulheres que se apresentam com sintomas recentes relacionados com a mama devem ser submetidas a um exame clínico mamário bilateral completo, incluindo a palpação dos linfonodos axilares e supraclaviculares. Também deve ser obtida uma história completa, certificando-se de cobrir áreas específicas com detalhes. A história ginecológica da paciente é minuciosamente avaliada, englobando a idade da menarca (primeiro sangramento menstrual), da primeira gestação a termo e da menopausa, bem como o aleitamento materno. A história da paciente quanto ao uso de contraceptivos orais e terapia de reposição hormonal também deve ser investigada. Além disso, devem ser feitas perguntas sobre a história familiar de câncer de mama (particularmente bilateral, na pré-menopausa ou no homem), câncer de ovário e outros processos malignos. Para as anormalidades observadas, é preciso rever os estudos prévios de imagens da mama.

A presença de **massa palpável na mama** justifica uma investigação adicional, além do exame físico e da história. Se a paciente tiver mais de 35 anos, a avaliação diagnóstica deve incluir o exame de **mamografia**, que consiste em, no mínimo, duas projeções, a saber: craniocaudal e oblíqua médio-lateral (ver Figs. 19.1 e 19.2); em geral, realiza-se a biópsia percutânea, independentemente dos achados mamográficos, pois há uma taxa de até 10% de resultados falso-negativos. Para mulheres mais jovens, o tecido fibroso torna a interpretação da mama mais difícil à mamografia e, nessas mulheres, a ultrassonografia costuma ser realizada.

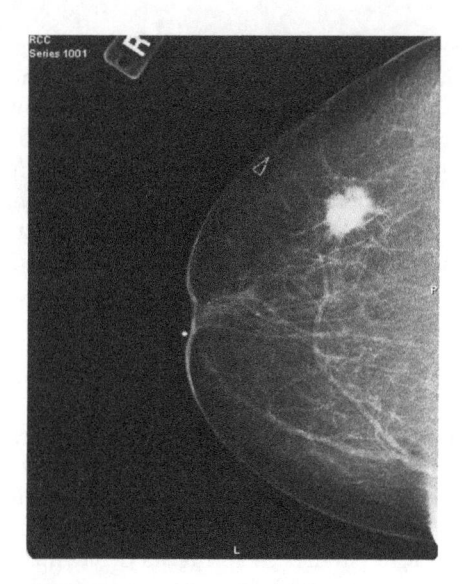

Figura 19.1 Imagem mamográfica.

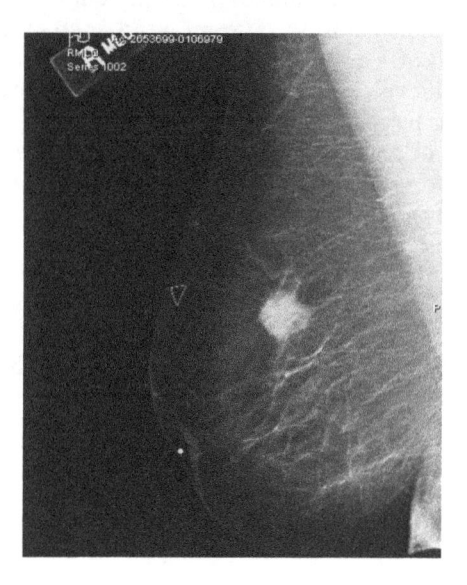

Figura 19.2 Imagem mamográfica.

O tratamento de anormalidades encontradas na mamografia depende da categoria BIRADS e dos fatores de risco. Uma categoria igual a 3, ou uma lesão "provavelmente benigna" em um paciente de baixo risco, não obriga necessariamente a realização de biópsia, pois é associada a um risco < 2% de malignidade, exigindo um acompanhamento de seis meses, com repetição do exame clínico mamário e da mamografia. Contudo, uma lesão sob "suspeita" com escore igual a 4 ou 5 indica a necessidade absoluta da biópsia. Microcalcificações mamográficas costumam ser submetidas à biópsia com agulha grossa guiada por estereotaxia ou agulha fina guiada por ultrassom para qualquer lesão observada no exame ultrassonográfico.

Uma secreção sanguinolenta no mamilo precisa ser investigada. Embora o papiloma intraductal seja a causa mais comum, o câncer também pode ser a doença subjacente. Por isso, é preciso não só obter uma mamografia para avaliar outras anormalidades mamárias, mas também examinar a mama de forma rigorosa para determinar o ducto de origem da secreção. Para descartar câncer e outras lesões de alto risco, é necessária a excisão cirúrgica do ducto.

FISIOPATOLOGIA

Mais de 80% dos cânceres de mama provocam uma reação desmoplásica, levando à formação de fibrose dos tecidos epiteliais e estromais circundantes com consequente aparecimento de massa. À medida que o câncer invade o tecido mamário circundante, os ligamentos suspensórios de Cooper ficam encarcerados e encurtados, ocasionando a **retração cutânea**. A formação de edema localizado no tecido mamário pelo comprometimento na drenagem linfática resulta no aspecto clássico de rugosidades/ondulações ("buraquinhos") na pele **"em casca de laranja"** em casos de câncer de mama inflamatório. Conforme o câncer cresce e as células cancerígenas invadem a pele, ocorre o desenvolvimento de ulceração cutânea, aparecendo pequenos nódulos satélites próximos à ulceração primária, pois uma maior quantidade de pele é infiltrada pelo câncer.

Conforme o câncer de mama primário cresce em termos de tamanho, as células cancerígenas seguem até os linfonodos regionais, principalmente os axilares, que se tornam endurecidos e firmes à medida que o câncer metastático se desenvolve dentro deles. Os linfonodos que contêm o câncer acabam se aderindo uns aos outros, podendo se fixar a estruturas adjacentes, como a parede torácica, conforme o câncer atravessa a cápsula do linfonodo. O câncer normalmente sofre metástase para os linfonodos axilares em uma ordem sequencial, dos **grupos de linfonodos baixos até os centrais** e, depois, aos apicais (**Níveis I, II e III, respectivamente**), podendo se espalhar para os nodos supraclaviculares e mamários internos.

O câncer de mama é capaz de invadir a circulação venosa sistêmica diretamente ao atravessar a membrana basal dos vasos e desenvolver seu próprio suprimento sanguíneo, o que ocorre mais ou menos depois da duplicação da 20ª célula. As veias axilares e intercostais irrigam a circulação pulmonar, enquanto o plexo venoso de Batson pode transportar as células cancerígenas para a coluna vertebral.

CRITÉRIOS DIAGNÓSTICOS

História

A história do paciente pode fornecer informações valiosas para determinar os possíveis desfechos da presença de massa mamária. A história familiar de ambos os lados materno e paterno, bem como de determinadas mutações genéticas hereditárias, pode aumentar o risco de câncer de mama tanto em homens como em mulheres. Uma mulher que possui algum membro imediato da família (pai, irmão ou filho) com câncer de mama apresenta um risco quase duas vezes maior do que uma sem essa história familiar. **Esse risco torna-se 3 a 4 vezes maior se o número de membros próximos da família for maior que 1.** Quanto mais jovens os parentes forem diagnosticados com câncer, maior será a chance de a mulher adquirir câncer de mama. Se, no entanto, a idade em que o parente foi diagnosticado com câncer for > 50 anos, então o aumento no risco não é tão grande. Ao abordar a história familiar, também é importante considerar os homens da família. Uma história de câncer de mama em algum familiar próximo do sexo masculino (pai, irmão ou tio) também pode aumentar o risco para esse tipo de câncer. Uma história de câncer de próstata em algum parente imediato do sexo masculino também pode elevar o risco, sobretudo se o diagnóstico for obtido em uma idade jovem. Algumas pessoas talvez não conheçam sua história familiar. Para esses indivíduos, as ferramentas de avaliação de risco, como o modelo de Gail, podem ajudar a estimar seu risco de câncer de mama. No entanto, a maioria dos pacientes não tem uma história familiar significativa de câncer de mama.

A ligação entre o câncer de mama e a história da família pode ser atribuída a um estilo de vida compartilhado, bem como a mutações genéticas. Muitas vezes, as famílias com forte história de câncer de mama carreiam uma mutação genética hereditária. Essas famílias podem ter mais do que um familiar imediato com câncer de mama, um membro diagnosticado em uma idade precoce ou um parente do sexo masculino com esse tipo de câncer. A história familiar de câncer de ovário também pode estar relacionada com mutação genética hereditária. Algumas das mutações genéticas hereditárias ligadas ao câncer de mama incluem:

- *BRCA1*
- *BRCA2*
- *p53*
- *PTEN/MMAC1*
- *CHEK2*
- *ATM*

Essas mutações são muito raras e respondem por apenas 5 a 10% de todos os cânceres de mama diagnosticados nos Estados Unidos. De particular importância, destacam-se as mutações nos genes *BRCA1* e *BRCA2* (BR vem de *breast* [mama] e CA, de *cancer* [câncer] em inglês), que ainda são muito raras na população e podem ser transmitidas pelo lado paterno ou materno da família, influenciando o risco de câncer em indivíduos tanto do sexo masculino como do feminino.

Também existem muitos aspectos da saúde e da história médica dos pacientes que afetam o risco de câncer de mama. Depois do sexo feminino, **a idade é o segundo fator mais importante no risco desse tipo de câncer.** Outras condições de saúde, como densidade da mama e do tecido ósseo, bem como os níveis sanguíneos de androgênios e estrogênios, também podem afetar o risco de câncer. A história médica de condições mamárias benignas, carcinoma lobular *in situ* e exposição à radiação na juventude ou adolescência também afeta o risco de câncer de mama. A história reprodutiva também desempenhará um papel fundamental no risco de câncer por meio de fatores como idade nas fases de menarca e menopausa, número de filhos e idade no primeiro parto, aleitamento materno e utilização de hormônios na pós-menopausa. Por último, mas não menos importantes, certos fatores relacionados com o estilo de vida, como ser fisicamente ativo e restringir o consumo de bebidas alcoólicas, podem diminuir o risco de câncer de mama e melhorar o estado geral de saúde.

Exame Físico

A avaliação de qualquer paciente deve incluir o exame clínico das mamas. Esse exame envolve a inspeção visual e a palpação das mamas e da região das axilas em busca de quaisquer anormalidades, como nódulos. A mama deve ser inspecionada com o paciente em posição sentada ereta e deitada.

Começando aos 20 anos, o exame clínico das mamas faz parte do rastreamento de rotina para pesquisa de câncer de mama em mulheres e tem de ser feito pelo menos uma vez a cada três anos. Quando as mulheres começam a ser submetidas a mamografias depois dos 40 anos, o exame clínico das mamas complementa esses rastreamentos. Nas mulheres com menos de 40 anos para as quais não se recomenda a mamografia, o exame clínico das mamas pode ser útil para detectar tumores. Esse exame clínico combinado com a mamografia pode detectar um maior número de cânceres do que esse último exame isoladadamente. Apesar de ser um importante complemento para a mamografia, o exame clínico das mamas não a substitui em mulheres com 40 anos ou mais.

Testes Laboratoriais/Outras Intervenções Diagnósticas

A mamografia, um raio X da mama, é a melhor ferramenta de rastreamento utilizada hoje para detectar o câncer de mama. Esse exame pode descobrir a presença de câncer em um estágio precoce, momento em que ele ainda é pequeno e mais fácil de ser tratado, antes que seja possível palpá-lo. Dependendo da densidade do tecido, as imagens da mamografia podem aparecer em tons de preto, cinza e branco. Tumores cancerosos, calcificações e determinadas condições benignas são mais densos do que o tecido adiposo (gordura) e aparecem mais claros. Em uma mamografia, o carcinoma ductal *in situ* pode parecer um aglomerado de microcalcificações. A partir do exame de mamografia, pode não ser uma tarefa fácil saber se o aglomerado representa um carcinoma ductal *in situ* ou um câncer invasivo. As células de câncer de mama invasivo não conservam uma delimitação clara do tecido circundante à medida que se expandem. Isso leva à obtenção de imagem de mamografia que revela uma mancha clara de células nucleares (centrais) com extensões espiculadas ou imprecisões ao longo de sua borda mais externa.

Além das mamografias, existem muitas outras ferramentas usadas para a detecção e o diagnóstico de câncer de mama. A ressonância magnética (RM) emprega campos magnéticos para criar uma imagem da mama. No momento, a RM é utilizada principalmente para o diagnóstico e o estadiamento do câncer de mama, embora haja evidências crescentes de que esse exame constitui uma boa ferramenta quando utilizado em conjunto com a mamografia em certos grupos de alto risco. A ultrassonografia, que usa ondas sonoras para a criação de imagens de tecidos, é outra modalidade diagnóstica comumente utilizada para detectar o câncer de mama. Estudos demonstraram que soesse exame isoladamente não é uma boa ferramenta para rastreamento de câncer de mama, pois pode gerar um alto número de resultados falso-negativos e falso-positivos. Além disso, a qualidade da imagem pode variar bastante, dependendo do nível de habilidade do técnico/examinador responsável. Essas desvantagens levam ao uso da ultrassonografia quase exclusivamente como um exame de acompanhamento diante de resultados anormais na mamografia ou no exame clínico das mamas. Outras ferramentas utilizadas para a obtenção de imagens de câncer de mama incluem imagem molecular de mama, que faz uso de um agente radioativo de curto prazo, e tomografia por emissão de pósitrons (PET, de *positron emission tomography*), que utiliza o metabolismo celular para detectar metástases.

Uma ou mais das técnicas de diagnóstico por imagem mencionadas anteriormente podem ser utilizadas para descartar a presença de câncer ante a detecção de um nódulo. Contudo, caso não se consiga excluir o câncer, será imprescindível a realização de biópsia – método em que as células ou o tecido são removidos de uma área da mama sob suspeita e examinados quanto à sua natureza cancerosa ou não. Existem dois tipos principais de biópsias usadas para o diagnóstico de câncer de mama:

- Biópsias aspirativas com agulha
- Biópsias cirúrgicas

Durante uma biópsia aspirativa, o tecido ou as células são removidos com o uso de agulha, enquanto em uma biópsia cirúrgica a remoção da amostra é feita com o auxílio de incisão. O tecido mamário removido é enviado ao patologista para uma análise mais minuciosa. O laudo histopatológico inclui não só o diagnóstico final, mas também outras informações sobre o tumor, como **tamanho, tipo e grau da lesão, bem como o status de receptores hormonais e do receptor do fator de crescimento epidérmico humano 2 (HER2)/neu.** O *status* de receptores hormonais informa se as células cancerígenas são positivas (ER+ e PR+) ou negativas (ER– e PR–) para os receptores de estrogênio e progesterona. Se o tumor for ER+ e/ou PR+, seu crescimento poderá ser retardado ao se diminuir o aporte de hormônios a essas células com o uso de vários fármacos. O HER2/neu é uma proteína presente na superfície de algumas células do câncer de mama, envolvida em uma via celular responsável pelo crescimento e pela proliferação. As células HER2+ têm uma grande quantidade de proteína HER2/neu na superfície, enquanto as células HER2– possuem pouca ou nenhuma proteína HER2/neu em sua superfície. Os **cânceres HER2+** tendem a ser mais agressivos e podem se beneficiar com trastuzumabe, um anticorpo monoclonal que age diretamente no receptor de HER2/neu.

TRATAMENTO/MANEJO

Conduta Local

CIRURGIA

O tratamento cirúrgico do câncer de mama envolve a remoção do câncer com uma margem de tecido mamário normal. Isso pode ser feito de uma série de formas.

A menos que o paciente tenha um câncer de mama muito volumoso (> 5 cm) ou inflamatório, o tratamento cirúrgico geralmente é uma decisão tomada por ele. As opções incluem mastectomia parcial ou completa. O paciente também pode optar por uma mastectomia profilática do lado não acometido para obtenção de simetria ou redução do risco. No momento da intervenção cirúrgica, deve-se oferecer a possibilidade de reconstrução da mama para a maioria dos pacientes.

Uma vez tomada a decisão sobre a mama, o próximo passo é falar sobre o estadiamento do tumor. Isso é realizado por meio do exame dos linfonodos axilares quanto à ocorrência de disseminação do câncer. Em primeiro lugar, efetua-se a biópsia de linfonodo-sentinela, acompanhada por dissecção de linfonodo axilar, em caso de necessidade. Isso é praticado na mesma operação que a cirurgia de mama.

RADIAÇÃO

A aplicação de radioterapia é adicionada aos procedimentos cirúrgicos para evitar recorrência local. Se o paciente optar pela terapia conservadora da mama (mastectomia parcial), a radioterapia será obrigatória para diminuir o risco de recorrência do câncer de mama. Algumas vezes, a radiação pós-mastectomia é recomendada para reduzir o risco de recorrência na parede torácica. Esses casos envolvem a presença de margens positivas após a realização de mastectomia, o envolvimento da pele como no câncer de mama inflamatório, a existência de cânceres maiores que 5 cm ou o acometimento de mais de quatro linfonodos axilares. A radioterapia é tradicionalmente aplicada todos os dias, por seis semanas, para uma dose total de cerca de 50 Gy.

As técnicas mais recentes de braquiterapia permitem que a dose de radiação seja aplicada diretamente no leito tumoral. Depois de o paciente ter sido submetido à mastectomia parcial, insere-se um cateter na cavidade e aplica-se a radiação através desse cateter. Isso possibilita uma dose mais baixa de radiação global e um menor número de tratamentos.

Conduta Sistêmica

QUIMIOTERAPIA

O tratamento quimioterápico costuma ser administrado para cânceres com mais de 3 cm, linfonodos positivos para o câncer e pacientes com cânceres negativos para receptores hormonais. Também é fornecido para aqueles com doença metastática. A quimioterapia é aplicada por via intravenosa a cada 2 a 3 semanas por 4 a 8 ciclos. O tratamento específico é formulado com base nas comorbidades do paciente e nas características do câncer. As decisões eram tradicionalmente tomadas com base no estágio e no grau do câncer, mas avanços recentes na análise de genes permitiram individualizar o tratamento com base em cânceres específicos e em seu perfil genético.

MODULADORES HORMONAIS

Esses moduladores são comprimidos tomados por via oral pelo paciente todos os dias, por cinco anos, sendo utilizados para tratar os casos positivos para receptores hormonais. Os dois hormônios testados em cânceres de mama são o estrogênio e a progesterona. O anastrozol e o tamoxifeno constituem os fármacos mais comuns pertencentes a essa classe. O anastrozol é um inibidor da aromatase que bloqueia a formação de estradiol, a forma ativa do estrogênio. Já o tamoxifeno é um modulador seletivo dos receptores de estrogênio. Isso significa que, em algumas coisas, o tamoxifeno é agonista e, em outras, antagonista. Na mama, esse agente é antagonista, mas no útero e sobre os fatores de coagulação, ele é agonista. Portanto, os riscos do tamoxifeno são o surgimento de câncer no útero e a formação de coágulos no sangue.

IMUNOMODULADORES

O fármaco mais comumente utilizado dessa categoria é o trastuzumabe, que atua diretamente no receptor HER2/neu.

COMPLICAÇÕES

O tratamento de câncer de mama pode ter complicações. Podem ocorrer complicações cirúrgicas padrão de infecção e sangramento; o dano a estruturas na axila pode levar à diminuição no movimento do braço e ao aparecimento de linfedema. O linfedema corresponde a um edema ("inchaço") do braço depois de obstrução dos vasos linfáticos causada por dissecção de linfonodo-sentinela ou axilar. Isso pode ser uma condição gravemente mórbida. O tratamento quimioterápico também tem complicações, incluindo neuropatia periférica e dano cardíaco. Os moduladores hormonais podem aumentar o risco de coágulos sanguíneos e câncer uterino, bem como ondas de calor (fogachos).

PROGNÓSTICO

O fator mais significativo que afeta a sobrevida do paciente é o estágio tumoral no momento do diagnóstico (ver Fig. 19.3). O estadiamento depende do tamanho do tumor, do *status* do linfonodo e da presença de metástases. Outros fatores incluem o *status* hormonal do tumor e a condição clínica geral do paciente, bem como o tipo e o grau das células tumorais.

DETECÇÃO PRECOCE E FATORES DE RISCO

Começando aos 20 anos, o exame clínico das mamas torna-se parte de um rastreamento de rotina para pesquisa de câncer de mama em mulheres, podendo ser útil na detecção de tumores. Aos 40 anos, as mulheres devem começar a fazer mamografias anuais; o exame clínico das mamas, no caso, complementa esses rastreamentos e pode ajudar a detectar um número maior de cânceres em comparação à mamografia isolada. O exame clínico das mamas precisa ser realizado pelo menos a cada três anos entre os 20 e os 40 anos e, depois disso, anualmente. Além disso, as mulheres devem realizar o autoexame das mamas com regularidade. Esse autoexame é uma ferramenta que pode ajudar as mulheres a se familiarizarem com o aspecto e a sensibilidade normais de suas mamas. Isso possibilitará uma detecção mais rápida de quaisquer anormalidades na mama, como:

- Nódulo ("caroço"), ponto endurecido ou espessamento;
- Edema ("inchaço"), calor, vermelhidão ou escurecimento;
- Alteração no tamanho ou no formato da mama;

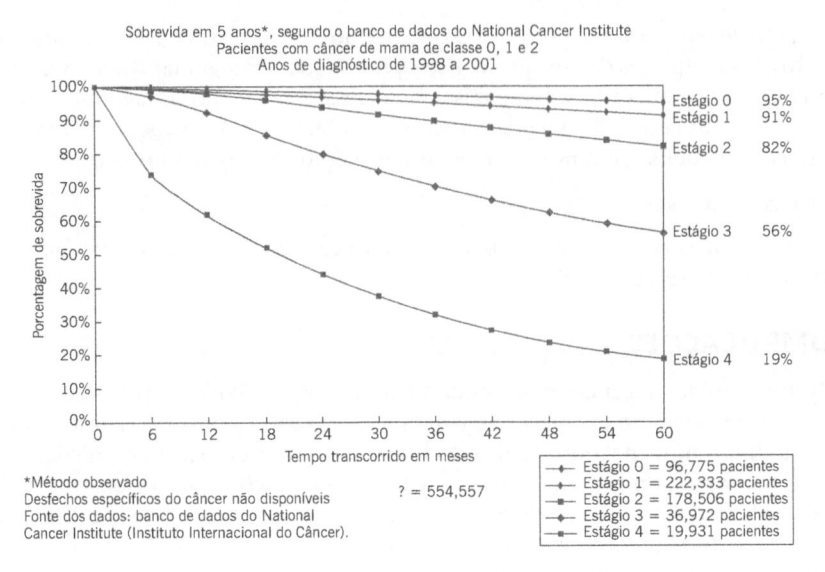

Figura 19.3 Sobrevida de paciente *versus* tempo (meses) após o diagnóstico de câncer de mama por estágio.

- Ondulações ou rugas da pele;
- Lesão descamativa, pruriginosa, ou *rash* no mamilo;
- Retração do mamilo ou de outras partes da mama;
- Secreção no mamilo que começa subitamente;
- Dor recente, localizada, que não desaparece.

Os rastreamentos mais precoces são altamente recomendados para mulheres que têm algum fator de risco para o desenvolvimento de câncer de mama. Um fator de risco é algo que aumenta as chances de aparecimento desse tipo de câncer. Alguns fatores que aumentam muito o risco de câncer de mama incluem:

- Mutação dos genes *BRCA1* e *BRCA2* (ou algum parente de primeiro grau com a mutação);
- Forte história familiar de câncer de mama (mãe/filha diagnosticadas aos 40 anos ou antes disso);
- História pessoal de câncer de mama, incluindo carcinoma ductal *in situ*, carcinoma lobular *in situ* ou hiperplasia atípica;
- Mutações dos genes *p10* ou *PTEN* (ou algum parente de primeiro grau com a mutação). Essas mutações levam a síndrome de Li-Fraumeni, síndrome de Cowden ou síndrome de Bannayan-Riley-Ruvalcaba. Os pacientes apresentam um risco elevado de câncer de mama se tiverem qualquer uma dessas síndromes ou possuírem parentes de primeiro grau acometidos por alguma dessas síndromes.

CASOS CLÍNICOS EM GERIATRIA 213

CORRELAÇÃO DE CASOS CLÍNICOS
- Ver também Caso 8 (Câncer de Pulmão), Caso 14 (Câncer de Colo), Caso 17 (Câncer de Próstata) e Caso 18 (Sangramento Pós-menopausa).

QUESTÕES DE COMPREENSÃO

19.1 Uma mulher de 63 anos apresenta-se com massa de 1,5 cm na mama direita. Com biópsia guiada por ultrassonografia, é feito o diagnóstico de carcinoma ductal infiltrante. Qual dos tratamentos cirúrgicos a seguir é o melhor?
A. Nodulectomia com margens normais
B. Mastectomia combinada com radiação
C. Quimioterapia após biópsia de linfonodo-sentinela
D. Nodulectomia, biópsia de linfonodo-sentinela e radiação

19.2 Uma mulher de 68 anos foi submetida aos procedimentos de nodulectomia e biópsia de linfonodo-sentinela para carcinoma ductal infiltrante de 4 cm. Os receptores de estrogênio e progesterona encontram-se negativos, enquanto o câncer se mostrou positivo para o receptor HER2/neu. O tratamento dessa paciente deve incluir:
A. Quimioterapia e anastrozol
B. Quimioterapia, tamoxifeno e anastrozol
C. Tamoxifeno e trastuzumabe
D. Anastrozol e tamoxifeno
E. Quimioterapia, trastuzumabe

19.3 Uma mulher de 41 anos questiona em que momento a mamografia de rastreamento deve ser realizada. O conselho é de que esse tipo de mamografia possa ser oferecido:
A. Para todas as mulheres com mais de 40 anos
B. Para todas as mulheres brancas acima de 30 anos
C. Para mulheres de alto risco na idade do diagnóstico de parente de primeiro grau
D. Para casos com massa mamária palpável

19.4 Uma mulher de 48 anos é submetida à mamografia bilateral. A interpretação do exame revela a presença de massa de 1 cm na mama direita com BIRADS igual a 4. Qual das afirmações a seguir é a mais precisa?
A. Essa lesão pode ser observada com segurança.
B. É recomendável a repetição da mamografia em seis meses.
C. Deve ser realizado o procedimento de biópsia.
D. A mamografia é inconclusiva, devendo-se efetuar um exame de ultrassonografia.

RESPOSTAS

19.1 **D.** A combinação de nodulectomia, amostragem de linfonodo-sentinela e aplicação de radioterapia na parede torácica constitui a terapia aceitável. A resposta

A (nodulectomia com margens normais) não é um tratamento adequado, pois há necessidade da análise de linfonodo e da aplicação de radioterapia na parede torácica. A resposta B (mastectomia e radiação) não é correta, pois, embora a radioterapia não costume ser necessária nesse caso, há necessidade da dissecção de linfonodo-sentinela. A resposta C é incorreta, pois a quimioterapia não trata a lesão primária.

19.2 **E.** Quimioterapia, trastuzumabe e, possivelmente, anastrozol devem ser incluídos no esquema terapêutico. Em virtude da positividade para o receptor HER2/neu, a paciente deve ser submetida ao trastuzumabe. Assim, as respostas A, B e D são incorretas. A resposta C (tamoxifeno e anastrozol) pode ser uma opção em paciente com câncer positivo para receptores estrogênicos; no entanto essa paciente é negativa para esses receptores. O tumor primário é volumoso, exigindo o uso de quimioterapia.

19.3 **A.** A mamografia de rastreamento pode ser oferecida a todas as mulheres com mais de 40 anos. A resposta C é incorreta, pois a idade de diagnóstico pode ser superior a 40 anos. A resposta D também não é correta, pois a mamografia diagnóstica (e não de rastreamento) é utilizada mediante a palpação de massa mamária.

19.4 **C.** Uma lesão com BIRADS igual a 4 é uma lesão sob suspeita, que exige a realização de biópsia.

DICAS CLÍNICAS

▶ As diretrizes da American Cancer Society (Sociedade Norte-americana do Câncer) para o rastreamento do câncer de mama são exames anuais após os 40 anos, contanto que a mulher esteja em bom estado de saúde.
▶ A maioria das mulheres não tem uma história familiar significativa de câncer de mama.
▶ Uma mulher que se encontra em fase de peri ou pós-menopausa e se apresenta com massa na mama deve ser submetida à biópsia dessa massa.
▶ Qualquer mulher com suspeita de massa na mama deve passar por biópsia percutânea, realizada como a primeira linha de diagnóstico. Isso permite a discussão de opções terapêuticas antes de encaminhar a paciente para a sala de cirurgia.
▶ O tratamento adjuvante, não o tratamento cirúrgico, influencia a taxa de mortalidade por câncer de mama.

REFERÊNCIAS

American College of Physicians. Physicians Information and Education Resource & American Hospital Formulary Service Drug Information Essentials, www.acp.org. Accessed May 23, 2013.

American Cancer Society. *Detailed Guide: Breast Cancer*. 2010. Atlanta, GA: American Cancer Society. http://www.cancer.org/Cancer/BreastCancer/DetailedGuide/index. Accessed May 23, 2011.

Brunicardi FC. *Schwartz's Principles of Surgery*. 9th ed. New York: McGraw-Hill Professional; 2010.

Goldman L, Schafer AI. *Cecil Textbook of Medicine*. 24th ed. Philadelphia: Saunders, Elsevier; 2008.

Jarrell B. *NMS Surgery Casebook*. Philadelphia: Lippincott Williams & Wilkins; 2003.

Susan G. Komen for the Cure. Understanding Breast Cancer. 2011. http://ww5.komen.org/BreastCancer/UnderstandingBreastCancer.html. Accessed May 23, 2011.

CASO 20

Uma mulher de 73 anos vai até o consultório com uma história de seis meses de dor no punho direito, localizada na parte onde o punho se encontra com o polegar. Ela também tem dor nas articulações pequenas de ambas as mãos. A paciente descreve seu sintoma como uma dor intensa e latejante, que é mais leve pelas manhãs e se agrava com o passar do dia. Ela menciona ter essa dor há muitos anos, embora tenha se agravado depois de se mudar com sua neta e família. Na semana passada, ao preparar uma refeição, ela deixou cair uma panela com água das mãos depois de sua força "desaparecer". O simples ato de abotoar suas camisas e calças também se tornou particularmente difícil. Além das mãos e do polegar, ela tem tido dor em ambos os joelhos e quadris, o que dificulta a realização de certas atividades, como levantar de uma cadeira e subir escadas. Certa vez, sua perna aparentemente ficou travada em uma posição estendida, fazendo com que ela quase caísse. A paciente é uma secretária aposentada que não apenas gosta de cozinhar, mas também ajuda a cuidar de sua primeira bisneta. A história médica pregressa dessa mulher inclui hipertensão e osteopenia, e os fármacos tomados compreendem hidroclorotiazida e alendronato. Ao exame, ela é uma mulher adulta de peso normal com sinais vitais normais. Não há lesões na pele nem nas unhas. Os exames cardiopulmonar e abdominal não exibem algo digno de nota. A inspeção das mãos revela nodularidades duras, envolvendo principalmente as articulações interfalângicas proximais e distais. A base do polegar direito tem um "formato de caixa". Não há deformidades nem desvio. A dor permanece inalterada durante o desvio ulnar brusco do polegar direito (teste de Finkelstein). A torção do polegar reproduz a dor. O punho está sem eritema ou calor.

- Qual é o diagnóstico mais provável?
- Quais são os diagnósticos diferenciais?
- Qual é a melhor abordagem terapêutica?

RESPOSTAS PARA O CASO 20
Osteoartrite

Resumo: Essa mulher de 73 anos apresenta um início progressivo de dor no punho, que piora após o uso e melhora com o repouso. A rigidez não é um componente importante de seus sintomas. A base do polegar está particularmente dolorida. As articulações interfalângicas proximais e distais têm forma nodular, mas não há deformidades nem desvios. Ela também não tem sinais de eritema ou calor na articulação do punho. A pele e as unhas encontram-se normais. No entanto, essa paciente também tem outras dores articulares nos joelhos e nos quadris.

- **Diagnóstico mais provável:** Osteoartrite da base do polegar.
- **Diagnósticos diferenciais:** Artrite reumatoide, tenossinovite de De Quervain, gota, artrite séptica (diagnóstico que não se deve deixar escapar).
- **Melhor abordagem terapêutica:** A osteoartrite é mais bem tratada com paracetamol em primeiro lugar, seguido por agentes anti-inflamatórios não esteroides (AINEs) em casos de alívio inadequado dos sintomas.

ANÁLISE
Objetivos

1. Conhecer as causas mais comuns de artrite no idoso.
2. Ter uma noção sobre as características da história e do exame físico de síndromes comuns de mono/poliartrite.
3. Reconhecer que a osteoartrite é diagnosticada por meio da história e do exame físico.
4. Identificar a primeira linha terapêutica para osteoartrite.

Considerações

O caso trata de uma mulher de 73 anos que apresenta uma monoartrite progressiva com história pregressa de poliartralgias (joelhos, quadris, mão esquerda). Com base na história e no exame físico, isso parece ser osteoartrite, em particular da articulação carpometacárpica do polegar. O aparecimento é lentamente progressivo por seis meses, envolve as articulações típicas de osteoartrite, piora à noite e não é associado a febre ou a outros sintomas sistêmicos, além de não exibir sinais de inflamação como dor ou vermelhidão. Essas informações são reconfortantes, tornando improváveis os diagnósticos concomitantes de causas inflamatórias (como artrite séptica). A osteoartrite é o distúrbio musculosquelético mais comum de adultos com idade mais avançada. As articulações mais comumente acometidas são as interfalângicas (distais e proximais) e a carpometacárpica do polegar, bem como os quadris, os joelhos e a coluna vertebral. A osteoartrite das articulações interfalângicas distais é conhecida como nodos de Heberden, enquanto o envolvimento das articulações interfalângicas proximais recebe o nome de nodos de Bouchard. Muitos pacientes têm múltiplos locais de osteoartrite (como é o caso dessa paciente), embora o quadro também possa ocorrer independentemente de outras localizações. Por exemplo, inúmeros adultos de idade mais avançada exibem osteoartrite predominantemente nos joelhos, com envolvimento mínimo ou nulo em qualquer outro local. Traumatismo e/ou uso repetitivo podem levar à osteoartrite, mas ela também pode ocorrer sem esses fatores de risco. A paciente deste caso era uma recepcionista e, provavelmente, utilizava as articulações acometidas para digitar e escrever por conta de sua ocupação. Além de ser comum, a osteoartrite da articulação carpometacárpica do polegar pode ser muito debilitante, considerando-se a importância do polegar nas atividades diárias.

O diagnóstico concorrente da tenossinovite de De Quervain é uma possibilidade, dada a localização da dor da paciente e a história de atividades no cuidado de crianças. Essa síndrome é marcada por inflamação de dois tendões, aqueles dos músculos extensor curto do polegar e abdutor longo do polegar. O uso repetitivo desses tendões, como pegar uma criança no colo, pode levar à dor na face radial do punho e na base do polegar. O teste de Finkelstein, negativo nessa paciente, é um método satisfatório para avaliar se há dor no tendão ou na articulação, estirando-se os tendões com desvio ulnar brusco (como se o médico fosse dar um aperto de mão na paciente, mas em vez disso ele pega no polegar e traciona-o para baixo). Isso eliciará a dor em casos de tenossinovite, ajudando a orientar o diagnóstico e o tratamento.

A artrite reumatoide classicamente afeta o punho e as mãos, mas também é acompanhada por alterações como deformidades em pescoço de cisne e em botoeira, além de desvio ulnar simétrico dos punhos. Além de não ocorrer edema ("inchaço") das articulações interfalângicas distais na artrite reumatoide, a rigidez matinal é um sintoma-chave nesse tipo de artrite, enquanto a paciente deste caso tem todas as articulações da mão acometidas e sua dor piora à noite.

Gota certamente é uma causa de monoartrite, e ela tem fatores de risco como o uso de diuréticos tiazídicos e o consumo eventual de bebidas alcoólicas, os quais aumentam o risco de ataques de artrite gotosa. A articulação mais comumente afetada pela gota é a primeira articulação metatarsofalangeana.

ABORDAGEM AO Adulto de idade mais avançada com dor articular

DEFINIÇÕES

MONOARTRITE: Dor envolvendo uma única articulação.
POLIARTRITE: Dor que acomete múltiplas articulações, possivelmente de locais variados.
ARTRITE AGUDA: Dor articular com duração de horas a dias.
ARTRITE CRÔNICA: Dor articular com duração de semanas a meses.

ABORDAGEM CLÍNICA

Epidemiologia

A artrite é a condição mais comum em adultos com mais de 65 anos. Em 1995, 40 milhões de norte-americanos eram acometidos e, em 2020, estima-se que 60 milhões serão afetados. Sem dúvida, a prevalência depende da idade: 5% em pacientes com menos de 44 anos, 45% em pacientes de 65 a 74 anos e 55,2% naqueles de 75 a 82 anos. Até três quartos dos adultos acometidos de idade mais avançada relatam que a artrite restringe pelo menos uma atividade física, enquanto um terço deles relata que as atividades da vida diária são afetadas. Na presença de no mínimo alguma outra condição comórbida, como insuficiência cardíaca congestiva (ICC) ou doença pulmonar obstrutiva crônica, os indivíduos mais idosos têm uma probabilidade cinco vezes maior de necessitarem de cuidados em casa de repouso.

Considerações Diagnósticas

A avaliação do paciente mais idoso é um grande desafio. A dor pode ser subestimada; além disso, o déficit cognitivo pode atrasar as descrições precisas dessa dor. Os pacientes mais idosos tendem a ter múltiplas condições comórbidas, capazes de confundir a apresentação clínica, e, com frequência, tomam inúmeros fármacos ou apresentam vários processos patológicos, capazes de influenciar nos resultados de testes laboratoriais.

Uma forma de começar a determinar a causa da dor nas articulações nos pacientes é categorizar o sintoma como **monoartrite ou poliartrite.** Os exemplos satisfatórios de monoartrite incluem osteoartrite, doença por cristais como gota e pseudogota, e artrite séptica. Já os bons exemplos de poliartrite abrangem artrite reumatoide, lúpus eritematoso sistêmico e outras doenças reumatológicas, bem como artrite infecciosa, como doença de Lyme. Um ponto importante a ser lembrado é que essas doenças podem se mesclar em cada uma das categoriais, dependendo dos sintomas do paciente. A osteoartrite pode envolver múltiplas articulações, embora afete uma única articulação na maioria das vezes (p. ex., um joelho). A artrite reumatoide pode ser sintomática apenas no punho direito, mas as radiografias podem comprovar doença erosiva nas articulações pequenas de ambas as mãos.

Nesse momento, é bom considerar se existe a probabilidade de o paciente ter **artrite inflamatória ou não inflamatória.** A forma mais segura de saber disso é obter uma amostra do líquido articular por meio de aspiração e medir a contagem total de leucócitos. A artrite inflamatória é associada a uma contagem de leucócitos > 2.000/mm^3, enquanto a não inflamatória é vinculada a < 2.000/mm^3. Como essas informações nem sempre estão prontamente disponíveis, a atenção meticulosa aos detalhes da história e do exame físico pode ajudar a fazer essa distinção. O paciente com **artrite inflamatória se queixa de dor e rigidez.** Essa rigidez é mais notável pelas manhãs ou após repouso prolongado e tende a melhorar com atividade física. Esse efeito frequentemente é chamado de "fenômeno de gel". Com frequência, aqueles que sofrem de artrite reumatoide serão capazes de dizer quanto tempo eles precisam para "se aquecerem" no período da manhã antes que consigam se engajar em suas atividades habituais. De fato, esse período de aquecimento pode ser utilizado para monitorar a terapia de pacientes com artrite reumatoide. Quanto menos tempo eles gastarem tendo que se aquecer, mais bem controlada estará a artrite reumatoide e mais cedo eles conseguirão iniciar seu dia.

Uma articulação que se encontra tépida (morna) ou quente é compatível com artrite inflamatória (gota aguda, infecção). Isso pode ser observado com mais regularidade em articulações maiores. Também é possível a existência de eritema sobre a articulação; nesse caso, deve-se tomar cuidado para garantir que não há uma celulite ao redor, sobretudo antes de se considerar o procedimento de artrocentese. A presença de derrame articular não garante uma artrite inflamatória, pois a osteoartrite grave pode estar associada a derrames de grau moderado. A artrite traumática também não é inflamatória e pode produzir grandes derrames. Estudos laboratoriais dignos de consideração em artrite inflamatória incluem aumentos da velocidade de sedimentação eritrocitária e da proteína C-reativa. Por fim, muitas etiologias de artrite inflamatória são associadas a outros sinais e envolvimento sistêmico, como febre, erupções cutâneas ou doenças comórbidas.

A artrite não inflamatória geralmente piora com atividade física e melhora em repouso; além disso, a rigidez não é um sintoma predominante. Dessa forma, as condições como osteoartrite ficam piores ao longo do dia. Os sinais de calor e eritema também não são comuns. Além dos resultados normais na velocidade de sedimentação eritrocitária e na proteína C-reativa, sinais e sintomas sistêmicos costumam estar ausentes.

Além de categorizar a dor nas articulações como mono/poliartrite inflamatória ou não inflamatória, também é preciso considerar como as manifestações extra-articulares de doenças e condições comórbidas podem orientar o diagnóstico. Febre, por exemplo, sugere artrite séptica ou infecção gonocócica disseminada. Outras possibilidades incluem gota, pseudogota e lúpus eritematoso sistêmico. A presença de eritema também pode ser muito útil: eritema crônico migratório em doença de Lyme, placas escamosas branco-prateadas em artrite psoriática, eritema em forma de "borboleta" em lúpus eritematoso sistêmico. Uso crônico de corticosteroides, alcoolismo e anemia falciforme são, sem exceção, fortemente associados à necrose avascular da cabeça do fêmur, causando dor na articulação do quadril. O uso de drogas ilícitas injetáveis não é associado apenas à artrite séptica, mas também à endocardite e aos vírus da hepatite B e C, bem como ao HIV, dos quais todos são ligados à artrite.

A agudeza de início também é importante para ajudar a determinar a causa de dor nas articulações, além de estabelecer um plano de cuidado para o paciente. **A monoartrite aguda costuma ser atribuída a causas inflamatórias (caso se consiga descartar o traumatismo por meio da história)** e, nesse caso, as principais preocupações incluem artrite séptica e doença associada à presença de cristais no líquido ou tecido sinovial. Uma gota aguda pode se desenvolver dentro de horas, e alguns pacientes podem "sentir a iminência de um ataque" com duração de alguns minutos, o que incita a instituição imediata de farmacoterapia com algum AINE como terapia abortiva. Em casos de monoartrite aguda, o aspirado da articulação desempenha um papel essencial no diagnóstico. A Tabela 20.1 exibe características da análise do líquido sinovial, associadas a várias síndromes artríticas.

A poliartrite aguda frequentemente é causada por infecção viral ou início agudo de artrite reumatoide, o que não constitui a forma usual de apresentação dessa artrite. Deve-se considerar a infecção por parvovírus B19 nesses pacientes e não con-

Tabela 20.1 • CARACTERÍSTICAS DO LÍQUIDO SINOVIAL DE VÁRIOS TIPOS DE ARTRITES

Característica	Não inflamatória	Inflamatória	Séptica	Traumática	Normal
Cor	Amarelo	Amarelo a esbranquiçado	Amarelo a verde	Vermelho	Incolor
Clareza	Transparente	Translúcido a turvo	Opaco	Sanguinolento	Transparente
Contagem de leucócitos/µL	200-2.000	2.000-75.000*	> 100.000**	200-2.000	< 200
% de Polimorfo-nucleares	< 25%	> 50%	> 75%	Variável	< 25%
Cultura	Negativa	Negativa	Geralmente positiva	Geralmente negativa	Negativa

* A gota pode fazer a contagem de leucócitos se elevar até esses níveis ou a níveis ainda mais altos, embora isso seja muito raro.
** Algumas origens infecciosas, em particular a *N. gonorrhoeae*, resultam em contagens de leucócitos excepcionalmente baixas, algumas vezes de até 15.000.

tar com a presença do eritema com aspecto de "bochecha esbofeteada" para incluir ou excluir a condição. Embora esse tipo de eritema seja uma característica comum em crianças, os adultos muitas vezes só apresentam um eritema muito tênue no tronco ou não exibem qualquer manifestação cutânea.

A monoartrite crônica com frequência é não inflamatória, tendo como principal causa a osteoartrite. As articulações comumente afetadas incluem as grandes (joelho, quadril e ombro) e as pequenas (metacarpofalângicas, interfalângicas proximais e distais das mãos). Osteonecrose do quadril também é uma causa de monoartrite crônica. Também é preciso considerar se os diabéticos mal controlados podem ter articulações de Charcot (artrite neuropática) afetando os pés ou os tornozelos. Artrite inflamatória pode ser uma fonte de monoartrite crônica se o uso de AINE estiver mascarando os verdadeiros sinais e sintomas da doença.

A etiologia de poliartrite crônica muitas vezes se resume em osteoartrite ou artrite reumatoide. Uma atenção rigorosa aos elementos da história e do exame físico do caso pode ajudar a definir que condição está presente. As diferenças usuais entre artrite inflamatória e não inflamatória são importantes nesse caso. Na avaliação dos punhos e das mãos do paciente, deve-se tomar um cuidado especial. A osteoartrite envolve as articulações interfalângicas distais e proximais, bem como a primeira articulação carpometacárpica, enquanto a artrite reumatoide afeta a articulação interfalângica proximal, a articulação metacarpofalângica e os punhos. A osteoartrite não costuma envolver o punho, o cotovelo nem o tornozelo, ao passo que a artrite reumatoide geralmente não envolve as articulações interfalângicas distais nem a articulação lombar ou sacroilíaca.

Coleta de Dados

No caso de osteoartrite e gota, em geral é possível obter-se o diagnóstico sem o auxílio de radiografias; sendo assim, em muitos casos, a decisão de realizar exames radiográficos depende da necessidade de descartar outros diagnósticos concorrentes, como artrite reumatoide ou traumatismo. Na mesma linha de raciocínio, emprega-se uma avaliação laboratorial geral para confirmar um diagnóstico que ainda não esteja claro a partir da história e do exame físico ou, novamente, para excluir diagnósticos concomitantes.

Qualquer articulação que possa ser descrita como quente, edemaciada ("inchada") e vermelha deve ser submetida à aspiração. Nesse caso, a principal preocupação é uma artrite séptica. No líquido articular aspirado, é recomendável a realização de contagem celular, coloração de Gram, cultura e análise de cristais. Caso haja uma forte suspeita de artrite séptica no momento da artrocentese, pode-se iniciar a administração de antibióticos assim que o procedimento for concluído. Uma avaliação laboratorial mais específica é usada para investigar as etiologias de artrite inflamatória. Fator reumatoide, anticorpo antinuclear, perfil de hepatite viral e hemoculturas são exames úteis.

Tratamento

As considerações terapêuticas no paciente mais idoso incluem as alterações fisiológicas nos sistemas orgânicos, como declínio na função hepática e renal. Com frequência, o paciente mais idoso tem menos massa muscular, o que influencia no volume de distribuição e no metabolismo de fármacos. Esses indivíduos tendem a ter múltiplas comorbidades, incluindo ICC, doença renal crônica, acidente vascular cerebral, doença cardiovascular, hipertensão arterial ou úlcera péptica. Os pacientes mais idosos costumam tomar muitos fármacos, o que aumenta a possibilidade de interações medicamentosas.

O tratamento não farmacológico é importante, envolvendo perda de peso, orientação, prevenção, técnicas de relaxamento, fisioterapia e exercícios aeróbicos e/ou hidroginástica. Como a depressão pode ser uma característica associada à artrite, um aconselhamento frequentemente é útil. Alguns aparelhos ortopédicos de baixo custo para proteção articular ou ataduras também podem ser prestativos.

A terapia depende totalmente da etiologia da dor articular. No caso de osteoartrite, o paracetamol costuma ser tentado em primeiro lugar em virtude do custo, do perfil de efeitos colaterais e da eficácia em muitos casos. Os AINEs representam outra categoria principal de farmacoterapia. Esses fármacos são analgésicos eficazes de primeira linha em praticamente todas as etiologias de artrite, mas exibem um perfil de efeitos colaterais muito mais perigosos. O risco de toxicidade gastrintestinal é uma das principais preocupações, e os adultos de idade mais avançada estão sob um risco particularmente alto de sofrer esse efeito colateral. Os inibidores da cicloxigenase (COX-2) podem não ser as melhores opções em função do risco elevado de infarto do miocárdio. Os opiáceos devem ser utilizados com moderação e cuidado, pois está sendo observada uma habituação narcótica quase epidêmica, sobretudo em adultos de idade mais avançada com dor crônica.

A conduta farmacológica da artrite reumatoide mudou recentemente para uma abordagem mais rigorosa, envolvendo o uso mais precoce de fármacos antirreumáticos modificadores da doença. Esses fármacos incluem o grupo convencional de metotrexato, hidroxicloroquina, sulfassalazina, e o grupo biológico de etanercepte, infliximabe e adalimumabe. Embora os AINEs ainda sejam opções satisfatórias para o controle de dor leve a moderada, eles não alteram o curso da doença e não devem ser usados como monoterapia para artrite reumatoide. Os corticosteroides são úteis para o alívio dos sintomas e podem retardar a evolução da doença, mas possuem uma longa lista de sérios efeitos colaterais; tais agentes terapêuticos devem ficar reservados principalmente para supressão dos sintomas agudos de artrite reumatoide até que a terapia com fármacos antirreumáticos modificadores da doença possa fazer efeito. A terapia convencional com esses fármacos antirreumáticos também é associada a graves efeitos colaterais potenciais, e cada fármaco tem uma estratégia particular de monitoramento. Os fármacos antirreumáticos modificadores da doença de origem biológica mais recentes estão sendo cada vez mais recomendados no início do curso da artrite reumatoide, com o objetivo de melhorar a qualidade de vida atual, não importando qual o estágio da doença, e evitar a ocorrência de fatores debilitantes ou desfigurantes.

A terapia cirúrgica, como artroscopia ou substituição total da articulação, fica reservada para aquelas condições que não responderam a medidas menos invasivas. A osteoartrite é a indicação mais comum para substituição total da articulação nos Estados Unidos. Os candidatos à cirurgia incluem aqueles pacientes que sofrem de dor intensa e imobilidade, condições em que as funções normais não são possíveis, mesmo com terapia médica máxima. Distúrbios como osteoporose grave, problemas clínicos crônicos graves e obesidade significativa podem ser contraindicações à intervenção cirúrgica. Os pacientes mais idosos submetidos à substituição total da articulação levam mais tempo para se recuperarem em comparação às contrapartes mais jovens, mas os resultados costumam ser bons. Os riscos incluem infecção, sangramento e tromboembolia.

CORRELAÇÃO DE CASOS CLÍNICOS

- Ver também Caso 21 (Quedas no Idoso) e Caso 22 (Fratura por Fragilidade Óssea/Osteoporose).

QUESTÕES DE COMPREENSÃO

20.1 Um homem de 70 anos está no consultório com a queixa de piora de uma dor no joelho direito, acompanhada por sensações de *popping* e *locking* (estouro/batida ou trava). A dor piora à noite e com o uso. Não há rigidez matinal. A

caminhada pode piorar a dor, e ele começou a andar em um carrinho de golfe durante suas partidas semanais. O paciente não tem qualquer história de quedas. Nenhuma outra articulação se apresenta sintomática. A história médica inclui hipertensão e úlcera péptica há 15 anos. O joelho direito exibe aumento de volume de aspecto ósseo e certa sensibilidade à palpação da porção medial e lateral. Um pequeno derrame articular está presente. Não há calor, eritema nem edema sobrejacentes. A articulação encontra-se estável. O restante do exame físico permanece normal. Qual é o diagnóstico mais provável?
A. Gota crônica
B. Artrite reumatoide
C. Osteoartrite
D. Artrite psoriática
E. Gonococcemia disseminada

20.2 Qual é o melhor passo inicial no tratamento do paciente descrito na Questão 20.1?
A. Ibuprofeno
B. Hidrocodona
C. Creme de capsaicina
D. Paracetamol
E. Injeção de corticosteroide

Relacionar as apresentações de pacientes descritas a seguir com o diagnóstico mais provável listado na sequência:
Artrite reumatoide
Lúpus eritematoso sistêmico
Gota aguda
Artrite psoriática
Gonococcemia disseminada
Osteoartrite

20.3 Um homem de 75 anos com início súbito de dor no primeiro dedo do pé direito às 6 horas da manhã. Ele tem uma história de alcoolismo e hepatopatia crônica. Além de exibir uma temperatura de 37,9°C, sua articulação metatarsofalângica direita está vermelha, quente e edemaciada ("inchada"); no entanto, ele se recusa a fazer artrocentese.

20.4 Uma mulher de 67 anos apresenta dor e rigidez bilaterais das mãos e dos punhos. Ela afirma que suas articulações às vezes ficam muito doloridas e edemaciadas. Essa mulher acorda mais cedo de manhã, para que consiga se exercitar e diminuir a rigidez antes de iniciar sua atividade profissional diária como fisioterapeuta. Ela também notou nódulos firmes embaixo da pele no dorso de seu antebraço direito.

20.5 Uma mulher de 68 anos acabou de voltar de uma segunda viagem de lua de mel para o México e se queixa de uma história de dois dias de dor e edema ("inchaço") no joelho esquerdo. Ela participou de várias excursões ao ar livre durante a viagem, mas nega qualquer queda ou traumatismo. Ao exame, essa mulher apresenta duas pústulas hemorrágicas no pé esquerdo e um derrame moderado no joelho esquerdo com leve sensibilidade.

20.6 Um homem de 74 anos tem dor nas articulações das mãos bilateralmente, não incluindo os punhos. Suas articulações interfalângicas distais estão acometidas, sobretudo no segundo e no terceiro dedo da mão direita. Também há uma depressão (afundamento) das unhas, envolvendo aqueles mesmos dedos. Ao exame completo, ele também tem uma placa rosa pálido nas nádegas.

20.7 Um homem de 84 anos com dor bilateral no joelho e no quadril se apresenta para uma consulta após uma queda que ocorreu há três dias. Naquele momento, a consulta de emergência demonstrou a ausência de fratura e, então, ele foi liberado de volta para casa. Ele é um homem magro e a estrutura óssea de seus joelhos parece proeminente. Também apresenta sensibilidade na palpação da porção medial e lateral do joelho, bem como crepitação contínua e sonora. Não há calor nem eritema, apenas um pequeno derrame no lado esquerdo. A radiografia do joelho obtida no Setor de Emergência revelou o estreitamento assimétrico do espaço articular e a presença de osteófitos, sem erosões.

20.8 Uma mulher negra de 70 anos queixa-se de dores em diversas articulações, incluindo joelhos, quadris, ombros, punhos e mãos. Também menciona fadiga extrema e acha que seu cabelo está caindo em tufos. Além disso, essa mulher apresenta hiperpigmentação sobre a região malar da face ("maçã do rosto") e algumas úlceras bucais dolorosas.

RESPOSTAS

20.1 **C.** Esse caso se assemelha mais à osteoartrite, considerando-se particularmente os achados do exame físico. A resposta A não é correta, pois a gota pareceria mais distrófica e tofácea, e costuma parecer inflamada. A resposta B também não é correta, pois a artrite reumatoide geralmente teria mais sinovite, além de um padrão diário diferente de sintomas. A resposta D (artrite psoriática) normalmente teria achados dermatológicos. E, por fim, a resposta E é incorreta, já que a articulação não se encontra vermelha nem inflamada; além disso, o paciente não está febril.

20.2 **D.** O paracetamol é o agente de primeira escolha mais prudente para osteoartrite no idoso. Com a história prévia de úlcera péptica, não haveria indicação do uso de qualquer AINE. Um narcótico também não é indicado. O creme de capsaicina poderia ser considerado; no entanto é preciso ter cuidado na aplicação desse agente tópico. A injeção de corticosteroide talvez pudesse ser contemplada para crises de dor aguda.

20.3 **C.** Esse paciente sofre de gota clássica. Fatores como a localização anatômica, a história comportamental predisponente e a febre sistêmica ao exame indicam, sem exceção, gota aguda.

20.4 **A.** O sexo feminino, a rigidez matinal, a distribuição bilateral e os nódulos são mais indicativos de artrite reumatoide.

20.5 **E.** Entre as opções listadas, a gonococcemia disseminada é a mais provável por conta dos achados agudos monoarticulares no joelho após viagem e das pústulas hemorrágicas ao exame.

20.6 **D.** Distribuição bilateral das articulações interfalângicas distais, depressão (afundamento) das unhas e placas em outros lugares do corpo ao exame sinalizam artrite psoriática.

20.7 **F.** Envolvimento bilateral de múltiplas articulações, aumento de volume articular com aspecto endurecido ("ósseo"), ausência de calor e eritema, bem como achados radiográficos, sugerem, sem exceção, um quadro de osteoartrite.

20.8 **B.** Essa paciente tem sintomas e achados sistêmicos à apresentação. Sexo feminino, alopecia, hiperpigmentação malar e úlceras bucais apontam, sem exceção, para lúpus eritematoso sistêmico.

DICAS CLÍNICAS

▶ A osteoartrite costuma se apresentar como uma dor articular não inflamatória que piora ao longo do dia, sem rigidez. Já a artrite reumatoide geralmente se manifesta como uma dor articular inflamatória, associada à rigidez matinal, e poliartrite.

▶ A osteoartrite é o distúrbio musculosquelético mais comum em adultos de idade avançada.

▶ Em muitos casos, a dor articular pode ser corretamente diagnosticada por meio da história meticulosa e do exame físico cuidadoso.

▶ O aspirado da articulação representa uma parte essencial da avaliação de monoartrite aguda.

▶ O paracetamol ou os AINEs constituem uma boa opção terapêutica inicial para artrite não inflamatória.

▶ As opções cirúrgicas para osteoartrite ficam reservadas para os casos de dor intensa e imobilidade que não responderam à terapia médica.

REFERÊNCIAS

Duthie EH, Katz PR, Malone ML, eds. *Practice of Geriatrics*. 4th ed. Philadelphia, PA: Saunders Elsevier; 2007.

Imboden J, Hellmann D, Stone J. *Current Rheumatology Diagnosis & Treatment*. 2nd ed. New York, NY: Lange/McGraw-Hill; 2007.

Lalne C, Goldmann D, Hunter D. In the clinic: osteoarthritis. *Ann Intern Med*. August 7, 2007; 147(3):ITC8-1

Stern S, Cifu A, Altkorn D. *From Symptom to Diagnosis: An Evidence-Based Guide*. New York, NY: Lange/McGraw-Hill; 2006.

CASO 21

Uma mulher de 89 anos é levada ao Setor de Emergência após cair no banheiro. Ao sair desse cômodo da casa, ela escorregou, caiu, deslizou de costas no chão e, presumivelmente, bateu a cabeça, pois se queixa de uma leve cefaleia. A paciente nega perda de consciência antes ou depois da queda ou qualquer outra lesão. Além de não ter perdido o controle vesicointestinal, não foi observada crise convulsiva ou estado pós-ictal. Ela também nega tontura, palpitações e vertigem. Essa paciente tem uma história médica pregressa de quedas recorrentes, hematoma subdural relacionado com uma queda antiga, enxaqueca, osteoartrite e fibrilação atrial. Ela explica que tem medo de cair e, por isso, diminuiu suas atividades na comunidade. Ao exame, a mulher parece atenta (acordada), alerta e orientada em relação ao dia, horário, lugar, pessoa e situação, apresentando frequência cardíaca de 98 batimentos por minuto (bpm), pressão arterial de 142/76 mmHg, frequência respiratória de 18 movimentos respiratórios/min e saturação de oxigênio de 99% ao ar ambiente. O exame da cabeça revela a presença de hematoma com dimensões de 3 × 2 cm na região occipital. A realização de tomografia computadorizada (TC) do crânio sem contraste não revelou qualquer alteração aguda.

▶ Qual é o diagnóstico mais provável?
▶ Qual é a próxima etapa no diagnóstico?
▶ Qual é o próximo passo na terapia?

RESPOSTAS PARA O CASO 21
Quedas no idoso

Resumo: Uma mulher de 89 anos é examinada no Setor de Emergência depois de sofrer uma queda. Ao sair do banheiro, ela escorregou, caiu, deslizou de costas no chão e, presumivelmente, bateu a cabeça. A paciente nega síncope, tontura, palpitações e vertigem. Exceto pelo hematoma no couro cabeludo, ela não relata qualquer lesão. A mulher tem uma história de quedas recorrentes, além de uma história médica pregressa de hematoma subdural associado a uma queda antiga, enxaqueca, osteoartrite e fibrilação atrial. Essa paciente se encontra atenta (acordada), alerta e orientada, exibindo normalidade em seus sinais vitais e exame neurológico. Como já foi dito, foi constatada a presença de hematoma no couro cabeludo, na região occipital. A TC de crânio sem contraste não demonstrou alterações agudas.

- **Diagnóstico mais provável:** Queda, provavelmente por causas ambientais.
- **Próxima etapa no diagnóstico:** Determinação da sequência exata dos eventos indutores da queda, avaliação dos fatores de risco para essa queda e descarte da contribuição de comorbidades clínicas (p. ex., síncope ou pré-síncope, arritmia, hipotensão ortostática ou crise convulsiva).
- **Próximo passo na terapia:** Condução de uma avaliação completa de quedas e consulta às especialidades pertinentes para um tratamento multifatorial, a fim de resolver o problema de quedas recorrentes.

ANÁLISE

Objetivos

1. Descrever os fatores de risco de quedas, tendo particularmente o paciente idoso em mente.
2. Utilizar perguntas abertas apropriadas* para averiguar os detalhes sobre a história de quedas e os fatores de risco para tal evento.
3. Articular os papéis dos membros de equipes multidisciplinares na avaliação de pacientes e na prestação de tratamento multifatorial para quedas no ambiente doméstico e na comunidade.

Considerações

O caso trata de uma mulher de 89 anos com história de **quedas recorrentes.** Embora suas quedas anteriores possam ter sido atribuídas a problemas clínicos como hipotensão ortostática, é possível que a etiologia das quedas recorrentes não seja de natureza orgânica, sendo talvez decorrentes de fatores ambientais. Em relação a esse quadro clínico, supõe-se que a paciente tenha relatado o evento de forma precisa e confiá-

---

* N. de T. Seriam palavras-chave do tipo: Por quê? O quê? Quando? Onde? Quem? Como? Diz-se daquelas perguntas em que não são oferecidas as alternativas de resposta. Feita a pergunta, o entrevistado dá livremente sua resposta. Trata-se de perguntas que não podem ser respondidas com um simples "sim" ou "não".

vel, descartando com isso a perda de consciência antes da queda. A paciente afirmou ter escorregado no banheiro, sugerindo a inexistência de qualquer problema clínico agudo indutor da queda. Em muitos casos de adultos de idade avançada que sofrem uma queda não associada à síncope, tal queda costuma ser causada por tapetes soltos ou pisos molhados; nesse caso, o banheiro é um local comum para ambos os tipos de situação. É razoável supor que a queda dessa paciente possa ter sido atribuída a um desses fatores de risco; no entanto há necessidade de um maior esclarecimento sobre a natureza da queda. Ao trazer a história à tona, seria vantajoso perguntar sobre a superfície do chão (p. ex., se há polimento excessivo), a presença de objetos ou líquidos no piso, o tipo de sapato (saltos altos aumentam o risco de quedas), as mudanças de altura (como piso suspenso ou rebaixado) dentro ou entre os cômodos da casa e a ausência de barras de apoio para estabilização – todos esses fatores podem ter levado a mulher a escorregar no chão. O fato de conhecer a etiologia exata talvez sugira intervenções mais específicas que possam evitar quedas no futuro.

ABORDAGEM À
Prevenção de quedas

DEFINIÇÕES

QUEDA: Uma mudança não intencional de posição, em que a pessoa fica estendida no chão, piso ou outro nível inferior.
QUEDA ASSOCIADA À SÍNCOPE: Uma queda atribuída à síncope por disfunção autonômica global ou hipoperfusão cerebral.
QUEDA NÃO ASSOCIADA À SÍNCOPE: Uma queda que pode ser de natureza orgânica, como perda do equilíbrio ou fraqueza generalizada dos membros inferiores; ou uma queda gerada por influência ambiental, como piso escorregadio ou terreno/calçada irregular.
TERAPEUTA OCUPACIONAL: Profissional da área de saúde que promove o bem-estar físico e mental dos pacientes, contribuindo para que aqueles acometidos por condições incapacitantes realizem suas atividades diárias.
FISIOTERAPEUTA: Profissional da área de saúde especializado em maximizar a qualidade de vida do paciente por meio dos movimentos, bem como pela manutenção e edificação da força e do equilíbrio.

ABORDAGEM CLÍNICA

Epidemiologia

As quedas constituem um dos problemas de saúde mais prevalentes e sérios que afetam os adultos de idade mais avançada. Os idosos que caem sofrem um risco de lesões graves, hospitalização, institucionalização e mortalidade. A cada 17 segundos, um idoso é atendido no Setor de Emergência por conta de uma queda. Entre os idosos, as quedas representam a principal causa de óbito por trauma. A cada 30 minutos, um idoso morre por ferimentos sofridos em uma queda. Além do impacto sobre o indivíduo em si, as quedas têm implicações consideráveis à saúde pública.

Cerca de 30% das internações em estabelecimentos de cuidados prolongados estão relacionadas com quedas em pessoas que eram independentes. As quedas em idosos foram associadas a gastos de 19 bilhões de dólares com os cuidados de saúde em 2000, ou 28,2 bilhões em 2010. Essas estimativas de custos não incluem os salários perdidos e o tempo dos cuidadores nem os efeitos intangíveis sobre a qualidade de vida e a perda da capacidade funcional[*].

As **três principais características sociodemográficas associadas a quedas são idade avançada, limitações nas atividades de vida diária (AVDs) e na mobilidade, bem como história de quedas.** Trinta por cento de todos os idosos caem por ano, sendo a prevalência mais alta em **mulheres** do que em homens. Entre os adultos com 80 anos ou mais, cerca de 50% sofrem quedas anualmente. **Quase metade das pessoas que caem não consegue se erguer sozinha.** O tempo prolongado no chão pode levar à desidratação, rabdomiólise, pneumonia e formação de úlceras de decúbito. As quedas resultam em mais de 20% de todas as consultas no Setor de Emergência para idosos. Incapacidade/deficiência, inatividade e falta de mobilidade são, sem exceção, relacionadas com a frequência de quedas. Hospitalização recente, história de quedas prévias e acidentes vasculares cerebrais são fatores preditivos de quedas adicionais depois da alta hospitalar.

Apesar das taxas consideráveis de morbidade e mortalidade, as quedas permanecem subdetectadas e subdiagnosticadas. Existem várias barreiras à avaliação clínica de quedas. Menos da metade dos idosos que caem aborda as quedas com seus médicos. Além disso, os profissionais da área de saúde podem deixar de questionar os pacientes sobre a história de quedas. Tanto os pacientes como os médicos podem ter a falsa ideia de que as quedas fazem parte do envelhecimento normal.

Etiologia

As quedas frequentemente são multifatoriais; seus fatores de risco podem ser classificados como intrínsecos, extrínsecos e ambientais. Os fatores de risco intrínsecos para quedas incluem idade avançada, sexo feminino, medo de cair, problemas podiátricos[**], incontinência, depressão, baixo índice de massa corporal e hipotensão (incluindo hipotensão ortostática). Além desses fatores, condições que afetam os estímulos sensoriais (função vestibular comprometida, propriocepção diminuída, dificuldade de adaptação ao escuro, neuropatia periférica, acidente vascular cerebral, cataratas), o processamento central (demência, acidente vascular cerebral), a marcha e o equilíbrio (hemiplegia, osteoartrite, parkinsonismo, doença de Parkinson) e a resposta efetora (sarcopenia, diabetes, osteoartrite) também são responsáveis pelas quedas. Já os fatores de risco extrínsecos compreendem polifarmácia (definida como o uso de quatro ou mais fármacos), agentes psicoativos, intoxicação ou abstinência e hospitalização atual ou recente. Os fatores de risco ambientais abrangem iluminação inadequada, carpetes ou tapetes frouxos e falta de equipamentos de segurança no banheiro.

A incidência de queda também varia de acordo com o ambiente. Os idosos institucionalizados caem com maior frequência, sendo que muitos caem duas ou mais vezes

---

[*] N. de T. Informações referentes aos Estados Unidos.
[**] N. de T. Relativo ao tratamento de enfermidades na sola dos pés.

em seis meses. Aqueles hospitalizados apresentam um risco maior de quedas; nesse caso, 30% das quedas que ocorrem no ambiente hospitalar são prejudiciais e nocivas.

As quedas recorrentes tornam muitos idosos medrosos em relação à deambulação e, em consequência disso, podem diminuir suas atividades diárias. O medo de cair induz um comportamento sedentário e, então, descondicionante, o que aumenta a probabilidade de outras quedas quando o idoso se movimenta. O receio de cair está associado a um maior risco de quedas recorrentes, diminuição da independência e restrição de atividades. Cerca de 10 a 25% dos idosos que caem limitam suas atividades, o que pode levar a um consequente declínio funcional.

Mais da metade das quedas ocorrem em ambientes comunitários, o que inclui os espaços públicos e as casas de outras pessoas. Os riscos ambientais comuns associados a quedas na comunidade envolvem rachaduras ou fissuras no asfalto, sarjetas de calçadas, degraus, pisos irregulares e superfícies escorregadias. Contudo, é mais provável que idosos frágeis caiam em casa (Tab. 21.1). Várias características ambientais podem aumentar o risco de quedas; no entanto é importante notar que a maioria das quedas dentro do ambiente doméstico ocorre em superfícies planas, aquelas com riscos óbvios de tropeços. As características domésticas associadas a quedas frequentes abrangem a falta de equipamentos de adaptação como barras de apoio e pisos com superfícies irregulares. A maior parte das quedas que ocorrem em casa se dá ao se realizarem as AVDs.

Apresentação Clínica

Uma de cada cinco quedas necessita de atendimento médico, e 10% dessas quedas resultam em alguma fratura. A maioria das quedas em idosos culmina em pequenas contusões, cortes ou arranhões, os quais muitas dessas pessoas resolvem tratar em casa. Cerca de 10% das quedas têm como resultado a restrição da atividade causada por lesões sem fraturas, como hematomas e entorses (distensões).

A apresentação de um paciente com quedas recorrentes pode diferir daquela de uma pessoa sem história de quedas. É mais provável que os pacientes que caem com frequência sofram de falta de mobilidade, limitações nas AVDs (principalmente atividades como tomar banho, vestir-se e ir ao banheiro), fragilidade e condições clínicas que afetam a postura, o equilíbrio e a marcha; os problemas de marcha e postura são particularmente observados em pacientes com doença de Parkinson. As lesões co-

Tabela 21.1 • LOCAIS COMUNS DE QUEDAS NA CASA	
Local	Característica do Risco
Cadeira ou escada de mão	Ficar em pé em uma cadeira ou escada de mão
Nas escadas de casa ou apartamento	Cair enquanto está descendo ou subindo as escadas
Levantar da cama	Camas altas estão associadas a um maior risco de quedas
Chuveiro ou banheira	Superfícies escorregadias no piso
Superfícies niveladas	Por objetos deixados no chão ou anormalidade transitória da marcha

muns geradas por quedas frequentes incluem contusões, cortes e arranhões. As lesões mais graves compreendem fraturas de ossos como rádio, ulna e quadril. As fraturas dos quadris são associadas a taxas mais altas de mortalidade. As lesões de maior gravidade relacionadas com quedas envolvem o hematoma subdural e a fratura cervical. É expressivamente mais provável que os indivíduos que sofrem muitas quedas se apresentem como pacientes complexos do ponto de vista clínico, com múltiplas comorbidades, o que torna a obtenção de uma história médico-social pregressa abrangente um fator crucial na elaboração de um amplo plano terapêutico (Fig. 21.1).

Tratamento/Conduta

Grande parte das quedas é atribuída a alguma interação entre fatores intrínsecos e extrínsecos. Doenças crônicas podem influenciar as funções do idoso em casa ou no ambiente comunitário. Assim, o tratamento das quedas deve primeiro levar em conta as condições clínicas que levaram à queda e, com frequência, isso inclui avaliações adicionais. A história deve se concentrar na obtenção de uma descrição detalhada dos

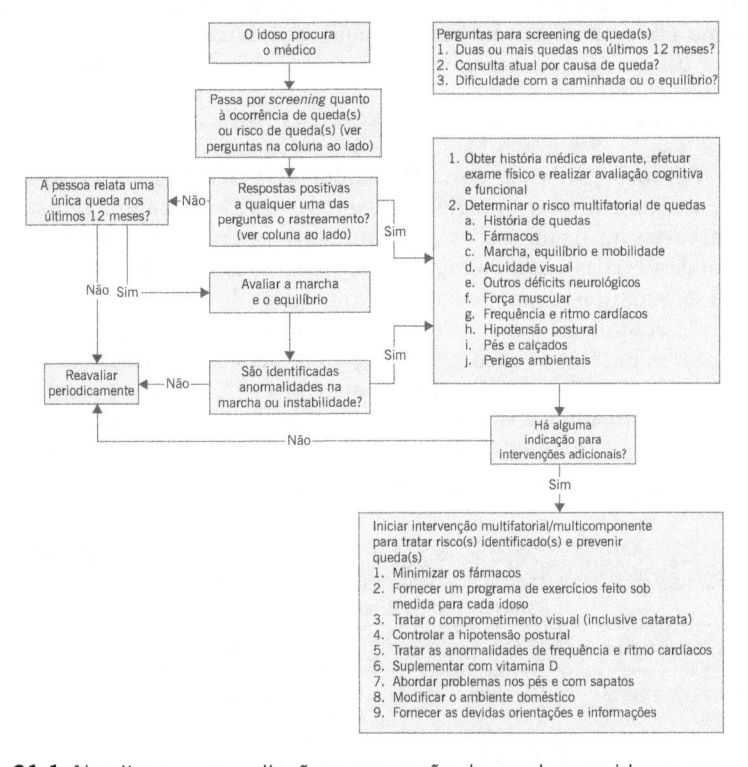

Figura 21.1 Algoritmo para avaliação e prevenção de quedas em idosos que residem em comunidade. (Modificada de Panel on Prevention of Falls in Older Persons, American Geriatrics Society, British Geriatrics Society. Summary of the Updated American Geriatrics Society/British Geriatrics Society clinical practice guideline for prevention of falls in older persons. *J Am Geriat Soc*. 2011;59[1]:148-157, com permissão.)

eventos em torno da queda. As informações vindas de qualquer pessoa que tenha testemunhado a queda podem ser úteis. Por exemplo, é proveitoso saber (1) se o paciente perdeu a consciência, pois isso pode pressupor síncope ou etiologia cardiovascular ou neurológica; (2) o local e o momento da queda, pois esses dados podem sugerir uma queda induzida por fármacos ou por sonolência à noite, e (3) as ações que precederam a queda, pois podem envolver instabilidade postural ou hipotensão ortostática. O clínico deve avaliar a capacidade do paciente nas AVDs e atividades instrumentais de vida diária (AIVDs). Talvez haja necessidade de rastreamento adicional (Fig. 21.1) ou encaminhamento para implementar um plano de intervenção multifatorial, com o objetivo de reduzir o risco de outras quedas. Uma intervenção multifatorial inclui a combinação de vários componentes que aborde a complexa etiologia de quedas crônicas.

Uma revisão detalhada dos fármacos para evitar e diminuir o risco de quedas adicionais representa um componente crítico dessa intervenção multifatorial. O clínico deve averiguar o uso de fármacos de prescrição e de venda livre (i. e., vendidos sem receita médica), bem como a utilização de suplementos.

A intervenção farmacológica envolve a revisão de fármacos, incluindo a avaliação de doses, a instrução no manejo desses fármacos (identificação do local adequado para o fármaco, uso de frascos ou organizadores de comprimidos, colocação correta dos remédios nos organizadores e revisão das dosagens) e a redução gradativa dos fármacos associados a um aumento no risco de quedas, como benzodiazepínicos e sedativos/hipnóticos.

O exame físico deve incluir a avaliação de itens como frequência e ritmo cardíacos; pressão arterial ortostática e pulso; processos agudos; acuidade visual; funções sensoriais, motoras, extrapiramidais e cerebelares; cognição; problemas nos pés ou com calçados; e desempenho físico. A função física pode ser avaliada por meio de breves ferramentas de avaliação. O teste de sentar e levantar (*Sit-to-stand Test*) com cinco repetições mede a função dos membros inferiores. Um paciente levanta-se de uma cadeira cinco vezes, com os braços cruzados. A tarefa é realizada o mais rápido possível e cronometrada desde a posição sentada inicial até o término da quinta posição em pé. Períodos mais longos do que 12 segundos podem indicar fraqueza dos membros inferiores. A marcha e a mobilidade podem ser avaliadas com o teste de levantar e caminhar cronometrado (*Timed Up and Go Test*). O teste exige que o paciente se levante de uma cadeira, caminhe 3 metros, vire, volte para a cadeira e sente-se nela. O paciente realiza o teste 4 vezes, sendo a primeira para treinar. O tempo médio das três últimas alternativas é utilizado para avaliação. A conclusão da tarefa em menos de 10 segundos é compatível com uma mobilidade completamente normal, enquanto um período superior a 10 segundos é compatível com déficit progressivo na mobilidade. O teste de desempenho físico (*Physical Performance Test*) avalia sete atividades diárias. O paciente escreve uma frase, levanta um livro, coloca e retira uma jaqueta ou casaco, pega uma moeda, gira 360 graus e caminha cerca de 15 metros. O clínico avalia e classifica o desempenho nessas tarefas. O equilíbrio estático pode ser avaliado com o teste de Romberg progressivo. Nesse teste, o paciente é convidado a ficar 10 segundos com os olhos abertos e, depois, fechados em diversas posições: (1) com os pés juntos (postura de Romberg), (2) com um pé a meio caminho na frente do outro (*semitandem*) e (3) em *tandem* (em série).

A deficiência de vitamina D é correlacionada com um aumento no risco de quedas. Um conjunto crescente de dados apoia a eficácia da suplementação dessa vitamina na prevenção de quedas. No entanto, não se sabe ainda quais pacientes seriam os mais beneficiados dessa suplementação e qual o esquema posológico ideal, havendo a necessidade de mais pesquisas. Uma única metanálise sugeriu que os pacientes com deficiência evidente (manifesta) de vitamina D obterão os maiores benefícios dessa suplementação. Outras metanálises relataram que a suplementação de todos os idosos pode reduzir o risco de quedas. Nesses estudos, a taxa de efeitos adversos foi muito baixa, mas o número necessário para tratar (NNT) com suplementação de vitamina D para prevenção de uma única queda foi 15. Com base em uma revisão crítica dos dados atuais, as diretrizes da American Geriatrics Society e da British Geriatrics Society (Sociedades Norte-americana e Britânica de Geriatria) recomendam 800 UI de vitamina D por dia a todos os idosos com alto risco de queda, bem como àqueles com deficiência dessa vitamina, confirmada ou sob suspeita.

Um programa de exercícios constitui um componente crucial de intervenções utilizadas na prevenção de quedas para idosos residentes em comunidades. Os estudos sugerem amplamente que o treino e a prática de exercícios que melhorem a força, a marcha e o equilíbrio induzem a uma diminuição nas quedas e podem ser ainda mais eficazes se esse treino for usado como parte de uma intervenção multifatorial. Os programas de exercícios podem ser executados individualmente (muitas vezes, em casa) ou em grupos. O esquema de exercícios deve ser prescrito por um profissional qualificado da área de saúde ou instrutor de musculação, devendo ser personalizado de acordo com o estado funcional, as limitações físicas e a condição de saúde do indivíduo.

Outros componentes da intervenção multifatorial incluem modificações na casa e diminuição nos perigos de queda, como tapetes e exercícios em grupos, como Tai Chi. Muitos elementos da intervenção multifatorial podem ser realizados por enfermeiros, fisioterapeutas e terapeutas ocupacionais no ambiente ambulatorial ou hospitalar, bem como na comunidade. Uma possível combinação de tratamentos que diminui a taxa de mortalidade e o risco de quedas em idosos inclui a provisão de tratamentos que lidam com as questões de equilíbrio e força muscular – tratamentos aplicados por fisioterapeutas. Os terapeutas ocupacionais propuseram intervenções de mudanças no ambiente doméstico, bem como estratégias cognitivas e comportamentais que ensinam os participantes sobre a conservação de energia e técnicas para solução de problemas que abordam a segurança no desempenho das atividades diárias. Ambas as disciplinas também tratam de métodos de se recuperar de quedas. Os enfermeiros envolvidos com programas eficazes de prevenção de quedas têm orientado os pacientes sobre a administração de fármacos, como se levantar de uma queda e o controle do risco de quedas tanto em casa como nos centros de cuidados clínicos.

Prognóstico

Quedas prévias são um indicador de quedas futuras. Indivíduos que caem de forma recorrente enfrentam um alto risco de mortalidade; nesse caso, os idosos que permanecem no chão por mais de 1 hora apresentam taxas de mortalidade significativamente mais altas do que aqueles que conseguem se levantar em menos tempo. Como a queda é associada à morbidade e à mortalidade, os indivíduos que caem repetidas vezes devem ser monitorados com cuidado em busca de alterações no estado de saúde a curto e longo prazo.

Prevenção

Para os pacientes com ou sem história significativa de quedas, é recomendável a avaliação multifatorial desses episódios, bem como a aplicação de uma estratégia preventiva, para *qualquer* indivíduo que se queixe de falta de equilíbrio ou dificuldades da marcha. A prevenção de quedas envolve não só a participação em exercícios feitos em grupo e Tai Chi, o que melhora o equilíbrio e a marcha, mas também o fornecimento de recursos e modificações que podem diminuir os perigos no ambiente doméstico, como a retirada de tapetes soltos.

> **CORRELAÇÃO DE CASOS CLÍNICOS**
> - Ver também Caso 20 (Osteoartrite), Caso 22 (Fratura por Fragilidade Óssea/Osteoporose), Caso 23 (Traumatismo Geriátrico) e Caso 24 (Síncope).

QUESTÕES DE COMPREENSÃO

21.1 A maioria das quedas em casa ocorre enquanto o indivíduo está:
   A. Em pé no chuveiro.
   B. Andando em superfícies planas.
   C. Sofrendo um episódio de hipotensão ortostática.
   D. Passando por um tapete solto, com consequente tropeço.

21.2 Uma combinação eficaz de tratamentos em uma intervenção multifatorial para prevenção de quedas recorrentes inclui:
   A. Diminuição nos níveis de dosagem da vitamina D *e* terapia cognitiva.
   B. Técnicas terapêuticas cognitivas e comportamentais sobre como cair com segurança.
   C. Treino de equilíbrio, orientação da família *e* restrições de atividade em casa.
   D. Treino para aumento da força e do equilíbrio, além de redução dos perigos no ambiente doméstico.

21.3 As características domésticas associadas a quedas frequentes envolvem:
   A. Falta de barras de apoio ou equipamentos de adaptação.
   B. Casas com mais de dois andares de altura.
   C. Ausência de corredores com carpetes.
   D. Camas muito rentes ao piso.

RESPOSTAS

21.1 **B.** Considerando os desequilíbrios posturais, as mudanças no centro de gravidade, a diminuição na acuidade visual e o declínio na propriocepção com a idade, a atividade listada mais comum seria a mais provavelmente associada com risco de queda, ou seja andando em superfícies planas. Embora cada uma das outras atividades represente uma possibilidade independente para o risco de quedas, elas não ocorrem com a frequência da deambulação habitual dentro de casa.

21.2 **D.** Entre as opções listadas, apenas uma combinação de treino para desenvolvimento de força e equilíbrio, combinado com diminuição nos perigos da casa, é associada a um declínio no risco de quedas. Entre as outras opções, todas refletem uma conduta médica individual prudente, excetuando possivelmente a restrição de atividades domésticas, o que pode levar a um aumento paradoxal no risco de quedas em função de perda de manobras musculosqueléticas de adaptação aos riscos domésticos (p. ex., alcançar objetos em armários, deambulação em diferentes superfícies, etc.).

21.3 **A.** A adaptação do ambiente doméstico específica às necessidades do idoso é requisito para a máxima proteção, com o objetivo de eliminar o risco de quedas dentro de casa o máximo possível. Consultas domiciliares de fisioterapia são muito benéficas para avaliar cada item dentro dos cômodos (sobretudo banheiros e quartos), em que os equipamentos e os dispositivos de adaptação podem ser ajustados às exigências específicas da casa e aos déficits ou às deficiências do idoso. As estratégias de "leitos rentes ao chão" são, na verdade, empregadas para tentar diminuir o risco de quedas em muitos ambientes de cuidados.

DICAS CLÍNICAS

▶ Cerca de um terço dos idosos que vivem em comunidades (ou seja, não institucionalizados) cai a cada ano.
▶ As quedas constituem a causa número 1 de morte acidental em idosos.
▶ Grande parte das quedas que ocorrem em casa se dá em superfícies planas, sem perigos óbvios de tropeço.
▶ Em sua maioria, as quedas são passíveis de prevenção.

REFERÊNCIAS

Chang JT, Morton SC, Rubenstein LZ, et al. Interventions for the prevention of falls in older adults: systematic review and meta-analysis of randomized clinical trials. *BMJ*. 2004;328:1-7.

Dawson-Hughes B, Mithal A, Bonjour J-P, et al. IOF position statement: vitamin D recommendations for older adults. *Osteoporos Int*. 2010;21:1151-1154.

Gillespie LD, Robertson MC, Gillespie WJ, et al. Interventions for preventing falls in older people living in the community. *Cochrane Database Syst Rev*. 2009;2:CD007146.

Lord S, Sherrington C, Menz H, Close J. Falls in older people: risk factors and strategies for prevention. 2nd ed. New York, NY: Cambridge University Press; 2007.

Panel on Prevention of Falls in Older Persons, American Geriatrics Society, British Geriatrics Society. Summary of the Updated American Geriatrics Society/British Geriatrics Society clinical practice guideline for prevention of falls in older persons. *J Am Geriatr Soc*. 2011;59:148-157.

Podsiadlo D, Richardson S. The timed "Up & Go": a test of basic functional mobility for frail elderly persons. *J Am Geriatr Soc*. 1991;39:142-148.

Tinetti ME, Gordon C, Sogolow E, Lapin P, Bradley EH. Fall-risk evaluation and management: challenges in adopting geriatric care practices. *Gerontologist*. 2006;46(6):717-725.

VanSwearingen JM, Paschal KA, Bonino P, Chen TW. Assessing recurrent fall risk of community-dwelling, frail older veterans using specific tests of mobility and the physical performance test of function. *J Gerontol A Biol Sci Med Sci*. 1998;53:M457-M464.

CASO 22

Uma mulher de 82 anos é levada de ambulância ao Setor de Emergência queixando-se de dor no quadril direito. Ela foi encontrada no chão de sua casa, depois de sofrer uma queda em nível plano na noite anterior. Ela tem consciência de que caiu, mas não consegue se lembrar de mais detalhes sobre a lesão, exceto de sentir um pouco de tontura imediatamente antes da queda. A mulher não conseguiu se levantar e foi forçada a esperar pela chegada de socorro na manhã seguinte. Além disso, ela mora sozinha e costuma andar pela casa com o uso de um andador de rodinhas. Sua história médica pregressa é digna de nota para uma leve perda de memória, fibrilação atrial (usando varfarina), hipotireoidismo, hipertensão controlada com diuréticos, duas gestações normais e menopausa aos 51 anos. O exame revela uma mulher sonolenta, mas responsiva, em decúbito e dor evidente com a perna direita em rotação externa e visivelmente mais curta do que a esquerda. Seu peso é de 44,5 kg e sua altura é de 1,60 m. Os sinais vitais são normais, com fibrilação atrial a uma frequência de 84 batimentos por minuto (bpm). Ela não tolera a movimentação de seu quadril direito, mas nega dor à palpação no joelho e no tornozelo. Não há edema, equimose ou abrasões naquelas áreas. A paciente consegue realizar atividades motoras simples e nega déficits sensoriais distalmente a seu membro inferior direito. A realização do exame radiográfico confirma a presença de fratura deslocada no colo femoral direito e fratura pertrocantérica, com aumento da radiotransparência e adelgaçamento dos córtices femorais.

▶ Qual é o diagnóstico mais provável?
▶ Qual é a próxima etapa no diagnóstico?
▶ Qual é o próximo passo na terapia?

RESPOSTAS PARA O CASO 22
Fratura por fragilidade óssea/osteoporose

Resumo: Uma mulher de 82 anos apresenta-se ao Setor de Emergência com dor no quadril direito depois de ser encontrada em decúbito após uma queda da própria altura. Além de ter dor significativa, ela exibe uma amplitude de movimento diminuída em toda a articulação do quadril. O exame físico revela indícios de provável fratura do quadril, o que foi confirmado na radiografia.

- **Diagnóstico mais provável:** Fratura do quadril (fratura osteoporótica por fragilidade).
- **Próxima etapa no diagnóstico:** Realização de consulta urgente com ortopedista.
- **Próximo passo na terapia:** Garantia da estabilidade hemodinâmica da paciente.

ANÁLISE

Objetivos

1. Identificar a apresentação clínica de fratura aguda do quadril.
2. Abordar a avaliação e o tratamento de osteoporose.
3. Compreender a relação entre os médicos e os cirurgiões para uma avaliação pré-operatória.

Considerações

O caso é de uma mulher de 82 anos que se apresenta ao Setor de Emergência com dor no quadril direito, depois de ser encontrada em decúbito após uma queda da própria altura. Além de ter dor significativa, ela exibe uma diminuição na amplitude de movimento em toda a articulação do quadril. O exame físico revela indícios de provável fratura do quadril, o que foi confirmado na radiografia. Esse mecanismo de lesão – uma queda direta de baixo impacto sobre o trocanter maior – talvez seja a causa mais comum de fratura do quadril em pacientes idosos. O membro acometido costuma ficar mais curto e sofrer rotação externa em casos de fraturas deslocadas; em fraturas do colo do fêmur sem deslocamento, no entanto, os sinais físicos podem ser sutis e limitados à dor com sustentação do peso ou com deslocamento do quadril (sobretudo, rotação). De modo geral, as fraturas do colo femoral não são associadas a lesão neurovascular, a menos que acompanhadas por outras lesões. Como a paciente ficou imobilizada no chão, também é importante avaliar fatores como estabilidade hemodinâmica, possível rabdomiólise e desidratação. Essa paciente exibe muitos fatores de risco para fraturas do quadril por fragilidade, incluindo idade pós-menopausa, sexo feminino e pele branca. Apesar desses fatores de risco, entretanto, a paciente mantinha um estilo de vida razoavelmente ativo, caminhando e participando de muitas atividades diárias; tais níveis de atividade ajudam a orientar as expectativas e os tratamentos. Além disso, essa paciente tem fibrilação atrial, com frequência controlada. Seu estado de anticoagulação, secundário ao uso de varfarina, impede quase todas as intervenções cirúrgicas mais drásticas. A relação normalizada internacional (INR) elevada da paciente precisa ser revertida antes dos procedimentos invasivos. Uma história cardíaca instável de arritmias ou substituições valvulares necessita de avaliação rigorosa e otimização cuidadosa antes da cirurgia, equilibrando a importância da anticoagulação com o sangramento perioperatório. Um cirurgião ortopedista precisa ser consultado com urgência para determinar o tratamento ideal. Alguns pacientes com fraturas do colo do fêmur não deslocadas não precisam ser tratados de forma emergencial; todavia alguns tipos de fratura do quadril sem deslocamento demandam uma fixação de emergência mais imediata para manter o aporte sanguíneo ao osso vulnerável. Durante a hospitalização, essa paciente deve ser submetida a tratamento dos sintomas pré-síncope e da coagulação pela equipe médica. Os riscos pré-operatórios precisam ser tratados rapidamente e minimizados sempre que possível, pois muitos estudos revelam desfechos clínicos mais satisfatórios com intervenções cirúrgicas precoces (< 4 dias em alguns estudos) *versus* tardias. As vantagens incluem redução nos seguintes itens: estadias no hospital, riscos de complicações pulmonares, tromboembolia venosa e úlceras de pressão.

ABORDAGEM À
Osteoporose e fraturas

DEFINIÇÕES

OSTEOPENIA: Um escore da densidade mineral óssea (DMO), obtido por absorciometria por raios X de dupla energia (DEXA, de *dual-energy X-ray absorptiometry*), com escore T entre 1,0 e 2,5 desvios-padrão abaixo da média.
OSTEPOROSE: Um escore da DMO, obtido pelo exame DEXA, com escore T > 2,5 desvios-padrão abaixo da média ou presença de fratura por fragilidade.
 Osteoporose primária: Um distúrbio esquelético caracterizado pelo comprometimento da resistência óssea, o que predispõe a um aumento no risco de fraturas em indivíduos após a menopausa ou com o avanço da idade.
 Osteoporose secundária: Osteoporose atribuída a alguma causa subjacente de perda óssea e deterioração estrutural que pode ser tratada, como anormalidade endócrina, fármaco ou neoplasia.

FRATURA POR FRAGILIDADE ÓSSEA: Um tipo de fratura patológica, resultado de uma atividade normal, como queda da própria altura.
ABSORCIOMETRIA COM RAIOS X DE DUPLA ENERGIA (DEXA): A ferramenta-padrão para medir a DMO, usada no diagnóstico de osteoporose. A massa óssea é descrita como uma densidade real, o que então é comparado com adultos de mesma idade (escore Z) e adultos jovens saudáveis (escore T). Os escores Z e T representam os desvios-padrão a partir da média estabelecida pelo grupo de comparação. A densidade óssea caracteriza-se pelo valor mais baixo em locais como coluna vertebral, colo femoral, trocanter ou todo o fêmur. Valores de 0 a −1 são considerados normais; −1 a −2,5 indicam osteopenia; inferiores a −2,5 apontam para osteoporose.
FERRAMENTA DE AVALIAÇÃO DE RISCO DE FRATURA (FRAX®, de *fracture risk assessment tool*): Uma ferramenta de avaliação de risco de fratura, desenvolvi-

da pela Organização Mundial de Saúde (OMS), que une a DMO e os fatores de risco clínicos para estabelecer um risco de fratura em 10 anos.

ABORDAGEM CLÍNICA

Epidemiologia

Em pacientes com mais de 65 anos, houve 316 mil admissões hospitalares para fraturas de quadril em 2006. Espera-se que esse número suba a cada ano nos Estados Unidos, à medida que a idade média da população norte-americana aumente. É importante não só saber como identificar um paciente com fratura por fragilidade óssea, mas também conhecer o tratamento e o prognóstico a curto (i. e., agudos) e longo prazo. Os pacientes com fratura aguda de quadril e estado mental normal costumam se queixar de dor na região inguinal (i. e., virilha), exacerbada com rotação interna e externa do quadril. Eles geralmente ficam em uma posição de conforto, com seus quadris rotacionados e abduzidos para fora. O membro acometido também parecerá mais curto do que aquele não afetado, em função do deslocamento da fratura e da posição do membro. Quase 75% das fraturas de quadril ocorrem em mulheres idosas. Pelo menos 1 de cada 5 pacientes com fratura de quadril morre em um ano após a lesão. A prevenção de fraturas por fragilidade se concentra na prevenção de osteoporose. A Tabela 22.1 mostra os fatores de risco para osteoporose. A maioria das fraturas do quadril exige a realização de cirurgia para que os pacientes alcancem os melhores desfechos. O tratamento não cirúrgico desse tipo de fratura fica reservado para os pacientes que não são capazes de andar e manifestam uma dor mínima, sendo uma decisão tomada pelo paciente e pelos familiares depois da exposição de todos os riscos e benefícios.

Etiologias

As quedas podem estar relacionadas com uma série de fatores que contribuem para o quadro, como fraqueza muscular, déficits de marcha e equilíbrio, distúrbios neuromusculares (como doença de Parkinson ou acidente vascular cerebral prévio) e comorbidades médicas com manifestações clínicas de tontura, desequilíbrio ou episódios de síncope. A osteoporose prediz fraturas por fragilidade óssea, sendo diagnosticada pela primeira vez após uma lesão de impacto relativamente

Tabela 22.1 • FATORES DE RISCO PARA OSTEOPOROSE
Genética (história de fratura nos pais, especialmente fratura do quadril)
Inatividade física/estilo de vida sedentário
Função neuromuscular comprometida
Tabagismo
Consumo elevado de bebidas alcoólicas
Uso prolongado de corticosteroides
Utilização de inibidores da bomba de prótons
Baixo peso corporal
Perda de peso
Amenorreia induzida por exercícios

baixo. Essa osteoporose é definida como uma diminuição na DMO inferior a −2,5 desvios-padrão abaixo da média, em comparação a mulheres (ou homens) saudáveis de 30 anos, conforme mensurado pelo exame DEXA, ou uma densidade entre −1,0 e 2,5 desvios-padrão abaixo da média na presença de fratura. A osteoporose caracteriza-se por massa reduzida de tecido ósseo e deterioração da microarquitetura. Embora as fraturas de vértebras e punhos sejam mais comuns, as fraturas de quadril frequentemente são as mais devastadoras no que diz respeito à morbidade e à mortalidade. Os fatores de risco estão listados na Tabela 22.1.

APRESENTAÇÃO CLÍNICA

Abordagem para Fratura por Fragilidade Óssea

A avaliação inicial do paciente com fratura por fragilidade óssea envolve um exame preciso e meticuloso de todos os membros e sistemas orgânicos. A história e o exame físico devem incluir o estado ambulatório prévio do paciente, ou seja, sua capacidade de caminhar (p. ex., anda pela casa com a ajuda de um andador ou na comunidade sem dispositivo de auxílio, etc.). Essas informações são necessárias ao se estimar a recuperação do paciente. Muitos nunca retornam a seu nível de atividade prévio depois de uma fratura no quadril. Os pacientes com fraturas de quadril que sofrem de outras comorbidades devem passar por otimização clínica no ato da admissão hospitalar para garantir os melhores desfechos durante e após a cirurgia. Isso costuma envolver a recepção do paciente por uma equipe médica ou geriátrica. Pode haver a necessidade de testes diagnósticos pré-operatórios para avaliar o risco cirúrgico; tais exames devem ser concluídos em tempo hábil, pois atrasos na intervenção cirúrgica aumentam as taxas de morbidade e mortalidade do paciente.

No pós-operatório, o paciente deve ser submetido ao tratamento de osteoporose caso não tenha sido instituído antes. As opções farmacológicas típicas para osteoporose incluem **a vitamina D, o cálcio e os bisfosfonatos,** com base na condição clínica do paciente e em outras comorbidades. O Women's Health Initiative (Iniciativa de Saúde da Mulher) revelou que a terapia de reposição hormonal diminuiu o risco de osteoporose em mulheres na fase de pós-menopausa, mas aumentou o risco de câncer de mama; por essa razão, esse tipo de terapia deve ser utilizado em pacientes com uma consideração cuidadosa de seus efeitos colaterais.

Tratamento de Fratura do Quadril

Os objetivos para fraturas de quadril submetidas a tratamento não cirúrgico (i. e., conservador) são limitados, pois esse tipo de terapia normalmente fica reservado para os pacientes incapazes de andar e acometidos por demência. Em geral, o controle da dor e a prevenção de comorbidades associadas ao repouso prolongado constituem as bases terapêuticas. Complicações como trombose venosa profunda, úlceras de decúbito, infecções urinárias e respiratórias são sequelas comuns do repouso no leito. Os objetivos são diferentes em indivíduos que eram capazes de andar antes de sofrerem uma fratura do quadril; nesse caso, o processo de reabilitação ideal visa retorná-los a seu estado imediatamente anterior à lesão. Esses protocolos de reabilitação costumam ser ditados pelo cirurgião ortopedista e pelo fisioterapeuta em conjunto, mas geralmente variam de acordo com o tipo de cirurgia. Os objetivos a curto prazo envolvem medidas para maximizar a mobilidade, mas frequentemente se limitam a transferências do leito para a cadeira ou exercícios ativos na própria cama. Conforme a força e a resistência aumentam, os objetivos avançam para exercícios de sustentação do peso se o tipo de fixação da fratura permitir. Uma fratura de colo do fêmur sem deslocamento tratada com a colocação de parafusos por via percutânea requer um período sem sustentação do peso sobre o membro lesionado; em casos de fratura de colo do fêmur tratada com cirurgia de substituição do quadril, no entanto, a sustentação do peso é iniciada assim que o paciente for capaz de tolerá-la. À medida que a alta hospitalar se aproxima, o paciente deve ser avaliado pelo fisioterapeuta, fazendo-se as recomendações necessárias para reabilitações extras e outras colocações. Não é raro que os pacientes com essas lesões sejam encaminhados para um centro de reabilitação temporário ou até mesmo para uma instituição de cuidados prolongados. Os problemas que complicam esse processo de reabilitação são distúrbios neuromusculares preexistentes, demência e muitas outras condições clínicas, como insuficiência cardíaca congestiva ou problemas respiratórios crônicos. Por vezes, os fatores limitantes incluem outras lesões sofridas com a fratura de quadril, como traumatismo craniano ou *delirium* agudo. De modo geral, o objetivo é retornar o paciente a seu nível basal de mobilidade, embora isso nem sempre seja possível, o que enfatiza a importância de um diálogo sobre os riscos e os benefícios entre os ortopedistas responsáveis pelo tratamento e os pacientes.

Abordagem para Suspeita de Osteoporose

Atualmente, o exame **DEXA** é o padrão de referência para a mensuração da DMO. Para confirmar o diagnóstico de osteoporose, avaliar a taxa de perda da DMO e predizer o risco de futuras fraturas, é necessária a determinação da DMO na coluna vertebral e no quadril. O National Osteoporosis Foundation (Fundação Internacional de Osteoporose) recomenda o rastreamento por DEXA para todas as mulheres com mais de 65 anos e homens acima de 70 anos, independentemente dos fatores de risco, bem como para mulheres mais jovens na pós-menopausa com um ou mais fatores de risco.

Os **exames laboratoriais** são realizados para descartar as causas secundárias de osteoporose, estimar a gravidade da doença e estabelecer os dados de referência para medir a resposta às intervenções terapêuticas. Os níveis séricos de cálcio, 25-hidroxivitamina D (25[OH]D) e paratormônio (PTH, de *parathyroid hormone*) são mensurados para excluir os quadros de osteomalacia, deficiência de vitamina D e hiperparatireoidismo. Outros testes incluem provas de função renal e tireóidea, além da medição do cálcio em urina de 24 horas. O *turnover* (i. e., renovação) do tecido ósseo pode ser avaliado mensurando-se os marcadores ósseos bioquímicos, categorizados como marcadores de formação ou reabsorção óssea. Os marcadores ósseos também são utilizados para medir a resposta ao tratamento.

Prevenção

A prevenção de osteoporose consiste em modalidades farmacológicas e não farmacológicas. É preciso rever os fármacos que o paciente está tomando em busca de possíveis interações ou efeitos colaterais capazes de aumentar o risco de quedas. Para minimizar os riscos, é importante a realização de *check-ups* regulares para avaliar o nível de função, a mobilidade, o estado mental e a visão do paciente, bem como a presença de comorbidades. Os pacientes devem ser incentivados a avaliar os perigos de suas casas e a aplicar adaptações preventivas para quedas (p. ex., barras de apoio, iluminação adequada e corrimãos) ou, então, receber uma avaliação de segurança doméstica feita por um especialista, como fisioterapeutas especializados nesse tipo de avaliação.

Tratamento de Osteoporose

ABORDAGEM NÃO FARMACOLÓGICA

O objetivo terapêutico em pacientes com osteoporose ou fratura por fragilidade óssea é evitar a ocorrência de fraturas no futuro. O tratamento não farmacológico para garantir uma saúde óssea adequada é crucial para todo paciente ortopédico. Foi demonstrado que a suplementação de cálcio diminui a incidência de fraturas e, portanto, é recomendada para todos os pacientes com osteoporose. Também foi constatado que a vitamina D é importante para manter a homeostasia do cálcio, prevenir as quedas e ainda melhorar a função muscular. O monitoramento sérico dos níveis de 25(OH)D e do PTH é feito para garantir a manutenção dos níveis do primeiro elemento dentro da faixa de normalidade e evitar elevações nos níveis séricos do segundo. Além de otimizar os níveis de cálcio e vitamina D, os médicos devem se concentrar na eliminação dos fatores de risco modificáveis, como tabagismo, consumo excessivo de bebidas alcoólicas e quedas recorrentes. A prevenção de quedas requer uma abordagem multifatorial que trate os déficits visuais e cognitivos, as anormalidades de equilíbrio e marcha, bem como as tonturas. Também é importante remover os fármacos capazes de afetar o estado de alerta e o equilíbrio do paciente.

ABORDAGEM FARMACOLÓGICA

De acordo com o National Osteoporosis Foundation (NOF), as indicações para a terapia farmacológica incluem homens e mulheres na fase de pós-menopausa com 50 anos ou mais que se apresentam com fratura do quadril ou da coluna vertebral, escore T de −2,5 ou abaixo ou massa reduzida do tecido ósseo (escore T entre −1,0 e −2,5), acompanhados por uma alta probabilidade de fraturas no futuro, conforme determinado por FRAX®, uma ferramenta de avaliação de risco de fratura. Atualmente, o tratamento farmacológico para osteoporose pode ser dividido em duas categorias: agentes antirreabsortivos e anabólicos. Os agentes antirreabsortivos, como os bisfosfonatos, diminuem a rápida reabsorção mediada por osteoclastos, enquanto os agentes anabólicos, como a teriparatida, promovem a formação óssea pela estimulação da atividade osteoblástica. Embora ambos os agentes tenham demonstrado eficácia contra fraturas, os bisfosfonatos são considerados o tratamento de primeira linha nos pacientes com osteoporose.

Há provas de que os bisfosfonatos sejam eficazes para diminuir as fraturas, melhorar a DMO e normalizar os marcadores ósseos séricos elevados. Em pacientes com fratura por fragilidade, considera-se ideal o início do tratamento com bisfosfonatos entre 2 e 12 semanas depois da fratura, para garantir o aumento no tamanho do calo ósseo e na resistência da consolidação. Os bisfosfonatos podem ser administrados por via oral, embora possam causar complicações gastrintestinais, o que talvez exija a aplicação intravenosa em alguns pacientes. É importante normalizar os níveis séricos de cálcio e vitamina D antes de iniciar o tratamento com os bisfosfonatos, pois a hipocalcemia é uma anormalidade eletrolítica comum atribuída a esses agentes.

A teriparatida é um PTH humano recombinante, sendo o único agente anabólico aprovado para o tratamento de osteoporose na pós-menopausa. Esse agente pode induzir um aumento da DMO na coluna lombar e diminuir o risco de fraturas vertebrais e não vertebrais. Embora não exista um consenso sobre o momento de se tratar a osteoporose com teriparatida, esse fármaco deve ser considerado em pacientes com fraturas contínuas por perda ou fragilidade óssea apesar da terapia antirreabsortiva ou naqueles com osteoporose de baixo *turnover*. A teriparatida é contraindicada em pacientes com doença esquelética metastática ativa, naqueles com alto risco do desenvolvimento de osteossarcoma (incluindo indivíduos com a doença de Paget ativa) ou naqueles com história de radiação no esqueleto. Atualmente, o tratamento com teriparatida é recomendado por até 24 meses, acompanhado por terapia com bisfosfonatos para manter a melhora na DMO.

O raloxifeno é um modulador seletivo dos receptores de estrogênio, aprovado para o tratamento de osteoporose pós-menopausa. Em função de seu perfil de efeitos colaterais, é provável que o uso do raloxifeno seja mais eficiente em mulheres com osteoporose após a menopausa que sejam intolerantes aos bisfosfonatos e não apresentem sintomas vasomotores ou história de tromboembolia venosa, mas com alto risco de câncer de mama. Outros tratamentos para a osteoporose incluem terapia hormonal e calcitonina, que não são tão eficazes quanto os fármacos de primeira linha.

CORRELAÇÃO DE CASOS CLÍNICOS

- Ver também Caso 20 (Osteoartrite), Caso 21 (Quedas no Idoso), Caso 23 (Traumatismo Geriátrico) e Caso 24 (Síncope).

QUESTÕES DE COMPREENSÃO

22.1 Uma mulher de 75 anos é avaliada no Setor de Emergência com a queixa principal de dor no quadril após uma queda. Os estudos diagnósticos adicionais revelam que ela tem fratura de colo do fêmur. Qual dos hormônios a seguir (se administrado por via exógena) teria ajudado a prevenir a condição atual dessa paciente?
A. Cortisol
B. Epinefrina
C. Estrogênio
D. Tiroxina
E. Vasopressina

22.2 Uma mulher de 60 anos é examinada no Setor de Emergência por causa de uma dor aguda no punho após queda da própria altura. Ela afirma que estava se dirigindo até o banheiro à noite e tropeçou, caindo com a mão direita estendida. Ela nega qualquer história de quedas. O exame físico revela ruídos pulmonares claros, frequência cardíaca regular e deformidade macroscópica do punho direito. A revisão do prontuário médico mostra uma DEXA, com

escore T igual a −1,4. Qual é o diagnóstico clínico subjacente mais importante que contribui para a fratura do punho dessa paciente?
A. Osteopenia
B. Síncope
C. Vertigem
D. Arritmia cardíaca
E. Osteoporose

22.3 Qual dos itens a seguir não é um fator de risco para osteoporose?
A. Tabagismo
B. Uso de inibidores da bomba de prótons
C. Obesidade
D. Uso de corticosteroide por tempo prolongado
E. Menopausa precoce

22.4 Um homem de 85 anos apresenta-se no pronto-socorro com queixa principal de dor no quadril esquerdo após uma queda. O paramédico afirma que o paciente foi encontrado em decúbito no chão, confuso e agitado. O paciente não se lembra dos eventos da queda e só está orientado para si mesmo. Os sinais vitais iniciais à chegada são pressão arterial de 97/55 mmHg, pulso de 90 bpm e frequência respiratória de 22 movimentos respiratórios/min. A revisão dos fármacos tomados pelo paciente inclui lisinopril, metoprolol, furosemida, tansulosina e sinvastatina. Qual é o próximo passo mais provável no diagnóstico?
A. Radiografias laterais do quadril esquerdo do paciente, com incidência anteroposterior e transversal à mesa
B. Exame de urina
C. Estabelecimento de acesso intravenoso e infusão de 1 L de soro fisiológico
D. Tomografia computadorizada (TC) do crânio, sem contraste
E. Eletrocardiograma

RESPOSTAS

22.1 **C.** A reposição de estrogênio nas mulheres na pós-menopausa parece desempenhar um papel importante na prevenção de osteoporose. As outras opções de resposta não são clinicamente utilizadas para prevenir osteoporose. Na verdade, o cortisol e a tiroxina podem agravá-la.

22.2 **E.** A osteoporose é definida como um escore T > 2,5 desvios-padrão abaixo da média ou densidade entre −1,0 e −2,5 desvios-padrão abaixo da média e a presença de fratura por fragilidade óssea. Os quadros de síncope, vertigem e arritmias cardíacas podem claramente causar quedas, mas nenhum deles foi sugerido pela história clínica.

22.3 **C.** A obesidade é um fator protetor para osteoporose, não um fator de risco. Todos os outros são fatores de risco significativos.

22.4 **C.** No quadro agudo em paciente que se encontra confuso e deitado por um período desconhecido, o primeiro passo é avaliar os ABCs (de *Airway* [via aérea], *Breathing* [respiração], *Circulation* [circulação]) e os sinais vitais. É procedimento--padrão estabelecer um acesso intravenoso e infundir fluido de ressuscitação enquanto isso estiver acontecendo. A pressão arterial do paciente reflete sua hipovolemia. Seu pulso seria normalmente mais alto em resposta a esse baixo volume sanguíneo; no entanto a avaliação de seus fármacos revela que ele está tomando um betabloqueador, o que impede o paciente de ficar agudamente taquicárdico e contribui ainda mais para seu estado mental. É importante realizar todas as outras opções (ou, no caso da TC, pelo menos considerar), mas tais exames devem ser feitos após o estabelecimento de acesso intravenoso.

DICAS CLÍNICAS

- A dor gerada por uma fratura de quadril costuma ser intensa na região inguinal (i. e., virilha) – se a dor estiver na face lateral do quadril, considerar a presença de bursite trocantérica ou contusão.
- Algumas vezes, uma "fratura por estresse"* do quadril pode passar despercebida no exame radiográfico, somente até sofrer deslocamento dias ou semanas depois com um movimento normal, como pisar em falso no meio-fio – dando a impressão de uma fratura "espontânea" do quadril.
- As fraturas do quadril podem ser associadas a hemorragias profundas significativas que passam despercebidas (com frequência, várias unidades de sangue), precipitando o choque.
- A avaliação cuidadosa de todos os pacientes com fratura por fragilidade óssea permitirá que o cirurgião ortopedista identifique a causa da fratura e implemente um plano terapêutico capaz de evitar fraturas subsequentes nessa população vulnerável.
- O exame DEXA constitui a ferramenta-padrão para medir a DMO no diagnóstico de osteoporose. Um escore T entre $-1,0$ e $-2,5$ indica osteopenia, enquanto um valor abaixo de $-2,5$ aponta para osteoporose.
- A suplementação de cálcio e vitamina D é importante para manter a resistência dos ossos, intensificar a força dos músculos, evitar a ocorrência de quedas e diminuir o risco de fraturas.
- Os bisfosfonatos representam o tratamento-padrão de osteoporose, enquanto a teriparatida fica reservada para os pacientes sob alto risco de fratura com declínio da DMO apesar da terapia com bisfosfonatos.

REFERÊNCIAS

Cummings-Vaughn LA, Gammack JK. Falls, osteoporosis, and hip fractures. *Med Clin North Am*. May 2011;95(3):495-506.

Gillespie LD, Robertson MC, Gillespie WJ, et al. Interventions for preventing falls in older people living in the community. *Cochrane Database Syst Rev*. Sep 12, 2012;9:CD007146.

Leibson CL, Toteson ANA, Gabriel SE, Ransom JE, Melton JL III. Mortality, disability, and nursing home use for persons with and without hip fracture: a population-based study. *J Am Geriat Soc*. 2002;50:1644-1650.

Simunovic N, Devereaux PJ, Sprague S, et al. Effect of early surgery after hip fracture on mortality and complications: systematic review and meta-analysis. *CMAJ*. Oct 19, 2010;182(15):1609-1616. Epub Sep 13, 2010.

---

* N. de T. Do inglês, *hairline fracture* – fratura em que os fragmentos ósseos não se separam, pois a linha de descontinuidade/ruptura é muito fina. Fonte: The Free dictionary.

CASO 23

Uma mulher de 78 anos apresenta-se no serviço de emergência após ter sofrido um acidente com veículo motorizado. Ela é uma motorista sensata e comedida que, de repente, teve seu veículo atingido por outro em sentido contrário, estraçalhando seu carro. Ela, então, foi levada imediatamente ao hospital por uma ambulância. No local do acidente, essa mulher sofreu uma breve perda de consciência, mas agora se apresenta alerta e orientada. Ela está se queixando de dor no quadril e no braço esquerdos, bem como à inspiração no tórax do lado esquerdo. Além disso, essa paciente tem uma história médica de hipertensão, diabetes melito, hipotireoidismo e fibrilação atrial, estando sob terapia crônica com varfarina. Também tem uma história de doença arterial coronariana e foi submetida à colocação de dois *stents* coronarianos há dois anos. Atualmente, ela está tomando clopidogrel. Há uma deformidade evidente no braço esquerdo, com sensibilidade à palpação. Também se observa sensibilidade na parede torácica esquerda. O quadril esquerdo mostra-se sensível à palpação sobre o trocanter maior, enquanto o membro inferior esquerdo se encontra encurtado e rotacionado para fora. O exame laboratorial dessa mulher digno de nota é a relação normalizada internacional (INR) de 3,15.

▶ Quais são os diagnósticos mais prováveis?
▶ Que estudos adicionais são justificáveis para a investigação do caso?
▶ Quais são as próximas etapas no tratamento?

RESPOSTAS PARA O CASO 23
Traumatismo geriátrico

Resumo: Essa mulher de 78 anos foi envolvida em uma colisão com veículo motorizado, apresentando múltiplos diagnósticos. Os achados do exame físico estão relacionados com fraturas do úmero e do quadril; por essa razão, ela tem de ser submetida a radiografias diagnósticas para avaliar a lesão nos ossos. Além disso, essa paciente sofre de fibrilação atrial, estando sob terapia anticoagulante com varfarina e tem INR de 3,15.

- **Diagnósticos mais prováveis:** Fraturas múltiplas, hemorragia intracraniana e coagulopatia por varfarina.
- **Investigações adicionais:** Após a estabilização da paciente, é preciso realizar os exames de eletrocardiograma, radiografia pélvica e torácica, radiografia diagnóstica do úmero e do quadril esquerdos, além de tomografia computadorizada (TC) do crânio e da coluna cervical.
- **Próximas etapas no tratamento:** Estabilização e ressuscitação iniciais.

ANÁLISE
Objetivos

1. Compreender o efeito exercido por comorbidades sobre os pacientes idosos traumatizados.
2. Entender os mecanismos mais comuns de traumatismo em pacientes idosos.
3. Tratar imediatamente os pacientes idosos que sofreram traumatismo, por meio do encaminhamento a especialistas.

Considerações

O caso trata de uma mulher idosa que sofreu um traumatismo significativo. O traumatismo geriátrico mais comum é a ocorrência de fratura do quadril em casa. Essa paciente, no entanto, tem uma série de emergências intercorrentes, algumas médicas, outras cirúrgicas gerais e ainda outras ortopédicas, todas necessitando de máxima atenção ao mesmo tempo após uma colisão com veículo motorizado. A idade da paciente reflete, no mínimo, certo grau de diminuição na reserva funcional fisiológica. Há necessidade de estabilização e ressuscitação iniciais, de acordo com o protocolo Advanced Trauma Life Support (Suporte Avançado de Vida no Trauma), colocação de cateteres intravenosos periféricos adequados, obtenção de uma história completa por informantes confiáveis e conclusão de exame físico minucioso, além de suplementação de oxigênio, fluidoterapia intravenosa e cateterização vesical para monitorar o débito urinário.

Além de necessitar de cirurgia, essa paciente tem problemas neurológicos e cardiológicos que justificam a realização de avaliação imediata e a instituição de tratamento adicional. Conforme mencionado anteriormente, é necessária a execução de múltiplos outros estudos, tais como radiografia torácica (Fig. 23.1); radiografia pélvica, eletrocardiograma, radiografia diagnóstica do úmero e do quadril esquerdos, bem como TC do crânio (Fig. 23.2) e da coluna cervical. Essa paciente muito provavelmente tem fraturas de costela e fraturas do úmero e do quadril esquerdos (intertrocantérica no caso do quadril), além de hemorragia intracraniana e coagulopatia associada à varfarina.

Nesse caso, o tempo é primordial. A intervenção cirúrgica deve ser realizada o mais cedo possível, imediatamente após a estabilização inicial. É previsível que, quanto maior o tempo transcorrido até se encaminhar o paciente à sala de cirurgia, menos favoráveis serão os resultados para os idosos. Entretanto, os estados de coagulopatia e do sistema neurológico dessa paciente encontram-se débeis (fracos) e necessitam de monitoramento rigoroso.

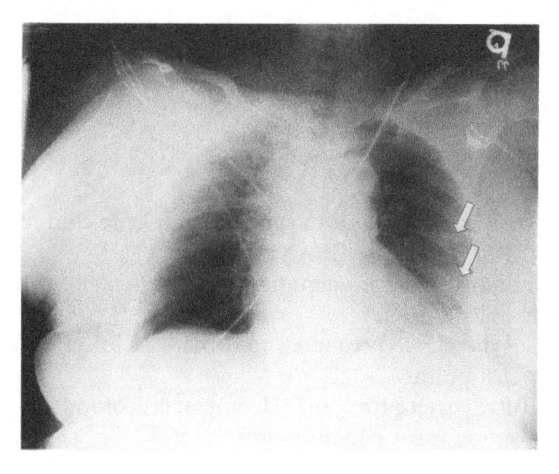

Figura 23.1 Radiografia torácica em posição ereta (vertical), exibindo fraturas de costelas do lado esquerdo (seta).

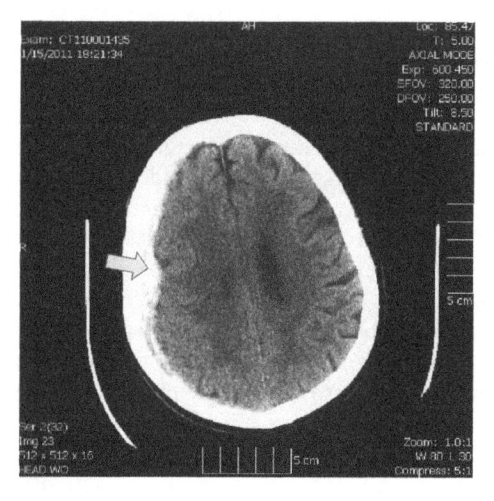

Figura 23.2 Tomografia computadorizada (TC) do crânio, revelando a presença de hemorragia subdural do lado direito (seta).

A paciente provavelmente exigirá internação na unidade de terapia intensiva para uma rápida correção da coagulopatia, na tentativa de minimizar o tempo até o momento da cirurgia (e ainda tratar a hemorragia intracraniana) e controlar a dor. O procedimento cirúrgico ortopédico precisa ser uma consulta de urgência; todavia também precisa haver uma coordenação com a neurocirurgia, a fim de determinar o melhor momento para o reparo da fratura do quadril. Além disso, a equipe de cardiologia deve ser consultada para avaliar os riscos cardíacos peri e pós-operatórios para as diversas intervenções cirúrgicas que possivelmente serão necessárias nos próximos dias. Esse caso ilustra a complexidade que envolve um paciente geriátrico traumatizado.

ABORDAGEM AO
Traumatismo geriátrico

DEFINIÇÕES

TRAUMATISMO GERIÁTRICO: Lesão aguda em paciente com mais de 65 anos.
TIPOS DE HEMORRAGIA INTRACRANIANA:
  Hematoma Epidural: Hemorragia em formato lenticular, envolvendo laceração da artéria meníngea média.
  Hematoma Subdural: Hemorragia em formato de lua crescente, envolvendo laceração de veias-ponte.
  Hemorragia Intraparenquimatosa: Hemorragia profunda no parênquima do cérebro, envolvendo vasos não nomeados.

COAGULOPATIA: Anormalidade na coagulação sanguínea, causada por fármacos, traumatismos ou defeitos inerentes na cascata de coagulação e confirmada por alterações nos valores laboratoriais (tempo de tromboplastina parcial, tempo de protrombina, INR).

ABORDAGEM CLÍNICA

Etiologias

O traumatismo no idoso é um problema único e singular. Existe certa discordância sobre a idade em que uma pessoa deve ser considerada idosa, mas a maioria das fontes aceita a idade de 65 anos como um "valor de corte" ou limite. O Comitê do American College of Surgeons (ACS, Colégio Norte-americano de Cirurgiões) sobre Trauma recomenda a transferência de pacientes traumatizados com mais de 55 anos para um centro de traumatologia de nível I (o nível mais alto). No entanto, a idade cronológica não é tão importante quanto a fisiológica ao se levar esses pacientes em consideração. A idade fisiológica compreende as comorbidades de uma pessoa, bem como a fisiologia alterada de um paciente em processo de envelhecimento. A incidência de doenças comórbidas aumenta de forma drástica com a idade, de 17% aos 40 anos para 40% aos 60 anos e 69% aos 75 anos. Essas comorbidades frequentemente incluem hipertensão, diabetes melito, doença arterial coronariana com ou sem insuficiência cardíaca congestiva e doença renal crônica ou em estágio terminal.

Com frequência, o surgimento de arritmias cardíacas segue a doença arterial coronariana e, por conta disso, os pacientes estarão sob diversos fármacos antiarrítmicos. Os quadros de fibrilação atrial ou insuficiência cardíaca podem necessitar de anticoagulação prolongada com varfarina, o que aumenta a chance de sangramento com risco à vida até mesmo em traumatismos relativamente pequenos. O risco de hemorragia intracraniana enquanto o paciente se encontra sob terapia anticoagulante gira por volta de 1% ao ano, o que precisa ser ponderado diante de um risco anual em torno de 5% de eventos tromboembólicos. Uma história de doença pulmonar obstrutiva crônica que necessita de suplementação de oxigênio e administração de esteroides inalados ou orais também complicará a recuperação do traumatismo, em especial se houver necessidade de entubação endotraqueal. Os pacientes idosos também podem ter disfunção endócrina, distúrbios eletrolíticos, osteoporose e desnutrição, que devem ser identificados e corrigidos no período perioperatório. A presença de comorbidades e o *status* funcional de base exercem um impacto significativo sobre o desfecho clínico em pacientes idosos traumatizados, mesmo depois de um trauma de grau relativamente pequeno.

APRESENTAÇÃO CLÍNICA

Avaliações de Mecanismos Traumáticos

O mecanismo mais comum para a ocorrência de traumatismo geriátrico envolve quedas, geralmente da própria altura (i. e., em que a pessoa encontra-se com os pés no nível do chão antes de cair). As quedas constituem um problema recorrente. Por isso, é importante fazer perguntas direcionadas para determinar as condições que envolvem a queda. Deve-se perguntar ao paciente se ele teve síncope, sensação de desmaio iminente, dor torácica, falta de ar ou palpitações antes da queda. Deve-se perguntar também se ele teve qualquer um desses sintomas em outros momentos no passado recente, pois tais sintomas podem levar a um diagnóstico de estenose da carótida, arritmia ou outra doença relacionada ao sistema cardiopulmonar. As quedas podem ser o resultado dos efeitos colaterais de fármacos, bem como de desnutrição e fraqueza neuromuscular. Os acidentes com veículo motorizado representam o segundo mecanismo mais comum de lesão no idoso. **A mortalidade por colisões desse tipo na população idosa é cerca de seis vezes mais alta do que em pacientes não idosos.** Com frequência, as colisões com veículos motorizados nos idosos são atribuídas à diminuição na capacidade auditiva, nos reflexos e na visão. Apesar da alta mortalidade associada às colisões desse tipo, um relato de 2009 sugeriu que **a mortalidade geral por quedas (25,3%) é, na verdade, maior do que aquela por acidente de carro (7,8%).**

TRATAMENTO

Cuidado Inicial, Tratamento de Lesões e Consultas

O tratamento inicial de pacientes idosos traumatizados é o mesmo de todos os outros pacientes que sofrem traumatismos e segue as diretrizes estabelecidas pelo protocolo Advanced Trauma Life Support (Suporte Avançado de Vida no Trauma) do ACS. As prioridades imediatas em ordem de importância consistem na abertura de via aérea, respiração, circulação e avaliação sumária de déficits neurológicos (ABCDs – de *Airway* [via aérea], *Breathing* [respiração], *Circulation* [circulação], *Disability* [deficiência]). Sangramentos evidentes devem ser interrompidos. Após a estabilização inicial, uma segunda avaliação é realizada para tratar lesões específicas ou hemorragias óbvias, o que frequentemente exige inúmeras consultas. Antes de tudo, a equipe de **neurocirurgia** deve ser consultada por conta da possibilidade de hemorragia intracraniana. O Comitê do ACS sobre Trauma cita uma **taxa de mortalidade de até 74% para lesões craniencefálicas na população geriátrica com mais de 65 anos, mas de quase 90% em pacientes com escore < 8 na Escala de Coma de Glasgow.** As coleções de sangue extra-axial (i. e., de hematomas epidurais e subdurais, como nesse caso) frequentemente necessitam de craniotomia ou craniectomia de emergência. A correção imediata e rigorosa da coagulopatia é imperativa para evitar a evolução do sangramento. O **plasma fresco congelado** constitui a base do tratamento na correção de coagulopatia. A vitamina K deve ser administrada por via subcutânea ou intravenosa, embora haja um retardo significativo no efeito, o que pode dificultar o restabelecimento da anticoagulação terapêutica após a resolução do episódio agudo. O concentrado de fator VII recombinante é um agente farmacológico mais recente, capaz de reverter a coagulopatia com extrema rapidez; ele é eficaz com níveis adequados de plaqueta e fibrinogênio. No entanto, além de esse agente apresentar custo alto, não há dados suficientes para recomendar seu uso de rotina.

A consulta ortopédica deve ser feita na suspeita de fraturas de membros. Por exemplo, o úmero e o fêmur são ossos longos que necessitam de estabilização o mais cedo possível. O objetivo da intervenção ortopédica é restabelecer o paciente ao nível funcional anterior. É tarefa do serviço de trauma e dos consultores médicos otimizar as comorbidades clínicas do paciente o mais rápido possível para agilizar a fixação das fraturas de ossos longos, de modo que a cirurgia possa ocorrer sem demora. Foi demonstrado que o atraso na fixação ortopédica, sobretudo em fraturas de ossos longos, está associado a um aumento na mortalidade. A atuação de fisioterapeutas e terapeutas ocupacionais é muito importante na reabilitação de pacientes com lesões ortopédicas, embora os pacientes idosos com esse tipo de lesão frequentemente exijam a transferência para uma unidade de reabilitação antes de retornarem à sua condição de vida anterior. O quadro de demência pode exercer um impacto negativo sobre a capacidade de reabilitação de um paciente após uma lesão ortopédica relevante. A identificação e o tratamento de osteopenia e osteoporose também são importantes no manejo terapêutico de fraturas, pois essas condições podem comprometer os procedimentos de redução e fixação. Por fim, os pacientes com próteses, hastes e placas inseridas por conta de lesões prévias devem ser examinados de perto, com o uso direcionado de radiografias pertinentes, para procurar por fraturas em torno das próteses, o que representa um problema singular para os ortopedistas. Apesar do cuidado ideal, os desfechos clínicos gerais a longo prazo são ruins no idoso que sofre alguma fratura de osso longo, com mortalidade de 50% em 1 ano em alguns grupos.

As fraturas de costela no idoso são associadas a um aumento na mortalidade, principalmente por **pneumonia**. Nesse caso, o principal problema é a dor. Um cenário comum é que os pacientes com fraturas de costela ficam acamados (imóveis) e respiram superficialmente, o que os predispõe à atelectasia. O desenvolvimento de atelectasia, bem como a inibição da tosse por dor, talvez resulte em pneumonia, o que pode ser potencialmente letal no idoso. É importante não só avaliar a capacidade do paciente de tossir, pelo menos diariamente, mas também ajustar o esquema terapêutico para controle da dor caso haja indicação. Além disso, é importante treinar o paciente a usar um espirômetro de incentivo. Isso o estimulará a respirar profundamente, além de permitir uma mensuração objetiva do grau de controle da dor. As fraturas de costela também podem ser associadas a quadros subjacentes de contusões pulmonares, hemotórax ou tórax instável.

A mortalidade no idoso aumenta de acordo com o número de costelas fraturadas. As opções para controle da dor incluem analgesia regional e sistêmica. A terapia regional, como analgesia epidural, deve ser considerada como a primeira linha terapêutica, pois confere um controle eficaz da dor, com efeitos colaterais e adversos reduzidos, como sedação, náusea, constipação e depressão respiratória. A terapia sistêmica pode ser realizada com a utilização de narcóticos orais e intravenosos. As bombas de analgesia controladas pelo paciente também são muito úteis. Fármacos anti-inflamatórios, como cetorolaco, são eficientes, mas devem ser usados com cuidado em pacientes com comprometimento renal. Antiespasmódicos, incluindo ciclobenzaprina e metocarbamol, também são benéficos no controle do espasmo muscular que acompanha as fraturas de costela.

Considerações Finais

Em suma, os cuidados relativos aos pacientes idosos traumatizados compartilham muitas das considerações utilizadas na população de pacientes mais jovens. Contudo, a presença de múltiplas comorbidades, o uso de vários fármacos e as lesões específicas à idade merecem uma atenção especial por parte dos médicos. Para o tratamento ideal dos idosos, é necessária a atuação de uma equipe multidisciplinar, incluindo cirurgiões, ortopedistas, neurocirurgiões e clínicos. Recentemente, foram publicados dados que apoiam o desenvolvimento de equipes médicas especiais e alas hospitalares dedicadas ao traumatismo geriátrico, o que consiste nos especialistas mencionados anteriormente, além de geriatras, fisioterapeutas, terapeutas ocupacionais e fonoaudiólogos. O objetivo desses grupos é otimizar e agilizar o cuidado de pacientes idosos traumatizados, bem como promover uma rápida reabilitação. Esses grupos têm demonstrado melhorias não só no tempo de hospitalização (estadia hospitalar) e na disposição do paciente, mas também na otimização de comorbidades e no uso de fármacos. Um dos motivos da eficiência dessas equipes está no fato de que elas melhoram a comunicação entre os serviços de consultoria, agilizando o cuidado do paciente. Independentemente da instituição, os desfechos clínicos de pacientes idosos traumatizados têm correlação direta com a velocidade e a eficiência com que ocorrem a consulta e o tratamento.

CORRELAÇÃO DE CASOS CLÍNICOS

- Ver também Caso 20 (Osteoartrite), Caso 21 (Quedas no Idoso), Caso 22 (Fratura por Fragilidade Óssea/Osteoporose) e Caso 24 (Síncope).

QUESTÕES DE COMPREENSÃO

23.1 Um homem de 75 anos com fibrilação atrial está sob terapia anticoagulante crônica com varfarina, exibindo INR de 2,9. Esse homem foi envolvido em um acidente com veículo motorizado. Ao se tentar a rápida correção da coagulopatia decorrente da varfarina, qual dos itens a seguir é o melhor tratamento?
A. Administração intravenosa de vitamina D
B. Fator VII intramuscular
C. Administração oral de vitamina K
D. Plasma fresco congelado intravenoso

23.2 Em pacientes idosos, a cirurgia ortopédica pós-traumatismo deve ser:
A. Adiada até que o paciente tenha se recuperado completamente do estresse da lesão.
B. Realizada o mais cedo possível após a estabilização médica.
C. Considerada apenas se não houver lesões abdominais.
D. Realizada imediatamente após a chegada à sala de emergência.

23.3 Quanto ao uso de analgesia opioide em pacientes idosos com fraturas de costela, pode-se afirmar que:
A. Ela é desnecessária, já que a fixação cirúrgica constitui o tratamento de escolha.
B. Ela deve ser evitada, pois pode causar depressão respiratória.
C. Sua administração é, de preferência, por via intravenosa por ser mais eficaz.
D. Ela é essencial para permitir respirações satisfatórias e evitar pneumonia.

RESPOSTAS

23.1 **D.** A coagulopatia no quadro de hemorragia potencialmente letal, ou seja, com alguma hemorragia intracraniana, deve ser corrigida o mais rápido possível. A administração oral de vitamina K não é adequada; além disso, a vitamina D não corrige a coagulopatia. O fator VII é aplicado por via intravenosa e não intramuscular.

23.2 **B.** A estabilização de fraturas ortopédicas, sobretudo fraturas de ossos longos, deve ser realizada o mais cedo possível. Atrasos na fixação/estabilização são associados a um aumento na mortalidade. É responsabilidade da equipe de trauma otimizar o paciente em termos clínicos o mais rápido possível e, então, garantir a intervenção cirúrgica.

23.3 **D.** O controle adequado da dor é essencial para promover uma ventilação completa e estimular a tosse em pacientes com fraturas de costela. Os narcóticos orais possuem uma ação mais prolongada, tornando a administração por via oral o método preferido em relação à via intravenosa. Além disso, eles são menos sedativos.

> **DICAS CLÍNICAS**
>
> ▶ Em caso de traumatismos, os idosos têm desfechos clínicos significativamente piores em comparação aos pacientes mais jovens.
> ▶ A coagulopatia, que costuma ser iatrogênica no idoso, deve ser corrigida com rapidez, sobretudo nos pacientes com qualquer indício de sangramento intracraniano.
> ▶ É essencial tratar a dor causada por fraturas de costelas de forma eficiente, para evitar o desenvolvimento de pneumonia e diminuir a taxa de mortalidade.
> ▶ Um plano coordenado de cuidados, voltado para a rápida otimização de distúrbios clínicos com o objetivo de facilitar uma intervenção cirúrgica precoce, acompanhado por uma reabilitação rigorosa, resulta nos melhores resultados para os pacientes idosos com lesões ortopédicas.

REFERÊNCIAS

American College of Surgeons. *ATLS: Advanced Trauma Life Support for Doctors (Student Course Manual)*. 8th ed. American College of Surgeons; 2009.

Bulger EM, Arneson MA, Mock CN, Jurkovich GJ. Rib fractures in the elderly. *J Trauma*. 2000;48(6): 1040-1046; discussion 1046-1047.

Fallon WF Jr, Rader E, Zyzanski S, et al. Geriatric outcomes are improved by a geriatric trauma consultation service. *J Trauma*. 2006;61(5):1040-1046.

Feliciano DV, Mattox KL, Moore EE. *Trauma*. New York, NY: McGraw-Hill Professional; 2008:1430.

Jacobs DG, Plaisier BR, Barie PS, et al. Practice management guidelines for geriatric trauma: the EAST Practice Management Guidelines Work Group. *J Trauma*. 2003;54(2):391-416.

Koval KJ, Meek R, Schemitsch E, et al. An AOA critical issue. Geriatric trauma: young ideas. *J Bone Joint Surg Am*. 2003;85-A(7):1380-1388.

Sampalis JS, Nathanson R, Vaillancourt J, et al. Assessment of mortality in older trauma patients sustaining injuries from falls or motor vehicle collisions treated in regional level I trauma centers. *Ann Surg*. 2009;249(3):488-495.

Shifflette VK, Lorenzo M, Mangram AJ, Truitt MS, Amos JD, Dunn EL. Should age be a factor to change from a level II to a level I trauma activation? *J Trauma*. 2010;69(1):88-92.

CASO 24

Uma mulher destra de 67 anos é examinada após sofrer uma queda. Ela lembra que teve uma sensação de desfalecimento enquanto estava em pé no caixa de um supermercado em um dia agitado. Alguns minutos depois, o desconforto intensificou-se, resultando em tontura, calor, palpitações e tremores. A última lembrança é a de uma turvação ou embaçamento da visão antes de se encontrar no chão; durante o episódio, ela teve uma leve incontinência urinária. Sua filha estava presente em todo o evento e notou que a mãe parecia pálida e diaforética antes de entrar em colapso. Conforme ela caiu, seu corpo se enrijeceu e seus braços tremeram por alguns segundos no chão. A mulher ficou inconsciente por < 30 segundos e parecia confusa ao despertar, mas reconheceu a filha e, com ajuda, ficou em pé. Depois de um questionamento mais aprofundado, constatou-se que essa mulher frequentemente tinha uma sensação de desfalecimento quando se levantava da cama de manhã. Ela também tem queixa de frequência urinária e constipação crônica. Muitas vezes, a paciente tem uma sensação de formigamento nos pés na hora de dormir. A revisão dos sistemas apresenta-se negativa sob outros aspectos. A história dessa mulher é significativa quanto à presença de diabetes, para o qual ela recentemente iniciou a metformina, e hipertensão, que está controlada com um diurético tiazídico e um inibidor da enzima conversora de angiotensina (IECA). Embora ela esteja acima do peso ideal, o exame clínico geral está normal. Na posição sentada, a pressão arterial é de 120/80 mmHg e a frequência cardíaca é de 75 batimentos por minuto (bpm). Ao exame neurológico, ela está alerta e fala fluentemente. O teste dos nervos cranianos não exibe qualquer déficit. Há uma leve dificuldade de realizar uma marcha *in tandem** (i. e., em linha reta), mas sua coordenação dedo-nariz e calcanhar-joelho permanece normal. No teste de postura, seu corpo oscila levemente ao fechar os olhos. A força e o tônus musculares estão completamente normais. Os reflexos de estiramento muscular são 2+ nos membros superiores e joelhos e 1+ nos tornozelos. As respostas plantares são flexoras. O exame sensorial revela uma

---

* N. de T. A marcha *in tandem*, feita em linha reta com o calcanhar de um pé tocando os dedos do outro, amplifica alterações.

percepção diminuída de vibração nos dedos dos pés, bem como um declínio na sensibilidade à dor (picada de agulha) e temperatura em uma distribuição em meias e luvas.

- Qual é o diagnóstico mais provável?
- Qual é a próxima etapa no diagnóstico?
- Qual é o próximo passo na terapia?

RESPOSTAS PARA O CASO 24
Síncope

Resumo: Uma mulher de 67 anos é examinada por causa de um testemunhado episódio de síncope de breve duração, mas sem período pós-ictal. Ela teve uma sensação de desfalecimento enquanto estava em pé no caixa de um supermercado em um dia atarefado. Isso progrediu para tontura, calor, palpitações e tremores. Com frequência, essa paciente tinha uma sensação de desfalecimento quando se levantava pela manhã. A história médica pregressa é digna de nota em relação aos quadros de diabetes e hipertensão. Os sinais vitais permaneciam normais, mas o exame neurológico não apresentava sinais focais.

- **Diagnóstico mais provável:** Síncope secundária à hipotensão ortostática.
- **Próxima etapa no diagnóstico:** Avaliação da pressão e do pulso arteriais ortostáticos. Consideração quanto a se realizar o teste da mesa inclinada*. Obtenção dos exames de perfil metabólico basal, hemograma completo e eletrocardiograma (ECG).
- **Próximo passo na terapia:** Garantia da manutenção de um volume intravascular adequado.

ANÁLISE

Objetivos

1. Conhecer o diagnóstico diferencial de síncope.
2. Entender os critérios diagnósticos de hipotensão ortostática.
3. Familiarizar-se com o teste autonômico.
4. Habituar-se às opções terapêuticas para hipotensão ortostática, bem como outros tipos de síncope.

Considerações

As quedas são um problema muito comum no idoso e, frequentemente, estão relacionadas com síncope, definida como uma perda transitória da consciência e do tônus postural, causada pelo comprometimento da perfusão cerebral global. Essa paciente apresentou tontura, sensação de desfalecimento, calor com palidez associada e diaforese antes de seu evento recente de síncope. Trata-se de sintomas prodrômicos comumente observados com síncope reflexa ou ortostática. A obtenção de uma história satisfatória pode fornecer indícios para se tirar uma conclusão apropriada quanto à causa da síncope. No caso dessa paciente, a história de diabetes e neuropatia periférica aponta para o envolvimento de uma possível disfunção autonômica. Além disso, ela descreve múltiplos episódios sintomáticos de desfalecimento ao mudar de uma posição sentada para uma postura ereta – uma manifestação clássica de hipotensão ortostática. Como o sistema nervoso autônomo modula a função cardiovascular,

---

* N. de T. Também conhecido como teste de inclinação (*tilt table test*).

a disfunção desse sistema frequentemente é associada à intolerância ortostática e à síncope. A hipotensão ortostática resultante de insuficiência adrenérgica simpática é prevalente no idoso. O teste de inclinação, a massagem do seio carotídeo e o desafio ortostático são, sem exceção, exames justificáveis. A hipotensão ortostática é definida como uma queda na pressão arterial sistólica de, no mínimo, 20 mmHg ou na diastólica de, pelo menos, 10 mmHg dentro de 3 minutos após assumir a postura ereta.

Outras etiologias a serem descartadas incluem crises convulsivas, transtornos neurodegenerativos do sistema nervoso central, como doença de Parkinson, acidente vascular cerebral (AVC) ou ataque isquêmico transitório (AIT), embolia pulmonar e etiologias cardíacas, como doença estrutural, arritmias ou dissecção aórtica. Ademais, essa paciente está sob fármacos anti-hipertensivos – fator que poderia contribuir para o quadro, já que ela está sendo tratada com um IECA e um diurético tiazídico, notórios por seus efeitos eletrolíticos. O exame de sangue é necessário para avaliar a presença de anemia e desequilíbrios eletrolíticos, pois a alteração nesses parâmetros pode levar a eventos de síncope.

O ECG deve fazer parte de todas as avaliações iniciais em casos de síncope, pois representa um método de baixo custo e eficaz de avaliar arritmias ou sinais de hipertrofia ou esforço cardíaco, que poderiam indicar uma etiologia cardíaca mais grave, como insuficiência cardíaca ou estenose aórtica. As causas cardíacas de síncope são mais comuns no idoso do que na população geral. A decisão em prosseguir ou não com a ecocardiografia deve ser tomada com base nos resultados do exame de sangue basal, em outros testes diagnósticos e na história cardíaca. Muitas vezes, a síncope secundária a algum evento cardíaco carece dos sintomas prodrômicos classicamente associados à síncope reflexa ou vasovagal. Muitos pacientes descreverão que acordam no chão sem quaisquer sinais de alerta antes de desmaiar. Dor torácica e falta de ar progressiva com atividade também aumentariam a suspeita de uma síncope mais provavelmente relacionada com o coração. As crises convulsivas também devem estar na lista de diagnósticos diferenciais. Tais crises podem ser anunciadas por uma aura e frequentemente resultam em um período mais longo de perda de consciência e confusão pós-ictal. Nesse caso, a realização de eletrencefalograma (EEG) não é justificada, ainda que a paciente tenha experimentado certa incontinência urinária após o evento, pois isso pode ocorrer secundariamente à síncope isolada.

ABORDAGEM AO
Paciente com síncope

DEFINIÇÕES

SÍNCOPE: Perda transitória da consciência e do tônus postural, causada por comprometimento da perfusão cerebral global.
PRÉ-SÍNCOPE: Sintomas prodrômicos de desfalecimento, calor, diaforese, náusea e turvamento da visão antes de desmaiar ou próximo ao desmaio.
HIPOTENSÃO ORTOSTÁTICA: Queda na pressão arterial sistólica de, no mínimo, 20 mmHg e na diastólica de, pelo menos, 10 mmHg quando a pessoa assume uma postura ereta.

SÍNCOPE REFLEXA: Conhecida também como síncope vasovagal, essa síncope reflexa consiste em um reflexo mediado pelo nervo vago, que resulta no desmaio em resposta a algum fator responsável por sua deflagração, como estresse, visualização de sangue, tosse violenta ou calor, por exemplo. A ativação dos reflexos simpáticos e parassimpáticos desencadeia a hipotensão.

ABORDAGEM CLÍNICA

Etiologias

A síncope não cardiogênica se origina de vários distúrbios que, por fim, compartilham uma pré-carga reduzida como uma fisiopatologia subjacente comum. Em primeiro lugar, a síncope neuromediada, também conhecida como síncope vasovagal ou reflexa, deve-se à exacerbação de uma resposta bradicárdica-vasopressora mediada por reflexo inato. Trata-se de uma condição benigna que não aumenta a mortalidade. Qualquer pessoa pode ser afetada no devido contexto situacional, embora alguns indivíduos sejam particularmente suscetíveis. A perda de consciência decorre da queda na perfusão cerebral nos casos em que ocorre uma bradicardia significativa concomitantemente com uma redução acentuada no retorno venoso ao coração. Esse tipo de síncope pode ser provocado por vários estímulos, como medo, estimulação do seio carotídeo, micção, defecação e tosse. Um teste eficiente para esse distúrbio consiste na manobra de Valsalva – uma manobra na qual o paciente é convidado a soprar em um bocal por 15 segundos, ao mesmo tempo em que mantém uma pressão expiratória de 40 mmHg. A razão de Valsalva é calculada como a proporção da frequência cardíaca mais alta atingida durante a manobra em relação à frequência cardíaca mais baixa dentro de 30 segundos de interrupção. Essas condições são tratadas principalmente com medidas para anular os fatores de deflagração, reconhecendo os sintomas prodrômicos e assumindo uma postura sentada ou deitada para evitar o evento sincopal. Fármacos como fludrocortisona, midodrina e paroxetina são estudados e utilizados quando os tratamentos isolados para anular os estímulos deflagradores falham. Os betabloqueadores, como o metoprolol, têm sido muito popularmente utilizados; no entanto esses agentes não são recomendados para o tratamento de síncope vasovagal.

Apresentação Clínica

A hipotensão ortostática constitui outra causa importante de síncope no idoso, conforme foi observado no quadro exposto anteriormente. O paciente descreverá sintomas de pré-síncope, como se "um véu tapasse os olhos". Além disso, o paciente acometido pode se sentir fraco, parecer transitoriamente pálido, derrubar objetos ou, então, as mãos podem pender para os lados, e os olhos talvez fiquem retraídos em opistótono. Também pode haver um breve instante antes da perda de consciência. Ainda, possivelmente, o paciente move-se de um lado para o outro, parecendo surpreso, sem sofrer síncope em si.

Como o sistema nervoso autônomo modula a função cardiovascular, a maior prevalência de disfunção desse sistema no idoso frequentemente é associada à intolerância ortostática e à síncope. Há um mecanismo compensatório mediado pela ativação noradrenérgica simpática, o que resulta em vasoconstrição e aumento do retorno venoso ao coração. Em caso de mau funcionamento desse sistema compensatório, a redução da pré-carga cardíaca culmina em diminuição do débito cardíaco. Por fim, isso resulta em queda na perfusão do cérebro, diminuindo a função desse órgão em virtude do declínio na disponibilidade de oxigênio e glicose. O organismo responde com o "desmaio", o que teoricamente deixa o corpo na posição horizontal, facilitando o fluxo sanguíneo ao cérebro com menos influência da gravidade.

A hipovolemia é uma etiologia comum ou um fator agravante que induz à hipotensão ortostática em pacientes idosos, já que a ingestão diária de líquidos costuma estar reduzida. Os exames incluem o teste de inclinação ou um teste modificado, o teste de inclinação ortostática passiva[*], para avaliar a ortostase[**]. O tratamento de hipotensão ortostática costuma envolver uma terapia preventiva, que se concentra na manutenção de um volume intravascular elevado pelo incentivo ao consumo de líquidos, no uso de meias compressivas para ajudar o retorno venoso ao coração e no aumento da ingestão de sal, mesmo em pacientes com hipertensão associada. Fármacos como fludrocortisona, midodrina e paroxetina também podem ser utilizados nessa condição se os tratamentos preventivos isolados falharem.

Existem alguns transtornos neurodegenerativos do sistema nervoso central que também podem resultar em síncope. Entre eles, **a doença de Parkinson é o mais comum.** A etiologia mais frequente de **neuropatia periférica autônoma consiste no diabetes melito**, associado à síncope secundária ao efeito de glicemia não controlada no sistema nervoso. A hipotensão ortostática ocorre na falta de controle do diabetes por tempo prolongado por conta da denervação vasomotora simpática eferente, o que promove declínio na vasoconstrição do leito esplâncnico e de outros leitos vasculares periféricos. Exames como o teste termorregulatório do suor, que permite a análise de disfunção colinérgica simpática, bem como o teste quantitativo do reflexo do axônio sudomotor, que estuda a função pós-ganglionar, podem ajudar na avaliação de neuropatias autônomicas periféricas. Outras causas neuropáticas menos comuns de síncope incluem síndrome de Guillain-Barré (polirradiculoneuropatia desmielinizante inflamatória aguda), amiloidose primária, neuropatias tóxicas e síndrome de Sjögren. Aqui se torna importante tratar a condição subjacente, além de efetuar o tratamento sintomático e preventivo, conforme mencionado com as causas discutidas anteriormente.

Em casos de síncope cardiogênica, há um declínio do débito cardíaco ou uma obstrução da via de saída. As causas de queda no débito cardíaco englobam bradiarritmias, taquiarritmias e miocardiopatias, enquanto a obstrução da via de saída pode resultar de estenose aórtica ou subaórtica. Muitas vezes, esses pacientes descreverão uma sensação de batimentos cardíacos interrompidos, pausa, taquicardia ou palpitações, sendo comum que a síncope ocorra em uma posição supina (i. e., deitada de costas). A síncope de esforço sugere obstrução da via de saída do coração, devendo ser considerada se o paciente se apresentar com dor torácica e/ou piora da falta de ar com atividades normais do dia a dia. Todas essas apresentações exigirão uma avaliação cardíaca mais aprofundada, com testes adicionais em busca de arritmias, miocardiopatias ou estenose como etiologia da síncope do paciente.

---

[*] N. de T. Consiste em inclinar o paciente em um ângulo definido, com a cabeça para cima.
[**] N. de T. Ato de ficar com o pé no chão e as pernas estendidas; ficar em pé.

Outras causas que devem ser levadas em consideração são síncope induzida por fármacos, AIT ou tumor cerebral. Com frequência, os idosos estão tomando múltiplos fármacos, capazes de provocar ou agravar a hipotensão ortostática. A prevalência desse tipo de hipotensão é proporcional ao número de fármacos tomados, havendo um risco mais alto com o uso de anti-hipertensivos e antidepressivos. É recomendável a inclusão de uma revisão completa dos fármacos, além de uma análise quanto à existência de polifarmácia. A obtenção de neuroimagens pode ser necessária para descartar hematoma intracraniano, sobretudo se o paciente sofreu uma queda não testemunhada. Imagens mais detalhadas como ressonância magnética do encéfalo e do pescoço talvez sejam justificáveis na suspeita de restrição do fluxo sanguíneo como uma causa.

Tratamento

O tratamento é de suporte até que a causa subjacente possa ser identificada e tratada. A ocorrência de síncope imprevisível é associada a risco significativo de morbidade ou mortalidade. Em caso de síncope vasovagal, é necessário que os estímulos sejam evitados ou identificados se a exposição estiver ocorrendo. Se a hipotensão ortostática for diagnosticada, o uso de intervenções farmacológicas pode melhorar a função e a qualidade de vida; é recomendável monitorar os efeitos colaterais dos agentes terapêuticos como midodrina ou fludrocortisona. Caso se identifiquem as causas cardiogênicas, a manipulação eletrofisiológica pode estabelecer uma resposta definitiva. Em causas neurológicas, os fármacos antiepiléticos podem conferir proteção contra eventos ictais que levam à síncope. Narcolepsia ou outros transtornos do sono frequentemente podem ser tratados por meio farmacológico. As etiologias vasculares (p. ex., AVC, comprometimento da carótida ou doença vascular periférica) devem ser submetidas a tratamento clínico e/ou cirúrgico. As causas endócrinas, como diabetes melito (hipoglicemia, hiperglicemia e neuropatia periférica), também devem ser tratadas. Em casos de insuficiência da suprarrenal, é justificável o uso de fármacos pelo resto da vida.

Em todos os casos, as estratégias de ingestão nutricional adequada, atividades físicas (p. ex., meias compressivas graduadas) e equilíbrio hídrico (somado ao controle eletrolítico, como no caso de hipotensão ortostática) são pilares para os cuidados gerais de suporte do paciente com história de síncope. Também é necessária a restrição de atividades em que a possibilidade de síncope poderia ter resultados catastróficos (p. ex., piloto ou operador de veículo comercial, etc.). É possível que essas atividades sejam passatempos de lazer para um paciente adulto aposentado de idade mais avançada.

CORRELAÇÃO DE CASOS CLÍNICOS

- Ver também Caso 20 (Osteoartrite), Caso 21 (Quedas no Idoso), Caso 22 (Fratura por Fragilidade Óssea/Osteoporose), Caso 23 (Traumatismo Geriátrico), Caso 25 (Acidente Vascular Cerebral) e Caso 26 (Crise Convulsiva Parcial Complexa).

QUESTÕES DE COMPREENSÃO

24.1 Qual dos itens a seguir é a causa mais comum de síncope?
A. Síncope vasovagal
B. Síncope ortostática
C. Etiologias cardíacas
D. Crises convulsivas
E. Ataque isquêmico transitório

24.2 Uma mulher de 87 anos é levada ao Setor de Emergência por uma ambulância. Tal serviço relata que a paciente foi encontrada caída no chão na casa de repouso onde reside após um período indeterminado. A história médica dessa paciente é positiva para a presença de hipotireoidismo e hipertensão. Os sinais vitais iniciais estão dentro dos limites de normalidade e, agora, a paciente está respirando e repousando tranquilamente. Apesar de confusa, ela está bem. Qual das estratégias de avaliação a seguir é a MENOS importante a princípio?
A. História detalhada e exame físico completo
B. Exame de sangue adequado, incluindo hemograma completo, perfil metabólico basal e TSH
C. ECG
D. Tomografia do crânio sem contraste
E. Uso do monitor Holter

24.3 Um homem de 78 anos com história conhecida de hipertensão e história prolongada de doença arterial coronariana com cirurgia de revascularização do miocárdio (CRM) há seis anos se apresenta ao Serviço de Emergência com evento pré-sincopal testemunhado durante fisioterapia. O evento foi precedido por palidez, diaforese, náusea e dor torácica. Esse evento, no entanto, desapareceu após um repouso de cerca de 15 minutos. O paciente tinha dois *stents* colocados após a CRM, mas não era obediente à terapia antiplaquetária. Ele também foi submetido a uma amputação abaixo do joelho do membro inferior direito há seis meses. Qual dos exames listados a seguir seria o mais importante para esse paciente?
A. Ecocardiograma
B. Ultrassom da carótida
C. Hemograma completo
D. Tomografia computadorizada (TC) da cabeça

24.4 Na clínica, o médico está examinando uma paciente de 89 anos com uma história médica pregressa de hipertensão, diabetes melito e hiperlipidemia, mas em bom estado de saúde sob outros aspectos. Essa paciente tem sofrido episódios de síncope vasovagal nos últimos dois anos apesar de se deitar quando os sintomas iniciais aparecem, evitando a permanência em ambientes quentes por longos períodos em pé e aumentando a ingestão de líquidos. Qual das opções terapêuticas a seguir é a *menos* apoiada pela literatura científica?
A. Fludrocortisona
B. Midodrina
C. Paroxetina
D. Metoprolol

RESPOSTAS

24.1 **A.** A síncope vasovagal é a etiologia mais comum de síncope. Em um estudo de 833 pacientes com síncope, as causas mais comuns foram síncope vasovagal ou neurocardiogênica com uma incidência de 28,7%. Há uma ocorrência mais alta de etiologias cardiogênicas no idoso em comparação à população geral; no entanto, essa ocorrência não é mais alta que as respostas vasovagais. Pela alta probabilidade de que as causas cardíacas produzam taxas significativas de morbidade e mortalidade, essas causas costumam ser minuciosamente investigadas. Embora as crises convulsivas sejam comuns e o AIT seja mais frequente no idoso, esses quadros não constituem a causa mais comum de síncope.

24.2 **A.** A obtenção de história detalhada e a realização de exame físico completo são muito úteis para conduzir a um diagnóstico. Mesmo com um paciente confuso, é importante fazer uma revisão dos fármacos e examinar o paciente, abordando o assunto com os cuidadores da casa de repouso. Embora os exames de hemograma completo, ECG e TC do crânio sejam relevantes, eles não são tão úteis quanto a história e o exame físico. O monitor Holter não é uma avaliação de primeira linha para síncope. Esse monitor talvez seja utilizado para avaliar a presença de arritmia – uma anormalidade sob alto índice de suspeita que pode não ser detectada apenas com os ECGs de 12 derivações. A obtenção de ECG inicial é suficiente na entrada ao hospital se a suspeita de causa cardíaca não for alta na lista de diagnósticos diferenciais. O exame físico e a história sempre são justificados, pois constituem a fonte de grande parte das informações necessárias para a formulação do diagnóstico. O exame de sangue inicial para pesquisa de anemia e distúrbio eletrolítico é importante, pois ele revela causas passíveis de correção. Qualquer queda não testemunhada, em especial com perda de consciência, justifica uma TC do crânio para avaliação de hematoma ou AVC hemorrágico.

24.3 **A.** O paciente apresenta uma história extensa de doença arterial coronariana e doença arterial periférica, o que torna uma etiologia vascular muito provável, exigindo uma investigação completa e minuciosa. Nesse caso, entretanto, o paciente é um idoso que sofreu síncope de esforço, com alto índice de suspeita para estenose aórtica. Das opções fornecidas, o ecocardiograma para determinar a função cardíaca e as anormalidades valvulares seria o teste mais importante. A ultrassonografia da carótida não seria adequada, já que o estreitamento da artéria carótida por doença vascular periférica não é uma causa comum de síncope. O paciente não se apresenta com quaisquer sintomas ou história que justificariam a obtenção de imagens do cérebro. Embora o hemograma completo sempre seja uma boa avaliação inicial para pesquisa de anemia, não é o teste mais importante a ser solicitado para esse paciente.

24.4 **C.** Acredita-se que os inibidores da recaptação de serotonina, como a paroxetina, diminuam a atividade simpática central e a síncope vasovagal recorrente. Os betabloqueadores supostamente diminuem a atividade simpática, evitando reações vagais. Contudo, os estudos a longo prazo não revelam benefício apesar do uso prolongado desses agentes como terapia de primeira linha. Na verdade, os estudos demonstram que eles reduzem a pressão arterial, o que poderia exacerbar os sintomas. A midodrina é um alfa-agonista e vasoconstritor. Os pacientes tratados com esse fármaco exibiram mais dias livres de sintomas e maior qualidade de vida. A fludrocortisona é um mineralocorticoide que atua sobre os túbulos distais de forma a reter o sódio e a água, expandindo o volume sanguíneo. Embora não seja um fármaco bem estudado, os estudos conduzidos até o momento revelam evidências modestas de eficácia.

> **DICAS CLÍNICAS**
>
> ▶ A etiologia de hipotensão ortostática no idoso frequentemente é multifatorial.
> ▶ Transtornos neurológicos, muitas vezes graves, podem ser associados à hipotensão ortostática.
> ▶ Neuropatia autonômica e doença de Parkinson são causas neurológicas comuns de hipotensão ortostática.
> ▶ Diabetes é uma causa comum de neuropatia autonômica. A síncope pode ser a primeira manifestação de diabetes.
> ▶ O tratamento de hipotensão ortostática e hipertensão arterial concomitantes representa uma questão difícil em virtude dos objetivos conflitantes. Com frequência, deve-se aceitar certo grau de hipertensão supina para permitir a capacidade funcional na posição ereta.

REFERÊNCIAS

Aydin MA, Salukhe TV, Wilke I, Willems S. Management and therapy of vasovaga l syncope: a review. *World J Cardiol*. Oct 2010,2(10):308-315.

Forman DE, Lipsitz LA. Syncope in the elderly. *Cardiol Clin*. May 1997;15(2):295-311.

Low PA. Prevalence of orthostatic hypotension. *Clin Auton Res*. Mar 2008;18(suppl 1):8-13.

Robertson D. The pathophysiology and diagnosis of orthostatic hypotension. *Clin Auton Res*. Mar 2008;18 (suppl 1):2-7.

Soteriades ES, Evans JC, Larson MG, et al. Incidence and prognosis of syncope. *N Engl J Med*. 2002;347: 878-885.

CASO 25

Uma mulher branca e destra de 80 anos, com uma história de diabetes e hipertensão, está sendo avaliada no Setor de Emergência por conta de um início súbito de fraqueza intensa do lado direito e fala mal articulada (disartria). A família afirma que as alterações ocorreram 1 hora antes da apresentação à Emergência. Seu filho disse que, ao sair da mesa de jantar, ela falou: "Estou indo para o meu quarto para..." e não conseguiu terminar a sentença. Um pouco antes ela caiu, e seu filho a segurou, telefonando imediatamente para o Serviço de Emergência. A revisão de sistemas não apresentou algo digno de nota. A paciente tem uma história de cinco anos de diabetes tratado com metformina e de 14 anos de hipertensão razoavelmente bem controlada com hidroclorotiazida. No entanto, ela não tem história de acidentes vasculares cerebrais (AVCs), ataques isquêmicos transitórios (AITs), nem crises convulsivas. Essa paciente não havia sido submetida a qualquer cirurgia recente, nem sofrido traumas, procedimentos invasivos ou hemorragias internas. Além de não fumar, não há história de infarto do miocárdio. Os sinais vitais incluem temperatura de 37,6°C, frequência cardíaca de 82 batimentos por minuto (bpm), pressão arterial de 126/85 mmHg e frequência respiratória de 18 movimentos respiratórios/min. Embora ela tenha um sopro na carótida esquerda, o restante do exame físico não revelou algo digno de nota. A paciente está acordada e alerta, mas só fala algumas palavras. Ela parece ter dificuldade de compreender a linguagem verbal e escrita. Há uma paralisia dos músculos da face do lado direito e desvio conjugado de ambos os olhos para a esquerda. O restante dos nervos cranianos permanece intacto. A paciente apresenta paralisia do braço direito e fraqueza moderada da perna direita em grau 3/5. A tomografia computadorizada (TC) do crânio não mostra qualquer sinal de sangramento. Os exames de sangue, incluindo hemograma completo, perfil metabólico basal e estudos de coagulação, estão dentro dos limites de normalidade.

▶ Qual é o diagnóstico mais provável?
▶ Qual é o próximo passo na terapia?

RESPOSTAS PARA O CASO 25
Acidente vascular cerebral

Resumo: Uma mulher de 80 anos com história de diabetes e hipertensão se apresenta com fraqueza na perna e no braço direitos, paralisia dos músculos da face do lado direito, desvio conjugado dos olhos para a esquerda e deficiência grave de comunicação, afetando tanto a fluência quanto a compreensão (afasia global). Esses sintomas se desenvolveram subitamente, mas o início se deu 1 hora antes da apresentação. A TC do crânio não revelou alterações dignas de nota.

- **Diagnóstico mais provável:** AVC isquêmico.
- **Próximo passo na terapia:** Consideração quanto à administração intravenosa (IV) do ativador de plasminogênio tecidual (tPA).

ANÁLISE

Objetivos

1. Identificar e realizar a avaliação clínica de paciente com AVC agudo.
2. Avaliar a elegibilidade de pacientes com AVC isquêmico agudo para a terapia trombolítica IV.
3. Conhecer os mecanismos mais comuns de AVC.
4. Compreender a avaliação de paciente com AVC.
5. Abordar as opções terapêuticas disponíveis para AVC.
6. Saber como implementar a prevenção secundária.

Considerações

O caso trata de uma paciente de 80 anos com fatores de risco típicos para AVC (diabetes e hipertensão), que se apresenta com um início agudo de déficit motor do lado direito e afasia global. O início agudo de déficit neurológico sugere uma etiologia vascular. Como a paciente tem uma história de diabetes, deve-se suspeitar de hipoglicemia ou hiperglicemia, uma vez que um metabolismo prejudicado da glicose poderia induzir a déficits neurológicos focais. Nesse caso, no entanto, o perfil metabólico basal (o que inclui a glicose) encontra-se normal. A paciente não havia tido qualquer história de enxaquecas. A TC do crânio descartou AVC hemorrágico e condições/sintomas que mimetizam ou simulam o diagnóstico clínico de AVC (o chamado *stroke mimics**). Uma vez descartado o AVC hemorrágico, deve-se considerar a administração de terapia trombolítica IV para diminuir a gravidade do AVC.

---

* N. de T. Terminologia utilizada para processos não vasculares, com manifestações semelhantes a um AVC, dificultando muitas vezes a distinção de um AVC isquêmico.

ABORDAGEM AO
Acidente vascular cerebral

TIPOS DE ACIDENTE VASCULAR CEREBRAL

O AVC constitui a terceira causa principal de morte e a principal causa de incapacidade em adultos nos Estados Unidos. **Os AVCs podem ser categorizados como hemorrágicos e isquêmicos.** O AVC isquêmico responde por cerca de 80 a 85% de todos os AVCs e envolve o início súbito de disfunção neurológica focal atribuída a infarto em estruturas como cérebro, tronco encefálico ou cerebelo por falta de fluxo sanguíneo cerebral. Já um AVC hemorrágico é causado por ruptura de artérias cerebrais, incluindo hemorragias intraparenquimatosa e subaracnóidea.

O AVC isquêmico é um grupo heterogêneo de doenças vasculares que abrange aterosclerose de grandes artérias (16,3%), doença de pequenas artérias penetrantes (infartos lacunares, 15,9%), embolia cardiogênica (29,1%), AVC de outra etiologia determinada (2,6%) e AVC de etiologia desconhecida (36,1%).

Os AVCs de grandes artérias originam-se de êmbolos aterogênicos (embolia artéria-a-artéria) ou hipoperfusão. Esses AVCs podem se manifestar com grande carga de trombo e déficit neurológico mais grave. A embolia cardiogênica provém de algum trombo atrial ou ventricular secundário a fibrilação atrial, válvulas cardíacas mecânicas ou próteses valvulares, infarto do miocárdio recente ou miocardiopatia. Os infartos lacunares são atribuídos à oclusão de pequenas artérias penetrantes, como a artéria lenticuloestriada. Tais infartos resultam de hipertensão, diabetes melito e dislipidemia. Outra etiologia determinada inclui hipercoagulopatia, distúrbios genéticos, como anemia falciforme (hemácias em forma de foice) ou displasia fibromuscular, dissecções de artérias intra e extracranianas, consumo de drogas ilícitas e doenças autoimunes.

O halo em torno do centro (núcleo) do infarto é um tecido pouco perfundido, mas viável e sob risco de infarto iminente; dessa forma, o objetivo relativo aos cuidados de AVC agudo consiste na revitalização e na recuperação do halo isquêmico por meio do rápido restabelecimento do fluxo sanguíneo.

AVALIAÇÃO INICIAL

A avaliação inicial de um paciente com potencial para AVC começa com a estabilização dos ABCs (de *airway* [via aérea], *breathing* [respiração] e *circulation* [circulação]), seguida por uma avaliação dos déficits neurológicos e das possíveis comorbidades. O objetivo não é apenas identificar os pacientes com possível AVC, mas também excluir situações e/ou sintomas que mimetizem ou simulem o diagnóstico clínico de AVC, identificar outras condições que necessitam de intervenção imediata e determinar as causas potenciais do AVC para uma prevenção secundária precoce.

A obtenção de história direcionada para o tempo de início é crucial. A história médica pregressa e os achados clínicos podem indicar alguma outra causa para os sintomas do paciente (ver Tab. 25.1). As informações relacionadas com a elegibilidade para as intervenções terapêuticas em AVC isquêmico agudo também são importantes.

Tabela 25.1 • CONDIÇÕES OU SINTOMAS QUE MIMETIZAM OU SIMULAM O ACIDENTE VASCULAR CEREBRAL E CARACTERÍSTICAS CLÍNICAS	
Transtorno de conversão	Ausência de achados atribuídos aos nervos cranianos, achados neurológicos em uma distribuição neurovascular, exame incompatível
Encefalopatia hipertensiva	Cefaleia, *delirium*, hipertensão significativa, edema cerebral
Hipoglicemia	História de diabetes, baixo nível sérico de glicose, nível diminuído de consciência
Enxaqueca complicada	História de eventos semelhantes, aura precedente, cefaleia
Crises convulsivas	História de crises convulsivas, atividade convulsiva testemunhada, período pós-ictal

Um exame neurológico é relevante para confirmar a queixa principal do paciente e localizar ainda mais qualquer déficit adicional não notado por ele ou pela família.

A **Escala de AVC do Instituto Nacional de Saúde norte-americano (NIHSS,** *National Institute of Health Stroke Scale*) é uma escala que foi elaborada como uma ferramenta de comunicação quantitativa e qualitativa para monitorar os sintomas de pacientes com AVC ao longo do tempo, com o objetivo de ajudar a tomar decisões médicas. Essa escala é composta de 11 itens para avaliar o nível de consciência, o olhar e o campo visual, a presença de paralisia facial, a força motora de braços e pernas, o sinal de ataxia, a sensibilidade e a linguagem, bem como a existência de disartria e negligência. Há um treinamento e uma certificação da NIHSS disponíveis para consulta *online*.

Vários testes devem ser realizados para identificar as condições sistêmicas que podem mimetizar ou causar o AVC ou que podem influenciar as opções terapêuticas (Tab. 25.2). Em casos específicos, exames de sangue adicionais são justificáveis como mensuração da HbA$_{1c}$ em pacientes diabéticos; investigação de trombofilia

Tabela 25.2 • TESTE DIAGNÓSTICO IMEDIATO	
Todos os pacientes	Pacientes selecionados
TC sem contraste ou ressonância magnética (RM) do encéfalo Glicemia Eletrólitos séricos/testes de função renal Perfil lipídico Eletrocardiograma (ECG) Marcadores de isquemia cardíaca Hemograma completo, incluindo contagem de plaquetas[a] TP/INR[a] TTPa[a] Saturação de oxigênio	Testes de função hepática Rastreamento toxicológico Nível sanguíneo de álcool Teste de gravidez Gasometria arterial (na suspeita de hipoxia) Radiografia torácica (na suspeita de doença pulmonar) Punção lombar (na suspeita de hemorragia subaracnóidea e TC negativo quanto à presença de sangue) Eletrencefalograma (EEG) (na suspeita de crises convulsivas)

[a] O hemograma completo com contagem de plaquetas, o tempo de protrombina (TP) (INR) e o tempo de tromboplastina parcial ativada (TTPa) precisam ser coletados IMEDIATAMENTE após a entrada do paciente no Setor de Emergência.

na suspeita de um estado hipercoagulável; avaliação de deficiência de ferro, vitamina B12 e folato na suspeita de anemia, e rastreamento toxicológico da urina na suspeita de uso de substâncias ilícitas.

Técnicas de Diagnóstico por Imagem e Testes Diagnósticos

Uma TC de crânio não realçada por contraste identifica com precisão a maioria dos casos de hemorragia intracraniana e ajuda a diferenciar as condições que mimetizam ou simulam o AVC, como tumor cerebral. A vantagem da TC está em sua ampla disponibilidade e fácil acessibilidade, além da identificação confiável de grande parte das situações que mimetizam ou simulam o AVC, diferenciando AVC isquêmico agudo de AVC hemorrágico.

A RM é mais eficaz do que a TC não só para distinguir isquemia aguda de crônica, mas também para identificar infartos agudos, pequenos ou profundos da fossa posterior ou da superfície cortical, bem como infartos silenciosos antigos. A RM com imagens ponderadas em difusão apresenta uma sensibilidade maior para alterações isquêmicas precoces em comparação à TC. A obtenção de imagens do cérebro, no entanto, não deve ser adiada à espera da RM.

TRATAMENTO DE ACIDENTE VASCULAR CEREBRAL ISQUÊMICO AGUDO

Depois da exclusão dos quadros de AVC hemorrágico e daqueles que mimetizam ou simulam o diagnóstico clínico de AVC por meio de neuroimagem e outros testes diagnósticos, o tratamento inicial de AVC isquêmico dependerá do tipo de AVC e da elegibilidade do paciente para a terapia trombolítica. **A administração de tPA por via IV constitui o padrão de cuidado nos casos em que o início do déficit neurológico ocorreu menos de 3 horas antes da apresentação, sem quaisquer outras contraindicações.** Outras abordagens recém-aprovadas para recanalização de AVC isquêmico agudo incluem trombólise intra-arterial (realizada dentro de 6 horas do início dos sintomas) e trombectomia mecânica (dentro de 8 horas). Se os pacientes não forem candidatos para a terapia trombolítica (Tab. 25.3), deve-se iniciar a terapia antiplaquetária, a menos que haja contraindicação.

O tratamento geral para a estabilização do paciente, bem como a prevenção e o controle de condições concomitantes, é uma medida importante. É necessária a realização de estudos adicionais para elucidar a etiologia do AVC (como ecocardiograma, ultrassonografia da carótida, perfil lipídico e outros testes).

Indicações e Contraindicações do Ativador de Plasminogênio Tecidual por via Intravenosa

O tPA por via IV atua reduzindo o tamanho do infarto pela reperfusão tecidual, antes que ocorra um infarto permanente de todo o território vascular distal à oclusão. Estudos demonstraram um benefício mensurável obtido pelo tratamento com tPA por via IV (33% dos pacientes exibirão uma melhora sintomática significativa dentro de três meses dessa terapia anticoagulante). Embora haja um risco de hemorra-

Tabela 25.3 • CRITÉRIOS DE EXCLUSÃO PARA TERAPIA TROMBOLÍTICA INTRAVENOSA
AVC ou traumatismo craniencefálico nos três últimos meses
Cirurgia de grande porte nas duas últimas semanas
História de hemorragia intracerebral
Pressão arterial sistólica > 185 mmHg
Pressão arterial diastólica > 110 mmHg
Sinais e sintomas neurológicos secundários ou em rápido processo de melhora
Indícios de hemorragia subaracnóidea
Sangramento do trato gastrintestinal ou urinário dentro de três semanas
Punção arterial em local não compressível dentro de uma semana
Crise convulsiva no início do AVC
Tempo de protrombina > 15 segundos
Terapia com heparina dentro de dois dias e tempo de tromboplastina parcial elevado
Contagem de plaquetas < 100.000/mm^3
Glicemia < 30 mg/dL (2,7 mmol/L)
Glicemia > 400 mg/dL (21,6 mmol/L)
Pacientes que necessitam de tentativas terapêuticas muito rigorosas para controle da pressão arterial

gia (5,8%), critérios rigorosos de seleção têm sido implementados para minimizar esse risco o máximo possível.

CONDUTA SUBSEQUENTE PARA ACIDENTE VASCULAR CEREBRAL

Fatores de Risco Comuns para Acidentes Vasculares Cerebrais

Os fatores de risco não modificáveis mais comuns para AVCs são idade (> 55 anos), sexo (homens > mulheres) e etnia (afro-americanos > hispânicos > brancos não hispânicos). Já os fatores de risco modificáveis mais usuais para AVCs são hipertensão com risco relativo (RR) de 2 a 5, fibrilação atrial (RR = 1,8 a 2,9), diabetes (RR = 1,8 a 6), tabagismo (RR = 1,8), hiperlipidemia (RR = 1,8 a 2,6) e estenose assintomática da carótida (RR = 2). O controle da pressão arterial diminui a incidência de infarto tromboembólico e hemorragia intracraniana. Foi constatado que o diabetes e o tabagismo aumentam a incidência de AVCs por contribuírem para a ocorrência do processo aterosclerótico em artérias de grande e pequeno calibre. No que diz respeito à hiperlipidemia, o colesterol LDL (de *low-density lipoprotein*, lipoproteína de baixa densidade) exerce o maior impacto sobre a incidência de AVC, assim como no caso de doença arterial coronariana.

Prevenção Secundária de Acidentes Vasculares Cerebrais Isquêmicos

Como a prevenção constitui outro objetivo primário no tratamento de AVCs isquêmicos, os esforços para controlar os fatores de risco devem continuar após o evento. Os exames de ultrassonografia ou angiografia por RM dos vasos cervicais devem ser realizados em todos os pacientes com AVC isquêmico, a fim de se fazer um rastreamento em busca de vasos extra e intracranianos estenosados que justificariam intervenções, como endarterectomia para a artéria carótida interna (recomendada para estenoses de 70 a 99% dessa artéria). Também é recomendável a realização de ecocardiograma para se fazer um rastreamento quanto à presença de embolia cardíaca. A fibrilação atrial é o fator de risco mais comum desse tipo de embolia. Em pacientes com fibrilação atrial ou embolia cardíaca, deve-se considerar a anticoagulação.

Outras medidas preventivas incluem: (1) administração de agentes antiplaquetários, como ácido acetilsalicílico, clopidogrel e ácido acetilsalicílico e dipiridamol; (2) controle da pressão arterial em paciente hipertenso; (3) interrupção do tabagismo; (4) administração de fármacos redutores do colesterol, como estatina. Foi descoberto que o uso da estatina exerce um efeito protetor adicional que vai além da redução da LDL. Dessa forma, as estatinas ainda devem ser consideradas mesmo em pacientes com níveis normais de lipídeos.

CORRELAÇÃO DE CASOS CLÍNICOS

- Ver também Caso 1 (Angina), Caso 24 (Síncope) e Caso 26 (Crise Convulsiva Parcial Complexa).

QUESTÕES DE COMPREENSÃO

25.1 Um homem de 75 anos com história de hipertensão e diabetes se apresenta com início súbito de fala mal articulada (disartria) e fraqueza no braço esquerdo. Qual seria o melhor passo na avaliação diagnóstica?
A. Ecocardiograma
B. Ultrassonografia da carótida
C. Punção lombar
D. TC do crânio sem o uso de contraste

25.2 Um homem de 78 anos com história de hipertensão, tabagismo (60 maços-ano) e AVC hemorrágico há 25 anos (sem qualquer déficit residual) se apresenta com fraqueza súbita do braço direito e paralisia dos músculos da face do lado direito que começaram há 30 minutos. A pressão arterial é de 140/90 mmHg, mas a TC do crânio não contrastada não revela qualquer lesão isquêmica ou hemorrágica. Qual das afirmações a seguir é verdadeira no que diz respeito à melhor conduta terapêutica?
A. tPA por via IV poderia ser razoável, nesse caso, se o paciente preencher os outros critérios de exclusão.
B. Não há necessidade de obtenção dos níveis de glicose ou dos eletrólitos.
C. A história de tabagismo do paciente provavelmente não contribui para o aumento no risco de AVC.
D. Implantação de medidas para evitar quaisquer complicações futuras e instituição de prevenção secundária.

25.3 Um homem de 72 anos com história de hipertensão e tabagismo deu entrada no hospital apresentando fraqueza do braço direito, secundária a AVC isquêmico do hemisfério cerebral esquerdo. A ultrassonografia das artérias carótidas exibe uma estenose bilateral < 50%. O ecocardiograma é normal, e o nível de LDL é igual a 200. Qual das respostas a seguir é correta no que diz respeito às medidas preventivas secundárias para esse paciente com AVC?

A. O paciente provavelmente pode se beneficiar com as orientações sobre controle da pressão arterial, interrupção do tabagismo e ingestão de fármacos redutores de lipídeos. Pode-se considerar o procedimento de endarterectomia da carótida direita.
B. O paciente provavelmente pode se beneficiar com as orientações sobre controle da pressão arterial, interrupção do tabagismo e ingestão de fármacos redutores de lipídeos. Pode-se considerar o procedimento de endarterectomia da carótida esquerda.
C. O paciente provavelmente pode se beneficiar com as orientações sobre controle da pressão arterial, interrupção do tabagismo e ingestão de fármacos redutores de lipídeos. Pode-se considerar o procedimento de endarterectomia da carótida bilateral.
D. O paciente provavelmente pode se beneficiar com as orientações sobre controle da pressão arterial, interrupção do tabagismo e ingestão de fármacos redutores de lipídeos.

RESPOSTAS

25.1 **D.** A TC do crânio sem o uso de contraste é a primeira modalidade de diagnóstico por imagem, considerada extremamente crucial. Essas imagens devem ser obtidas em qualquer paciente sob suspeita de AVC para diferenciar entre os tipos hemorrágico e isquêmico. Se um AVC hemorrágico for descartado, o paciente será um candidato para a terapia trombolítica por via IV; o tempo é essencial, uma vez que a instituição dentro de 3 horas dos sintomas gera melhores resultados.

25.2 **D.** No quadro de AVC isquêmico, é recomendável a realização de uma avaliação diagnóstica completa de AVCs para evitar qualquer complicação e instituir medidas preventivas secundárias, assim que o paciente for considerado como um candidato inadequado ao tPA por via IV. Esse paciente tem uma história de AVC hemorrágico e, por essa razão, não pode ser considerado para a terapia com tPA por via IV (opção A). As anormalidades eletrolíticas são condições que mimetizam ou simulam o diagnóstico clínico de AVC; por exemplo, caso fosse constatado um nível glicêmico baixo no paciente, o tratamento deveria se concentrar na reversão dessa hipoglicemia. Em pacientes com história prévia de AVC (como o paciente ilustrado), quaisquer distúrbios metabólicos poderiam exacerbar déficits anteriores. Portanto, o que poderia parecer um déficit neurológico gerado por um novo AVC pode ser uma exacerbação de um déficit prévio secundário a algum distúrbio metabólico (opção B). O tabagismo é um fator de risco importante para AVC (opção C).

25.3 **D.** Fármacos antiplaquetários, como o ácido acetilsalicílico, e algum agente redutor de lipídeos, como a estatina, costumam ser recomendados com a finalidade de prevenção secundária em pacientes sem outro fator de risco passível de correção. O procedimento de endarterectomia é considerado para os pacientes com estenose sintomática (50 a 99%) ou assintomática (60 a 99%) da artéria carótida.

> ### DICAS CLÍNICAS
>
> ▶ Na suspeita de AVC, uma TC não contrastada do crânio deve ser o primeiro teste diagnóstico para distinguir entre AVCs hemorrágicos *versus* isquêmicos.
> ▶ Em pacientes com AVC isquêmico com início conhecido de menos de 3 horas, deve-se considerar a administração IV de tPA.
> ▶ A avaliação diagnóstica típica de AVC inclui RM do cérebro, ultrassonografia da carótida, ecocardiograma, hemograma completo, perfil metabólico amplo, estudos de coagulação e exame da deglutição.
> ▶ A prevenção secundária envolve controle da pressão arterial em pacientes hipertensos, controle satisfatório da glicemia em diabéticos, interrupção do tabagismo, redução do colesterol sanguíneo, instituição de algum agente antiplaquetário, como ácido acetilsalicílico, dipiridamol e ácido acetilsalicílico ou clopidogrel e rastreamento em busca dos mecanismos comuns de AVC, como aterosclerose da carótida e embolia cardíaca.
> ▶ Os pacientes devem ser submetidos a rastreamento para pesquisa dos mecanismos comuns de AVC, como aterosclerose da carótida e embolia cardíaca.

REFERÊNCIAS

Adams HP, delZoppo G, Alberts MJ, et al. Guidelines for the early management of adults with ischemic stroke. *Stroke*. 2007;38:1655-1711.

Fauci AS, Braunwald E, Kasper DL, et al. *Harrison's Principles of Internal Medicine*. 17th ed. New York, NY: McGraw-Hill Companies; 2008.

National Institutes of Health Stroke Scale (NIHSS). http://learn.heart.org/ihtml/application/student/interface.heart2/nihss.html.

Roach S, Bettermann K, Biller B. *Toole's Cerebrovascular Disorders*. 6th ed. London, UK: Cambridge University Press; 2010.

Ropper AH, Samuels MA. *Adams & Victor's Principles of Neurology*. 9th ed. New York, NY: McGraw-Hill; 2009.

Rowland LP, Pedley TA. *Merritt's Neurology*. 12th ed. Philadelphia, PA: Lippincott Williams & Wilkins; 2010.

CASO 26

O paciente é um homem destro de 71 anos, com história de hipertensão e hipertrofia prostática benigna, que foi encaminhado à neurologia em função de episódios de alteração no estado mental. O paciente estava morando em um estabelecimento de cuidados assistidos nos últimos quatro meses após o falecimento de sua esposa. A equipe desse estabelecimento notou períodos durante os quais ele ficava agitado e tinha um discurso incoerente. O primeiro episódio foi observado há cerca de três meses e durou em torno de 2 horas. Depois desse primeiro episódio, ele foi levado ao pronto-socorro, apresentando exame neurológico normal. A tomografia computadorizada (TC) do crânio foi negativa quanto à ocorrência de acidente vascular cerebral (AVC) agudo, enquanto o Doppler carotídeo revelou um estreitamento de 30% da carótida interna esquerda. Seu ecocardiograma, no entanto, permanecia normal. Todo o episódio durou cerca de 2 horas e ele se recuperou por completo. O paciente, então, retornou para o estabelecimento de cuidados assistidos, com diagnóstico de ataque isquêmico transitório (AIT), sendo prescrito ácido acetilsalicílico, 80 mg por dia. Por volta de uma semana depois, ele teve outro episódio idêntico. Além de ficar agitado e confuso outra vez, o homem apresentou a mesma dificuldade para falar. Esse episódio de confusão mental durou cerca de 3 horas. A realização de ressonância magnética (RM) do crânio sem contraste exibiu uma dilatação moderada dos ventrículos e sulcos cerebrais, compatível com leve atrofia cerebral, sem outras anormalidades. Com isso, ele foi diagnosticado com AITs recorrentes. A dose do ácido acetilsalicílico foi aumentada para 325 mg por dia. O paciente foi submetido a um eletrencefalograma (EEG) no ambulatório, com resultados negativos.

O homem teve quatro episódios semelhantes nas semanas seguintes. A equipe do estabelecimento de cuidados assistidos notou que os episódios de confusão mental tinham um início abrupto. O paciente parecia bem em um momento, mas depois desenvolvia os vários sintomas nos próximos minutos. O exame neurológico revela um homem idoso, alerta e orientado, que colaborou com o exame. Apesar de ser capaz de fornecer detalhes sobre sua história médica pregressa, ele não tem qualquer recordação dos episódios de confusão mental. Seu escore do Miniexame do Estado Mental é igual a 29. O exame neurológico está normal.

- Qual é o diagnóstico mais provável?
- Qual é a próxima etapa no diagnóstico?
- Qual é o próximo passo na terapia?

RESPOSTAS PARA O CASO 26
Crise convulsiva parcial complexa

Resumo: O paciente é um homem destro de 71 anos, residente em um estabelecimento de cuidados assistidos. Foram constatados episódios de alteração do estado mental, período durante o qual ele ficou agitado e apresentou um discurso incoerente. O primeiro episódio foi observado há cerca de três meses e durou em torno de 2 horas. Suas avaliações, incluindo TC e RM do crânio, estavam basicamente normais. Esse homem foi diagnosticado com AIT, apesar de uma terapia diária com ácido acetilsalicílico, 80 mg. O monitoramento prolongado por videoeletrencefalograma revelou agitação, confusão mental, discurso incoerente e ritmo teta de 5 Hz na região temporal esquerda. O paciente estava em um estado pós-ictal. Durante essa crise convulsiva, no entanto, ele não teve qualquer automatismo ou movimento convulsivo.

- **Diagnóstico mais provável:** Crises convulsivas parciais complexas.
- **Próxima etapa no diagnóstico:** Monitoramento com EEG por 48 horas.
- **Próximo passo na terapia:** Instituição de terapia anticonvulsivante.

ANÁLISE
Objetivos

1. Conhecer a abordagem diagnóstica para crises convulsivas parciais, incluindo o papel do monitoramento por vídeo durante EEG prolongado.
2. Compreender o fato de que o envelhecimento é um fator de risco para epilepsia, com episódios novos depois dos 65 anos.
3. Familiarizar-se com um exame em busca de anormalidades comportamentais e cognitivas no idoso.

Considerações

Os idosos, definidos como indivíduos com 65 anos ou mais para os propósitos da clínica médica geral, representam o segmento populacional que mais cresce no mundo, e o início de epilepsia é mais alto nesse grupo etário do que em outros. A ocorrência do estado de confusão mental não é uma apresentação incomum de crises convulsivas no idoso. Nesses casos, há comprometimento da função cognitiva (agitação e confusão mental), apenas com alterações mínimas ou ausentes no nível de consciência. Tais pacientes não são comatosos. Conforme ilustrado pelo presente caso, o EEG realizado entre as crises convulsivas (EEG interictal) pode não demonstrar quaisquer anormalidades epileptiformes. Os registros do videoeletrencefalograma prolongado durante 48 a 72 horas constituem a melhor ferramenta para se estabelecer o diagnóstico correto. Nesse caso, o paciente foi erroneamente diagnosticado por duas vezes com AIT. Para o diagnóstico diferencial, vale lembrar que os AITs costumam se apresentar como uma perda de função temporária (fraqueza, paralisia, déficit de linguagem). Em contrapartida, a perda de função pura é rara em casos de crises convulsivas.

ABORDAGEM ÀS Crises convulsivas parciais

DEFINIÇÕES

CRISE CONVULSIVA: Distúrbios clínicos ou subclínicos da função cortical, gerados por descarga súbita, anormal, excessiva e desorganizada das células cerebrais. As manifestações clínicas incluem fenômenos sensório-motores-psíquicos anormais. As crises convulsivas recorrentes costumam ser chamadas de epilepsia (transtorno convulsivo).
CRISES CONVULSIVAS (FOCAIS) PARCIAIS: As crises convulsivas parciais são causadas por atividade neuronal paroxística, limitada a uma parte do cérebro. Isso contrasta com as **crises convulsivas generalizadas**, em que a anormalidade eletrofisiológica envolve ambos os hemisférios de forma simultânea e sincrônica. Se as crises convulsivas parciais permanecerem localizadas, a sintomatologia dependerá da área cortical acometida. Se a consciência (capacidade de responder ao ambiente) for preservada, o ataque será denominado como "simples"; por outro lado, ele receberá o nome de "complexo" em casos de distúrbio da consciência.
CRISES CONVULSIVAS PARCIAIS COMPLEXAS: Se a consciência for afetada por atividade neuronal paroxística em algumas partes do cérebro responsáveis por essa consciência (como os lobos frontotemporais), o diagnóstico será de "crise convulsiva parcial complexa".
EPILEPSIA TÔNICO-CLÔNICA ("GRANDE MAL"): Distúrbio convulsivo generalizado, que se caracteriza por crises convulsivas motoras maiores recorrentes. A breve fase tônica inicial é marcada por flexão do tronco, seguida de extensão difusa do tronco e das extremidades. Já a fase clônica é caracterizada por contrações flexoras rítmicas do tronco e dos membros, dilatação das pupilas, elevações da pressão arterial e do pulso, incontinência urinária e mordedura da língua. Isso é acompanhado por um estado profundo de depressão da consciência (estado pós-ictal), que melhora gradativamente em minutos a horas.
ESTADO EPILÉTICO: Trata-se de um estado de crise convulsiva persistente. Pode ser definido como uma crise convulsiva contínua e implacável com duração superior a 30 minutos ou crises convulsivas recorrentes sem recuperação da consciência entre elas. Curiosamente, sua variação peculiar sem convulsões costuma ser evocada por uma pequena área do cérebro, normalmente no lobo temporal. Os pacientes apresentam episódios caracterizados por estupor, olhar fixo e irresponsividade de longa duração (estado epilético parcial complexo).
CRISES INTRATÁVEIS: Essas crises não respondem aos fármacos. Trinta por cento das pessoas com epilepsia sofrem desse tipo de crise, também conhecido como "crises resistentes aos remédios". O International League Against Epilepsy (ILAE, Liga Internacional Contra Epilepsia) define a epilepsia refratária como "uma falha de tentativas adequadas de dois esquemas antiepiléticos tolerados, escolhidos e

utilizados de forma pertinente (sejam monoterapias ou terapias combinadas) para obter uma libertação persistente das crises convulsivas".

ABORDAGEM CLÍNICA

Etiologias

É comum o início recente de crises convulsivas após os 60 anos. Estudos populacionais demonstraram que há mais casos novos de crises convulsivas de início recente depois dos 60 anos do que no primeiro ano de vida. Um estudo abrangente de crises convulsivas de início recente em veteranos de guerra americanos idosos revelou que as manifestações clínicas de crises convulsivas nesse grupo etário são diferentes das crises que ocorrem em pacientes mais jovens. A explicação dada para essa diferença está no fato de que as crises convulsivas em pacientes mais jovens frequentemente se iniciam em áreas "límbicas" (hipocampo, lobo temporal e lobos frontais). As crises convulsivas que se originam nessas áreas muitas vezes são associadas a auras olfativas e gustativas clássicas, com vários tipos de automatismos; em geral, essas crises evoluem para convulsões tônico-clônicas generalizadas. Por outro lado, as crises convulsivas no idoso começam com maior frequência em outras partes do córtex. Muitos pacientes idosos podem ter crises convulsivas que se apresentam como crises sensoriais ou motoras puras (crises convulsivas parciais simples do tipo somatomotora ou somatossensorial). A ocorrência do estado de confusão mental aguda não é uma apresentação incomum de crises convulsivas no idoso. Nesses casos, há comprometimento da função cognitiva (agitação e confusão mental), apenas com alterações mínimas ou nulas no nível de consciência. Como um EEG interictal pode não demonstrar quaisquer anormalidades epileptiformes, os registros do videoeletrencefalograma prolongado (48 a 72 horas) constituem a melhor ferramenta para se estabelecer o diagnóstico correto.

Além de não ser incomum, um resultado negativo na RM foi encontrado em cerca de 50% dos casos de crises convulsivas de início recente no estudo dos veteranos. A ausência de anormalidades demonstráveis na RM nesses casos sugere que, em muitos casos, a etiologia é tão discreta que fica abaixo da resolução dos protocolos-padrão desse exame. **A causa identificável mais comum de crises convulsivas de início recente nesse grupo etário consiste no distúrbio vascular cerebral, que responde por 30 a 40% de todos os casos.** Tumores, traumatismos craniencefálicos e doença de Alzheimer são outras causas importantes. Apesar disso, em cerca de 30% dos casos, não se consegue identificar qualquer etiologia específica (causa criptogênica[*] ou indeterminada) apesar de extensas investigações neurodiagnósticas.

Apresentação Clínica

A incidência de crise convulsiva nesse grupo etário é a mais alta de qualquer grupo e continua aumentando à medida que a expectativa de vida das pessoas aumenta. A etiologia das crises convulsivas é diferente para adultos, incluindo doença vascular

---

[*] N. de T. Diz-se de certas doenças, cuja origem não se pode identificar.

cerebral, demência, traumatismo craniencefálico fechado e encefalopatias metabólicas. O paciente idoso com epilepsia mais frequentemente se apresenta com crises convulsivas parciais complexas, que exibem uma taxa de recorrência mais alta do que na população mais jovem. Muitas vezes, não é uma tarefa fácil diagnosticar as crises convulsivas, pois elas se apresentam com sintomas atípicos, em particular sintomas pós-ictais prolongados, incluindo lapsos de memória, confusão mental, alteração do estado mental e falta de atenção.

Ocasionalmente, os episódios de epilepsia parcial complexa podem se tornar prolongados e, por fim, entrar em uma condição de estado epilético, uma complicação temida da epilepsia. A expressão "estado epilético não convulsivo" tem sido usada para incluir o estado epilético parcial complexo e o estado epilético de ausência – ambos se apresentando como um "estado crepuscular epilético" e estado epilético em pacientes comatosos. O diagnóstico pode ser um grande desafio, em particular no idoso, pois pode ser observada uma sobreposição de características clínicas e padrões eletrencefalográficos no estado epilético e em muitas condições encefalopáticas. Há indícios de que o tratamento rigoroso de pacientes idosos com estado epilético não convulsivo possa agravar o prognóstico.

Com frequência, as crises convulsivas parciais de início recente no idoso são erroneamente diagnosticadas como AITs. Do ponto de vista neurológico, é bom recordar que os AITs em geral se apresentam como uma perda de função temporária (fraqueza, paralisia, déficit de linguagem). Por outro lado, a perda de função pura é rara em casos de crises convulsivas. Outras condições que também devem ser consideradas nesse grupo etário incluem hipoglicemia, demência precoce, efeito de fármacos, consumo excessivo de bebidas alcoólicas e comprometimento respiratório.

Os elementos presentes na história que devem induzir ao diagnóstico de crises convulsivas parciais são os seguintes:

- Início súbito dos sintomas.
- Sintomas clínicos que tendem a ser semelhantes de episódio para episódio.
- Episódios que costumam durar de horas a 1 a 2 dias.
- Expectativa de resolução completa dos sintomas, sem quaisquer déficits residuais.

Em suma, sempre que um idoso se apresentar com episódios periódicos ou recorrentes de confusão mental transitória, a possibilidade de crises convulsivas precisa ser considerada até que se prove o contrário. É importante lembrar que, embora as crises convulsivas possam ser relativamente breves, a confusão mental pós-ictal pode persistir por horas ou até mesmo dias. Apesar de o diagnóstico nem sempre ser simples, claro e direto nesses casos, o ato de fazer o diagnóstico correto é muito recompensador, pois as crises convulsivas são uma condição passível de tratamento e responderão muito bem à maioria dos fármacos antiepiléticos.

Tratamento

Para determinar se as crises convulsivas devem ou não ser tratadas, os médicos consideram a relação risco-benefício, o que varia de acordo com a idade e o nível

de atividade do paciente. O fato de aguardar para ver se alguma outra crise convulsiva tônico-clônica generalizada ocorrerá é menos perigoso para uma pessoa que vive em um ambiente familiar protegido, por exemplo, do que para um vendedor que passa a maior parte do tempo dirigindo ou para um idoso frágil com ossos quebradiços. Por outro lado, os agentes antiepiléticos possuem efeitos colaterais que, embora sejam brandos de modo geral, podem, em alguns casos, incluir dano ao fígado e erupções cutâneas e distúrbios sanguíneos potencialmente fatais. Portanto, a decisão de tratar um paciente é altamente individualizada, na qual os riscos do tratamento são ponderados diante dos riscos das crises convulsivas. Também existem desafios terapêuticos atribuídos às alterações relacionadas com a idade na farmacocinética, incluindo variações nos processos de absorção, distribuição, metabolismo e excreção. Essas modificações precisam ser consideradas ao se selecionar a terapia antiepilética para que se evitem efeitos colaterais nocivos. Além disso, alguns dos fármacos antiepiléticos apresentam interações medicamentosas, um problema potencialmente exacerbado nessa população de pacientes em função do uso de remédios para condições comórbidas.

Para crises convulsivas tônico-clônicas generalizadas e crises convulsivas parciais, a fenitoína e a carbamazepina são os fármacos de escolha. Além de serem igualmente eficazes, seus perfis de efeitos colaterais são semelhantes. Outras opções terapêuticas incluem fenobarbital, valproato e primidona. Para crises convulsivas de ausência, a etossuximida e o ácido valproico são, de preferência, as primeiras escolhas. Já as crises convulsivas focais são mais bem tratadas com anticonvulsivantes, como fenitoína, carbamazepina, fenobarbital e ácido valproico. Fármacos mais recentes, como gabapentina, levetiracetam, lamotrigina e topiramato, também são úteis. Agentes farmacológicos como ácido valproico, carbamazepina e gabapentina são, sem exceção, associados a ganho de peso.

É preciso considerar que os pacientes idosos podem ser particularmente sensíveis aos efeitos colaterais da fenitoína sobre as funções cognitivas e motoras, bem como sobre a coordenação, ainda que os níveis séricos desse fármaco estejam dentro da faixa terapêutica. A gabapentina, a lamotrigina e a carbamazepina são iguais em termos de eficácia no controle de crises convulsivas de início parcial no idoso, embora os dois primeiros sejam mais bem tolerados.

CORRELAÇÃO DE CASOS CLÍNICOS

- Ver também Caso 24 (Síncope) e Caso 25 (Acidente Vascular Cerebral).

QUESTÕES DE COMPREENSÃO

26.1 Qual das afirmações a seguir é a mais correta em relação a crises convulsivas parciais complexas?
   A. Menos frequentes depois dos 65 anos.
   B. Quase sempre evoluem para episódios tônico-clônicos.

C. Associadas a AVC isquêmico na maioria dos casos.
D. Frequentemente detectadas por causa do automatismo ou do discurso (fala) incoerente durante os episódios.

26.2 Qual dos itens a seguir descreve o mecanismo de ação da fenitoína?
A. Bloqueia os canais de sódio sensíveis à voltagem.
B. Inibe a GABA-transaminase.
C. Liga-se à proteína SV2.
D. Atua como agonista do receptor gabaérgico A (GABA-A).
E. Aumenta a concentração sináptica do GABA.

26.3 Qual o mecanismo de ação da carbamazepina?
A. Bloqueia os canais de sódio sensíveis à voltagem.
B. Inibe a GABA-transaminase.
C. Liga-se à proteína SV2.
D. Atua como agonista do receptor gabaérgico A (GABA-A).
E. Aumenta a concentração sináptica do GABA.

26.4 Quanto ao mecanismo de ação do ácido valproico, qual o item que o descreve?
A. Bloqueia os canais de sódio sensíveis à voltagem.
B. Aumenta a GABA-transaminase.
C. Liga-se à proteína SV2.
D. Atua como agonista do receptor gabaérgico A (GABA-A).
E. Aumenta a concentração sináptica do GABA.

26.5 Qual dos tópicos a seguir retrata o mecanismo de ação da gabapentina?
A. Bloqueia os canais de sódio sensíveis à voltagem.
B. Inibe a GABA-transaminase.
C. Liga-se à proteína SV2.
D. Atua como agonista do receptor gabaérgico A (GABA-A).
E. Aumenta a concentração sináptica do GABA.

26.6 Qual dos mecanismos a seguir caracteriza a ação do levetiracetam?
A. Bloqueia os canais de sódio sensíveis à voltagem.
B. Inibe a GABA-transaminase.
C. Liga-se à proteína SV2.
D. Atua como agonista do receptor gabaérgico A (GABA-A).
E. Aumenta a concentração sináptica do GABA.

26.7 Quanto à lamotrigina, qual o mecanismo de ação descrito?
A. Bloqueia os canais de sódio sensíveis à voltagem.
B. Inibe a GABA-transaminase.
C. Liga-se à proteína SV2.
D. Atua como agonista do receptor gabaérgico A (GABA-A).
E. Aumenta a concentração sináptica do GABA.

RESPOSTAS

26.1 **D.** As crises convulsivas parciais complexas são mais frequentes depois dos 65 anos. Embora costumem ser associadas a automatismo ou discurso (fala) incoerente, elas raramente evoluem para crises convulsivas tônico-clônicas generalizadas. Além disso, tais crises parciais são principalmente idiopáticas.

26.2 **A.** A fenitoína bloqueia os canais de sódio sensíveis à voltagem.
26.3 **A.** A carbamazepina bloqueia os canais de sódio sensíveis à voltagem.
26.4 **E.** O ácido valproico aumenta a concentração sináptica do GABA.
26.5 **E.** A gabapentina aumenta a concentração sináptica do GABA.
26.6 **C.** O levetiracetam liga-se à proteína SV2.
26.7 **A.** A lamotrigina bloqueia os canais de sódio sensíveis à voltagem.

> **DICAS CLÍNICAS**
>
> ▶ Deve-se **notar** que a epilepsia de início tardio pode se manifestar sob a forma de sintomas mentais abruptos no idoso que se resolvem perfeitamente em algumas horas.
> ▶ Deve-se **ficar atento** para o ganho de peso com tratamentos à base de ácido valproico, carbamazepina ou gabapentina.
> ▶ Deve-se **considerar** o fato de que os pacientes idosos podem ser particularmente sensíveis aos efeitos colaterais de fármacos antiepiléticos sobre a função cognitiva e a coordenação.

REFERÊNCIAS

Ropper A, Samuels M. Epilepsy and other seizure disorders. Adams and Victor's *Principles of Neurology*. 9th ed. New York: McGraw-Hill Publishers, 2009.

Hauser WA, Annegers JF, Kurland LT. Incidence of epilepsy and unprovoked seizures in Rochester, Minnesota: 1935-1984. *Epilepsia*. 1993;34:453-468.

Kwan P, Arzimanoglou A, Berg AT, et al. Definition of drug resistant epilepsy: consensus proposal by the ad hoc Task Force of the ILAE Commission on Therapeutic Strategies. *Epilepsia*. Jun 2010;51(6): 1069-1077. DOI: 10.1111/j. 1528-1167.2009.02397.x. Epub 2009 Nov 3.

Rowan AJ, Ramsay RE, Collins JF, et al.; VA Cooperative Study 428 Group. New onset geriatric epilepsy: a randomized study of gabapentin, lamotrigine, and carbamazepine. *Neurology*. Jun 14, 2005;64(11): 1868-1873.

Schachter SC. *Epilepsy in Our Experience: Accounts of Health Care Professionals (Brainstorms)*. New York: Oxford University Press-USA; 2007.

CASO 27

Uma paciente de 73 anos apresenta-se ao Setor de Emergência com piora de cefaleia na última semana. Sua história médica pregressa é positiva para hipertensão e diabetes melito. A paciente se queixa de cefaleia iniciada há quatro semanas do lado direito da cabeça, descrevendo-a como uma dor contínua e persistente de gravidade moderada. A dor é não irradiante (i. e., não se propaga) e constante, mas apresenta remissões e recidivas, aumenta ao pentear o cabelo e melhora parcialmente com analgésicos. Ela não se lembra de ataques semelhantes de cefaleia. A pressão arterial e o diabetes melito dessa paciente estavam bem controlados com diurético tiazídico, lisinopril e insulina. Ela costuma ter um estilo de vida ativo, mas, nos últimos dois meses, tem se sentido fatigada com facilidade; além disso, ela notou uma febre diária de 38,6°C. A mulher foi até o Setor de Emergência há sete dias, mas seu hemograma completo estava normal, exceto por uma leve anemia normocítica. A punção lombar e a tomografia computadorizada (TC) do crânio estavam normais. Embora os analgésicos tenham sido úteis no início, a dor estava ficando cada vez pior. Ontem, ela teve dor e espasmo na mandíbula que começaram imediatamente depois da mastigação; esses sintomas foram graves o suficiente a ponto de impedir sua alimentação. A paciente descreveu um episódio de visão distorcida ou turva por alguns minutos há dois dias. Seus sinais vitais eram temperatura de 38,2°C, pressão arterial de 126/72 mmHg e frequência cardíaca de 78 batimentos por minuto (bpm). O exame físico estava normal, exceto pela presença de pulsos radiais irregulares e sensibilidade no couro cabeludo. Não havia sinais de irritação das meninges. Além disso, os exames de fundo de olho e neurológico apresentavam-se normais. O hemograma completo de acompanhamento revelou anemia normocítica. A velocidade de sedimentação eritrocitária era de 110 mm/hora (normal < 40), enquanto a proteína C-reativa era de 11 mg/dL (normal < 1).

▶ Qual é o diagnóstico mais provável?
▶ Qual é a próxima etapa para confirmar o diagnóstico?
▶ Qual é o próximo passo na terapia?

RESPOSTAS PARA O CASO 27
Arterite de células gigantes

Resumo: Uma mulher de 73 anos apresenta-se com cefaleia unilateral de início recente, febre de baixa intensidade, amaurose fugaz[*] e claudicação da mandíbula. O exame físico não exibe algo digno de nota, exceto uma sensibilidade no couro cabeludo. Embora não haja sinais de infecção, os reagentes de fase aguda estão extremamente elevados.

- **Diagnóstico mais provável:** Arterite de células gigantes.
- **Próxima etapa para confirmar o diagnóstico:** Biópsia da artéria temporal.
- **Próximo passo na terapia:** Instituição imediata de prednisona, 60 mg, por via oral, uma vez ao dia.

ANÁLISE

Objetivos

1. Ser capaz de identificar a arterite de células gigantes como uma causa grave de cefaleia em pacientes idosos.
2. Ter a capacidade de compreender os riscos potenciais associados a uma falha ou atraso no diagnóstico.
3. Conhecer a abordagem para o diagnóstico de casos com arterite de células gigantes.
4. Identificar os princípios terapêuticos de casos sob suspeita e com necessidade de terapia precoce.

Considerações

A cefaleia é uma queixa comum nos consultórios. Contudo, **uma cefaleia de início recente no idoso é um sinal de alerta**, embora as causas secundárias devam ser consideradas com cuidado. Tais causas incluem *doença intracraniana*, como infecção, hemorragia, tumores, trombose de seio venoso, cefaleia pós-traumática, vazamento do líquido cerebrospinal (LCS) ou hipertensão intracraniana; *doença extracraniana*, como sinusite, glaucoma ou dor referida nos dentes e nos ouvidos (odontalgia e otalgia); ou *doença sistêmica*, incluindo vasculite acelerada, em especial arterite de células gigantes, febre ou infecções sistêmicas, hipercapnia, doença da altitude, constipação, depressão, utilização abusiva de fármacos ou uso de nitratos. As cefaleias primárias são comuns em pacientes idosos, mas costumam ser crônicas e ter início na meia-idade. Outros sinais de alerta em relação às causas secundárias compreendem cefaleia de início recente em casos imunocomprometidos, início súbito de cefaleia grave, febre, alteração do estado mental, crises convulsivas de início recente, amaurose fugaz ou perda de visão, déficit neurológico, sinais de irritação das meninges e papiledema. Uma alteração na natureza da cefaleia crônica com aumento na gravidade também é um sinal de alerta.

---

[*]N. de T. A amaurose fugaz consiste na perda de visão por falta de fluxo sanguíneo na retina. Trata-se de uma cegueira transitória, parcial ou completa, que ocorre em um dos olhos por isquemia retiniana.

A arterite de células gigantes deve ser considerada no diagnóstico diferencial de cefaleia de início recente e pirexia de origem desconhecida em pacientes idosos. A apresentação clássica descrita anteriormente não é a manifestação mais comum; dessa forma, a obtenção de história detalhada e a realização de exame físico minucioso, bem como um baixo limiar para o diagnóstico, são essenciais para o diagnóstico precoce e a terapia imediata. O atraso no diagnóstico e na terapia é um fator de risco significativo para a perda de visão. Uma vez desenvolvida, a cegueira costuma ser permanente. Se não for tratada, é provável que o outro olho venha a ser acometido em até duas semanas. A claudicação da mandíbula tem o maior valor preditivo entre outros achados clínicos. Uma artéria temporal normal ao exame físico não descarta o diagnóstico, mas achados positivos apoiam a presença de arterite de células gigantes. O exame de fundo de olho pode ser normal inicialmente em casos com amaurose fugaz ou perda de visão; mais tarde, no entanto, ele revela isquemia do disco óptico. Regurgitação aórtica, claudicação do braço e pulsos radiais irregulares podem indicar envolvimento aórtico. O tratamento com prednisona deve ser iniciado imediatamente, e a biópsia da artéria temporal deve ser agendada o mais rápido possível para confirmar o diagnóstico.

ABORDAGEM À
Arterite de células gigantes

DEFINIÇÕES

CEFALEIAS CRÔNICAS: Consistem em ataques de cefaleia com mais de três meses de duração.
AMAUROSE FUGAZ: Perda da visão monocular indolor transitória.
ARTERITE DE CÉLULAS GIGANTES: Vasculite que afeta vasos de médio e grande calibre.

Etiologias

A arterite de células gigantes é verdadeiramente uma doença geriátrica, que acomete as populações com mais de 50 anos, com incidência de pico entre 70 e 80 anos. A incidência anual média em indivíduos com idade superior a 50 anos é de 6,9 a 32,8 para cada 100 mil pessoas.

Apresentação Clínica

Os pacientes mais idosos costumam se queixar de cefaleia, sensibilidade no couro cabeludo, claudicação da mandíbula e sintomas visuais. No entanto, a apresentação é bastante variável, e, por conta disso, os pacientes podem se apresentar com mal-estar, tosse seca e pirexia de origem desconhecida. A febre está presente em metade dos casos e, com frequência, é de baixa intensidade. De modo geral, o exame físico não revela algo digno de nota. A artéria temporal pode estar nodular, sensível ou sem pulso. O leucograma geralmente permanece normal, embora haja uma elevação significativa dos reagentes de fase aguda em 95% dos casos; além disso, a velocidade de sedimentação eritrocitária está, muitas vezes, acima de 100. A arterite de células gigantes também é comumente associada à anemia normocítica. Cerca de um terço dos casos está associado à polimialgia reumática com dor e rigidez matinal das articulações do ombro e do quadril e, com menos frequência, das articulações do punho e do joelho. Os pacientes frequentemente se queixam de dificuldade de pentear o cabelo ou levantar de uma cadeira. A polimialgia reumática pode se desenvolver sem arterite de células gigantes.

Complicações

A complicação grave mais comum de arterite de células gigantes é a perda de visão, causada pelo envolvimento da artéria ciliar posterior. A perda de visão ocorre em até 20% dos pacientes, pode ser o sintoma inicial da doença e costuma ser irreversível. O exame de fundo ocular talvez permaneça normal nas primeiras 24 horas. A amaurose fugaz é um sintoma de alerta que precede a perda visual. A arterite de células gigantes também pode envolver a aorta e/ou seus ramos principais, resultando em aneurisma aórtico. Alguns casos são associados com manifestações neurológicas, incluindo mononeuropatia e, ocasionalmente, acidente vascular cerebral (AVC). Os diagnósticos diferenciais incluem outras causas de vasculite, em particular arterite de Takayasu e angiite isolada do sistema nervoso central. As elevações notáveis dos reagentes de fase aguda podem se desenvolver em doenças reumáticas, processos malignos e infecções crônicas.

Investigações

A angiografia por ressonância magnética pode ser um exame não invasivo útil para avaliação do envolvimento de grandes vasos. A ultrassonografia com Doppler da artéria temporal pode revelar estenose ou halo hipoecoico em torno da artéria, conhecido como "sinal do halo". A artéria temporal representa a artéria mais acessível para biópsia, mas não é a única envolvida. A biópsia é o teste com padrão de excelência, devendo ser realizada em todos os casos sob suspeita. Como a sensibilidade é altamente variável (de 15 a 85%), o resultado negativo na biópsia deve ser repetido nos casos sob suspeita. Biópsias > 2 cm de segmentos bilaterais mais longos são as mais produtivas em casos com exame normal da artéria temporal. A biópsia revela infiltrado mononuclear na parede da artéria, com células gigantes multinucleadas. O diagnóstico e a terapia precoces são obrigatórios; dessa forma, para evitar a perda visual, o tratamento não deve ser adiado à espera dos resultados da biópsia.

Tratamento

A terapia com prednisona (60 mg/dia, por via oral) deve ser iniciada imediatamente. O ácido acetilsalicílico em baixas doses diminui a incidência de AVC isquêmico nesses casos. Pulsoterapia com esteroides em altas doses pode ser útil em casos com risco de perda visual total, parcial ou unilateral. É recomendável a manutenção da prednisona por quatro semanas antes de sua redução gradual e lenta. As manifestações clínicas do paciente e os reagentes de fase aguda são ferramentas proveitosas para o acompanhamento da terapia. Os pacientes com polimialgia reumática isolada são tratados com prednisona na dose de 10 a 20 mg/dia por via oral, e não há qualquer indicação de biópsia da artéria temporal nesses casos. Se os pacientes com arterite de células gigantes e polimialgia reumática não apresentarem uma melhora dentro de 72 horas, o diagnóstico deverá ser reavaliado. As exacerbações da doença são comuns com a diminuição gradativa da terapia.

> **CORRELAÇÃO DE CASOS CLÍNICOS**
>
> - Ver também Caso 25 (Acidente Vascular Cerebral) e Caso 26 (Crise Convulsiva Parcial Complexa).

QUESTÕES DE COMPREENSÃO DO TEXTO

Relacionar as etiologias de cefaleia no idoso, expostas a seguir (27.1 a 27.4), com a condição clínica (A até D).
27.1 Meningite
27.2 Cefaleia por uso abusivo de fármacos (cefaleia medicamentosa)
27.3 Hipertensão intracraniana
27.4 Cefaleia tensional
   A. Uma mulher de 68 anos apresenta-se com cefaleia crônica, que se manifesta como uma dor constante e difusa, de gravidade leve a moderada. A revisão de outros sistemas e o exame completo da paciente, incluindo o exame de fundo ocular, permanecem normais.
   B. Um homem de 80 anos apresenta-se com história de cefaleia de um mês de duração que está ficando cada vez pior. A cefaleia é grave, persistente, contínua e piora pela manhã, com turvamento da visão. O exame de fundo de olho revela embaçamento das margens do disco óptico.
   C. Um homem de 70 anos apresenta-se com cefaleia e febre de três dias de duração. A cefaleia é grave, difusa, irradiante (no caso, propaga-se para o pescoço) e aumenta com movimentos da cabeça, tosse ou espirro. Ao exame, o pescoço está dolorido, impossibilitando a flexão. A extensão do joelho com a articulação do quadril em flexão resulta em dor intensa.
   D. Uma mulher de 73 anos com história de cefaleia de tensão se apresenta no consultório com ataques diários de cefaleia. A dor é contínua, difusa e piora pela manhã. A revisão de outros sistemas e o exame da paciente não revelam algo digno de nota. Essa paciente tem tomado ibuprofeno e hidrocodona diariamente para aliviar suas cefaleias nos últimos quatro meses.

RESPOSTAS

27.1 **C.** A cefaleia aguda com febre e a irritação das meninges com sinal de Kernig positivo (rigidez da nuca) são sugestivas de meningite.

27.2 **D.** O uso diário de analgésicos por mais de 15 dias/mês durante mais de três meses pode resultar em cefaleia de rebote em mais de 15 dias/mês.
27.3 **B.** Um início recente de cefaleia com piora progressiva, associada a vômito e papiledema, é sugestivo de hipertensão intracraniana elevada.
27.4 **A.** Uma cefaleia crônica leve a moderada e difusa com ausência de sinais de alerta e sem alteração visual ou vômito é sugestiva de cefaleia de tensão.

> ### DICAS CLÍNICAS
>
> ▶ A arterite de células gigantes é um diagnóstico diferencial importante no idoso com cefaleia de início recente ou febre inexplicável.
> ▶ O diagnóstico e a terapia precoces necessitam de um alto grau de suspeita.
> ▶ A apresentação clínica inclui cefaleia, claudicação da mandíbula, sensibilidade do couro cabeludo e febre.
> ▶ A perda visual é a complicação grave mais comum.
> ▶ A biópsia da artéria temporal é altamente específica, embora não seja altamente sensível.
> ▶ O tratamento com esteroides sistêmicos deve ser iniciado na suspeita do diagnóstico.

REFERÊNCIAS

Gonzalez-Gay MA, Martinez-Dubois C, Agudo M, Pompei O, Blanco R, Llorca J. Giant cell arteritis: epidemiology, diagnosis, and management. *Curr Rheumatol Rep*. 2010;12:436-442.

Nordborg E, Nordborg C. Giant cell arteritis: strategies in diagnosis and treatment. *Curr Opin Rheumatol*. 2004;16:25-30.

Tanganelli P. Secondary headaches in the elderly. *Neurol Sci*. 2010;31:S73-S76.

Wang X, Hu ZP, Lu W, et al. Giant cell arteritis. *Rheumatol Int*. 2008;29:1-7.

CASO 28

Um pediatra aposentado, canhoto, de 81 anos, apresenta-se a uma clínica com tremor no braço esquerdo e dificuldade para caminhar há um ano. Ele nega cefaleia e quedas nos últimos meses. A esposa desse paciente relata que ele havia tido um tremor leve e persistente na mão direita há cerca de três anos. Ele buscou a orientação médica de um colega neurologista há seis meses, pois seu estilo de escrita havia mudado. O paciente, então, foi tratado durante um mês com ropinirol, um agonista dopaminérgico. Embora seu tremor tenha exibido uma pequena melhora, ele desenvolveu alucinações visuais e interrompeu o fármaco. As alucinações desapareceram, mas o tremor continuou. Sua esposa relata ainda que a marcha do marido tem se tornado mais arrastada (i. e., arrastando os pés) nos últimos três meses. Há duas semanas, ele caiu uma única vez na cozinha, mas conseguiu se levantar sozinho. Ele ainda é capaz de lidar com suas atividades diárias de forma independente e também toma anlodipino uma vez ao dia. O paciente parece confortável, orientado e fluente. Na Avaliação Cognitiva de Montreal, seu escore é de 28 (de 30), errando dois itens no teste de memória tardia. O exame da cabeça e do pescoço revela expressão facial congelada e diminuição na frequência do piscar de olhos. Por outro lado, seus nervos cranianos permanecem normais. O exame motor revela um tremor de baixa frequência (4 a 5 Hz) tipo *pill-rolling** ("tremor de rolar pílulas") em ambas as mãos quando elas estão em repouso em seu colo. Uma rigidez moderada em "roda dentada"** é detectada no punho e nas articulações do cotovelo de ambos os lados, bem como nas articulações do joelho em menor grau. Sua força motora não está diminuída. A sensibilidade em todas as modalidades permanece intacta. Os reflexos tendinosos profundos são simétricos, cerca de 1+ a 2+, mas nenhum sinal de

---

* N. de T. Tremor das mãos, que consiste em flexão e extensão dos dedos em conexão com adução e abdução do polegar – típico de doença de Parkinson.
** N. de T. Na rigidez em roda dentada, à medida que um músculo é estirado em torno de uma articulação, ocorre uma resistência rítmica, similar a uma catraca, que interrompe o movimento harmonioso habitual da articulação.

Babinski* é observado. O exame do cerebelo não revela qualquer dismetria. Tanto a amplitude como a velocidade do teste dos tapinhas de dedo** estão reduzidas com fadiga precoce. Ele tem uma marcha lenta e arrastada.

- ▶ Qual é o diagnóstico mais provável?
- ▶ Qual é a próxima etapa no diagnóstico?
- ▶ Qual é o próximo passo na terapia?

---

* N. de T. Sinal clínico neurológico de fácil constatação para detectar lesões especificamente na porção piramidal do sistema de controle motor. No caso clínico em questão, esse sinal era negativo. O sinal de Babinski foi descrito inicialmente pelo neurologista que lhe dá o nome como indicativo de lesão das fibras piramidais. Consiste na dorsiflexão do primeiro pododáctilo (pododáctilo é qualquer um dos dez dedos dos pés) quando a planta do pé é estimulada por um estilete de ponta romba, no sentido da borda lateral do pé em direção ao terceiro pododáctilo. A resposta normal seria a flexão plantar dos dedos do pé. A posição neutra dos dedos seria uma resposta sob suspeita.
** N. de T. Teste com os dedos, em que o paciente faz movimentos/tapas com o dedo indicador em uma rápida sucessão.

RESPOSTAS PARA O CASO 28
Doença de Parkinson

Resumo: Esse homem de 81 anos desenvolveu um tremor característico em repouso em ambos os membros superiores e outros sintomas parkinsonianos ao longo de três anos, incluindo expressão facial congelada, rigidez em roda dentada, bradicinesia e marcha arrastada. A função dos nervos cranianos e do cerebelo, bem como a sensibilidade, estavam intactas. Além disso, ele tem leves problemas de memória e sensibilidade ao tratamento com agonista dopaminérgico.

- **Diagnóstico mais provável:** Doença de Parkinson no idoso.
- **Próxima etapa no diagnóstico:** Solicitação de tomografia computadorizada (TC) do crânio, para descartar hematoma subdural em virtude da história de quedas do paciente.
- **Próximo passo na terapia:** Instituição de levodopa combinada com algum inibidor da dopa-descarboxilase, ao mesmo tempo em que se evitam os agonistas dopaminérgicos.

ANÁLISE

Objetivos

1. Conhecer a abordagem diagnóstica para os sintomas parkinsonianos na população idosa.
2. Compreender a avaliação das características não motoras da doença de Parkinson.
3. Familiarizar-se com as opções terapêuticas, a limitação das terapias e os efeitos colaterais comuns de tais tratamentos.

Considerações

O caso trata de um homem canhoto de 81 anos que desenvolveu sintomas parkinsonianos nos últimos três anos. Sua idade de início (provavelmente 78 anos) é maior do que a idade média de início da doença de Parkinson idiopática. Embora o início tenha sido insidioso, a evolução clínica foi progressiva. O tremor inicialmente era exibido na mão não dominante e depois passou para a mão dominante. Ele, então, exibiu disfunção da marcha, com uma história de quedas no ano passado. O passo mais importante é avaliar o comprometimento motor, bem como os sintomas não motores, nesse paciente mais idoso. Suas características de tremor (tremor em repouso) reveladas ao exame são típicas de doença de Parkinson. Em contraste, o tremor essencial costuma exibir uma frequência mais rápida, com amplitude variada. O exame mais aprofundado constatou hipomimia* nas expressões faciais, rigidez em roda dentada com acometimento dos membros e marcha arrastada com

---

* N. de T. Diminuição ou ausência da expressão por mímica, gestos.

postura inclinada. Considerando-se a evolução clínica, os achados desse paciente são compatíveis com o diagnóstico de doença de Parkinson. De acordo com o estadiamento clínico de doença de Parkinson feito por Hoehn e Yahr, esse paciente provavelmente está no estágio 2: sintomas bilaterais com marcha e postura afetadas. No entanto, a deficiência é leve. O paciente tem uma história de queda – havia caído duas semanas antes da consulta; entretanto, ele não se lembrou imediatamente do incidente. A realização de exame do estado mental revelou leve esquecimento. Nesse ponto especificamente, o clínico precisa considerar um possível hematoma subdural. Vale notar que o paciente era sensível a um agonista dopaminérgico, pois o tratamento resultou em alucinações visuais. Ao planejar as opções terapêuticas, o clínico deve levar esse fato em consideração. Para os pacientes idosos com doença de Parkinson, é recomendável a instituição de tratamento à base de levodopa combinada com algum inibidor da dopa-descarboxilase.

ABORDAGEM À
Doença de Parkinson

DEFINIÇÕES

PARKINSONISMO: Uma síndrome clínica caracterizada por lentidão nos movimentos (bradicinesia), rigidez em roda dentada, tremor em repouso e instabilidade da marcha.
DEMÊNCIA POR CORPÚSCULO DE LEWY: Transtorno neurodegenerativo associado ao achado patológico patognomônico de corpúsculos de Lewy.
TRANSTORNO DE COMPORTAMENTO DO SONO REM: Um transtorno do sono que ocorre durante o estágio de sono REM (de *rapid eye movement*, movimento rápido dos olhos [sono profundo]). As mudanças comportamentais consistem em agitação e violência durante o sono, resultando algumas vezes em lesão no parceiro que dorme na mesma cama.
DEMÊNCIA NA DOENÇA DE PARKINSON: Transtorno de demência associado à doença de Parkinson.

ABORDAGEM CLÍNICA

Etiologias

A causa real de grande parte dos casos de doença de Parkinson permanece desconhecida; por isso, esses casos são chamados de idiopáticos. Um pequeno número de casos dessa doença (cerca de 5 a 10%) é hereditário. Desde 1998, foram caracterizadas várias formas familiares de casos de doença de Parkinson. Alguns exemplos estão listados na Tabela 28.1.

O exame patológico macroscópico do cérebro acometido pela doença de Parkinson revela perda acentuada de neurônios pigmentados produtores de dopamina na região ventral do mesencéfalo (substância negra). Ao exame microscópico, os corpúsculos de Lewy podem ser encontrados dentro dos neurônios remanescentes da substância negra; esse é o achado patológico diagnóstico da doença de Parkinson idiopática.

Tabela 28.1 • TABELA SELECIONADA DE FORMAS FAMILIARES DE PARKINSONISMO

Lócus	Cromossomo	Gene	Proteína	Herança
PARK1	4q21-q23	SNCA	α-Sinucleína	Autossômica dominante
PARK2	6q25.2-q27	PRKN	Parkina	Autossômica recessiva
PARK5	4p14	UCH-L1	UCH-L1	Autossômica dominante
PARK6	1p35-p36	PINK1	PINK1	Autossômica recessiva
PARK8	12q12	LRRK2	Dardarina	Autossômica dominante

LRRK2, gene responsável pela codificação da proteína quinase 2 repetida rica em leucina; UCH-L1, ubiquitina carboxiterminal hidrolase L1.

Desde a descoberta da α-sinucleína, sabe-se atualmente que essa substância constitui o principal componente bioquímico dos corpúsculos de Lewy, não apenas no cérebro afetado pela doença de Parkinson idiopática, mas também no cérebro com doença de Parkinson de início recente, com mutação no gene *SNCA*.

Por décadas, a doença de Parkinson idiopática foi considerada como uma deficiência primária de dopamina em função da perda de neurônios produtores desse neurotransmissor na substância negra. Os corpúsculos de Lewy são encontrados principalmente dentro da substância negra, no meio intracelular nos neurônios produtores de dopamina sobreviventes ou no meio extracelular na parte compacta da substância negra. Com a descoberta da α-sinucleína, os neuropatologistas podem agora demonstrar a existência de corpúsculos de Lewy no tronco encefálico e no cérebro e explicar a evolução da doença de Parkinson idiopática pelos diferentes estágios de gravidade. No estágio 1, os corpúsculos de Lewy frequentemente são observados em vários núcleos da medula oblonga e no núcleo olfatório. No estágio 2, os corpúsculos de Lewy começam a surgir nos núcleos da ponte e da medula que contêm os neurônios produtores de serotonina e norepinefrina. No estágio 3, momento em que a maioria das doenças de Parkinson idiopáticas pode ser diagnosticada clinicamente, os neurônios produtores de dopamina estão morrendo e repletos de corpúsculos de Lewy no mesencéfalo. No estágio 4, os corpúsculos de Lewy espalham-se para o sistema colinérgico do prosencéfalo basal e o sistema límbico, afetando presumivelmente a função de memória. No estágio 5, os corpúsculos de Lewy corticais desenvolvem-se nos córtices de associação dos hemisférios cerebrais. Por fim, no estágio 6, os córtices sensório-motores primários apresentam a doença por corpúsculos de Lewy e perda neuronal. Diante dessa evidência, a doença de Parkinson idiopática é um transtorno degenerativo que afeta não só o mesencéfalo, mas também todo o tronco encefálico e ambos os hemisférios cerebrais.

No que diz respeito à fisiopatologia da doença de Parkinson idiopática, o modelo clássico que explica a disfunção motora com base no circuito dos gânglios da base continua sendo a lógica das estratégias terapêuticas. Na condição fisiológica, o núcleo neoestriado (núcleo caudado e putame) recebe impulso do córtex.

Subsequentemente, as informações para a função motora são processadas pelo globo pálido e, depois, chegam ao núcleo subtalâmico que se conecta à substância negra e ao núcleo motor talâmico (lateroventral), de modo que a função motora possa ser iniciada pelo córtex motor de uma forma bem programada. Na doença de Parkinson idiopática, uma falta de liberação da dopamina no núcleo neoestriado altera o equilíbrio das vias excitatórias e inibitórias. Como resultado, a hiperatividade do globo pálido e da substância negra, em conjunto com a inibição excessiva do tálamo e da via final do córtex motor, provoca parkinsonismo (bradicinesia, rigidez, tremor em repouso e instabilidade postural). Esforços têm sido feitos para suprir a dopamina no núcleo neoestriado ou reduzir a inibição do globo pálido, a fim de restaurar a sincronização da via motora dos gânglios basais.

Apresentação Clínica

A doença de Parkinson idiopática é diagnosticada com maior frequência nos homens do que nas mulheres. A taxa de incidência aumenta de maneira significativa após os 60 anos. Os pacientes diagnosticados com doença de Parkinson idiopática em uma idade abaixo de 50 anos são considerados como indivíduos acometidos pela doença de Parkinson de início precoce. Esses pacientes exibem evolução clínica mais longa e qualidade de vida mais baixa. Em contraste, aqueles que possuem idade superior a 70 anos e desenvolvem doença de Parkinson idiopática tendem a ser intolerantes aos tratamentos e frequentemente se apresentam com déficit cognitivo e comportamentos psicóticos.

As **principais características da doença de Parkinson idiopática são tremor em repouso, bradicinesia e rigidez com ou sem instabilidade postural**. Mais especificamente, os pacientes acometidos pela doença de Parkinson muitas vezes começam a apresentar esses sintomas em um membro específico, o que é descrito como *início assimétrico* de tremor, bradicinesia e rigidez. Quando tal disfunção motora se desenvolve na mão não dominante, os indivíduos frequentemente negligenciam os sintomas e adiam a procura por atendimento médico. Se o parkinsonismo começar nas pernas, os pacientes tendem a arrastar o pé acometido e cair com facilidade. Com frequência, o **tremor** observado especificamente nas mãos é o primeiro sintoma apresentado que leva ao diagnóstico de doença de Parkinson idiopática. No entanto, o tremor típico dessa doença deve ser cuidadosamente diferenciado de outros transtornos de tremor.

Tremor essencial, o transtorno de movimento mais comum, é um tremor de ação, ou seja, ocorre com as ações de segurar um copo ou uma colher. Os pacientes com esse transtorno costumam ter uma história familiar positiva e ficam completamente livres do tremor quando os membros e os músculos se encontram em repouso. A idade média de início é entre 35 e 45 anos. Quando tem início em uma idade superior a 65 anos, recebe o nome de tremor senil. O tremor essencial é um tremor de alta frequência, geralmente superior a 10 Hz. Em contrapartida, o tremor típico de doença de Parkinson idiopática só ocorre quando as mãos e outros membros estão em repouso, sendo conhecido como **tremor em repouso**. Peculiarmente, na mão acometida, o polegar e os outros dedos, em conjunto com o movimento rítmico do punho, apresentam movimentos do tipo *pill-rolling* (tremor de rolar pílulas). A frequência do tremor em repouso costuma ser registrada em 4 a 6 Hz. Ver a Tabela 28.2 para as diferenças entre o tremor essencial e o tremor parkinsoniano.

A **bradicinesia**[*], na verdade, é a característica mais debilitante da doença de Parkinson idiopática (conhecida como fase *off* ou período desligado). Se o paciente não consegue de modo algum iniciar o movimento específico, isso recebe o nome de acinesia. A bradicinesia descreve a dificuldade significativa de movimentar o corpo e os membros para realizar as atividades diárias, incluindo ações básicas, como iniciar uma caminhada, virar na cama e levantar de uma cadeira. A bradicinesia que afeta os músculos faciais provoca a ausência de expressão facial (faces mascaradas ou hipomimia). Se a voz e a articulação forem afetadas, os pacientes frequentemente exibirão hipofonia (voz suave) e disartria parkinsoniana. Quando presente na mão dominante, a bradicinesia costuma criar uma micrografia em virtude da diminuição na destreza e no controle dos movimentos finos da mão. Na doença de Parkinson idiopática, a **rigidez** geralmente acompanha a bradicinesia no membro acometido. A rigidez é uma anormalidade do tônus muscular e um sinal neurológico que pode ser detectado efetuando-se movimentos passivos nos membros e no pescoço. Como o tônus elevado persistentemente impede o movimento suave na extensão máxima da amplitude de movimento, como flexão e extensão do antebraço no punho ou no cotovelo, o examinador pode sentir interrupções regulares breves de resistência (correspondentes ao tremor subclínico). Essa é a razão pela qual esse fenômeno é chamado de rigidez em roda dentada.

É muito comum que a **rigidez em roda dentada** seja observada na doença de Parkinson idiopática, embora essa rigidez possa ser causada por outra fisiopato-

Tabela 28.2 • CARACTERÍSTICAS DOS TREMORES ESSENCIAL *VERSUS* PARKINSONIANO

Tremor essencial	Tremor Parkinsoniano
História familiar frequentemente positiva	História familiar raramente positiva
Simétrico: cabeça, queixo, voz, ambas as mãos	Assimétrico (p. ex., em uma das mãos é pior do que na outra)
Proeminente com ação e relacionado com a postura; desaparece em repouso	Proeminente em repouso; atenuado com ação; característica de tremor do tipo *pill-rolling* (tremor de rolar pílulas)
Relacionado com o consumo de bebidas alcoólicas	Não relacionado com o consumo de bebidas alcoólicas
Alta frequência (> 10 Hz)	Baixa frequência (4 a 6 Hz)
Os membros acometidos não revelam rigidez nem bradicinesia	Presença de rigidez em roda dentada e bradicinesia
Tratamento: primidona, propranolol	Tratamento: terapias dopaminérgicas (p. ex., levodopa)

---

[*] N. de T. Lentidão anormal dos movimentos.

logia subjacente na população idosa em particular. Com frequência, o transtorno da marcha na doença de Parkinson idiopática é observado como passos curtos e cambaleantes, conhecidos como marcha festinante. O paciente acometido pela doença de Parkinson em idade avançada pode desenvolver uma dificuldade grave em iniciar a marcha (hesitação de início) ao tentar virar ou mudar de direção; a isso se dá o nome de congelamento da marcha ou fenômeno de congelamento. O equilíbrio e a postura muitas vezes são prejudicados na doença de Parkinson idiopática. A postura inclinada caracteriza-se por flexão do pescoço, inclinação do tronco para frente e tendência a manter os braços flexionados enquanto caminha. Quando o paciente não consegue mais manter o equilíbrio do corpo e desenvolve uma tendência de cair para trás, isso é descrito como **instabilidade postural**. Em termos clínicos, o *sistema de estadiamento de Hoehn e Yahr* é utilizado simplesmente para registrar a gravidade e a evolução dos pacientes com doença de Parkinson (ver Tab. 28.3).

A partir dos achados patológicos do cérebro da doença de Parkinson idiopática, nota-se que o depósito de corpúsculo de Lewy e a perda neuronal ocorrem em muitas regiões cerebrais não relacionadas com a função motora. Nos últimos anos, foi registrada uma longa lista de características não motoras de doença de Parkinson idiopática, com base em estudos elaborados. Antes de tudo, os sintomas neuropsiquiátricos são mais comumente encontrados entre os pacientes idosos com doença de Parkinson (idade superior a 70 anos). Em mais da metade dos pacientes idosos com essa doença, podem ser detectados os sintomas de depressão, ansiedade e apatia. Alucinações visuais, em que se visualizam principalmente pessoas ou animais, podem afetar os pacientes idosos com doença de Parkinson, mesmo quando eles apresentam sintomas menos graves dessa doença e mínima incapacidade física (estágios II e III de Hoehn e Yahr). Os sintomas psicóticos frequentemente são deflagrados por uma variedade de tratamentos para doença de Parkinson e, muitas vezes, são dose-dependentes. Com base em estudos epidemiológicos, as alucinações visuais e outros sintomas psicóticos são fortemente preditivos da futura colocação do idoso em casa de repouso e de sua mortalidade.

O **déficit cognitivo** é muito comumente detectado nos pacientes idosos com doença de Parkinson. Um retardo na velocidade de processamento mental, co-

Tabela 28.3 • ESTADIAMENTO DA DOENÇA DE PARKINSON POR HOEHN E YAHR	
Estágio I	Apenas envolvimento unilateral, com comprometimento funcional mínimo ou nulo.
Estágio II	Envolvimento bilateral ou da linha média, sem comprometimento do equilíbrio.
Estágio III	Reflexos de endireitamento diminuídos, com instabilidade na marcha. Os pacientes apresentam certo comprometimento funcional, mas ainda conservam uma vida independente do ponto de vista físico.
Estágio IV	Função gravemente comprometida; o ato de ficar em pé e caminhar exige auxílio.
Estágio V	Paciente cadeirante ou acamado.

Dados de Hoehn MM, Yahr MD. Parkinsonism: onset, progression and mortality. *Neurology*. 1967;17: 427-442.

nhecido como bradifrenia, foi satisfatoriamente registrado na literatura científica. Pesquisas neuropsicológicas recentes apontam que a disfunção executiva e a capacidade visuoperceptual prejudicada são as características iniciais do transtorno cognitivo da doença de Parkinson. Quando esse déficit cognitivo evolui mais e diminui a capacidade cognitiva dos pacientes parkinsonianos em realizar suas atividades diárias, o diagnóstico é designado como demência na doença de Parkinson. Os pacientes com esse tipo de demência costumam exibir pelo menos um período de um ano de responsividade ao tratamento dos sintomas motores. Se os pacientes se apresentarem com início precoce de déficit cognitivo típico semelhante ao da doença de Parkinson, bem como alucinações visuais, e seus sintomas motores não responderem ou responderem mal aos tratamentos para essa doença, eles serão diagnosticados com demência por corpúsculos de Lewy. É comum que os pacientes idosos com demência na doença de Parkinson e aqueles com demência por corpúsculos de Lewy tenham outras condições comórbidas, como doença de Alzheimer e vasculopatia.

Os **transtornos de sono** na doença de Parkinson idiopática foram bem estudados na última década. De acordo com vários estudos, quase todos os pacientes parkinsonianos desenvolveram transtornos relacionados com o sono. A síndrome das pernas inquietas provoca o despertar frequente. Em geral, relatam-se sonolência diurna excessiva e consequente fadiga em virtude do distúrbio no ciclo de sono-vigília. O transtorno comportamental do sono REM é um transtorno idiopático do sono, com a ocorrência de mudanças drásticas no comportamento durante a fase REM do sono. Os pacientes com esse tipo de transtorno estão sob risco de desenvolver um quadro completo de doença de Parkinson idiopática no futuro próximo; além disso, esse transtorno comportamental do sono é encontrado em um terço dos pacientes parkinsonianos. Durante a fase REM do sono, esses pacientes dramatizam seus sonhos, com vocalizações, chutes/pontapés ou golpes/pancadas em seus parceiros e até quedas da cama. A disfunção do sistema autônomo é prevalente na doença de Parkinson idiopática, em particular no estágio avançado. Muitas vezes, os pacientes sofrem distúrbio vesical (urgência e frequência miccionais, além de noctúria), constipação, tontura ortostática (i. e., tontura ao se levantar) e disfunção sexual. O envolvimento do sistema olfatório foi demonstrado nos estágios patológicos precoces da doença de Parkinson idiopática. Com testes sensíveis, mais de 90% dos pacientes parkinsonianos acabam sendo diagnosticados com disfunção olfatória significativa. Muitos pacientes com doença de Parkinson enfrentam uma variedade de sintomas sensoriais durante toda a evolução da doença. Entre eles, a dor costuma estar associada à sensação dolorosa difusa da distonia de fase *off* ou cãibras musculares focais. A parestesia nas pernas frequentemente contribui para a síndrome das pernas inquietas.

Tratamento

Nas últimas quatro décadas, os principais tratamentos dopaminérgicos incluem a levodopa, os inibidores da monoaminoxidase B (MAO-B) e os agonistas dos receptores dopaminérgicos. Esses fármacos melhoram, sobretudo, a disfunção motora da doença de Parkinson idiopática, particularmente os sintomas de tremor, bradicinesia e rigidez (ver Fig. 28.1).

Formulações de Levodopa. A **levodopa** foi o primeiro fármaco eficaz e continua sendo a terapia padrão-ouro para doença de Parkinson idiopática. Como apenas cerca de 1% da levodopa administrada por via oral pode ser absorvido pela corrente sanguínea através do intestino, adiciona-se algum inibidor da dopa-descarboxilase (carbidopa) à preparação de levodopa, para reduzir o metabolismo periférico da levodopa e aumentar a absorção desse fármaco para 10%. Doses mais altas da carbidopa podem diminuir os efeitos colaterais gastrintestinais da levodopa, pois uma menor quantidade deste último agente ficará retida no intestino. A formulação a seguir de carbidopa/levodopa é a dosagem mais comumente utilizada: 25 mg de carbidopa/100 mg de levodopa. A dose terapêutica inicial deve ser meio ou 1 comprimido do nome comercial mencionado, pelo menos três vezes ao dia. Os efeitos colaterais mais comuns são náuseas, vômitos, tonturas e hipotensão ortostática. Em geral, os pacientes com doença de Parkinson típica apresentam uma melhora acentuada dos movimentos (fase *on* [ligada]) dentro de 3 a 6 meses. Contudo, a eficácia da levodopa começa a declinar dentro de cinco anos do início da terapia. **Mais de dois terços dos pacientes parkinsonianos acabam desenvolvendo complicações motoras (discinesias)** associadas ao tratamento com a levodopa. As **discinesias** são os movimentos rítmicos involuntários (movimentos coreiformes e distônicos, envolvendo os membros, a cabeça e o tronco) comumente vinculados ao tratamento prolongado com a levodopa. Elas podem ocorrer durante o nível plasmático de pico da levodopa (discinesia de pico de dose) ou acontecer durante a oscilação da concentração desse fármaco (discinesia bifásica). As preparações de liberação controlada de carbidopa/levodopa (25/100 mg; 50/200 mg) podem ser utilizadas para

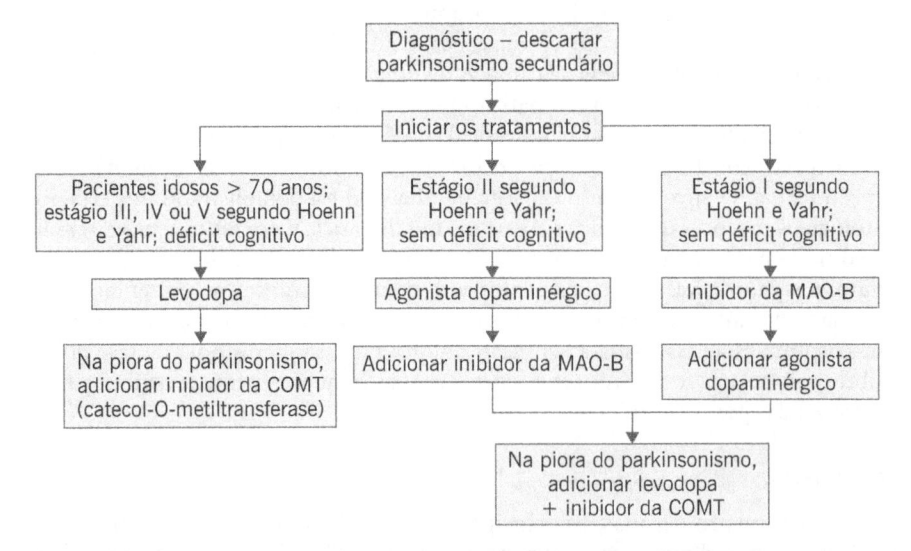

Figura 28.1 Exemplo de algoritmo terapêutico para doença de Parkinson.

produzir concentrações plasmáticas relativamente estáveis de levodopa, de modo a reduzir as discinesias.

Agonistas Dopaminérgicos

Os agonistas dopaminérgicos podem ser classificados em dois grupos: ergotamínicos e não ergotamínicos. Os ergotamínicos são a bromocriptina, a cabergolina e a pergolida. Anos atrás, relatos revelaram que o uso de agonistas ergotamínicos a longo prazo estava ligado à fibrose valvular cardíaca e à insuficiência cardíaca secundária. Por essa razão, esses agonistas não são mais utilizados para os pacientes com doença de Parkinson. Já os não ergotamínicos, como o **pramipexol** e o **ropinirol**, são os fármacos preferidos para a monoterapia em casos de doença de Parkinson idiopática. Vários estudos de grande escala demonstraram que tanto o pramipexol como o ropinirol são eficazes no controle da disfunção motora típica dessa doença como monoterapia. Em comparação à monoterapia com a levodopa, esses dois agonistas dopaminérgicos não só proporcionam a mesma eficácia, mas também retardam o início da discinesia. Para qualquer um desses agonistas dopaminérgicos, é recomendável iniciar com uma dose mais baixa, titulando para doses diárias mais altas (três vezes ao dia para o pramipexol e o ropinirol; uma vez ao dia para as apresentações de liberação estendida). A maioria dos pacientes com doença de Parkinson típica apresenta uma melhora significativa na função motora dentro de três meses do início do tratamento com algum agonista dopaminérgico. O uso combinado tanto do pramipexol como do ropinirol não é recomendado. Os efeitos colaterais comuns desses dois agonistas são náuseas, hipotensão ortostática, sonolência diurna, ataques de sono e sintomas psicóticos. Nos últimos anos, os dados clínicos sugerem que a terapia com agonista dopaminérgico frequentemente é associada a transtorno de controle de impulso (como vício patológico por jogo, hipersexualidade, compras compulsivas e compulsão alimentar). Os pacientes mais idosos com doença de Parkinson (geralmente acima de 70 a 75 anos) são propensos ao desenvolvimento de comportamentos psicóticos (alucinações visuais e delírios) quando submetidos à terapia com agonista dopaminérgico.

Inibidores da Monoaminoxidase B

Dois fármacos, a **selegilina** e a **rasagilina**, foram aprovadas pelo Food and Drug Administration (FDA) para o tratamento da doença de Parkinson. A selegilina é um fármaco mais antigo e tem sido usada por mais de duas décadas. Inicialmente, acreditava-se que ela possuísse propriedades neuroprotetoras na doença de Parkinson idiopática. Contudo, estudos de acompanhamento demonstraram, na verdade, que a selegilina exibe um modesto efeito terapêutico sintomático. A rasagilina é o inibidor da MAO-B mais recente e mais potente. Nos ensaios clínicos, foi demonstrado que a rasagilina como monoterapia seja eficaz na doença de Parkinson precoce com leve disfunção motora. A eficácia da rasagilina é comparável à da selegilina. Apesar disso, em comparação aos tratamentos com agonista dopaminérgico, a rasagilina revela menos eficácia terapêutica para os sintomas motores da doença de

Parkinson. A selegilina ou a rasagilina pode ser utilizada como terapia adjuvante, em conjunto com as formulações de levodopa e/ou com os agonistas da dopamina. Os efeitos colaterais mais comuns dos inibidores da MAO-B são náuseas, insônia, tontura e confusão mental. Os antidepressivos tricíclicos e os inibidores seletivos de recaptação da serotonina não devem ser usados em combinação com os inibidores da MAO-B. Caso contrário, a síndrome serotonérgica, um efeito adverso raro, porém bem documentado, pode ser deflagrada, resultando em sérias consequências.

Outros Tratamentos Complementares

1. Inibidores da catecol-O-metiltransferase (COMT): A tolcapona não está mais disponível. A **entacapona** (comprimidos de 200 mg) é capaz de interromper a degradação da levodopa pela inibição da enzima COMT. A adição da entacapona 200 mg a cada dose de preparação da levodopa pode aumentar a fase *on* ("ligada") por cerca de 1 hora. Por essa razão, o tratamento com inibidor da COMT é mais eficiente para aliviar a disfunção motora da fase *off* ("desligada") e prolongar a eficácia do tratamento com a levodopa. Uma combinação recém-formulada de carbidopa/levodopa/entacapona foi fabricada e catalogada com base na dose da levodopa, sendo fixada uma relação de dose de 1:4 para a combinação de carbidopa/levodopa, para que os pacientes com doença de Parkinson não precisem tomar muitos comprimidos.
2. Amantadina: O mecanismo de ação real da **amantadina** ainda é desconhecido. A princípio, ela foi descoberta como um agente antiviral. Mais tarde, foi descoberto que ela é eficaz no alívio das discinesias induzidas pelo tratamento prolongado com a levodopa. Prescrita geralmente em um esquema de duas vezes ao dia, a amantadina sempre é usada como terapia adjuvante. Pesquisas recentes sugeriram que a ação farmacológica da amantadina seja semelhante à de um antagonista fraco do glutamato. Os efeitos colaterais da amantadina são cefaleias, náuseas, alterações cutâneas e, raramente, distúrbios visuais.
3. Anticolinérgicos: Décadas antes de a levodopa ser descoberta nos anos de 1960, os anticolinérgicos eram o único tratamento para tremor e distonia na doença de Parkinson idiopática. A **benzatropina**, o **biperideno** e o **triexifenidil** são os anticolinérgicos que frequentemente provocam déficits cognitivos e comportamentos psicóticos em pacientes parkinsonianos mais idosos.

Sintomas Não Motores da Doença de Parkinson Idiopática

Em relação aos sintomas não motores da doença de Parkinson idiopática, existem basicamente tratamentos sintomáticos. Para os pacientes parkinsonianos mais idosos que desenvolvem sintomas neuropsiquiátricos, a etapa mais importante é interromper a amantadina e os tratamentos anticolinérgicos. Se os comportamentos psicóticos persistirem, o próximo passo é eliminar os agonistas da dopamina e os inibidores da MAO-B e, com prudência, reduzir a levodopa. Além disso, exames de rotina para avaliar condições clínicas comórbidas, como infecção do trato urinário, devem ser realizados com o objetivo de descartar as causas de confusão mental crônica, passíveis de tratamento. A TC do crânio é útil para investigar a presença de hematoma subdural e de outras lesões cerebrais traumáticas, já que os pacientes mais idosos com doença de Parkinson estão sob maior risco de quedas.

Quando os pacientes parkinsonianos mais idosos continuam tendo alucinações visuais e delírios apesar da redução dos tratamentos dopaminérgicos, a maioria dos especialistas em transtornos de movimento opta por iniciar o tratamento antipsicótico. A clozapina, instituída em doses baixas (12,5 mg à noite), é um tratamento bem estabelecido para a doença de Parkinson com psicose, com base nos resultados de ensaio clínico. Contudo, sabe-se que um risco de agranulocitose é associado ao tratamento com a clozapina; nesse caso, a coleta de hemogramas mensais torna-se obrigatória. A quetiapina constitui um fármaco alternativo para os pacientes parkinsonianos com psicose. Ela pode ser utilizada inicialmente no final da tarde ou à noite em doses baixas, variando entre 12,5 e 50 mg. Ao contrário da clozapina, a quetiapina não tem o risco de agranulocitose, não havendo a necessidade de coletas frequentes de sangue.

Muitos pacientes mais idosos com doença de Parkinson idiopática já apresentam um leve déficit cognitivo quando são diagnosticados com base em apresentações motoras típicas. A Avaliação Cognitiva de Montreal é usada para registrar as alterações na função cognitiva de pacientes parkinsonianos. Como o processo patológico da doença de Parkinson idiopática acaba afetando as estruturas corticais e subcorticais, os pacientes acometidos por essa doença desenvolverão demência. Atualmente, com base nas evidências de depleção dos neurônios colinérgicos do prosencéfalo basal em cérebros afetados por doença de Parkinson avançada, os pesquisadores descobriram que a rivastigmina, um inibidor da colinesterase, proporciona um tratamento sintomático modesto para os pacientes parkinsonianos com demência. A terapia com a rivastigmina sob a forma de adesivo (baixas doses de 4,6 mg/adesivo de 24 h; altas doses de 9,5 mg/adesivo de 24 h) é particularmente atrativa para aqueles pacientes com dificuldades de deglutição.

Os transtornos do sono comumente são constatados nos pacientes mais idosos com doença de Parkinson idiopática. É recomendável evitar o uso de benzodiazepínicos e hipnóticos. Várias estratégias podem ser adotadas para melhorar a qualidade do sono do paciente, incluindo a manutenção de bons hábitos de sono e o tratamento dos sintomas de desconforto motor e dor durante a noite. Em pacientes parkinsonianos mais idosos, também é comum a ocorrência de constipação, disfunção vesical e hipotensão ortostática. O encaminhamento a especialistas (urologista, gastrenterologista e cardiologista) pode ser muito útil para encontrar as melhores soluções.

Tratamento Cirúrgico – Estimulação Cerebral Profunda

Apesar da possibilidade de melhora na disfunção motora pelos fármacos dopaminérgicos, as flutuações motoras e as discinesias induzidas por vários fármacos continuam sendo fatores debilitantes para os pacientes com doença de Parkinson avançada. Pesquisas sobre a fisiopatologia do circuito dos gânglios basais têm fornecido uma base lógica mais clara por trás da intervenção cirúrgica nos últimos anos. A estimulação cerebral profunda é o procedimento cirúrgico indicado para as discinesias induzidas por fármacos ou os tremores intratáveis graves em pacientes com doença de Parkinson avançada. Foram, então, desenvolvidas duas abordagens. Uma delas é conhecida como *estimulação palidal*, cujo alvo é o globo pálido interno; a outra recebe o nome de *estimulação subtalâmica*, cujo alvo é o núcleo subtalâmico. De acordo com os estudos recém-publicados, as estimulações subtalâmica e palidal não diferem em termos de melhora na função motora dos pacientes com doença de Parkinson avançada. Os especialistas em transtorno de movimento devem tomar a decisão por qualquer uma dessas abordagens. Vale ressaltar que alterações como instabilidade postural, hipofonia, micrografia, disfunção autonômica e déficit cognitivo não respondem a tais intervenções cirúrgicas.

> **CORRELAÇÃO DE CASOS CLÍNICOS**
> - Ver também Caso 25 (Acidente Vascular Cerebral), Caso 26 (Crise Convulsiva Parcial Complexa), Caso 30 (Déficit Cognitivo) e Caso 31 (Depressão).

QUESTÕES DE COMPREENSÃO

28.1 Um homem branco destro de 72 anos deu entrada em um hospital após ter sofrido uma queda. Sua última queda resultou em fratura do quadril direito. Depois de ser submetido a tratamento cirúrgico, ele desenvolveu *delirium* com alucinações visuais por três dias. Pela história, o paciente havia tido um tremor na mão direita há cerca de dois anos. Recentemente, ele não conseguia mais escrever nem abotoar sua camisa como fazia antes. Sua esposa observou que a marcha do marido estava cambaleante e que ele se movimentava mais lentamente nos últimos meses. O exame desse homem revelou hipofonia, rigidez em roda dentada e bradicinesia de todos os membros. A história médica pregressa inclui um pequeno acidente vascular cerebral afetando os membros esquerdos, hipertensão leve e hiperlipidemia. Qual é a informação incorreta sobre esse caso?
A. O diagnóstico dele provavelmente é um tremor essencial.
B. Esse paciente pode se beneficiar dos tratamentos dopaminérgicos.
C. Ele tem doença de Parkinson em estágio III, segundo o estadiamento de Hoehn e Yahr.
D. Esse homem está sob risco mais alto de desenvolver sintomas psicóticos induzidos pela dopamina.
E. Doença de Parkinson idiopática é o provável diagnóstico.

28.2 Uma mulher canhota de 81 anos foi examinada por seu clínico geral em virtude de quedas frequentes. Foi constatado que ela tinha um tremor em repouso do tipo *pill-rolling* (tremor de rolar pílulas) e rigidez em roda dentada em ambas as

mãos. Além disso, ela tinha marcha arrastada e bradicinesia, envolvendo todos os membros. Ao exame do estado mental, havia indícios de um leve déficit cognitivo. A paciente foi tratada com um inibidor seletivo de recaptação da serotonina (citalopram) para depressão nos últimos três anos. Qual dos itens a seguir é a afirmação mais correta a respeito das recomendações terapêuticas?
A. Um inibidor da MAO-B em uma dose diária (i. e., uma vez ao dia) é o melhor tratamento para ela.
B. Inicialmente, um agonista dopaminérgico é a melhor abordagem.
C. Uma combinação de agonista da dopamina e inibidor da MAO-B recente é mais benéfica para essa paciente.
D. É necessária a realização de cirurgia (estimulação cerebral profunda), pois ela provavelmente tem instabilidade postural indutora das quedas frequentes.
E. A melhor opção terapêutica para essa paciente é utilizar a combinação de carbidopa/levodopa com um plano de titulação gradativa (lenta).

28.3 Uma mulher de 72 anos é diagnosticada com doença de Parkinson idiopática. Também foram observados sintomas não motores. Qual dos sintomas a seguir pode ser tratado com base em evidência clínica e aprovação do FDA?
A. Hipofonia e micrografia
B. Síndrome de demência na doença de Parkinson idiopática
C. Disfunção vesical – urgência miccional e noctúria
D. Disfunção autonômica – constipação e hipotensão ortostática
E. Transtorno comportamental do sono REM

RESPOSTAS

28.1 **A.** Esse paciente exibia a apresentação típica de doença de Parkinson idiopática, pois o tremor é proeminente em repouso e associado à rigidez em roda dentada e à bradicinesia. O tremor essencial não é o diagnóstico apropriado.

28.2 **E.** Essa paciente tem doença de Parkinson em estágio III, segundo o estadiamento de Hoehn e Yahr, de acordo com sua apresentação clínica. Além disso, ela estava sob tratamento com inibidor seletivo de recaptação da serotonina por anos e já demonstrava déficit cognitivo. O tratamento com algum agonista da dopamina ou algum inibidor da MAO-B não seria recomendado por causa do risco mais alto de desenvolver interação medicamentosa grave (síndrome serotonérgica) e sintomas psicóticos. A terapia com preparação de levodopa é altamente recomendada para os pacientes parkinsonianos mais idosos.

28.3 **B.** A rivastigmina, um inibidor da colinesterase, é aprovada pelo FDA, sendo indicada para doença de Parkinson com demência. Esse tratamento é apoiado por um ensaio randomizado duplo-cego e pelo achado patológico de grave depleção dos neurônios colinérgicos do prosencéfalo basal em cérebros acometidos pela doença de Parkinson.

DICAS CLÍNICAS

▶ As principais características de doença de Parkinson idiopática são tremor em repouso, rigidez em roda dentada, bradicinesia (acinesia) e instabilidade postural.
▶ O tremor essencial é o transtorno de movimento mais comum e, muitas vezes, pode ser confundido com doença de Parkinson. Ele é um tremor de alta frequência que provavelmente afeta os membros superiores bilaterais e o queixo. O tratamento dopaminérgico não é eficaz para o tremor essencial.
▶ A principal modalidade terapêutica para a doença de Parkinson idiopática consiste nos tratamentos de reforço ou reposição da dopamina. Os agonistas dopaminérgicos ou as combinações de levodopa/carbidopa podem ser utilizados como terapia de primeira linha para melhora dos sintomas.
▶ Os pacientes idosos com doença de Parkinson idiopática (idade superior a 70 anos) frequentemente desenvolvem efeitos colaterais neuropsiquiátricos dos agonistas dopaminérgicos. A combinação de levodopa/carbidopa constitui a melhor opção terapêutica para esse grupo etário.
▶ A estimulação cerebral profunda fica indicada para os pacientes com doença de Parkinson avançada que se apresentam com discinesia intratável. O núcleo subtalâmico e o globo pálido (parte interna) são os alvos selecionados na cirurgia de estimulação cerebral profunda em pacientes com a doença avançada.

REFERÊNCIAS

DeLong M, Luncos JL. Parkinson's disease and other extrapyramidal movement disorders. In: Hauser SL, et al. *Harrison's Neurology in Clinical Medicine*. 2nd ed. New York, NY: McGraw Hill; 2010. 320-336.

Follett KA, Weaver FM, Stern M, et al. Pallidal versus subthalamic deep-brain stimulation for Parkinson's disease. *N Engl J Med*. 2010;362:2077-2091.

Schapira AHV. Treatment options in the modern management of Parkinson disease. *Arch Neurol*. 2007;64:1083-1088.

CASO 29

Um juiz de 75 anos vai até uma clínica para uma consulta de acompanhamento de rotina. Ele está em bom estado de saúde, toma hidroclorotiazida para hipertensão e sofre de constipação controlada com dieta. É fisicamente ativo e segue uma dieta meticulosa à base de fibras para manter o funcionamento do intestino. Sua última colonoscopia de rotina estava normal há três meses. O paciente também foi submetido a um teste ergométrico, com resultados completamente normais há seis meses; todos os exames de sangue, incluindo a mensuração do antígeno prostático específico, estavam dentro dos limites de normalidade. O colesterol total está em 130 mg/dL. Durante essa consulta, ele é acompanhado por sua mulher, que também é paciente do médico que o atende; ela discretamente chama o médico e, em particular, lhe conta que acha que seu marido está "deprimido ou talvez tenha Alzheimer". Ela diz que ele está se isolando cada vez mais, principalmente em ambientes com grupos de pessoas. Ao exame, pode-se constatar um senhor idoso, fisicamente em boa forma e afebril, com os seguintes sinais vitais: pulso de 68 batimentos por minuto (bpm), pressão arterial de 128/72 mmHg e frequência respiratória de 14 movimentos respiratórios/min. Observam-se apenas achados de cerume auricular bilateral não oclusivo e sopro cardíaco sistólico precoce bem suave de grau inferior a I/VI. Contudo, em um momento no exame, quando o médico respeitosamente pede para ele "se levantar", o paciente olha com um ar de zombaria e diz: "Deitar?". O médico, então, decide prosseguir o exame formal do estado mental, em virtude das preocupações da esposa. Curiosamente, o médico observa que todas as respostas visuais e espaciais desse paciente (como desenhar um pentágono, um cubo ou um relógio) são feitas com bastante habilidade. No entanto, as respostas verbais são erráticas e irregulares; por exemplo, quando pediu para que ele desenhasse um avião, ele respondeu de forma irritada e impaciente: "Desenhar um leitão!". Esse homem aparentemente comete erros parafásicos; por exemplo, o médico pede para ele repetir as palavras: "suar, trafegar, surtir" e ele responde "soar, traficar, sortir". Ele não parece deprimido e, por fim, interrompe o teste e diz: "Oh, doutor, pra que tudo isso?"

▶ Qual é o diagnóstico mais provável?
▶ Qual é a próxima etapa no diagnóstico?
▶ Qual é a terapia eficaz mais provável para a condição desse paciente?

RESPOSTAS PARA O CASO 29
Déficit sensorial/presbiacusia

Resumo: Um homem de 75 anos é acompanhado até uma clínica por sua esposa, que está preocupada com o fato de que seu marido possa estar sofrendo de depressão ou perda de memória. O paciente está cada vez mais afastado de ambientes sociais. Além disso, o exame físico revela a presença de cerume auricular bilateral não oclusivo, mas sem outros achados significativos. Ao exame do estado mental, o paciente exibe um alto nível de desempenho visual e espacial. Entretanto, ele mostra dificuldade de compreender as instruções e aparentemente comete erros parafásicos ao repetir palavras mediante solicitação.

- **Diagnóstico mais provável:** Déficit sensorial atribuído à presbiacusia (perda auditiva relacionada com a idade).
- **Próxima etapa no diagnóstico:** Encaminhamento para um otorrinolaringologista para exames mais detalhados.
- **Terapia mais provável:** Tratamento do déficit auditivo com dispositivos auxiliares (p. ex., aparelhos auditivos) e abordagem de quaisquer interações medicamentosas potenciais envolvidas com a perda da audição.

ANÁLISE
Objetivos

1. Compreender a relação entre uma diminuição na sensibilidade auditiva e seus efeitos sobre o estado psicossocial do paciente.
2. Entender os métodos utilizados no diagnóstico e no tratamento de vários distúrbios auditivos.
3. Conhecer a evolução da presbiacusia na população em processo de envelhecimento.

Considerações

O caso trata de um paciente idoso que se apresenta com perda auditiva relacionada com a idade. Os dados estatísticos sobre perda auditiva publicados pelo National Institute on Deafness and Other Communication Disorders (NIDCD, Instituto Nacional de Surdez e outros Distúrbios de Comunicação, dos Estados Unidos) indicam que cerca de 17% dos adultos nos Estados Unidos têm alguma perda auditiva. A prevalência de perda auditiva também aumenta com a idade. Conforme relacionado com o presente caso, cerca de dois terços dos adultos com 70 anos ou mais sofrem de perda auditiva nos Estados Unidos. Considerando-se a prevalência significativa de déficit sensorial no paciente idoso, é importante que o médico responsável pelo tratamento tenha consciência das condições relacionadas com degradação sensorial, capazes de reduzir drasticamente a qualidade de vida de um indivíduo. As causas comuns de perda auditiva são o processo natural de envelhecimento, a exposição excessiva a ruídos, o uso de fármacos ototóxicos (ou seja, indutores de distúrbios no sistema auditivo) e as lesões na cabeça. Como uma das condições crônicas mais comuns que afetam os adultos de idade mais avançada, a perda auditiva continua não identificada e subtratada. Com frequência, ela é notada pelo companheiro ou por alguém próximo ao paciente, afetando diretamente essa relação, conforme demonstrado por esse caso. O paciente também apresentava um isolamento de atividades sociais e tinha dificuldade de responder corretamente a perguntas – sintomas comuns de alguém com perda auditiva. A identificação de uma perda auditiva é realizada com o uso de um audiômetro clínico ou audiômetro de rastreamento. Um profissional da área de saúde (i. e., médico ou enfermeiro) pode avaliar a audição de um paciente utilizando um instrumento de rastreamento durante a consulta ou no quarto do paciente. Tal instrumento de rastreamento apresenta tons em diferentes frequências (p. ex., 500 Hz, 1 kHz, 2 kHz, 4 kHz[*]) e diferentes intensidades (p. ex., 20 dB HL, 25 dB HL e 40 dB HL[**]). A sensibilidade auditiva normal para um adulto é de 25 dB HL ou mais.

ABORDAGEM À Presbiacusia

DEFINIÇÕES

PERDA AUDITIVA CONDUTIVA: Perda de audição em que a orelha interna e o nervo auditivo (VIII par de nervos cranianos) costumam permanecer normais, embora existam problemas específicos nas orelhas média ou externa, que impedem a entrada do som na orelha interna de uma forma normal.
PRESBIACUSIA: Declínio gradativo da sensibilidade auditiva de uma pessoa, inerente ao avanço da idade.
PERDA AUDITIVA NEUROSSENSORIAL: Uma forma de perda auditiva em que o som é conduzido normalmente através das orelhas externa e média, mas um defeito na orelha interna ou no nervo auditivo (VIII par de nervos cranianos) resulta em perda de audição.

ABORDAGEM CLÍNICA

Etiologias

A presbiacusia é um tipo de perda auditiva, geralmente de natureza progressiva, simétrica e neurossensorial. **Existem quatro tipos de presbiacusia: (1) sensorial, (2) neural, (3) metabólica e (4) mecânica.**

A presbiacusia sensorial envolve uma perda dos cílios das células sensoriais que ocorre no giro basal (porção de alta frequência) da cóclea inicialmente e evolui ao longo da membrana basilar com o passar do tempo. A presbiacusia neural é uma atrofia geral do VIII par de nervos cranianos e das vias associadas do sistema nervoso central. A presbiacusia metabólica envolve a atrofia gradativa da estria vascular. Essa estria vascular é responsável pela manutenção do equilíbrio químico e bioelétrico dentro da cóclea e, em caso de funcionamento indevido, pode levar à degra-

---

[*] N. de T. Hz = hertz; kHz = quilo-hertz.
[**] N. de T. dB HL = do inglês Decibels Hearing Level, que significa nível de audição em decibéis.

dação coclear global. A presbiacusia mecânica é um espessamento e enrijecimento graduais da membrana basilar da cóclea.

Cada um dos tipos de presbiacusia, com exceção da forma metabólica, manifesta-se como uma perda auditiva de alta frequência, simétrica e progressiva. Como tal, é comum que o paciente seja diagnosticado simplesmente com uma perda auditiva neurossensorial.

Apresentação Clínica

O ser humano utiliza o sistema auditivo para fins de comunicação, orientação do espaço e capacidade de detectar ruídos sem ver sua origem, além da função estético-emocional (como reconhecer a voz da pessoa amada). Quando uma pessoa idosa sofre de uma perda auditiva que não foi tratada, todos esses atributos podem ser afetados. Além disso, a perda da capacidade de se comunicar com eficiência pode comprometer as emoções de um indivíduo e a saúde como um todo. A princípio, uma pessoa idosa que apresenta uma perda auditiva de alta frequência pode exibir sinais de dificuldade de compreender a fala com ruído de fundo, além de omitir partes de palavras que apresentam um som de alta frequência. As omissões nas conversas e a falta de entendimento das palavras podem se tornar frustrantes e embaraçosas para todos os pacientes, sobretudo para os idosos com presbiacusia. Uma perda auditiva que é deixada sem tratamento pode levar a muitas complicações emocionais, como depressão, ansiedade, isolamento social, irritabilidade e fadiga. O National Council on the Aging (Conselho Nacional sobre o Envelhecimento, dos Estados Unidos) conduziu uma pesquisa em adultos de 50 anos ou mais com perda auditiva não tratada e confirmou esses impactos sobre sua psique, bem como um declínio grave no envolvimento em atividades organizadas. Adultos que não procuram por tratamento para sua perda auditiva e estão manifestando sinais de frustração podem começar a se isolar dos outros para evitar o constrangimento.

Kubler-Ross definiu os cinco estágios de tristeza que uma pessoa pode passar ao lidar com dificuldades indutoras de mudanças em sua vida, como a perda auditiva: rejeição e isolamento, raiva, barganha, depressão e aceitação. Na maioria dos casos, antes de a pessoa ser diagnosticada com perda auditiva, ela tende a permanecer no estágio de rejeição e isolamento. Essas pessoas não querem admitir que há um problema e tentam ignorá-lo, esquivando-se de situações auditivas difíceis que poderiam chamar a atenção para si. Sentimentos de raiva e depressão podem ocorrer concomitantemente com a rejeição antes de a pessoa procurar atendimento médico; essas pessoas podem ficar nervosas por conta das dificuldades e se sentir "forçadas" a se isolar mais de suas atividades sociais prévias, o que então pode levar à depressão. Alguns adultos passarão por todos esses estágios novamente depois de serem diagnosticados com a perda auditiva por presbiacusia ou podem partir direto para a fase de aceitação e iniciar o processo de tratamento (i. e., de amplificação auditiva).

O diagnóstico de perda auditiva e sua causa é tradicionalmente realizado por um otorrinolaringologista com o auxílio do fonoaudiólogo. Esses profissionais têm extensa formação na identificação e no tratamento de distúrbios da audição e do equilíbrio. Com o uso de um audiômetro (Fig. 29.1), o fonoaudiólogo aplicará uma série de testes que permitem a quantificação do grau (i. e., gravidade), da natureza (i. e., condutiva ou neurossensorial) e da configuração (i. e., alta frequência, baixa frequência, etc.) da perda auditiva. As informações de sensibilidade auditiva são registradas em um gráfico chamado audiograma (Fig. 29.2). Conforme classificação feita pela American Speech-Language-Hearing Association (Associação Norte-americana de Fala-Linguagem-Audição), os números a seguir indicam o grau de perda auditiva do paciente em decibéis (Tab. 29.1).

Tratamento

É considerado que o encaminhamento a um fonoaudiólogo após uma falha no rastreamento ou uma queixa de perda auditiva, salvo qualquer drenagem ativa ou problemas otológicos não resolvidos, seja o curso terapêutico típico. Se houver alguma preocupação otológica não resolvida, o encaminhamento a um otorrinolaringologista é o ideal. O fonoaudiólogo realizará uma avaliação audiológica diagnóstica para determinar o grau, a natureza e a configuração da perda auditiva. Dependendo do grau de déficit auditivo, a amplificação (ou seja, o uso de aparelhos auditivos) pode conferir um benefício funcional ao paciente. Contudo, se um paciente exibir uma perda auditiva grave a profunda, a amplificação tradicional pode não ser suficiente. Nesses casos, é feito um implante coclear por meio cirúrgico para desviar os cílios não funcionais das células sensoriais da cóclea e estimular o nervo auditivo (VIII par de nervos cranianos) diretamente.

Como a presbiacusia é um distúrbio auditivo progressivo e simétrico, a pessoa talvez não reconheça a origem de suas dificuldades e pode facilmente confundir os sintomas com outros transtornos, como demência. Nos estágios precoces de demência, alguns dos sintomas são semelhantes àqueles de perda auditiva de alta frequência que

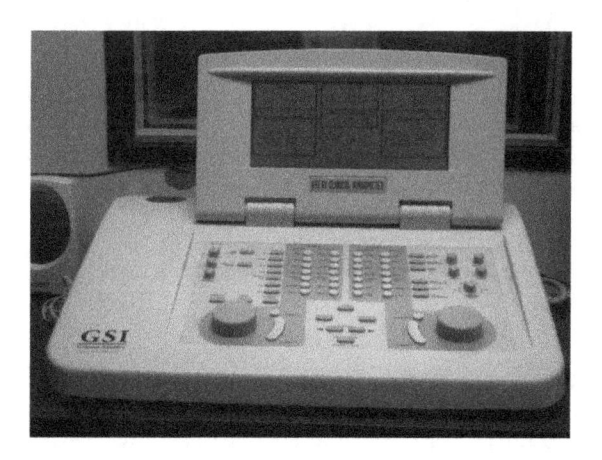

Figura 29.1 Audiômetro clínico Grason-Stadler (GSI 61).

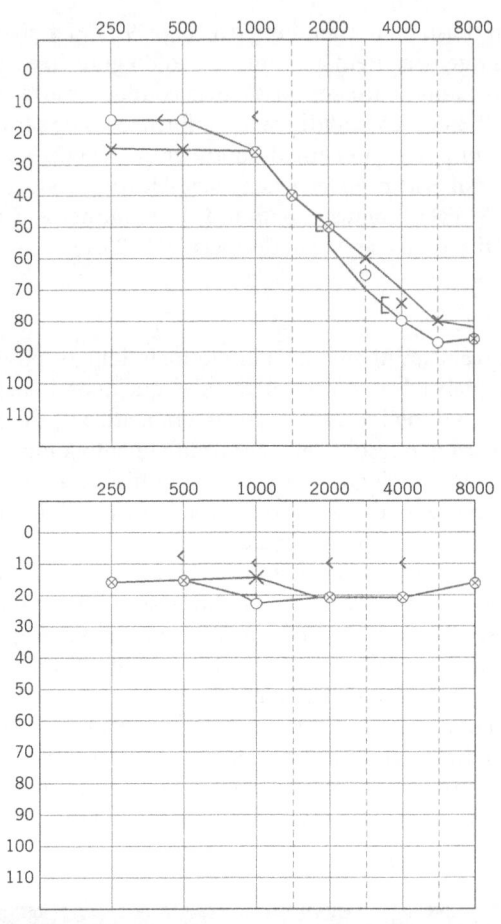

Figura 29.2 (A) Exemplo de um audiograma, retratando perda auditiva neurossensorial como aquela observada em casos de presbiacusia. O símbolo "O" representa os resultados da orelha direita, enquanto o "X", os resultados da orelha esquerda. Quanto mais baixos os "Os" e os "Xs" estiverem posicionados no gráfico, maior será o volume necessário para ouvir diferentes tons. A extensão da perda auditiva pode diferir entre as orelhas. (B) Exemplo de um audiograma normal.
(Parte A reproduzida, com permissão, de Epstein M, Gerson R, Ivanutenko A, Marsden J. Hearing health care: information for the health professional. *Care Manag J.* 2009;10:182-189.)

não foi tratada. Como no caso mencionado, o senhor idoso não era tão ativo socialmente como costumava ser; além disso, ele estava manifestando sinais de depressão e agindo de forma "confusa" nos momentos em que sua esposa falava com ele.

Tabela 29.1 • GRAU DE PERDA AUDITIVA	
Grau de perda auditiva	Faixa de perda auditiva (dB HL)
Normal	−10 a 15
Leve	16 a 25
Branda	26 a 40
Moderada	41 a 55
Moderadamente grave	56 a 70
Grave	71 a 90
Profunda	> 91

CORRELAÇÃO DE CASOS CLÍNICOS

- Ver também Caso 24 (Síncope), Caso 25 (Acidente Vascular Cerebral), Caso 26 (Crise Convulsiva Parcial Complexa), Caso 28 (Doença de Parkinson), Caso 30 (Déficit Cognitivo) e Caso 31 (Depressão).

QUESTÕES DE COMPREENSÃO

29.1 Que entidade fisiopatológica deve ser investigada (e "descartada") antes de se pensar em outros diagnósticos crônicos mais prolongados, considerando-se a apresentação clínica do paciente discutido anteriormente?
A. Doença de Alzheimer
B. Arteriosclerose hipertensiva
C. Episódio depressivo
D. Déficit sensorial

29.2 Qual das várias modalidades de intervenções diagnósticas listadas nas opções a seguir determinaria diretamente a possível base para os achados no exame físico desse paciente?
A. Consulta com teste de avaliação neuropsicológica
B. Ressonância magnética do cérebro
C. Encaminhamento psiquiátrico
D. Encaminhamento otorrinolaringológico

29.3 Um veterano de 65 anos queixa-se de dificuldade progressiva em compreender as conversas, especialmente em ambientes lotados. O otorrinolaringologista identifica que o paciente sofre de presbiacusia sensorial de alta frequência, simétrica e progressiva. Qual dos itens a seguir é a melhor explicação da fisiopatologia dos sintomas do paciente?

A. Perda dos cílios das células sensoriais ao longo da membrana basilar da cóclea
B. Atrofia da estria vascular
C. Atrofia do VIII par de nervos cranianos
D. Espessamento e enrijecimento gradativos da membrana basilar da cóclea

RESPOSTAS

29.1 **D.** Esse paciente se apresenta com um exemplo clássico de déficit sensorial auditivo. Considerando-se a idade avançada e as dificuldades relatadas e observadas de compreensão da linguagem receptiva, é altamente provável que isso seja o resultado de uma diminuição na sensibilidade auditiva.

29.2 **D.** O diagnóstico clínico de perda auditiva costuma ser determinado por um otorrinolaringologista com auxílio de exames complementares realizados por fonoaudiólogo para determinar o grau, a natureza e a configuração da perda auditiva.

29.3 **A.** A presbiacusia sensorial é caracterizada pela perda de elementos sensoriais (cílios das células) na extremidade basal da cóclea, com a preservação dos neurônios. A presbiacusia neural é causada por uma atrofia geral do VIII par de nervos cranianos e das vias associadas do sistema nervoso central. A presbiacusia metabólica afeta a estria vascular e em geral não se apresenta com perda auditiva de alta frequência, simétrica e progressiva. A presbiacusia mecânica resulta de um espessamento e enrijecimento gradativos da membrana basilar da cóclea.

REFERÊNCIAS

Dalton DS, Cruickshanks KJ, Klein BEK, Klein R, Wiley TL, Nondahl DM. The impact of hearing loss on quality of life in older adults. *Gerontologist.* 2003;43(5):661-668.

Epstein M, Gerson R, Ivanutenko A, Marsden J. Hearing health care: information for the health professional. *Care Manag J.* 2009;10:182-189.

Kirkwood DH. Major survey documents: negative impact of untreated hearing loss on quality of life. *Hearing J.* 1999;52(7):32-40.

Kubler-Ross E. *On Death and Dying.* Riverside, NJ: Simon & Schuster; 1997.

Lin FR, Thorpe R, Gordon-Salant S, Ferrucci L. Hearing loss prevalence and risk factors among older adults in the united states. *J Gerontol A Biol Sci Med Sci.* 2011;66(5):582-590.

Mullins T. Depressing in older adults with hearing loss. *ASHA Leader.* 2004.

National Institute on Deafness and Other Communication Disorders. 2011. Retrieved from http://www.nidcd.nih.gov/.

Tesch RC. Psychological effects of hearing aid use in older adults. *J Gerontol B Psych Soc Sci.* 1997;52(3): 127-138.

CASO 30

Uma mulher destra de 82 anos vai até o consultório para um *check-up* anual de rotina. Sua filha mais velha a acompanha, servindo como uma informante sobre o estado de cognição da mãe. A paciente relata alterações gradativas em sua memória nos últimos dois anos. Ela frequentemente se esquece de nomes, perde objetos e falta a compromissos se não olhar no calendário. Atualmente, ela toma nota de tudo e marca suas atividades diárias na agenda. Com o uso constante do calendário e maior dependência dos lembretes, ela ainda vive sozinha e consegue conduzir seu dia a dia sem ajuda. De acordo com sua filha, a paciente de fato consegue lidar com suas atividades de vida diária (AVDs) com independência. Por ser uma contadora aposentada, a paciente também é capaz de administrar seus imóveis alugados sem auxílio desde que seu marido faleceu há três anos. Nega cefaleia e depressão e não sofreu queda nos últimos seis meses. A mãe da paciente morreu de infarto agudo do miocárdio aos 85 anos e foi diagnosticada com demência 10 anos antes de seu falecimento. A paciente está bastante preocupada com doença de Alzheimer e quer um tratamento para prevenção de demência. A história médica pregressa dessa paciente indica 20 anos de hipertensão, para a qual ela toma anlodipino 10 mg, uma vez ao dia. O exame físico não revela qualquer anormalidade. Ao Miniexame do Estado Mental, seu escore é de 29 em 30 pontos, errando 1 item de evocação/memória. Os dados laboratoriais, incluindo hemograma completo, perfil metabólico abrangente, hormônio estimulante da tireoide (TSH) e níveis da vitamina B12, estão dentro dos limites de normalidade. A realização de tomografia computadorizada (TC) do crânio indica a presença de "alterações vasculares relacionadas com a idade, embora não haja qualquer lesão aguda".

▶ Qual é o diagnóstico mais provável?
▶ Qual é a próxima etapa no diagnóstico?
▶ Qual é o próximo passo na terapia?

RESPOSTAS PARA O CASO 30
Déficit cognitivo

Resumo: Uma mulher saudável de 82 anos queixa-se de alterações de início insidioso em sua memória ao longo dos últimos dois anos. Sua filha não relata qualquer alteração na capacidade da paciente em lidar com suas AVDs. No entanto, a paciente tem uma história familiar positiva para demência. O exame físico e os testes cognitivos breves, incluindo o escore do Miniexame do Estado Mental, encontram-se dentro dos limites de normalidade. A história, o exame físico e a TC não revelaram anormalidades.

- **Diagnóstico mais provável:** Déficit cognitivo leve.
- **Próxima etapa no diagnóstico:** Avaliação neuropsicológica.
- **Próximo passo na terapia:** Não há indicação de qualquer fármaco, embora outra consulta clínica deva ser marcada em seis meses para uma avaliação cognitiva.

ANÁLISE
Objetivos

1. Conhecer a abordagem diagnóstica para déficit cognitivo no idoso.
2. Entender que as informações dadas por pessoa próxima desempenham um papel crucial na avaliação do déficit cognitivo do paciente.
3. Familiarizar-se com os testes diagnósticos críticos para o quadro de déficit cognitivo leve e saber que não existe fármaco aprovado pelo Food and Drug Administration (FDA) para esse diagnóstico até o momento.

Considerações

Sem um início súbito de alterações, essa paciente de 82 anos desenvolveu gradativamente dificuldades cognitivas ao longo de dois anos. Ela relata que ainda é capaz de conduzir suas atividades diárias de forma independente. Sua filha, uma informante de confiança, confirmou que a paciente mantém suas atividades habituais sem assistência. A paciente não atende aos critérios para o diagnóstico de demência. Atualmente, a etapa mais importante é registrar evidências objetivas de déficit em domínios da função cognitiva, que podem ser atribuídas a dificuldades na vida real. Ao utilizar o Miniexame do Estado Mental como uma ferramenta de rastreamento e a história fornecida por um informante de confiança, o clínico é capaz de detectar o déficit cognitivo. Entretanto, esse exame do estado mental não é sensível para alterações precoces ou sutis na cognição, particularmente em pacientes com nível escolar ou intelectual superior. Em geral, há necessidade de uma **avaliação neuropsicológica formal detalhada**, conduzida comumente por um psicólogo treinado, para medir o grau de déficit em diferentes domínios cognitivos: memória de nomes, linguagem, função visuoespacial e atenção/função executiva. Quando a avaliação neuropsicológica sugerir que "o comprometimento da memória é, de fato, a principal característica, com preservação dos outros domínios", o diagnóstico de déficit cognitivo leve poderá ser estabelecido.

Para chegar a essa conclusão, o clínico precisa descartar as condições clínicas capazes de afetar a função cognitiva (causas secundárias de déficit cognitivo). Essas causas potencialmente reversíveis de déficit cognitivo incluem depressão, hipotireoidismo, hipertireoidismo e deficiência de vitamina B12. Os testes laboratoriais que em geral são coletados para avaliar a perda de memória compreendem hemograma completo, perfil metabólico abrangente, TSH e vitamina B12. Além disso, TC ou ressonância magnética (RM) do crânio costuma ser realizada. Na última década, vários ensaios clínicos randomizados e duplo-cegos estudaram a utilização dos inibidores da colinesterase e da memantina em pacientes com déficit cognitivo leve. Todos os estudos demonstraram a ausência de efeito benéfico em impedir a evolução ou melhorar a cognição durante o período de estudo que variou entre seis meses e três anos. Além disso, um único estudo que avaliou o uso da galantamina em déficit cognitivo leve descobriu um pequeno aumento no risco de óbitos no grupo submetido a esse fármaco. Por essa razão, o FDA ainda não aprovou qualquer fármaco para o tratamento do déficit cognitivo leve.

ABORDAGEM AO
Déficit cognitivo

DEFINIÇÕES

DEMÊNCIA: Declínio na cognição, resultando em comprometimento na função social ou ocupacional.
AVDs: Correspondem às atividades da vida diária, incluindo as tarefas de cuidados pessoais (atividades básicas da vida diária – ABVDs) e as tarefas de maior complexidade, como a administração das finanças e a realização de compras (atividades instrumentais da vida diária – AIVDs).
DÉFICIT COGNITIVO LEVE: Função cognitiva prejudicada de um grau leve a ponto de o indivíduo conseguir compensar e ainda realizar as AVDs com independência.
DOENÇA DE ALZHEIMER PRÉ-CLÍNICA: É quando os biomarcadores são positivos para doença de Alzheimer, mas o quadro clínico permanece assintomático.

ABORDAGEM CLÍNICA

Etiologias

Os sintomas associados ao déficit cognitivo são comuns em idosos de 65 anos ou mais. Desde 1984, época em que os critérios clínicos da doença de Alzheimer foram estabelecidos, os estudos epidemiológicos demonstraram que a maioria dos pacientes idosos com um grau significativo de déficit cognitivo tem doença de Alzheimer subjacente. A idade é o fator de risco mais importante para essa enfermidade. Os **achados patognomônicos do quadro de Alzheimer** são **placas neuríticas*** e **emaranhados neurofibrilares**. As placas neuríticas são compostas principalmente de peptídeos beta-amiloides (1-42 aminoácidos), clivados a partir de uma grande proteína transmembrana chamada de proteína precursora de amiloide. Os emaranhados neurofibrilares consistem basicamente em uma proteína associada a microtúbulos agregados chamada de proteína tau. No exame microscópico do cérebro acometido pela doença de Alzheimer, as placas neuríticas estão presentes no meio extracelular, enquanto os emaranhados neurofibrilares costumam ser encontrados dentro dos neurônios afetados. As regiões cerebrais com alta carga de placas e emaranhados geralmente apresentam uma perda neuronal considerável. Do ponto de vista anatômico, as placas e os emaranhados, em conjunto com a perda neuronal, na fase de grau leve, ocorrem em primeiro lugar nas regiões temporais mediais (hipocampo e córtex entorrinal) e no sistema colinérgico do prosencéfalo basal. À medida que a doença evolui para as fases de grau moderado e grave, os achados anatomopatológicos da **doença de Alzheimer** (placas, emaranhados e perda neuronal) propagam-se para os córtices de associação dos lobos frontais, temporais, parietais e occipitais.

Os mecanismos reais que verdadeiramente causam a doença de Alzheimer ainda são incertos. Amplas pesquisas genéticas fornecem o apoio mais forte para a chamada **"hipótese da cascata amiloide"**. Três genes conhecidos (*APP*, *presenilina 1* e *presenilina 2*) com mutações específicas, podem causar a doença de Alzheimer hereditária autossômica dominante. As mutações em todos os três genes resultam na produção anormal de peptídeos beta-amiloides (1-42). Os peptídeos beta-amiloides (1-42) têm afinidade em formar pequenas proteínas chamadas de oligômeros e, subsequentemente, reúnem-se em fibrilas beta-amiloides insolúveis. A partir de estudos de biologia celular e modelos animais para doença de Alzheimer, os pesquisadores descobriram que os oligômeros beta-amiloides e as fibrilas podem ser tóxicos aos neurônios e às sinapses corticais. Presumivelmente deflagradas pela toxicidade amiloide, as proteínas tau dentro do corpo celular e dos axônios de cada neurônio não conseguem mais realizar suas funções normais de transporte intracelular ao longo dos microtúbulos, convertendo-se em um estado hiperfosforilado. As proteínas tau anormalmente hiperfosforiladas acabam agregando-se e formando proteínas maiores que podem ser visualizadas pelo microscópio eletrônico e que são descritas como filamentos helicoidais pareados. Uma grande quantidade desses filamentos helicoidais pareados que se acumulam dentro dos corpos celulares e dos processos neuronais se parece com emaranhados intracelulares chamados de emaranhados neurofibrilares, demonstrados com o método de coloração pela prata. Assim que os neurônios com esses emaranhados em seu conteúdo morrem, os emaranhados neurofibrilares permanecem e tornam-se uma espécie de lápide da morte neuronal. De fato, o número de emaranhados dentro das regiões mais vulneráveis dos cérebros acometidos pela doença de Alzheimer provavelmente reflete a gravi-

---

* N. de T. Também conhecidas como placas senis ou amiloides.

dade da perda de neurônios. Por exemplo, nos cérebros com doença de Alzheimer comprovada ao exame anatomopatológico, as regiões temporais mediais bilaterais sempre revelam inúmeros emaranhados neurofibrilares, em conjunto com uma enorme perda de volume (atrofia).

Os pacientes acometidos pela doença de Alzheimer hereditária com mutações nos genes APP, presenilina 1 ou presinilina 2 quase sempre se apresentam com demência de **início recente** (antes dos 50 anos). Em contrapartida, a maioria dos casos esporádicos de doença de Alzheimer desenvolve demência após os 70 anos. Estudos genéticos demonstraram que um gene específico, *apolipoproteína E (Apo E)*, está associado a um aumento no risco de desenvolvimento da doença de Alzheimer esporádica. O gene *Apo E*, localizado no cromossomo 19, possui três alelos: *Apo E2, Apo E3* e *Apo E4*. Os seres humanos têm um alelo de *Apo E* de cada pai e podem exibir uma de várias combinações alélicas: 2/2, 2/3, 2/4, 3/3, 3/4 ou 4/4. Entre eles, os indivíduos (os chamados portadores do *Apo E4*) que possuem um único alelo *Apo E4* (2/4, 3/4) ou dois alelos *Apo E4* (4/4) apresentam um risco muito maior de doença de Alzheimer, em comparação com indivíduos que não carregam qualquer alelo de *Apo E4* (i. e., 2/2, 2/3, 3/3, os chamados não portadores de *Apo E4*). Foi demonstrado que o produto do gene *Apo E4* aumenta a formação e o acúmulo de peptídeos beta-amiloides em cérebros humanos envelhecidos. Contudo, o genótipo *Apo E4* é considerado apenas como um gene de **risco** da doença de Alzheimer, indicando que os portadores desse genótipo nem sempre desenvolvem a demência por essa doença; além disso, outros fatores causais desempenham um papel importante no desenvolvimento de Alzheimer. Ademais, os não portadores de *Apo E4* não estão imunes ao desenvolvimento dessa doença. Portanto, a genotipagem de *Apo E4* não pode ser usada como uma ferramenta para o diagnóstico de rotina nem para a avaliação do risco clínico de Alzheimer. Atualmente, essa genotipagem é uma ferramenta de pesquisa (ver Tab. 30.1).

Apresentação Clínica

Para o diagnóstico de déficit cognitivo atribuído à doença de Alzheimer, os clínicos devem estabelecer primeiro o diagnóstico de demência com base nos critérios diagnósticos recomendados. A **demência** é um diagnóstico clínico feito com base em ***dois componentes-chave*** obtidos na avaliação. Um deles é que o paciente ou o informante relate problemas cognitivos e a avaliação encontre evidências objetivas de comprometimento nos seguintes quesitos: memória, atenção/função executiva, habilidades linguísticas e capacidade visuoespacial. O outro é que o grau de disfunção cognitiva seja grave o suficiente a ponto de causar um comprometimento no desempenho das atividades e tarefas do dia a dia. Depois do estabelecimento da presença de declínio cognitivo, o clínico deve buscar pelas causas de demência. O primeiro passo é procurar por condições tratáveis ou reversíveis, capazes de causar demência, como deficiência de vitamina B12 e hipotireoidismo. O estudo de neuroimagem (como TC ou RM do crânio) é necessário para descartar lesões vasculares cerebrais ou neoplasias que possam ser responsáveis pelo déficit cognitivo. Em seguida, é absolutamente crucial obter informações objetivas a respeito da função

Tabela 30.1 • GENÉTICA DA DOENÇA DE ALZHEIMER			
Gene	Cromossomo	Herança	Produto gênico mutado
Proteína Precursora Amiloide (APP)	21	Autossômica dominante	Peptídeos beta-amiloides (1-42)
Presenilina 1 (PS-1)	14	Autossômica dominante	Peptídeos beta-amiloides (1-42)
Presenilina 2 (PS-2)	1	Autossômica dominante	Peptídeos beta-amiloides (1-42)
Apolipoproteína E (Apo E)	19	Gene de suscetibilidade que confere um aumento no risco de doença de Alzheimer	Nenhum

pré-mórbida e atual do paciente nas atividades diárias a partir de um informante de confiança, como cônjuge, filhos adultos ou amigos íntimos. Um paciente idoso com doença de Alzheimer costuma exibir um declínio gradativamente progressivo na memória e na função ao longo dos anos, de acordo com o relato do informante. Dessa forma, o diagnóstico de **"provável"** doença de Alzheimer pode ser formulado com segurança, já que as causas secundárias de demência são descartadas e a demência progressiva com início insidioso sugere algum distúrbio neurodegenerativo. Em contraste, um diagnóstico de **"possível"** doença de Alzheimer é obtido caso se descubra que outros distúrbios clínicos também desempenham um papel menor na demência. Um diagnóstico de doença de Alzheimer **"definitiva"** só pode ser feito no paciente com provável doença de Alzheimer que recebeu um diagnóstico neuropatológico pós-morte dessa enfermidade.

Durante as últimas três décadas de pesquisas sobre a doença de Alzheimer, os clínicos observaram um "estado intermediário" de déficit cognitivo entre *alterações normais relacionadas com a idade* e *demência atribuída à doença de Alzheimer*. Em 1999, Petersen e colaboradores definiriam essa entidade diagnóstica específica como **déficit cognitivo leve** pelos seguintes critérios: (1) queixas subjetivas de memória; (2) evidências objetivas de comprometimento na função de memória, com base em medidas neuropsicológicas; (3) domínios cognitivos não relacionados à memória, relativamente preservados; (4) capacidade intacta de manter as AVDs; (5) não demente. Como o sistema temporal/límbico de memória é mais vulnerável ao processo patológico de Alzheimer no estágio inicial dessa enfermidade, os pacientes com déficit cognitivo leve e perda de memória significativa, mas sem o diagnóstico de demência, podem representar o início do estágio sintomático da doença de Alzheimer.

Nos estudos conduzidos com base populacional, a prevalência do déficit cognitivo leve em indivíduos com mais de 65 anos é estimada em torno de 10 a 20%. De acordo com estudos epidemiológicos, os pacientes com esse tipo de déficit estão sob risco de desenvolver a doença de Alzheimer nos anos subsequentes à formulação do diagnóstico de déficit cognitivo leve. Grandes estudos longitudinais de acompanhamento demonstraram que o déficit cognitivo leve se transforma em doença de Alzheimer em uma taxa de 12 a 15% ao ano. Raramente, os pacientes com esse tipo de déficit podem retornar à cognição normal nos três anos seguintes ao diagnóstico do déficit (< 5%). Em vários estudos retrospectivos, o exame pós-morte demonstrou que mais de 75% dos cérebros de pacientes acometidos pelo déficit cognitivo leve exibem o processo patológico típico de Alzheimer. Desde então, foram desenvolvidos diversos fatores de risco preditivos chamados de **biomarcadores** para predizer a evolução do déficit cognitivo leve em doença de Alzheimer:

1. Perda de volume do hipocampo na RM padronizada do cérebro.
2. Perfil de peptídeos beta-amiloides (1-42) e proteínas tau no líquido cerebrospinal (LCS).
3. Tomografia por emissão de pósitrons (PET, de *positron emission tomography*) para obtenção de imagens do cérebro, com o uso de contraste de ligação ao amiloide para marcar as placas amiloides em tempo real.
4. Alelo *Apo E4*.
5. Técnicas funcionais de diagnóstico por imagem, incluindo a PET com F^{18}-fluorodesoxiglicose e a RM funcional (RMf).

A maioria dos pacientes com déficit cognitivo leve se apresenta com comprometimento da memória como a característica inicial. Conforme eles avançam ao longo dos anos, o comprometimento ocorrerá em domínios não ligados à memória, como habilidades linguísticas, capacidade visuoespacial e sistema de atenção/função executiva. Tais indivíduos são classificados como **portadores de déficit cognitivo leve amnésico**. Em contrapartida, alguns pacientes com déficit cognitivo leve desenvolvem, a princípio, um comprometimento nos domínios cognitivos não relacionados à memória, apresentando-se principalmente com disfunção linguística, comprometimento visuoespacial ou síndrome de disfunção executiva. O comprometimento de memória nesse grupo costuma ocorrer mais tarde. Esses indivíduos são categorizados como **portadores de déficit cognitivo leve não amnésico**. Estudos prospectivos longitudinais revelam que, embora a maioria dos pacientes com déficit cognitivo leve amnésico tenha essa condição convertida em doença de Alzheimer, é menos provável que os pacientes com diagnóstico de déficit cognitivo leve não amnésico evoluam para a doença de Alzheimer. Para diferenciar os déficits cognitivos leves amnésico e não amnésico, costuma ser necessária a realização de testes neuropsicológicos formais para se formular o diagnóstico. O **Miniexame do Estado Mental**, consagrado para o diagnóstico de demência, não é sensível para alterações cognitivas precoces que induzem a um diagnóstico de déficit cognitivo leve. A **Avaliação Cognitiva de Montreal** foi desenvolvida particularmente para ser utilizada como uma ferramenta de rastreamento para déficit cognitivo leve. Além de ser um teste fácil de ser utilizado e gratuito, tanto os formulários como as instruções para o usuário podem ser baixados pela internet (www.mocatest.org). Os estudos de validação revelam que a Avaliação Cognitiva de Montreal é uma ferramenta confiável com sensibilidade e especificidade elevadas para o diagnóstico de déficit cognitivo leve em pacientes com mais de 70 anos.

No futuro próximo, em função dos avanços notáveis na precisão do diagnóstico clínico, os clínicos provavelmente serão capazes de diagnosticar a doença de Alzheimer no estágio pré-sintomático, conhecido como **doença de Alzheimer pré-clínica**, utilizando testes com biomarcadores, como ensaio para detecção de proteína tau/amiloide no LCS e PET para visualização do amiloide marcado. O objetivo de diagnosticar o estágio pré-clínico da doença de Alzheimer é tratar essa enfermidade com fármacos modificadores de doença eficazes antes que ocorram a perda neuronal e as alterações cognitivas.

Tratamento

Desde 1986, duas classes farmacológicas obtiveram indicações aprovadas pelo FDA para a doença de Alzheimer e são amplamente utilizadas em pacientes acometidos: **inibidores da colinesterase e antagonistas dos receptores NMDA**. Atualmente, três inibidores reversíveis da colinesterase estão disponíveis no mercado: donepezila, galantamina e rivastigmina. O fármaco mais recente é um antagonista dos receptores NMDA chamado de memantina. Até o momento, o FDA ainda não aprovou qualquer fármaco para o tratamento de déficit cognitivo leve. Na última década, estudos clínicos randomizados de grande escala e controlados por placebo falharam em demonstrar uma eficácia significativa do ponto de vista estatístico em impedir a evolução do déficit cognitivo leve para doença de Alzheimer em relação a qualquer um desses quatro fármacos (donepezila, galantamina, rivastigmina e memantina).

CORRELAÇÃO DE CASOS CLÍNICOS

- Ver também Caso 24 (Síncope), Caso 25 (Acidente Vascular Cerebral), Caso 26 (Crise Convulsiva Parcial Complexa), Caso 28 (Doença de Parkinson), Caso 29 (Déficit Sensorial/Presbiacusia) e Caso 31 (Depressão).

QUESTÕES DE COMPREENSÃO

30.1 Um homem afro-americano de 78 anos, médico aposentado, foi examinado e avaliado na clínica geriátrica. Ele se queixa de dificuldade frequente de memória nos últimos dois anos. Contudo, sua esposa, que é uma advogada atuante e 15 anos mais jovem do que ele, relata que seu marido ainda consegue conduzir suas atividades diárias de forma independente e joga golfe uma vez por semana. Após uma avaliação detalhada, o clínico confirmou o diagnóstico de déficit cognitivo leve amnésico. Tanto o paciente como sua esposa estavam muito ansiosos para obter a receita de um fármaco capaz de impedir a piora de sua memória no futuro. Qual das afirmações a seguir é a mais precisa a respeito desse paciente?

A. A memantina pode impedir a evolução do déficit cognitivo leve.

B. A donepezila é boa para queixas de memória.
C. A rivastigmina funciona melhor.
D. Além de apresentar custo mais baixo, a galantamina é indicada para esse caso.
E. Nenhum fármaco é indicado.

30.2 Para os pacientes idosos que talvez tenham o diagnóstico de déficit cognitivo leve, qual é a etapa mais importante após a anamnese e exame físico do paciente?
A. Tranquilizar o paciente de que, para déficit cognitivo leve, os exames de TC do crânio e os testes laboratoriais não costumam ser necessários.
B. Abordar os fármacos que são indicados para esses pacientes.
C. Informar aos pacientes o fato de que eles não precisam se preocupar com os problemas de memória relacionados com a idade.
D. Obter informações sobre as atividades do dia a dia do paciente a partir de seus cônjuges, parentes e amigos.

30.3 Uma mulher de 83 anos chega com sua filha para um *check-up* anual na clínica geriátrica. Ela tem se queixado de problemas de memória há 1 ano. Há três semanas, ela sofreu um breve episódio de fala desarticulada/arrastada. Embora tenha se recuperado completamente, ela descobriu que sua memória piorou. Sua história médica pregressa indica 15 anos de hipertensão bem controlada e arritmia. Sob outros aspectos, a mulher mostrava-se saudável e ativa em eventos sociais. Sua filha relata que a mãe chora antes de se deitar quase todos os dias desde que o marido de 60 anos faleceu há seis meses. Qual das medidas a seguir é incorreta?
A. Solicitar um teste neuropsicológico para essa paciente.
B. Verificar os testes laboratoriais em relação aos quadros de hipotireoidismo e deficiência de vitamina B12.
C. Marcar uma TC do crânio.
D. Concentrar-se apenas nas queixas de memória e informar a filha sobre o provável diagnóstico de déficit cognitivo leve, que logo evoluirá para doença de Alzheimer.
E. Encaminhar essa paciente a um psiquiatra geriátrico para avaliar transtorno de humor e fazer um rastreamento para ideação suicida.

RESPOSTAS

30.1 **E.** Nenhum fármaco obteve a aprovação para déficit cognitivo leve até o momento.
30.2 **D.** Os testes laboratoriais e as neuroimagens (TC ou RM do crânio) devem ser solicitados assim como a avaliação diagnóstica para déficit cognitivo leve. A obtenção de informações a respeito da capacidade dos pacientes de executar suas AVDs é crucial para se estabelecer o diagnóstico desse tipo de déficit.
30.3 **D.** Uma abordagem sensível e abrangente deve ser utilizada quando o paciente ou membro da família se queixa de declínio funcional. É importante buscar pelas etiologias reversíveis de déficit cognitivo, como hipotireoidismo, proble-

mas do sistema nervoso central (acidente vascular cerebral, tumor, hematoma, hidrocefalia), sífilis (se o paciente for de risco) e depressão. O simples ato de transmitir a mensagem de que o Alzheimer logo se desenvolverá não é pertinente. Depressão e doença vascular cerebral são comorbidades comuns entre pacientes idosos com déficit cognitivo leve.

> ### DICAS CLÍNICAS
>
> ▶ Os pacientes idosos que se queixam de problemas de memória frequentemente apresentam uma função cognitiva comprometida, que é mais global do que simples problemas de memória.
> ▶ A maioria dos pacientes idosos com déficit cognitivo leve do tipo amnésico evolui para doença de Alzheimer nos anos seguintes à formulação do diagnóstico. Poucos pacientes com déficit cognitivo leve recuperam sua cognição.
> ▶ O principal objetivo da avaliação diagnóstica de déficit cognitivo leve é a busca por causas secundárias de comprometimento cognitivo. Depressão e doença vascular cerebral comumente são constatadas em pacientes idosos com esse tipo de déficit.
> ▶ Até o momento, os inibidores da colinesterase e a memantina não são indicados para o diagnóstico de déficit cognitivo leve. Todos os inibidores da colinesterase são indicados para doença de Alzheimer de grau leve a moderado. A partir desse ponto, apenas a memantina e a donepezila são indicadas para doença de Alzheimer moderada a grave.

REFERÊNCIAS

Bird TD, Miller BL. Alzheimer's disease and dementias. In: Houser Stephen L, et al, eds. *Harrison's Neurology in Clinical Practice*. 2nd ed. New York, NY: McGraw Hill; 2010:298-319.

McKhann G, Drachman D, Folstein M, et al. Clinical diagnosis of Alzheimer's disease. *Neurology*. 1984;34:939-944.

Nasreddine ZS, Phillips NA, Bedirian V, et al. The Montreal Cognitive Assessment, MoCA: a brief screening tool for mild cognitive impairment. *J Am Geriatr Soc*. 2005;53:695-699.

Petersen RC. Clinical practice—mild cognitive impairment. *N Engl J Med*. 2011;264:2227-2234.

Petersen RC, Roberts RO, Knopman DS, et al. Mild cognitive impairment: ten years later. *Arch Neurol*. 2009;66:1447-1455.

Petersen RC, Smith GE, Waring SC, Ivnik RJ, Tangalos EG, Kokmen E. Mild cognitive impairment: clinical characterization and outcome. *Arch Neurol*. 1999;56:303-308.

Petersen RC, Stevens JC, Ganguli M, et al. Practice parameter: early detection of dementia: mild cognitive impairment. *Neurology*. 2001;56:1133-1142.

CASO 31

Uma mulher branca de 75 anos está solicitando uma consulta psiquiátrica devido à difícil consciência de que está em declínio cognitivo e emocional. Há seis meses, um neurologista recomendou que ela interrompesse seu trabalho de meio período por causa da diminuição na capacidade de sua memória. Ao ouvir o conselho do médico, ela ficou extremamente preocupada com o futuro. Particularmente, ela temia que a memória de si mesma e de seus entes queridos logo desvanecesse e desaparecesse e que o senso de continuidade, conexão e autoidentidade que a sustentava fosse perdido para sempre. Horrorizada com a ideia de incapacidade total, sua ansiedade evoluiu para uma sensação de condenação iminente, pois ela se tornou cada vez mais incapaz de realizar determinadas tarefas. Por ficar facilmente agitada e não conseguir se acalmar mais de forma eficaz, a mulher reagia às irritações com preocupações desgastantes, uma sensação de impotência e desespero. Esgotada por ter de se amparar todos os dias, ela sentia dores e sofrimentos, além de fadiga, insônia e perda do apetite. Seu mundo começou a parecer um "lugar injusto", onde muitas coisas pareciam fora de seu controle. Em um esforço para se manter no comando, ela disse que queria provocar sua própria morte, em vez de sucumbir de forma impotente ao que parecia uma morte mental lenta. Extremamente sensível à percepção dos outros em relação a ela, a mulher acreditava que as pessoas a culpavam por suas deficiências cognitivas. Para evitar o sentimento vulnerável a críticas, ela restringia suas atividades e compromissos, isolando-se por se prender com rigor às características familiares de seu ambiente doméstico. A perda gradual de suas faculdades mentais reativou experiências de perdas anteriores e sacrifícios que teve de fazer no passado. Sua história psiquiátrica é notável por vários episódios prévios de depressão e ideação suicida, deflagrados inicialmente pela perda de seu marido por câncer há 20 anos. Ela foi previamente diagnosticada com transtorno de humor, que se manifestava por anedonia, retardo psicomotor, perda de peso e distúrbio do sono, bem controlados com fármacos até a presente recorrência.

▶ Quais são os diagnósticos mais prováveis?
▶ Qual é a próxima etapa no diagnóstico?
▶ Qual é o próximo passo no tratamento?

RESPOSTAS PARA O CASO 31
Depressão

Resumo: Essa mulher de 75 anos apresenta-se com uma história de depressão e ansiedade recorrentes, sendo que o primeiro episódio se desenvolveu depois do falecimento de seu marido há 20 anos. O transtorno de humor previamente diagnosticado estava sob controle com fármacos. A recorrência atual dos problemas de humor é deflagrada pelo declínio cognitivo e pela perda de um emprego de meio período. O perfil sintomático dessa paciente inclui um humor deprimido em grande parte do dia, caracterizado por irritabilidade e agitação, pensamentos de morte, interesse e prazer diminuídos nas atividades mentais, insônia, distúrbio do apetite, perda de vigor ao concluir as tarefas do dia a dia, sentimentos de inutilidade e impotência. Além disso, ela exibe ansiedades e preocupações excessivas em relação a uma série de aspectos diferentes de sua vida, bem como dificuldade de modular essas emoções. Os sintomas não parecem atender aos critérios de um episódio bipolar misto nem são atribuídos ao uso de substâncias ilícitas ou, então, são mais bem explicados por uma reação de tristeza. Ela claramente se apresenta com angústia significativa do ponto de vista clínico, além de déficits na função social e ocupacional.

- **Diagnósticos mais prováveis:** Transtorno depressivo maior, recorrente e moderado; transtorno de ansiedade generalizado; transtorno cognitivo não especificado de outra forma; é preciso descartar déficit cognitivo leve *versus* provável demência do tipo Alzheimer.
- **Próxima etapa no diagnóstico:** Medidas padronizadas para rastreamento de depressão e ansiedade, bem como uso de escalas de depressão, podem incluir a Escala de Depressão Geriátrica, a Escala de Depressão de Beck ou a Escala de Cornell de Depressão na Demência. As escalas de ansiedade podem compreender o Inventário de Ansiedade de Beck, a Escala de Avaliação de Ansiedade de Hamilton ou o Inventário de Ansiedade Traço-Estado. Os rastreamentos cognitivos podem envolver o Miniexame do Estado Mental, 2ª edição: versão estendida, ou a Avaliação Cognitiva de Montreal.
- **Próximo passo na terapia:** Instituição de fármacos psicotrópicos com eficácia demonstrada no tratamento das condições comórbidas de depressão e transtornos de ansiedade. A principal indicação aprovada pelo Food and Drug Administration (FDA) para os inibidores seletivos da recaptação de serotonina (ISRSs) é o transtorno depressivo maior; no entanto esses agentes frequentemente são receitados para transtornos de ansiedade, como transtorno de ansiedade social, transtorno de ansiedade generalizada, transtorno do pânico, transtorno obsessivo-compulsivo ou transtorno de estresse pós-traumático.

ANÁLISE
Objetivos

1. Descrever as novas estratégias emergentes na avaliação e no tratamento de transtorno depressivo maior e transtorno de ansiedade generalizada.

2. Compreender a comorbidade e a fisiopatologia de depressão e ansiedade.
3. Familiarizar-se com os procedimentos precoces de identificação e intervenção (p. ex., potencial suicida na depressão).
4. Expor os efeitos intencionais e não intencionais das intervenções terapêuticas.

Considerações

O caso trata de uma paciente de 75 anos que se apresentou com transtorno comórbido de humor e ansiedade, deflagrado por um declínio físico e cognitivo recente. Os dois problemas psiquiátricos mais importantes para essa paciente são: (1) o desafio de diagnosticar e tratar as condições comórbidas de depressão, ansiedade e transtorno cognitivo e (2) decidir se a paciente tem indicações ou contraindicações para certos fármacos psicotrópicos e/ou psicoterapia. Embora se costume acreditar que a ansiedade e a depressão sejam transtornos distintos, há muita sobreposição em termos de sintomas em adultos de idade mais avançada, dificultando o diagnóstico diferencial. Por exemplo, tanto a ansiedade como a depressão envolvem o comprometimento da concentração e da memória, além de irritabilidade, fadiga, insônia e sensação de desesperança. As dificuldades na concentração, na capacidade de resolver problemas e na memória também podem se manifestar tanto nos transtornos de ansiedade como nos transtornos afetivos, tornando difícil diferenciá-los de um processo de demência. Em geral, os transtornos depressivos podem ser diferenciados dos transtornos de ansiedade com base em uma revisão completa e detalhada da história médica do paciente. Embora a ansiedade e a depressão envolvam um afeto negativo, a ansiedade costuma ser associada a um nível mais alto de afeto positivo e sintomas autonômicos. Apreensão, atenção, tremor, preocupação excessiva e pesadelos são sintomas "puros" de ansiedade, enquanto humor deprimido, anedonia*, perda do interesse em atividades habituais, ideação suicida e diminuição da libido são sintomas "puros" de depressão.

Em relação ao diagnóstico dessa paciente, pode-se considerar o diagnóstico de Transtorno de Humor Atribuído à Condição Clínica Geral, pois alguns de seus sintomas atuais parecem estar associados à presença de algum problema médico. No entanto, considerando-se que o transtorno de humor dessa paciente não é uma consequência fisiológica direta de um problema clínico, mas uma reação a ele, e que a recorrência mais recente, pelo menos em parte, é uma extensão de outros episódios depressivos preexistentes, seu perfil clínico é mais bem explicado por um diagnóstico de Transtorno Depressivo Maior. Ao contemplar os critérios para esse tipo de transtorno, cinco dos sintomas a seguir têm angustiado essa paciente há mais de duas semanas: (1) humor deprimido, que se caracteriza por episódios de raiva e agressividade quase diariamente em grande parte do dia; (2) interesse e prazer diminuídos em atividades sociais; (3) agitação psicomotora; (4) perda de vigor ao concluir as tarefas do dia a dia; (5) sentimentos de inutilidade e impotência; (6) diminuição na capacidade de raciocínio em função do declínio cognitivo; e (7) pensamentos recorrentes de morte.

Pensando na ansiedade excessiva dessa paciente em relação a uma série de aspectos diferentes de sua vida, bem como em sua incapacidade de controlar suas

---

* N. de T. Anedonia: perda da capacidade de sentir prazer, observada em estados de depressão.

preocupações, em conjunto com os sintomas de irritabilidade e fadiga, ela também atende aos critérios para Transtorno de Ansiedade Generalizada. Além disso, com base nas informações clínicas e no exame neurológico, a paciente deve ser considerada para o diagnóstico de Transtorno Cognitivo Não Especificado de Outra Forma. O encaminhamento para uma avaliação neuropsicológica abrangente pode ajudar a esclarecer a extensão, a natureza e a etiologia do transtorno cognitivo.

No que diz respeito à psicofarmacologia, as considerações para a escolha de antidepressivos ideais incluem: (1) eficácia, (2) efeitos colaterais, (3) interações medicamentosas e (4) preço do fármaco. Os ISRSs têm a vantagem de ser eficazes, seguros, toleráveis, fáceis de usar, menos cardiotóxicos do que os antidepressivos tricíclicos (ATCs) e apresentar menor probabilidade de gerar déficit cognitivo. A dose de partida costuma ser uma dosagem terapêutica, administrada uma vez ao dia, sendo eficaz tanto para a depressão como para os transtornos de ansiedade. Entre os ISRSs, o citalopram seria uma boa escolha inicial para essa paciente comórbida, pois, além de ter um potencial mínimo de interações medicamentosas, é um fármaco de baixo custo. Todos os ISRSs podem causar insônia, agitação, sedação, distúrbio gastrintestinal (náusea, perda do apetite, constipação ou diarreia); entretanto o citalopram é relativamente bem tolerado entre os idosos. O escitalopram, o S-estereoisômero (enantiômero) do citalopram, seria outra escolha satisfatória, pois também é de baixo custo. A sertralina também seria eficaz em cefaleias vasculares, embora seja um agente mais sedativo do que o citalopram. Muitos ISRSs, como a fluoxetina e a paroxetina, inibem várias isoenzimas do sistema citocromo P450, bem como a atividade da glicoproteína P, envolvidas no metabolismo de diversos fármacos; por essa razão, esses ISRSs não seriam as primeiras escolhas para o idoso. A coadministração de inibidores da colinesterase, como donepezila, pode aumentar as concentrações plasmáticas da donepezila, metabolizada principalmente por essas isoenzimas.

Os inibidores da recaptação de norepinefrina-dopamina (IRNDs), como a bupropiona, podem ser mais eficazes do que os ISRSs na melhora dos sintomas de hipersonia* e fadiga em pacientes deprimidos, são menos cardiotóxicos do que os ATCs e, frequentemente, são eficientes em indivíduos irresponsivos a outros antidepressivos. Os inibidores da recaptação/antagonistas de serotonina (IRASs), como a trazodona, podem ser administrados em doses baixas aos pacientes com insônia, pois esses fármacos têm efeitos estimulantes/indutores do sono. Aos pacientes mais idosos com história de dor crônica, osteoartrite ou neuropatia diabética, os inibidores seletivos da recaptação de serotonina e norepinefrina (IRSNs), como a duloxetina, podem ser usados para tratar a mialgia/ostealgia e o formigamento causados pelo dano nervoso. Como os IRSNs podem aumentar a pressão arterial, é necessário o monitoramento frequente.

Os IRSNs disponíveis, como a venlafaxina, que revela um início de ação dentro da primeira semana de tratamento, podem ajudar na resolução da ansiedade no início do curso terapêutico. Isso talvez seja importante se houver alguma dúvida quanto à obediência do paciente ao esquema antidepressivo e uma possível interrupção prematura do tratamento. Foi constatado que a venlafaxina em pacientes com transtorno depres-

---

* N. de T. Transtorno do sono, caracterizado por sonolência excessiva durante o dia e/ou sono prolongado à noite.

sivo maior e transtorno de ansiedade generalizada tem maior eficácia em comparação à fluoxetina. Quaisquer benzodiazepínicos de alta potência e ação curta a intermediária podem provocar fortes efeitos amnésicos, confusão mental, sonolência, fala desarticulada (arrastada), ataxia e quedas no idoso e, por isso, são contraindicados. Em alguns casos, pode haver efeitos paradoxais com os benzodiazepínicos, como aumento na hostilidade, desinibição, agressividade, surtos de raiva, desorientação e agitação psicomotora, embora a excitação paradoxal também possa ocorrer em indivíduos mais idosos.

Como a ansiedade comórbida frequentemente é associada ao desenvolvimento de cronicidade na depressão e resistência ao tratamento, a psicoterapia serve como um complemento importante no manejo de pacientes com essas comorbidades. A avaliação psiquiátrica cuidadosa pode ajudar a determinar a adequação às diferentes modalidades psicoterapêuticas (terapia psicodinâmica e cognitivo-comportamental, bem como terapia de suporte). O *life review* (revisão da vida) é uma prática terapêutica eficaz para os adultos de idade mais avançada com sintomatologia depressiva, com o uso de recuperação autobiográfica.

ABORDAGEM AO
Paciente com depressão e ansiedade

DEFINIÇÕES

TRANSTORNO DEPRESSIVO MAIOR (segundo os critérios do **MANUAL DE DIAGNÓSTICO E ESTATÍSTICA DE TRANSTORNOS MENTAIS, 4ª EDIÇÃO, REVISADO [DSM-IV-TR]**): Esse transtorno requer a presença de humor deprimido ou anedonia de, no mínimo, duas semanas de duração com, pelo menos, quatro dos sintomas a seguir:
(1) Interesse ou prazer diminuídos na maior parte do tempo; (2) mudança significativa no peso mesmo sem dieta; (3) insônia ou hipersonia (no idoso: aumento na dor e sobreposição com efeitos de fármacos e condições comórbidas); (4) agitação ou retardo psicomotor; (5) fadiga ou perda de vigor, sentimentos de inutilidade, culpa indevida; (6) diminuição na concentração ou no raciocínio, indecisão (no idoso: declínio cognitivo em múltiplos domínios); e (7) pensamentos recorrentes de morte ou suicídio (no idoso: pensamentos de morte). Não há indícios de episódio misto/etiologia clínica ou por uso de substâncias ilícitas, nenhum luto patológico, mas sim angústia ou déficit significativos.

TRANSTORNO DE ANSIEDADE GENERALIZADA (CRITÉRIOS DO DSM-IV-TR): Esse transtorno envolve ansiedade e preocupação excessivas, que ocorrem na maioria dos dias, por no mínimo seis meses, em relação a uma série de atividades ou eventos considerados de difícil controle pela pessoa e são desproporcionais aos eventos temidos ou ao impacto potencial. A ansiedade e a preocupação precisam implicar, pelo menos, três dos seis sintomas expostos a seguir: (1) inquietação ou sentimento de tensão/nervosismo ou no limite, (2) facilmente fatigável, (3) dificuldade de concentração ou lapsos ("brancos") na mente, (4) irritabilidade, (5) tensão muscular ou (6) transtorno do sono (dificuldade de adormecer ou permanecer dormindo ou sono insatisfatório e inquieto). A ansiedade, a preocupação ou os sintomas físicos provocam angústia ou déficit significativos do ponto de vista clínico nas áreas sociais ou ocupacionais ou em outras áreas funcionais importantes. O transtorno não se deve aos efeitos fisiológicos diretos de uma substância ou de alguma condição clínica geral, nem ocorre exclusivamente durante um transtorno de humor ou um transtorno psicótico.

TRANSTORNO DE HUMOR ATRIBUÍDO À CONDIÇÃO CLÍNICA GERAL (CRITÉRIOS DO DSM-IV-TR): Um transtorno proeminente e persistente no humor predomina no quadro clínico, sendo caracterizado por um ou ambos dos itens a seguir: (1) humor deprimido ou interesse/prazer acentuadamente diminuídos em todas ou em quase todas as atividades e (2) humor elevado, expansivo ou irritável. A partir da história, do exame físico ou dos achados laboratoriais, há indícios de que o transtorno seja a consequência fisiológica direta de algum problema médico geral. O transtorno não é mais bem explicado por outro transtorno mental nem ocorre exclusivamente durante o curso de um *delirium*. Os sintomas causam angústia ou déficit clinicamente significativos nas áreas sociais ou ocupacionais ou em outras áreas funcionais importantes.

ABORDAGEM CLÍNICA

Etiologias

DEPRESSÃO

Acreditava-se que o transtorno depressivo maior estivesse ligado a anormalidades de neurotransmissores. A *hipótese das catecolaminas* sugere que algumas formas de depressão sejam atribuídas à deficiência de norepinefrina, enquanto a *hipótese das indolaminas* afirma que a depressão é causada pelos baixos níveis de serotonina. A depressão também foi relacionada com altos níveis de cortisol, secretado pelo córtex da suprarrenal. Alguns pesquisadores propuseram uma associação entre a depressão e a falta de crescimento de novas células em determinadas partes do cérebro, especialmente no córtex pré-frontal subgenual esquerdo (envolvido no controle das emoções positivas), e no hipocampo.

As teorias comportamentais e cognitivo-comportamentais oferecem alternativas às explicações biológicas para depressão. Em particular, o *modelo de desamparo aprendido* descreve a depressão como resultado da exposição prévia a eventos negativos incontroláveis, aliado a uma tendência a atribuir esses eventos a fatores internos, estáveis e globais, e não a fatores externos, transitórios e específicos.

Em termos de fisiopatologia, foi comprovado que nem a genética nem a disfunção de neurotransmissores desempenham um papel importante na etiologia da "depressão no final da vida". No entanto, alguns argumentam que a desregulação endócrina com o passar do tempo, gerada por estresse ou outras causas, seja associada a alterações anatômicas, como diminuição no tamanho do hipocampo. Essas alterações endócrinas e neuroanatômicas podem resultar em sintomas depressivos no idoso (Sapolsky, 1996, 2001; Sheline et al., 1996; Steffens et al., 2002). Outros admitem a hipótese de que a doença vascular cerebral contribua para a depressão no final da vida. A "depressão vascular" é sugerida como uma das consequências de fatores de risco comuns, como hipertensão, diabetes, hiperlipidemia e tabagismo. Os sintomas podem incluir disfunção executiva, fluência verbal diminuída e lentidão psicomotora. Esses sintomas se sobrepõem com sinais de demência, podendo ser difícil discerni-los. Em geral, acredita-se que a função comprometida por incapacidade ou demência seja a principal causa de depressão no idoso. Outros fatores, como problema psicológico preexistente, isolamento social e baixa condição socioeconômica, também podem contribuir para o quadro de depressão.

ANSIEDADE

Os transtornos de ansiedade são menos prevalentes no idoso do que nos adultos mais jovens; todavia os problemas de ansiedade podem ser duas vezes mais comuns do que a depressão em adultos de idade mais avançada. O transtorno de ansiedade generalizada é o transtorno de ansiedade mais comum entre os idosos. É mais provável que ele provoque déficit cognitivo, distúrbios do sono e problemas em realizar as atividades em indivíduos mais idosos comparados a pessoas mais jovens. A ansiedade de início recente frequentemente é secundária a problemas clínicos, depressão, efeitos colaterais e abstinência de fármacos.

Critérios Diagnósticos

Os episódios de depressão podem ocorrer com remissão ao longo da vida. Contudo, à medida que os indivíduos envelhecem, esses episódios podem se tornar tão frequentes a ponto de não haver pausa. A depressão recorrente pode se transformar em um problema constante. Um estudo australiano acompanhou pacientes idosos que sofreram depressão grave cedo na vida e descobriu que apenas 12% estavam em completa remissão e livres de recidiva no período de observação. As taxas de prevalência global variam de 7 a 36% em pacientes ambulatoriais e aumentam para 40% naqueles idosos hospitalizados.

A **apresentação geriátrica de depressão pode ter um aspecto diferente do que costuma ser observado na população adulta em geral.** No idoso, os sintomas cognitivos podem ser mais proeminentes, consistindo em diminuição na atenção seletiva, na memória funcional (ou memória de trabalho), no novo aprendizado e na velocidade de processamento, bem como em disfunção executiva. O humor deprimido pode ser caracterizado por cansaço, desespero e raiva. A anedonia pode se apresentar sob a forma de ansiedade. Os sintomas somáticos podem se sobrepor com efeitos de fármacos e doenças comórbidas.

A literatura especializada mais recente aponta para uma síndrome depressiva distinta associada à doença de Alzheimer, em geral caracterizada por sintomas em menor quantidade e menos proeminentes do que os de depressão maior estabelecidos pelos critérios do DSM-IV-TR. Alternativamente, os pacientes com história de depressão recorrente (início precoce) muitas vezes apresentam sintomas semelhantes a seus episódios prévios.

Em relação às comorbidades, os pacientes com ansiedade comórbida frequentemente se apresentam com sintomas somáticos, como dor, falta de ar, alterações no apetite ou insônia. O médico perspicaz precisa passar por alto pelos aspectos somáticos e identificar os problemas psiquiátricos em questão. A familiaridade com apresentações comuns de depressão, ansiedade e comorbidade tornará mais fácil a identificação das características indicativas. Os pacientes frequentemente apresentam-se com queixas somáticas primárias, enquanto os sintomas de ansiedade e depressão são mesclados com problemas da vida real, sobre os quais o paciente tem pouco ou nenhum discernimento (*insight*). A depressão comórbida costuma indicar um prognóstico pior.

História

Na obtenção de uma história psiquiátrica, deve-se dar atenção especial ao estado mental, à aparência e ao cuidado pessoal do paciente. Ao se concluir um exame do estado mental, é importante verificar se uma avaliação cognitiva de base foi realizada. Os transtornos de humor podem ser confundidos com cansaço ou fadiga. O conteúdo mental da fala do paciente pode se referir a preocupações somáticas, dor e queixas sobre a função cognitiva. As escalas objetivas representam uma referência para avaliação e tratamento e ainda podem facilitar o relato dos pacientes para estimar as gravidades de um possível transtorno de humor/ansiedade ou demência com precisão (ver Tab. 31.1).

A detecção de depressão também pode necessitar de informantes adicionais. A Tabela 31.2 da Escala de Cornell de Depressão na Demência foi especificamente desenvolvida para avaliar os sinais e sintomas de depressão maior em pacientes com demência. Como alguns desses pacientes podem fornecer relatos não confiáveis, a escala de Cornell mencionada utiliza uma abordagem abrangente de entrevistas, que obtém informações do paciente e de algum informante. As informações são eliciadas por meio de duas entrevistas semiestruturadas: uma entrevista com algum informante e outra com o paciente.

Para diferenciar a síndrome de depressão na demência (SDD) e a doença de Alzheimer (DA), as considerações devem incluir a duração dos sintomas (curta na SDD e longa na DA), a história psiquiátrica pregressa (usual na SDD e incomum na DA), a queixa do paciente (frequente na SDD e variável na DA) e o comportamento compatível com os déficits cognitivos (não habitual na SDD e comum na DA). O transtorno de humor é autonomamente parte da SDD, mas reativo na DA. A memória de reconhecimento permanece intacta na SDD, mas é comprometida na DA. O esforço nas tarefas costuma ser deficiente na SDD, mas razoavelmente satisfatório na DA.

Tabela 31.1 • ESCALA DE DEPRESSÃO GERIÁTRICA – 15 ITENS

1. Você está basicamente satisfeito com sua vida?
2. Você deixou muitos de seus interesses e atividades?
3. Você sente que sua vida está vazia?
4. Você se aborrece com frequência?
5. Você se sente de bom humor a maior parte do tempo?
6. Você tem medo que algum mal vá lhe acontecer?
7. Você se sente feliz a maior parte do tempo?
8. Você sente que sua situação não tem saída?
9. Você prefere ficar em casa a sair e fazer coisas novas?
10. Você se sente com mais problemas de memória do que a maioria?
11. Você acha maravilhoso estar vivo?
12. Você se sente um inútil nas atuais circunstâncias?
13. Você se sente cheio de energia?
14. Você acha que sua situação é sem esperanças?
15. Você sente que a maioria das pessoas está melhor do que você?

(Reproduzida, com permissão, de Yesavage JA, Brink TL, Rose TL, et al. Development and validation of a geriatric depression screening scale: a preliminary report. *J Psychiatr Res*. 1982-83;17[1]:37-49.)

Para obter um escore de 15 na Escala de Depressão Geriátrica, atribua 1 ponto para cada "sim" nas questões 2, 3, 4, 6, 8, 9, 10, 12, 14, 15 e para cada "não" nas questões 1, 5, 7, 11 e 13. Um escore igual ou superior a 6 sugere a necessidade de avaliação diagnóstica definitiva.

O sistema de significados é útil na SDD em tarefas de memória de reconhecimento, porém pouco ou nada proveitoso na DA. Outros diagnósticos diferenciais a serem considerados incluem transtorno de luto e ajustamento/adaptação, transtorno bipolar, transtornos por abuso de substâncias ilícitas, transtornos de ansiedade, transtornos de personalidade e esquizofrenia.

A história médica e o exame físico constituem um componente essencial da avaliação psiquiátrica. Os fármacos que podem causar sintomas de depressão incluem esteroides anabólicos, agentes antiarrítmicos, anticonvulsivantes, barbitúricos, benzodiazepínicos, carbidopa ou levodopa, certos antagonistas β-adrenérgicos, clonidina, citocinas (especificamente interleucina 2 [IL-2]), preparações digitálicas, glicocorticoides, bloqueadores dos receptores histaminérgicos (H_2), metoclopramida e opioides. Já os fármacos que podem provocar ansiedade englobam corticosteroides, antidepressivos, neurolépticos, estimulantes, simpaticomiméticos (pseudoefedrina, β-agonistas) e reposição hormonal excessiva com hormônios tireoidianos. É preciso dar atenção especial aos quadros de intoxicações; distúrbios cardiovasculares (arritmias, angina), respiratórios (doença pulmonar obstrutiva crônica, asma) e neurológicos (transtornos de movimento); distúrbios endócrinos (hipertireoidismo, hipoglicemia) e metabólicos; deficiências nutricionais, transtornos do sono, processos infecciosos e neoplasias, pois esses problemas clínicos podem causar depressão e/ou ansiedade. Ao exame físico, é importante se concentrar nos sinais e sintomas de ansiedade (taquicardia, taquipneia, sudorese e tremor).

Exames Laboratoriais

É recomendável a realização dos testes laboratoriais descritos a seguir. Para o quadro de ansiedade, devem-se considerar os seguintes exames: hemograma completo, glicemia, provas de função tireóidea, vitamina B12 e eletrocardiograma, além de rastreamento em busca de drogas e bebidas alcoólicas. Para a depressão, é preciso mensurar os níveis do hormônio estimulante da tireoide (TSH), cálcio e eletrólitos, bem como as provas de função hepática e renal, além de exame de urina e hemograma completo. Outras intervenções diagnósticas a serem ponderadas (não consideradas como rotina) são testes neuropsicológicos e neuroimagens.

Tratamento

A depressão no idoso é uma doença subreconhecida com graves consequências em termos de função e mortalidade. A falha no tratamento de depressão e ansiedade comórbidas pode resultar em declínio funcional e incapacidade acentuada. Foi demonstrado que psicoterapia, farmacoterapia e terapia eletroconvulsiva são modalidades terapêuticas eficazes; no entanto o tratamento deve ser ajustado às necessidades de cada paciente.

Não farmacológico

No idoso, os fatores que inibem o engajamento na terapia podem incluir as percepções do paciente (relacionadas com a idade) de que o tempo é limitado e que o seu "eu" não é passível de mudança. Suas limitações físicas, incluindo perda auditiva e visual, problemas de locomoção, desconforto físico e dificuldades de transporte, também podem contribuir para diminuir a adesão às visitas ao consultório. Pode

Tabela 31.2 • ESCALA DE CORNELL DE DEPRESSÃO NA DEMÊNCIA

A Escala de Cornell de Depressão na Demência foi elaborada especialmente para avaliar a depressão em idosos institucionalizados com demência. Responda aos itens em cada seção e insira o valor da resposta na coluna nomeada como "Escore". Some os escores dos itens para determinar o escore total e aplique a regra de interpretação que aparece no final. As classificações devem ser feitas com base nos sinais e sintomas que ocorreram durante a semana anterior a essa avaliação. Nenhum escore deve ser dado se os sintomas resultarem de incapacidade física ou doença.

Nome: _____
Data de Nascimento: _____

Sinais relacionados com o humor	Ausentes[a]	Leves ou intermitentes	Graves	Escore
1. Ansiedade (expressão ansiosa, ruminações, preocupações)	0	1	2	___
2. Tristeza (expressão triste, voz triste, choroso)	0	1	2	___
3. Ausência de reação a eventos prazerosos e agradáveis	0	1	2	___
4. Irritabilidade (facilmente aborrecido e irritadiço)	0	1	2	___
Transtorno comportamental				
5. Agitação (inquietação, gestos de desespero, arrancamento dos cabelos)	0	1	2	___
6. Lentidão psicomotora (movimentos lentos, fala vagarosa, reações demoradas)	0	1	2	___
7. Inúmeras queixas somáticas (escore igual a 0 na presença de sintomas gastrintestinais apenas)	0	1	2	___
8. Perda de interesse (menos envolvido nas atividades habituais; pontuar apenas em caso de alterações agudas, ou seja, em menos de 1 mês)	0	1	2	___
Sinais físicos				
9. Perda do apetite (come menos do que o usual)	0	1	2	___
10. Perda de peso (escore igual a 2 em caso de perda > 2,2 kg em 1 mês)	0	1	2	___
11. Falta de energia (o paciente se cansa com facilidade e não consegue manter as atividades; pontuar apenas em caso de alterações agudas, ou seja, em menos de 1 mês)	0	1	2	___

(Continua)

Tabela 31.2 • ESCALA DE CORNELL DE DEPRESSÃO NA DEMÊNCIA (continuação)				

A Escala de Cornell de Depressão na Demência foi elaborada especialmente para avaliar a depressão em idosos institucionalizados com demência. Responda aos itens em cada seção e insira o valor da resposta na coluna nomeada como "Escore". Some os escores dos itens para determinar o escore total e aplique a regra de interpretação que aparece no final. As classificações devem ser feitas com base nos sinais e sintomas que ocorreram durante a semana anterior a essa avaliação. Nenhum escore deve ser dado se os sintomas resultarem de incapacidade física ou doença.
Nome: _____
Data de Nascimento: _____

Sinais relacionados com o humor	Ausentes[a]	Leves ou intermitentes	Graves	Escore
Funções cíclicas				
12. Variação diurna nos sintomas de humor, piores pela manhã	0	1	2	____
13. Dificuldade de adormecer, ou seja, mais tarde do que o normal	0	1	2	____
14. Despertar inúmeras vezes durante o sono	0	1	2	____
15. Despertar matinal precoce, mais cedo do que o habitual	0	1	2	____
Transtornos ideatórios				
16. Ideias de suicídio (sente que não vale a pena viver, tem desejos suicidas ou faz tentativas de suicídio)	0	1	2	____
17. Baixa autoestima (sentimento de culpa e fracasso, além de autodepreciação)	0	1	2	____
18. Pessimismo (previsão do pior)	0	1	2	____
19. Delírios compatíveis com o humor (delírios de pobreza, doença ou perda)	0	1	2	____
			Escore total =	____

Interpretação do escore total: Um escore total igual ou superior a 8 sugere sintomas depressivos significativos.
[a] Deve-se atribuir ao item um escore igual a 0 caso não se consiga detectar ou atribuir o sinal ou sintoma.
Adaptada, com permissão, de Alexopoulos GS, Abrams RC, Young RC, Shamoian CA. Cornell Scale for depression in dementia. *Biological Psychiatry* 1988;23(3):271-284.

haver algumas limitações cognitivas quanto ao fato de não ser capaz de reter o conteúdo das sessões de uma semana para outra. Entretanto, quando as modificações são aplicadas ao final de vida, os resultados costumam ser positivos.

FARMACOLÓGICO

Mediante a confirmação do diagnóstico para determinar a necessidade de farmacoterapia, o clínico deve perguntar se o paciente atende aos critérios para depressão, se ele está tomando algum fármaco capaz de provocar ou contribuir para os sintomas depressivos, se existe algum problema clínico subjacente que contribua para esses sintomas depressivos do paciente e se esses problemas foram tratados. Ao avaliar os efeitos da terapia antidepressiva, é importante que o clínico tenha uma forma de medir a resposta do paciente a essa terapia, avaliando-o em busca de melhora notável nos sintomas-alvo em 4 a 6 semanas, remissão em 8 a 12 semanas e restabelecimento perceptível na dose máxima tolerada.

Alguns dos antidepressivos comercializados para depressão no final da vida incluem ATCs (nortriptilina), inibidores da monoaminoxidase (IMAOs) (fenelzina, tranilcipromina, selegilina), ISRSs, IRSNs e outros (bupropriona, mirtazapina). Os adultos de idade mais avançada são mais vulneráveis do que os mais jovens aos efeitos colaterais anticolinérgicos dos antidepressivos. Os ISRSs devem ser considerados para depressão leve a moderada, pacientes com defeitos cardíacos, cardiopatia isquêmica, glaucoma não controlado e hipertrofia prostática. A nortriptilina ou a desipramina podem ser consideradas como a segunda linha terapêutica para depressão grave e também para os pacientes com incontinência de urgência miccional. Outros tipos mais antigos de antidepressivos, como a amitriptilina e a imipramina, podem ser sedativos e provocar uma queda súbita na pressão arterial quando a pessoa se levanta, o que pode levar a quedas e fraturas. Os bloqueadores da recaptação de norepinefrina podem causar tremores, taquicardia, disfunção erétil/ejaculatória e hipertensão arterial. Já os bloqueadores da recaptação de serotonina podem resultar em sintomas gastrintestinais, disfunção sexual, sintomas extrapiramidais, hematomas/sangramentos e perda de densidade da massa óssea. A terapia eletroconvulsiva costuma ser menos eficaz do que os antidepressivos no tratamento de depressão no final da vida com características psicóticas.

Para os transtornos de ansiedade, os ISRSs constituem a terapia inicial para transtorno obsessivo-compulsivo e síndrome do pânico. Os benzodiazepínicos e a buspirona são os principais tratamentos para transtorno de ansiedade generalizada. Os tratamentos secundários para transtorno obsessivo-compulsivo e síndrome do pânico incluem os betabloqueadores e os neurolépticos.

PROGNÓSTICO

Embora os sintomas depressivos tenham a tendência de oscilar, os sintomas de ansiedade são mais constantes ao longo do tempo. No que diz respeito ao prognóstico, a ansiedade no idoso resulta em desfechos menos favoráveis, maior necessidade de fármacos, ideação suicida mais acentuada, maior cronicidade e recuperação mais lenta em comparação à depressão comórbida. **Os antidepressivos podem levar mais tempo para fazer efeito nas pessoas mais idosas do que naquelas mais jovens.** Como os idosos são mais sensíveis a remédios, os médicos podem receitar doses mais baixas no início. Para depressão leve a moderada ou grave em um paciente que apresenta seu primeiro episódio depressivo, a duração da terapia deve ser de, no mínimo, seis meses após a remissão. Os pacientes com história de depressão maior têm de ser tratados por, pelo menos, 12 meses após a remissão. Naqueles pacientes comórbidos cuja ansiedade é tratada em primeiro lugar, o prognóstico pode ser melhor em termos de obediência ao esquema antidepressivo.

COMPLICAÇÕES

É mais provável que a depressão nos idosos leve ao suicídio, sendo que os homens brancos desse grupo etário estão sob maior risco. As taxas de suicídio nos indivíduos entre 80 e 84 anos são mais do que o dobro quando comparadas às taxas na população geral. Os indivíduos com idade igual ou superior a 65 anos respondem por 19% de todos os óbitos por suicídio. Os fatores de risco para depressão frequentemente observados no idoso são determinados fármacos ou uma combinação de remédios, isolamento social e solidão (i. e., o fato de viver sozinho), luto recente, presença de dor crônica ou intensa, dano à imagem do corpo, medo da morte, história de depressão, história familiar de transtorno depressivo maior, tentativa de suicídio no passado e abuso de substâncias ilícitas. Doença física é o fator estressante mais frequente nos suicídios em indivíduos com mais de 80 anos.

A depressão é comum em pacientes que se recuperam de infarto do miocárdio, além de ser um fator de risco independente para mortalidade precoce. Os pacientes mais idosos pós-infarto do miocárdio com depressão apresentam mais comorbidades do que aqueles sem depressão. Presença de sintomas relacionados com o humor detectados em um teste de autoaplicação foram associados à maior mortalidade em 12 e 24 meses após acidente vascular cerebral. Era menos provável que os pacientes deprimidos de 65 anos ou mais aderissem à sua dieta, tomassem os remédios prescritos, praticassem exercícios regulares ou aumentassem o apoio social.

Foi descoberto que a depressão exacerba a doença de Alzheimer por aumentar a velocidade de evolução e resultar em incapacidade. No caso em questão, o transtorno de humor e ansiedade da paciente muito provavelmente acelerou a evolução do déficit cognitivo, pois ela se viu quase incapacitada para realizar determinadas tarefas em um período de apenas seis meses.

> ### CORRELAÇÃO DE CASOS CLÍNICOS
> - Ver também Caso 24 (Síncope), Caso 25 (Acidente Vascular Cerebral), Caso 26 (Crise Convulsiva Parcial Complexa), Caso 28 (Doença de Parkinson), Caso 29 (Déficit Sensorial/Presbiacusia) e Caso 30 (Déficit Cognitivo).

QUESTÕES DE COMPREENSÃO

31.1 Um aposentado saudável de 71 anos estava tomando fluoxetina nos últimos 40 anos. Seu primeiro episódio depressivo maior foi caracterizado por perda acentuada de interesse em grande parte do dia, quase todos os dias, por um período de quatro semanas, além de retardo psicomotor, sentimentos de inutilidade e ideação suicida. A depressão estava sob controle farmacológico satisfatório. Recentemente, ele sofreu um leve traumatismo craniano durante uma viagem. Antes do acidente de carro, o paciente costumava jogar em uma equipe de tênis sênior de seu clube de campo e planejava propor casamento à sua companheira de dois anos. Desde

o acidente, ele estava ficando cada vez mais agitado, impulsivo e deprimido. Além disso, ele não retornava os telefonemas de sua namorada, frequentemente dormia durante o dia e desejava ter morrido no acidente. Ele nega recordações intrusivas e angustiantes do acidente de carro. Qual é o diagnóstico mais provável?
A. Transtorno depressivo maior, recorrente e moderado
B. Transtorno de ansiedade generalizada
C. Transtorno de humor atribuído à condição clínica geral
D. Transtorno de estresse pós-traumático

31.2 Uma mulher de 67 anos apresenta-se com humor deprimido, perda de interesse e fraqueza. Ela relata que não se sente "boa para nada" e admite anedonia e ideação suicida passiva. Sua história médica indica que ela está tomando fármacos para pressão alta, recentemente foi submetida à histerectomia (i. e., retirada do útero) e sofreu um leve infarto agudo do miocárdio quando tinha 51 anos. Qual dos fármacos a seguir seria a melhor opção terapêutica para os sintomas dessa paciente, levando-se em conta a eficácia, o custo, a idade e os efeitos colaterais?
A. Escitalopram
B. Paroxetina
C. Antidepressivos tricíclicos
D. Citalopram

31.3 Qual hipótese sugere que a depressão seja atribuída à deficiência de *norepinefrina*?
A. da Indolamina
B. da Norepinefrina
C. da Catecolamina
D. da Serotonina

RESPOSTAS

31.1 **C.** Em virtude da história de episódio depressivo prévio e tratamento antidepressivo prolongado, pode-se considerar um transtorno depressivo maior. No entanto, a depressão do paciente estava bem controlada com fármacos, embora o episódio depressivo mais recente não pareça ser uma extensão direta de um episódio depressivo pré-mórbido. Pelo contrário, parece que o transtorno de humor atual seja principalmente uma consequência fisiológica direta do traumatismo craniano, sendo mais bem explicado pela condição clínica geral do paciente. O transtorno de estresse pós-traumático não é o diagnóstico correto, pois o paciente nega recordações intrusivas do evento traumático e também não há indicação de que ele esteja evitando os estímulos associados ao acidente de carro.

31.2 **D.** Citalopram é a melhor resposta, considerando-se tanto a eficácia como o custo-benefício. A paroxetina inibe várias isoenzimas do citocromo P450, bem como a atividade da glicoproteína P, que atuam no metabolismo de diversos fármacos. Portanto, a paroxetina não é a melhor escolha para um paciente idoso. Os ATCs são mais cardiotóxicos do que os ISRSs, devendo ser evitados nesse paciente com história de infarto do miocárdio.

31.3 **C.** A *hipótese das catecolaminas* sugere que algumas formas de depressão sejam atribuídas a uma deficiência de norepinefrina, enquanto a *hipótese das indolaminas* afirma que a depressão se deva a baixos níveis de serotonina.

DICAS CLÍNICAS

▶ Embora se costume acreditar que a ansiedade e a depressão sejam transtornos distintos, há muita sobreposição em termos de sintomas nos adultos de idade mais avançada, dificultando o diagnóstico diferencial. Novos avanços diagnósticos, entretanto, permitem a diferenciação entre transtornos isolados de depressão ou ansiedade e condições mistas por critérios mais refinados.
▶ A resolução da ansiedade no início do curso terapêutico aumenta a obediência dos pacientes ao esquema antidepressivo.
▶ Os adultos de idade mais avançada costumam tomar mais fármacos receitados de forma concomitante do que os mais jovens, exigindo que os clínicos prestem atenção rigorosa às interações medicamentosas associadas aos antidepressivos.

REFERÊNCIAS

Alexopoulos GA, Abrams RC, Young RC, Shamoian CA. Cornell scale for depression in dementia. *Biological Psychiatry*. 1988;23:271-284.

American Medical Directors Association. Health in Later Life: Results from the Longitudinal Aging Study. 2011. http://www.cpgnews.org/DEP/tools.cfm.

Beekman AT, Deeg DJ, Braam AW, Smit JH, Van Tilburg W. Consequences of major and minor depression in later life: a study of disability, well-being and service utilization. *Psychological Medicine*. 1997;27(6):1397-1409.

Blazer DG, Steffens DC. *The American Psychiatric Publishing Textbook of Geriatric Psychiatry*. 4th ed. Washington, DC, American Psychiatric Publishing; 2009. Retrieved from http://www.psychiatryonline.com. doi: 10.1176/appi.books.9781585623754.

Brink TL, Yesavage JA, Lum O, Heersema P, Adey MB, Rose TL. Screening tests for geriatric depression. *Clin Gerontol*. 1982;1:37-44.

Brodaty H, Luscombe G, Parker G. Early and late onset depression in old age: different aetiologies, same phenomenology. *J Affect Disord*. 2001;66:225-236.

Bruce ML. Depression and disability in late life: directions for future research. *Am J Geriat Psychiat*. 2001;9:102-112.

Ellison J, Kyomen H, Verma SK. *Mood Disorders in Later Life*. 2008. http://informahealthcare.com/.doi/book/10.3109/9781420053302.

Hays JC, Saunders WB, Flint EP, Kaplan BH, Blazer DG. Social support and depression as risk factors for loss of physical function in late life. *Aging Mental Health*. 1997;3:209-220.

Hirschfeld R. Comorbidity of major depression and anxiety disorders. Primary Care Companion. *J Clin Psychiat*. 2001;3(6):344-254.

Kaszniak AW, Christenson GT. *Neuropsychological Assessment of Dementia and Depression in Older Adults: A Clinician's Guide*. Washington, DC: American Psychological Association; 1994.

Robinson RG., Price TR. Post-stroke depressive disorders: a follow-up study of 103 patients. *Stroke*. 1982;13:635-641.

Romanelli J, Fauerbach JA, Bush DE, Ziegelstein RC. The significance of depression in older patients after myocardial infarction. *J Am Geriat Soc*. 2005;50(5):817-822.

Sapolsky RM. Depression, antidepressants, and the shrinking hippocampus. *Proc National Academy of Science USA*. 2001;98:12320-12322.

Sapolsky RM. Why stress is bad for your brain. *Science*. 1996;273:749-750.

Sharp L, Lipsky MS. *American Family Physician*. Sep 15, 2002;66(6):1001-1009.

Sheikh JI, Yesavage JA. Geriatric Depression Scale (GDS): recent evidence and development of a shorter version. *Clinical Gerontology: A Guide to Assessment and Intervention.* New York, NY: The Haworth Press; 1986:165-173.

Sheline YI, Wang PW, Gado MH, Csernansky JG, Vannier MW. Hippocampal atrophy in recurrent major depression. *Proc National Academy of Science U S A.* 1996;93:3908-3913.

Sorocco KH, Lauderdale S. *Cognitive Behavioral Therapy with Older Adults.* New York, NY: Springer Publishing Company; 2011.

Steffens DC, Levy RM, Wagner R, McQuoid DR, Krishnan KRR, Carroll BJ. Sociodemographic and clinical predictors of mortality in geriatric depression. *Am J Geriat Psychiat.* 2002;10(5):531-540.

Steffens DC, Skoog I, Norton MC, et al. Prevalence of depression and its treatment in an elderly population: the cache county study. *Arch Gen Psychiat.* 2000;57(6):601-607.

Yesavage JA, Brink TL, Rose TL, et al. Development and validation of a geriatric depression screening scale: a preliminary report. *J Psychiat Res.* 1983;17:37-49.

CASO 32

Um homem de 79 anos é transferido de um estabelecimento de cuidados prolongados para o setor de emergência após sofrer uma queda e passar por um período não responsivo. Sua história médica pregressa inclui a ocorrência de acidente vascular cerebral (AVC) há dois anos, associado a déficits cognitivos e depressão. A lista atual de fármacos desse paciente engloba a terazosina, 5 mg, e a sertralina, 100 mg, ambas administradas diariamente. Cerca de 2 horas depois do café da manhã do presente dia, foi observado que ele se levantou de sua cadeira de rodas e tentou andar sem ajuda pelo corredor. Trinta segundos depois de se levantar, também foi observado que ele tentou segurar-se no corrimão, caiu contra a parede e deslizou pelo chão. À avaliação inicial, ele não estava responsivo e, ao despertar, não conseguia relatar os detalhes do evento. Os resultados de seu exame físico revelaram pressão arterial de 116/72 mmHg, frequência cardíaca de 106 batimentos por minuto (bpm), temperatura de 36,5°C e frequência respiratória de 20 movimentos respiratórios/min. A revisão dos prontuários médicos revela que o homem residia no estabelecimento há seis meses. Antes desse período, sua lista de fármacos incluía temazepam (15 mg) na hora de dormir, além de terazosina (5 mg), sertralina (100 mg) e ácido acetilsalicílico (81 mg) diariamente. Do ponto de vista funcional, ele é capaz de se alimentar sozinho e se higieniza com supervisão. No entanto, ele precisa de ajuda para se vestir, tomar banho e ir ao toalete. Além disso, o homem faz uso de fraldas geriátricas de adultos para incontinência. Ele consegue se movimentar na cadeira de rodas, necessitando de auxílio com transferência e locomoção. Seu afeto era estável e, nas últimas duas semanas, o temazepam foi gradativamente reduzido e depois interrompido. No prontuário, não há evidência registrada de insônia de rebote. Os sinais vitais de rotina sugerem uma faixa de pressão arterial de 105/68 a 148/82 mmHg, com frequência cardíaca na faixa dos 70 a 80 bpm; no prontuário, não está claro qual horário do dia, qual braço ou qual método de avaliação correspondem a cada valor. Os exames laboratoriais realizados há oito meses revelaram um hemograma completo normal e os seguintes valores da bioquímica sérica: Na de 129, K de 3,9, Cl de 99, CO_2 de 21, ureia de 19, creatinina sérica de 1,1 e glicose de 105. O peso desse paciente é de 70 kg, resultando em uma depuração estimada de creatinina de 54 mL/min. No setor de emergência, ele se encontra alerta e orientado em relação às pessoas, mas não quanto ao lugar ou à hora. Ele não consegue fornecer qualquer história do evento. O exame físico revela alguns hematomas em processo de escurecimento na coxa direita e no cotovelo direito, embora não haja algo digno de nota sob outros aspectos. A avaliação do eletrocardiograma (ECG) exibe ritmo sinusal, enquanto a radiografia do tórax não mostra qualquer fratura. Os *check-ups* neurológicos efetuados a cada 2 horas não sugerem traumatismo craniano nem déficits neurológicos recentes.

- Qual é o diagnóstico mais provável?
- Qual é a próxima etapa no diagnóstico?
- Qual é o próximo passo na terapia?

CASOS CLÍNICOS EM GERIATRIA   **343**

RESPOSTAS PARA O CASO 32
Problemas relacionados com fármacos

Resumo: Esse paciente de 79 anos pode ter sofrido um episódio de síncope, possivelmente causado por hipotensão ortostática, embora a confirmação absoluta de uma perda transitória da consciência não seja possível. As explicações alternativas para sua apresentação clínica incluem um ataque isquêmico transitório (AIT) ou, talvez, apenas uma queda atribuída à tontura e à instabilidade associadas à terapia medicamentosa combinada com declínio funcional geral.

- **Diagnóstico mais provável:** Evento farmacológico adverso.
- **Próxima etapa no diagnóstico:** Investigação das causas potenciais desse evento adverso.
- **Próximo passo na terapia:** Segurança do paciente, incluindo revisão farmacológica e reconsiderações.

ANÁLISE
Objetivos

1. Descrever como abordar os possíveis efeitos medicamentosos e as possíveis influências sobre a apresentação clínica do paciente (problemas relacionados com fármacos).
2. Compreender as variáveis relacionadas com fármacos que precisam ser consideradas na avaliação abrangente de paciente adulto com idade mais avançada (os componentes de revisão do esquema terapêutico).
3. Aprender e praticar a seleção adequada de fármacos quando existem diferentes opções farmacológicas para a terapia, com base na avaliação de todos os outros fármacos, suas interações potenciais e seus perfis de efeitos colaterais, bem como suas relações com outros problemas clínicos do paciente.

Considerações

O caso trata de um paciente mais idoso que sofreu uma queda testemunhada e necessita de uma abordagem cuidadosa para avaliação da lesão e diagnóstico diferencial de síncope. Os fármacos constituem uma causa importante de ortostase ou síncope, mas a melhor abordagem para avaliar os efeitos adversos farmacológicos consiste em uma "revisão do esquema terapêutico". Essa revisão avaliará cada fármaco, um por um, em um processo composto de duas etapas: primeiro, avaliar a compatibilidade entre o fármaco e a indicação e, em seguida, estimar a qualidade dessa combinação. Os problemas relacionados com fármacos são identificados na primeira etapa quando não há qualquer correspondência entre fármaco e indicação e, na segunda etapa, quando uma série de fatores, incluindo a escolha do produto, a formulação/via, a potência/dose, as instruções de uso/intervalo, a técnica de administração (inclusive a adesão ao tratamento), as interações, as contraindicações, os efeitos colaterais, a eficácia observada, as necessidades de monitoramento, a duração de uso ou até mesmo o custo, afeta a qualidade dessa combinação entre fármaco e indicação.

Nesse caso especificamente, os problemas potenciais relacionados com fármacos envolvem várias categorias em diferentes níveis. Em relação ao uso de terazosina para esse paciente, a escolha terapêutica abaixo do ideal e/ou a dose podem ser os fatores envolvidos, bem como o possível efeito colateral associado à farmacologia desse agente. Além disso, a falta de uma abordagem uniforme de monitoramento (ou, pelo menos, a ausência de uma documentação completa disso) sugere a possibilidade de que a hipotensão ortostática possa ter sido um problema subclínico e não detectado por algum tempo. Quanto à utilização de sertralina para esse paciente, não é possível estabelecer a presença de um claro problema associado à dose do fármaco ou a efeito colateral em potencial; no entanto se pode argumentar que a não adesão aos padrões da instituição para monitoramento laboratorial de rotina esteja associada à falha na identificação de uma tendência potencial sugestiva de hiponatremia induzida pelo fármaco. Embora a abstinência aos benzodiazepínicos pareça ser um fator menos provável como a causa dos sintomas atuais, é preciso atentar para o fato de que os eventos adversos decorrentes da retirada desses agentes são comuns entre os pacientes idosos e, muito frequentemente, estão associados àqueles agentes com atividade sobre o sistema cardiovascular e o sistema nervoso central. Isso ressalta a necessidade de abordar a revisão do esquema terapêutico, não só com base na prescrição atual dos fármacos, mas também nas trocas recentes. Por fim, qualquer AIT ou AVC recorrente seria considerado como uma falha terapêutica, em consequência do uso de fármacos sem indicação, associado à falta de terapia antiplaquetária que, até a entrada no estabelecimento, deveria fazer parte do esquema terapêutico.

ABORDAGEM À
Ocorrência de interações medicamentosas e revisão do esquema terapêutico

DEFINIÇÕES

REVISÃO DO ESQUEMA TERAPÊUTICO: Uma avaliação abrangente e detalhada das possíveis interações medicamentosas e seleção dos fármacos apropriados, com base nos perfis de efeitos colaterais e outros problemas clínicos de um paciente.
POLIFARMÁCIA: Prescrição inadequada ou excessiva de fármacos. Isso pode incluir a falta de consideração quanto a outros agentes que o paciente já esteja tomando ao receitar novos remédios ou quanto a outras condições clínicas do paciente.
PROBLEMAS RELACIONADOS COM FÁRMACOS: Aumentos aditivos, cumulativos ou sinérgicos sobre o que seria esperado, com base exclusivamente nos efeitos individuais dos fármacos, quando administrados a um dado paciente com inúmeros problemas clínicos.
CRITÉRIOS EXPLÍCITOS: Listas finitas publicadas de fármacos que foram determinados, por meio do consenso de especialistas, como potencialmente inadequados para prescrição a adultos com idade mais avançada.
CRITÉRIOS IMPLÍCITOS: Conjunto de considerações ponderadas que podem ser aplicadas a qualquer exemplo do uso de fármacos, com o objetivo de avaliar sua adequação.
AVALIAÇÃO DE CAUSALIDADE DE NARANJO: Instrumento validado para quantificar a probabilidade de que um desfecho adverso esteja associado à exposição farmacológica.

ABORDAGEM CLÍNICA

Etiologias

Para avaliar possíveis efeitos adversos medicamentosos, pode-se lançar mão de inúmeras definições, abordagens ou ferramentas. Uma das abordagens consiste na avaliação grosseira (ou seja, "por cima") do número de fármacos usados no esquema terapêutico. No caso em questão, a maioria das definições convencionais de **polifarmácia** não teria sinalizado nem marcado esse esquema terapêutico como problemático, pois esse paciente só recebe dois fármacos programados.

Fica difícil aplicar até mesmo uma definição mais liberal de polifarmácia, em que **qualquer fármaco desnecessário** é considerado como polifarmácia, independentemente do número total de fármacos utilizados. Isso porque não é nada fácil avaliar o termo "desnecessário" sem uma clara documentação no prontuário médico para comprovar cada combinação de fármaco e indicação (ver Tab. 32.1 sobre a abordagem da revisão do esquema terapêutico).

Outra abordagem consistiria no emprego dos **Critérios Explícitos**, como a Lista de Beers[*] ou os critérios STOPP[**], para avaliar a lista dos fármacos. Os critérios explícitos incluem listas de fármacos que especialistas, utilizando uma metodologia de Delphi[***] ou um método semelhante para entrar em um consenso, identificaram como de **alto risco pelos resultados adversos entre os pacientes mais idosos** e, portanto, potencialmente inapropriados para essa população. Os fármacos são classificados como potencialmente inadequados por si só ou, em alguns casos, com uma dose específica ou no contexto de alguma condição comórbida específica.

Grande parte dos especialistas concorda que os fármacos incluídos nessas listas são de utilidade dúbia entre os pacientes mais idosos e, na maioria dos casos, não devem ser empregados sem uma consideração muito rigorosa. As ferramentas são rápidas e fáceis de usar pela simples comparação da lista com o esquema terapêutico ou o prontuário médico do paciente; por essa razão, essas ferramentas também podem ser utilizadas com frequência por profissionais que não são da área de saúde para fins de rastreamento. Apesar disso, elas têm valor preditivo variável e, algumas vezes, limitado para identificar os eventos adversos reais. Embora os pro-

---

[*] N. de T. A lista de Beers, também conhecida como os critérios de Beers, é uma listagem dos medicamentos considerados inapropriados e/ou pouco seguros para serem administrados em geriatria. Constitui uma referência para os profissionais de saúde acerca da segurança de administração medicamentosa na pessoa idosa. Baseia-se nas alterações fisiológicas próprias da idade e na fisiopatologia, o que torna esses pacientes mais suscetíveis aos efeitos secundários dos medicamentos. A lista mais conhecida de fármacos inadequados para prescrição no idoso tem como base esses critérios de Beers. Tais critérios são uma ferramenta útil que indica ao clínico quais os fármacos a serem evitados no idoso, quer por sua falta de eficácia, quer por seu elevado risco de efeitos adversos.

[**] N. de T. Os critérios STOPP (do inglês Screening Tool of Older Person's Prescriptions, que corresponde a uma ferramenta de rastreamento para prescrições em pessoas mais idosas) identificam quais os fármacos inapropriados para prescrição no idoso; cada critério é acompanhado de uma explicação concisa do motivo pelo qual o fármaco deve ser evitado na população idosa. Trata-se de outra ferramenta útil para a prescrição correta no idoso.

[***] N. de T. O uso da metodologia de Delphi busca a anuência e a aprovação de um grupo de pesquisadores ou especialistas sobre informações de eventos futuros e suas tendências. A metodologia também é fundamentada no uso estruturado do conhecimento, da experiência e da criatividade desses especialistas. A utilização de um grupo de especialistas para analisar qualquer problema promove o conhecimento, uma vez que as informações do melhor especialista serão difundidas entre o grupo, gerando um volume maior de informações.

Tabela 32.1 • ELEMENTOS DA REVISÃO DO ESQUEMA TERAPÊUTICO			
Etapa 1	Combinação entre o fármaco e a indicação	Fármaco sem indicação Indicação sem fármaco	Implica uma razão desconhecida para o uso do fármaco ou fármaco desnecessário. Envolve algum problema não identificado ou não tratado para o qual há indicação de terapia medicamentosa.
Etapa 2	Qualidade dessa combinação	**Avaliar se "essa combinação é ideal em termos de...":** Escolha do fármaco Formulação/via Dose Instruções de uso ou técnica de administração Duração de uso **Avaliar se "estamos evitando/ minimizando...":** As interações As contraindicações Os efeitos colaterais A falha terapêutica O erro O gasto desnecessário **Avaliar se "estamos garantindo...":** A eficácia observada O monitoramento adequado	Inclui a seleção do nome comercial/genérico, bem como a escolha da classe farmacológica. Envolve o ato de esmagar ou não o comprimido, a potência do produto ou a formulação utilizada para atingir a dose desejada. Implica o uso de dose sub ou supraterapêutica, a falha de ajuste da dose com base na função renal estimada ou na interação medicamentosa, assim como a dose e o intervalo posológico. Abrange os problemas referentes à adesão abaixo ou acima do ideal ou os erros de administração. Compreende a evidência da duração prevista da terapia, além das datas atribuídas e fixas de início e término. Engloba as interações entre fármacos, fármaco e doença ou fármaco e alimento/bebida. Implica as alergias medicamentosas, as contraindicações ao estado patológico, bem como as interações graves entre fármacos ou fármaco e doença. Envolve as consequências comumente observadas/esperadas, com base na farmacologia e no mecanismo de ação. Inclui os casos em que a terapia medicamentosa não atinge o objetivo planejado. Refere-se à precisão de todos os detalhes de prescrição/esquema/rótulo. Envolve a terapia selecionada – é a de melhor relação custo-benefício? Implica a documentação da evidência de conquista do objetivo terapêutico planejado. Abrange a evidência de monitoramento clínico ou laboratorial e a atribuição dos parâmetros de meta.

blemas relacionados com fármacos pareçam ser mais prevalentes entre os pacientes sob esquemas terapêuticos que incluam agentes potencialmente inapropriados, os dados são limitados para apoiar a capacidade dessas ferramentas de predizer qual prescrição potencialmente indevida resultará em dano ao paciente. Vários estudos sugeriram que, entre as admissões em serviços de emergência ou hospitais associadas a eventos medicamentosos adversos, apenas uma minoria resultou de fármacos que em geral são considerados como agentes de alto risco ou inapropriados com base em critérios explícitos. Além disso, a inclusão da palavra "potencialmente" para descrever o termo "inapropriado" precisa ser enfatizada.

As ferramentas explícitas são úteis para fazer o rastreamento de possíveis problemas, embora a adequação tenha de ser avaliada de forma abrangente. A mera presença de um critério explícito no esquema terapêutico de um paciente pode não ser suficiente para incitar a troca do fármaco. Isso é evidente no caso apresentado. Se os critérios explícitos forem aplicados a esse esquema terapêutico, tanto a lista de Beers como os critérios STOPP identificarão o antagonista alfa-adrenérgico como um agente potencialmente inapropriado, com base no potencial de hipotensão ortostática ou em uma história de incontinência urinária, especificamente incontinência de estresse. Contudo, em virtude da falta de registro da história médica nesse caso, pode-se apenas supor a indicação prevista para a terazosina. É possível que esse fármaco tenha sido prescrito para hipertensão. Alternativamente, o tipo de sintomas urinários na história do paciente não está claro; também é possível que esse fármaco tenha sido receitado com a intenção de melhorar os sintomas urinários associados à obstrução à via de saída da bexiga. Por essa razão, é possível que o médico tenha certa relutância em modificar essa terapia sem conhecer uma história mais específica, ainda que a revisão do esquema terapêutico feita com o uso de critérios explícitos tenha sinalizado a terazosina como um agente potencialmente inapropriado. Do mesmo modo, os critérios STOPP identificam a utilização dos inibidores seletivos da recaptação de serotonina como inapropriada na presença de hiponatremia. No entanto, os parâmetros do caso desse paciente estão fora dos critérios específicos da lista STOPP para essa determinação. O ponto importante é que a identificação de fármacos potencialmente inapropriados pelos critérios explícitos pode servir como uma ferramenta eficaz de rastreamento, embora haja necessidade de uma abordagem mais específica ao paciente para fazer uma avaliação conclusiva a respeito da adequação do fármaco.

Uma abordagem alternativa para avaliar o esquema terapêutico consistiria no emprego de uma **ferramenta implícita**, como o **índice de adequação dos fármacos**. Em vez de ter uma lista como base, essa ferramenta utiliza um conjunto-padrão de 10 considerações aplicadas a cada fármaco no esquema terapêutico do paciente, avaliando a escolha, a dose, a eficácia, a facilidade de uso, os efeitos colaterais, as interações, o custo-benefício do agente e outros fatores para obter um escore de adequação. Um escore ponderado é dado a cada critério para cada fármaco do esquema terapêutico. A aplicação dessa ferramenta em si é demorada e exige o conhecimento sobre terapia farmacológica; até o momento, no entanto, seu uso está voltado principalmente para a área de pesquisas e não para o ambiente clínico. Entretanto, o índice de adequação dos fármacos tem demonstrado um valor preditivo na identificação de eventos adversos, pois possui versões modificadas mais acessíveis ao usuário. Basicamente, as considerações desse índice são muito semelhantes àquelas empregadas durante o processo de revisão do esquema terapêutico por um farmacêutico, mas, na verdade, a ferramenta em si é apenas um método padronizado de captar e quantificar todos os fatores considerados durante esse processo. Portanto, embora a ferramenta em si possa não ser aplicada na rotina da prática clínica, o escopo das considerações incluídas por ela representa uma abordagem mais detalhada para a determinação da adequação de fármacos do que aquele de critérios explícitos. Nesse caso, são as avaliações sobre a seleção, a dose, o mecanismo de ação e o perfil de efeitos colaterais do fármaco, bem como o monitoramento do caso, que revelam as preocupações com a terapia farmacológica desse paciente.

A **avaliação de causalidade de Naranjo** difere das ferramentas previamente descritas, pois é a única que não pode ser usada de forma prospectiva e retrospectiva para avaliar um problema relacionado com fármacos. A ferramenta de Naranjo serve apenas para uso **retrospectivo**, uma vez que ela é empregada para avaliar a probabilidade de causalidade entre um fármaco e um evento adverso após a identificação de um agente potencialmente problemático. Nesse sentido, essa avaliação de causalidade distingue de modo mais específico o "problema relacionado com fármacos" em potencial e o "evento medicamentoso adverso" e, portanto, tem uma aplicação mais restrita do que as ferramentas anteriores. É particularmente útil nesse caso, pois pode diferenciar as causas mais prováveis das menos prováveis, em que há mais de um problema relacionado com fármacos em potencial. Talvez um dos princípios mais salientes da avaliação de causalidade seja os dados fornecidos a partir da observação de retirada/reexposição do fármaco. Em muitos casos, as explicações concorrentes para uma apresentação clínica podem tornar a consideração de um problema relacionado com fármacos menos provável ou, então, o fármaco pode ser responsável pela exacerbação, mas não pela causa, do evento adverso. Nesses casos, um ajuste lento e estruturado de tentativa e erro dos fármacos potencialmente problemáticos com frequência é o único meio de determinar a verdadeira associação entre o fármaco e sua consequência. No caso desse paciente, o ajuste do fármaco suspeito com a observação do efeito pode ser o melhor método para determinar a terapia ideal daqui para frente. A única ressalva é que, embora essa ferramenta seja muito útil para avaliar se a exposição ao fármaco causou ou não o evento adverso, ela não é válida para responder à dúvida quanto à retirada do fármaco ter precipitado ou não o evento. Uma versão modificada da escala de Naranjo que utiliza uma pontuação alterada para avaliar os eventos adversos da retirada de fármacos foi introduzida em um único estudo com certo êxito; até o momento, no entanto, seu uso não tem sido amplamente replicado nem reproduzido.

Abordagem para o Quadro do Caso Clínico em Questão

Nesse caso em particular, os itens a seguir justificam uma investigação, embora cada um dos fármacos desse paciente e seus principais problemas clínicos devam ser considerados um por um (utilizando as categorias dos problemas relacionados com fármacos, expostas na Tab. 32.2, bem como os tipos de eventos medicamentosos adversos, descritos na Tab. 32.3):

1. Terazosina: A compatibilidade entre a indicação e o fármaco para esse agente não está clara com base nas informações registradas e disponíveis do caso. Alguém poderia especular que esse fármaco esteja sendo utilizado para tratar hipertensão, uma explicação plausível com base na história cardiovascular desse indivíduo. Do mesmo modo, é possível que a terazosina esteja sendo usada para hiperplasia prostática benigna, pois há indicação de incontinência pela história (embora a natureza específica dos sintomas urinários não seja conhecida). De qualquer modo, o diagnóstico de base pode ser apenas presuntivo (sugerido) nesse ponto, mas não confirmado. Sendo assim, esse fármaco está tecnicamente sem uma boa indicação de apoio. Portanto, é um pouco difícil prosseguir com uma avaliação criteriosa sobre a qualidade da compatibilidade entre fármaco/indicação, pois muitos dos fatores da lista só podem ser avaliados com base no uso pretendido ou no resultado da terapia medicamentosa. Contudo, alguns fatores, como efeitos colaterais, contraindicações ou interações, podem ser avaliados mesmo quando

Nível	Profissional de saúde ou paciente?	Exemplos
Problemas na prescrição	Profissional de saúde	Seleção, formulação, via, dose, intervalo, duração ou instruções de uso do produto abaixo do ideal. Falha em considerar as interações, as contraindicações, os possíveis efeitos colaterais ou os custos da terapia.
Problemas na transcrição	Profissional de saúde	Discrepância no registro, na transmissão ou na interpretação da receita, resultando em divergência da intenção prescrita. Receitas ilegíveis, nomes de fármacos com sons/aspectos semelhantes/parecidos, falha de obediência aos padrões do Institute for Safe Medication Practices (Instituto para Práticas Seguras no Uso de Fármacos) na redação da receita.
Problemas na manipulação (aviamento)	Profissional de saúde	Fármaco/potência/concentração errados, erros de cálculo/compatibilidade, paciente errado, instruções incorretas de uso, produto contaminado ou adulterado, armazenamento inadequado ou prazo de validade vencido.
Problemas na administração	Profissional de saúde	Técnica indevida, falha de administração, paciente/fármaco trocados.
	Paciente	Técnica inadequada, uso acima ou abaixo do ideal, utilização intermitente do fármaco, não continuidade do tratamento por falta de condições financeiras.
Problemas no monitoramento	Profissional de saúde	Falha nos cuidados de monitoramento ou supervisão (laboratorial ou clínica), manutenção da terapia medicamentosa apesar da ocorrência de efeitos colaterais ou falha terapêutica, falta de orientação/instrução dos pacientes sobre a intenção farmacológica ou os efeitos esperados.
	Paciente	Falha em manter contato com o médico ou em relatar a ocorrência de eventos adversos ou os sinais de eficácia, falta de consciência do propósito do fármaco e dos efeitos esperados.
Problemas na retirada	Profissional de saúde	Interrupção abrupta do tratamento, falha em transcrever/manter um tratamento crônico nos casos em que a emissão de uma nova receita seria apropriada ou durante a mudança do local de cuidados, falha em reduzir a dose gradativamente quando indicado.
	Paciente	Não adesão ao tratamento ou interrupção da terapia por conta própria, sem a supervisão do profissional de saúde.

não se conhece a indicação. Nesse caso, a vasodilatação associada ao antagonismo alfa-adrenérgico é um mecanismo de ação que sabidamente aumenta o risco de hipotensão ortostática. A queda desse paciente depois de 30 segundos em pé, associada possivelmente a uma perda transitória de consciência, é sugestiva de algum evento hipotensor ortostático. Além de não ser uma tarefa fácil interpretar a pressão arterial pós-queda como um valor isolado, esse paciente tem uma história de certa variabilidade em sua pressão; no entanto o valor atual é acompanhado por uma frequência cardíaca relativamente elevada, o que sugere uma resposta taquicárdica. Com base na avaliação de causalidade de Naranjo, a terazosina poderia ser avaliada como uma "provável" causa desse evento adverso.

Tabela 32.3 • TIPOS DE EVENTOS MEDICAMENTOSOS ADVERSOS		
Termo	Definição	Exemplo
"Efeito colateral"	Um efeito conhecido ou esperado, que se relaciona diretamente com a farmacologia ou o mecanismo de ação do fármaco e ocorre com doses terapêuticas usuais.	Sedação e constipação, associadas aos analgésicos opiáceos.
Reação alérgica	Hipersensibilidade ao fármaco ou a algum componente de sua formulação.	Aparecimento de eritemas e urticárias por alergia à penicilina.
Reação idiossincrática	Uma reação inesperada, em geral não associada à farmacologia ou ao mecanismo de ação do fármaco.	
Interação entre fármacos	Alteração farmacocinética direta dos processos de absorção, distribuição, metabolismo ou eliminação de um dos fármacos como resultado do outro fármaco. Alteração farmacocinética indireta do efeito de um dos fármacos em consequência de um efeito de competição pelo outro fármaco.	Aumento do efeito anticoagulante da varfarina pela combinação de trimetoprima/sulfametoxazol. Diminuição dos efeitos colinérgicos da donepezila pelo efeito anticolinérgico da oxibutinina.
Interação entre fármaco e doença	Exacerbação de um estado patológico como resultado dos efeitos da terapia medicamentosa utilizada para tratar outro estado patológico.	Insuficiência cardíaca induzida por disopiramida, exacerbação dos sintomas de Parkinson por risperidona.
Toxicidade	Um efeito conhecido ou esperado, que se relaciona diretamente com a farmacologia ou o mecanismo de ação do fármaco e ocorre com doses maiores do que o uso pretendido. Também ocorre nos processos alterados de absorção, distribuição, metabolismo ou eliminação pela presença do fármaco, resultantes de concentrações séricas alteradas.	*Delirium* associado ao uso de meperidina em paciente com disfunção hepática e renal.
Falha terapêutica	Desfecho não esperado ou indesejável à saúde que não se resolve nem é evitado apesar do uso do fármaco.	Acidente vascular cerebral apesar do uso de estatina.
Evento adverso da retirada do fármaco	Sintomas ou consequências adversas, como resultado da retirada do fármaco, seja por efeitos diretos da abstinência ou por exacerbação da condição subjacente.	Exacerbação de insuficiência cardíaca por interrupção de inibidor da enzima conversora de angiotensina ou betabloqueador.

2. Sertralina: Esse fármaco parece devidamente compatível para uma indicação, a depressão em particular. Com base nos apontamentos recentes sugestivos de estabilidade dos afetos do paciente, parece que esse produto também foi associado à eficácia observada. Contudo, como a terazosina, a sertralina carreia o risco de efeitos colaterais, o que pode aumentar o risco de quedas, independentemente da adequação em termos de compatibilidade entre o fármaco e a indicação. O nível um

pouco baixo do sódio constatado no momento da última avaliação da bioquímica sérica é potencialmente problemático. Os inibidores seletivos da recaptação de serotonina (ISRSs) podem ser associados à síndrome de secreção inapropriada do hormônio antidiurético induzida por fármacos e, por isso, um baixo nível sérico de sódio em paciente que esteja tomando algum ISRS e sofra tontura requer que isso seja considerado. Com base na avaliação de causalidade de Naranjo, a sertralina seria avaliada como uma "possível", mas não "provável", causa desse evento adverso.
3. Temazepam: A avaliação da compatibilidade entre fármaco e indicação é mais um exercício acadêmico para um agente que não está mais no esquema terapêutico. A menos que a insônia fosse especificamente observada em associação com a depressão desse paciente, o temazepam seria, na verdade, um fármaco sem indicação e talvez esse seja o motivo da tentativa de redução e retirada. Embora esse fármaco não esteja atualmente no esquema terapêutico, sua descontinuação é recente o suficiente a ponto de exigir sua consideração entre a mistura farmacológica de variáveis. Apesar de uma redução gradativa ter sido empregada, sinais óbvios de abstinência aos benzodiazepínicos não estão claramente registrados no prontuário médico, tornando essa possibilidade menos provável. Contudo, é preciso notar que esse paciente não é capaz de fornecer adequadamente sua própria história médica; além disso, a ausência de registros específicos de um cuidador sobre esse quesito pode representar um achado "falso-negativo". Com base na meia-vida do temazepam, é provável que o paciente já esteja fora da janela de perigo agudo de abstinência, embora esse problema ainda seja possível. Independentemente disso, a menos que sejam observados sintomas específicos, a descontinuação do temazepam é uma origem improvável desse evento adverso. No entanto, é mais difícil avaliar isso utilizando uma ferramenta como a avaliação de causalidade de Naranjo; essa ferramenta é mais aplicável para avaliar eventos medicamentosos adversos associados à exposição ao fármaco e não eventos adversos da retirada do fármaco, como seria o caso aqui relatado. Se uma ferramenta de causalidade tivesse de ser aplicada nesse caso, poderia ser considerada uma versão modificada.
4. História de AVC: Se esse paciente tivesse uma instrução expressa para receber terapia anticoagulante com ácido acetilsalicílico, a falta de uso desse fármaco seria classificada como uma "não adesão" ao tratamento. Nesse contexto de estabelecimento de cuidados prolongados, no entanto, até mesmo os produtos de venda livre precisam ser associados a uma receita médica. Portanto, é mais adequado descrever essa incompatibilidade entre fármaco e indicação como uma "indicação sem fármaco". Com base na história desse indivíduo, ele parece ser um candidato apropriado para prevenção de AVC secundário com terapia antiplaquetária. Com base na história, parece que isso fazia parte de seu esquema terapêutico no passado, mas não se conhece uma razão clara para a descontinuidade, apenas que o momento dessa mudança de fármaco aconteceu na admissão ao estabelecimento. Embora a hipotensão ortostática possa ser uma causa mais provável do evento atual, a possibilidade de AIT recorrente não pode ser completamente descartada, pois o paciente permanece sob risco de tal evento no futuro sem terapia preventiva.

Tratamento

No que diz respeito às intervenções nesse caso em particular, existem várias estratégias possíveis para abordar o problema da terapia com terazosina. Independentemente da intenção prevista no início em relação ao uso, pode-se tentar uma redução da dose, acompanhada pelo monitoramento dos sinais vitais, dos sintomas urinários e, talvez mais importante ainda, dos episódios de hipotensão ortostática e das quedas. Como alternativa, uma avaliação mais específica da saúde da próstata pode definir melhor a indicação planejada e, conforme o caso, sugerir a troca da terazosina por um produto como a tansulosina. Mais uma vez, o monitoramento dos sinais vitais, dos sintomas urinários e dos eventos recorrentes de hipotensão ortostática pode ajudar a determinar se essa intervenção é eficaz e se há indicação ou não de um anti-hipertensivo alternativo para o controle da pressão arterial. Os objetivos da terapia devem ser comunicados (p. ex., registrados) aos membros da equipe de cuidados de saúde, que ficarão incumbidos de realizar o monitoramento contínuo. Isso deve incluir os parâmetros desejados ou os parâmetros de alarme que devem incitar a notificação. O registro dos sinais vitais deve envolver detalhes sobre a hora do dia (especialmente aquela relacionada à hora de administração do fármaco), bem como as avaliações do paciente em pé ou sentado, de modo a permitir a interpretação de efeitos hemodinâmicos e medicamentosos.

Para lidar com qualquer preocupação potencial em relação à sertralina, é necessária uma abordagem "*if-then*" ("se...depois..."), ou seja, condicional. Embora os regulamentos das instituições de cuidados de longo prazo requeiram uma redução periódica da dose e tentativas de retirada dos fármacos psicoativos (incluindo os antidepressivos), a retirada deve ser feita de uma forma sistemática. Se a intervenção inicial para esse paciente for ajustar o fármaco que possivelmente seja o causador da tontura, a observação dessa intervenção seria obscurecida se dois desses fármacos fossem trocados simultaneamente. Em vez disso, pode-se obter uma avaliação atualizada da bioquímica sérica, pois isso satisfaz os protocolos de monitoramento do estabelecimento e não resulta em alteração farmacológica ao esquema terapêutico. Se uma hiponatremia contínua ou agravada for um problema com base nesse resultado, pode-se optar pela redução ou substituição da sertralina, além das alterações feitas ao esquema da terazosina. Contudo, se isso não vir a ser o caso, talvez seja melhor adiar. Uma avaliação objetiva da necessidade contínua de sertralina e da dose atual ainda poderia ser válida, mas seria aconselhada em uma data subsequente, depois de as alterações ao esquema da terazosina terem sido cumpridas.

Do mesmo modo, a avaliação de qualquer evento adverso potencial de retirada do fármaco também requer a abordagem condicional "*if-then*" ("se...depois..."). É necessário o monitoramento contínuo desse paciente em busca de sinais de abstinência aos benzodiazepínicos (efeito a curto prazo, em que a duração é determinada com base nas 5 a 7 meias-vidas do fármaco interrompido) e insônia ou seus efeitos residuais durante o dia (efeito a longo prazo). As medidas a serem tomadas devem ser comunicadas à equipe de cuidados de saúde, responsável pelo monitoramento contínuo.

Por fim, a restituição da terapia anticoagulante deve ser considerada. Ainda que o AIT seja descartado como uma causa dos eventos atuais, há indicação desse tipo de terapia; além disso, o paciente está sob risco de desfechos adversos à saúde sem terapia preventiva apropriada. Em uma revisão retrospectiva, foi estimado que as consequências adversas à saúde relacionadas com falha terapêutica quase sempre são passíveis de prevenção. Para evitar isso, tanto a história como os exames laboratoriais atualizados desse paciente podem ser reavaliados para determinar se havia qualquer razão específica para a interrupção intencional e, na ausência disso, considerar a restituição do ácido acetilsalicílico.

Complicações

A revisão ideal do esquema terapêutico frequentemente é prejudicada por dados omitidos, ultrapassados ou conflitantes. A avaliação da compatibilidade entre fármaco e indicação ou da qualidade dessa combinação não pode ser feita da forma devida se os prontuários médicos não incluírem dados precisos ou atuais. Isso pode resultar na falha em identificar ou reagir a algum problema relacionado com fármacos ou em uma alteração abaixo do ideal do esquema terapêutico em função de informações incompletas.

Os eventos medicamentosos adversos muitas vezes não são identificados ou passam despercebidos. É mais provável que as reações medicamentosas adversas sejam consideradas quando não se consegue identificar alguma outra explicação óbvia para um evento adverso. Contudo, é preciso admitir que, mesmo se um problema relacionado com fármacos não fosse a causa subjacente de um evento adverso, uma terapia farmacológica abaixo do ideal pode exacerbar o problema, atrasar a recuperação ou ofuscar a interpretação dos resultados de outras intervenções. Portanto, uma revisão do esquema terapêutico deve fazer parte de todas as avaliações do paciente, mesmo se alguma outra causa da apresentação clínica for conhecida.

Prevenção

A revisão contínua do esquema terapêutico é requerida em grande parte dos estabelecimentos de cuidados crônicos, mas uma conciliação completa dos fármacos deve ocorrer em cada mudança de local dos cuidados de saúde. É de vital importância que essa conciliação de fármacos não envolva simplesmente o ato formal de verificar a concordância do conjunto de receitas dentro do estabelecimento e no momento da alta. Essa abordagem será adequada para identificar os erros de transcrição, mas nada mais do que isso. A conciliação completa dos fármacos precisa incluir a indicação de uso, todos os detalhes do esquema terapêutico, a duração prevista de uso e um plano de monitoramento, incluindo os objetivos ou parâmetros desejados. A importância de comunicar o plano de monitoramento não pode ser suficientemente enfatizada. Quaisquer outros médicos, membros da equipe de cuidados de saúde ou os próprios pacientes não estarão devidamente preparados para identificar ou relatar os problemas relacionados com fármacos se não tiverem plena consciência da real intenção do fármaco (ou seja, a que ele foi destinado ou não a fazer). Eles também precisam ter consciência do calendário previsto a ser seguido para as várias atividades de monitoramento e estar cientes de quais consequências devem incitar o relato. Depois disso, a avaliação periódica do esquema terapêutico consiste em um elemento importante para garantir que a terapia determinada para ser apropriada hoje permaneça apropriada.

CORRELAÇÃO DE CASOS CLÍNICOS

- Ver também Caso 24 (Síncope), Caso 25 (Acidente Vascular Cerebral), Caso 26 (Crise Convulsiva Parcial Complexa), Caso 28 (Doença de Parkinson), Caso 29 (Déficit Sensorial/Presbiacusia), Caso 30 (Déficit Cognitivo) e Caso 31 (Depressão).

QUESTÕES DE COMPREENSÃO

32.1 Qual das alterações fisiológicas a seguir afeta uma quantidade maior de pacientes mais idosos em comparação aos mais jovens no que diz respeito à prescrição de fármacos?
A. Aumento na absorção gastrintestinal de fármacos
B. Volume de distribuição elevado de fármacos lipossolúveis
C. Intensificação na taxa de metabolismo hepático de fase II dos fármacos
D. Incremento na filtração glomerular para a urina

32.2 Qual dos fármacos a seguir pode ser considerado como um agente terapêutico problemático em paciente idoso com hipertrofia prostática benigna?
A. Meclizina
B. Hidroclorotiazida
C. Enalapril
D. Ácido acetilsalicílico

RESPOSTAS

32.1 **B.** O volume de distribuição em geral se altera com a idade. Como a composição corporal muda de uma maior porcentagem de tecido muscular para uma maior quantidade de tecido adiposo, isso é particularmente verdadeiro para os fármacos lipofílicos que se distribuem na gordura corporal. Por essa razão, um paciente de 20 anos e 70 kg que permanece com o mesmo peso 50 anos depois provavelmente teria um volume maior de distribuição desse tipo de fármaco, ainda que o peso não tenha se alterado. As outras três opções são o oposto do que seria esperado com o avanço da idade (os fármacos que particularmente necessitam de ácido para serem absorvidos apresentam uma absorção reduzida; a taxa de metabolismo hepático de fase II, na verdade, diminui; além disso, a filtração glomerular de fármacos excretados por via renal torna-se menos eficiente).

32.2 **A.** As propriedades anticolinérgicas da meclizina podem ser problemáticas quando administrada a um idoso com hiperplasia prostática benigna. Os outros agentes terapêuticos não possuem propriedades anticolinérgicas diretas e, portanto, seriam menos prováveis de incitar uma retenção urinária.

DICAS CLÍNICAS

▶ A "polifarmácia" é um conceito ultrapassado, pois existem múltiplas categorias de problemas relacionados com fármacos. Tais problemas podem ser diretos (associados à farmacologia ou ao mecanismo de ação do fármaco) ou indiretos (resposta sub ou supraterapêutica que afeta o controle do estado patológico subjacente e, portanto, os desfechos desse estado patológico).
▶ Os problemas relacionados com fármacos são perpetrados tanto pelos profissionais de saúde como pelos pacientes, podendo ocorrer em nível de prescrição, manipulação/aviamento, administração ou monitoramento. Um problema relacionado com fármacos pode levar a algum evento medicamentoso adverso.
▶ A utilidade de critérios explícitos para identificar os fármacos problemáticos é limitada; os critérios implícitos permitem a consideração de inúmeras dimensões da adequação farmacológica.
▶ As avaliações de causalidade validadas podem ajudar na determinação da causalidade quando há suspeitas de que um problema relacionado com fármacos tenha causado algum evento adverso.
▶ Para avaliar as consequências de uma terapia medicamentosa, frequentemente é necessário o uso do método de tentativa e erro. É recomendável a utilização de uma abordagem sistemática, com a troca de apenas um fármaco por vez, acompanhada por monitoramento rigoroso.

REFERÊNCIAS

Beckett RD, Sheehan AH, Reddan JG. Factors associated with reported preventable adverse drug events: a retrospective, case-control study. *Ann Pharmacother*. 2012;46(5):634-641.

Beers MH, Ouslander JG, Rollingher I, Reuben DB, Brooks J, Beck JC. Explicit criteria for determining inappropriate medication use in nursing home residents. UCLA Division of Geriatric Medicine. *Arch Intern Med*. 1991;151(9):1825-1832.

Beers MH. Explicit criteria for determining potentially inappropriate medication use by the elderly. Na update. *Arch Intern Med*. 1997;157(14):1531-1536.

Beijer HJ, de Blaey CJ., Hospitalizations caused by adverse drug reactions (ADR): a meta--analysis of observational studies. *Pharm World Sci*. 2002;24(2):46-54.

Bergman-Evans B. Evidence based guideline: Iimproving medication management for older adult clients. *J Gerontol Nurs*. 2006;326-14.

Brager R, Sloand E. The spectrum of Polypharmacy. *Nurse Pract*. 2005;3044-50.

Budnitz DS, Lovegrove MC, Shehab N, Richards CL. Emergency hospitalizations for adverse drug events in older Americans. *N Engl J Med*. 2011;365(21):2002-2012.

Budnitz DS, Shehab N, Kegler SR, et al. Medication use leading to emergency department visits for adverse drug events in older adults. *Ann Intern Med*. 2007;147(11):755-765.

Bushardt RL, Massey EB, Simpson TW, Ariail JC, Simpson KN. Polypharmacy: misleading, but manageable. *Clinical Interventions in Aging*. 2008;3(2):383-389.

Chang CB, Chan DC. Comparison of published explicit criteria for potentially inappropriate medications in older adults. *Drugs and Aging*. 2010; 27(12):947-957.

Chang CB, Chen JH, Wen CJ, et al. Potentially inappropriate medications in geriatric outpatients with polypharmacy: application of six sets of published explicit criteria. *Br J Clin Pharmacol*. 2011;72(3):482-489.

Corsonello A, Pedone C, Lattanzio F, et al. Potentially inappropriate medications and functional decline in elderly hospitalized patients. *J Am Geriatri Soc*. 2009;57(6):1007-1014.

Dimitrow MS, Airaksinen MS, Kivelä SL, Lyles A, Leikola SN. Comparison of prescribing criteria to evaluate the appropriateness of drug treatment in individuals aged 65 and older: a systematic review. *J Am Geriatr Soc*. 2011;59(8):1521-1530.

Dwyer LL, Han B, Woodwell DA, et al. Polypharmacy in nursing home residents in the United States: results of the 2004 National Nursing Home Survey. *Am J Geriatr Pharmacother*. 2010;863-72.

Fick DM, Mion LC, Beers MH, L Waller J. Health outcomes associated with potentially inappropriate medication use in older adults. *Res Nurse Health*. 2008;31(1):42-51.

Flaherty JH, Perry HM 3rd, Lynchard GS, et al. Polypharmacy and hospitalization among older home care patients. *J Gerontol A Biol Sci Med Sci*. 2000;55:554-559.

Fullton MM, Allen ER. Polypharmacy in the elderly: a literature review. *J Am Acad Nurse Pract*. 2005;17:123-132.

Gallagher P, O'Mahony D. STOPP (Screening Tool of Older Persons' potentially inappropriate Prescriptions): application to acutely ill elderly patients and comparison with Beers' criteria. *Age Ageing*. 2008;37(6):673-679.

Graves T, Hanlon JT, Schmader KE, et al. Adverse events after discontinuing medications in elderly outpatients. *Arch Intern Med*. 1997:157:2205-2210.

Gurwitz JH, Field TS, Harrold LR, et al. Incidence and preventability of adverse drug events among older persons in the ambulatory setting. *JAMA*. 2003;289:1107-1116.

Gurwitz JH, Field TS, Judge J, et al. The incidence of adverse drug events in two large academic long term care facilities. *Am J Med*. 2005;118:251-258.

Guwitz JH, Field TS, Avorn J, et al. Incidence and preventability of adverse drug events in nursing homes. *Am J Med*. 2000;109:87-94.

Hajjar ER, Cafiero AC, Hanlon JT. Polypharmacy in elderly patients. *Am J Geriatr Pharmacother*. 2007;5:345-351.

Hamilton H, Gallagher P, Ryan C, Byrne S, O'Mahony D. Potentially inappropriate medications defined by STOPP criteria and the risk of adverse drug events in older hospitalized patients. *Arch Intern Med*. Jun 13 2011 Jun 13;171(11):1013-1019.

Handler SM, Wright RM, Ruby CM, Hanlon JT. Epidemiology of medication-related adverse events in nursing homes. *Am J Geriatr Pharmacother*. 2006;4(3):264-272.

Hanlon JT, Pieper CF, Hajjar ER, et al. Incidence and predictors of all and preventable adverse drug reactions in frail elderly post hospital stay. *J Gerontol Med Sci*. 2006;61A:511-515.

Hanlon JT, Schmader KE, Samsa GP, et al. A method for assessing drug therapy appropriateness. *J Clin Epidemiol*. 1992;45:1045-1051.

Hohl CM, Zed PJ, Brubacher JR, Abu-Laban RB, Loewen PS, Purssell RA. Do emergency physicians attribute drug-related emergency department visits to medication-related problems? *Ann Emerg Med*. 2010;55(6):493-502.

Jones BA. Decreasing polypharamcy in clients most at risk. *AACN Clinical Issues*. 1997;8:627-634.

Jorgenson T, Johansson S, Kennerfalk A, et al. Prescription drug use, diagnoses and health care utilization among the elderly. *Ann Pharmacother*. 2001;35:1004-1009.

Kaufman D, Kelly J, Rosenberg L, et al. Recent patterns of medication use in the ambulatory adult population of the United States: Tthe Slone survey. *JAMA*. 2002;287:337-344.

Lam MP, Cheung BM. The use of STOPP/START criteria as a screening tool for assessing the appropriateness of medications in the elderly population. *Expert Rev Clin Pharmacol*. Mar 2012 Mar;5(2):187-197.

Leendertse AJ, Egberts AC, Stoker LJ, van den Bemt PM; HARM Study Group. Frequency of and risk factors for preventable medication-related hospital admissions in the Netherlands. *Arch Intern Med*. 2008;168(17):1890-1896.

Levy HB, Marcus EL Christen C. Beyond Beer's Criteria: a comparative overview of explicit criteria. *Ann Pharmacother*. 2010;44:1968-1975.

Lund BC, Carnahan RM, Egge JA, Chrischilles EA, Kaboli PJ. Inappropriate prescribing predicts adversedrug events in older adults. *Ann Pharmacother*. 2010;44(6):957-963.

Marcum ZA, Amuan ME, Hanlon JT, et al. Prevalence of unplanned hospitalizations caused by adverse drug reactions in older veterans. *J Am Geriatr Soc*. 2012;60(1):34-41.

Marcum ZA, Pugh MJ, Amuan ME, et al. Prevalence of potentially preventable unplanned hospitalizations caused by therapeutic failures and adverse drug withdrawal events among older veterans. *J Gerontol A Biol Sci Med Sci*. Mar 1 2012. [Epub ahead of print.]

Naranjo CA, Busto U, Sellers EM, et al. A method for estimating the probability of adverse drug reactions. *Clin Pharmacol Ther*. 1981;30(2):239-245.

Page RL 2nd RL, Ruscin JM. The risk of adverse events and hospital related morbidity and mortality among older adults with potentially inappropriate medication use. *Am J Geriatr Pharmacother*. 2006;4(4):297-305.

Patterson SM, Hughes C, Kerse N, Cardwell CR, Bradley MC. Interventions to improve the appropriate use of polypharmacy for older people. *Cochrane Database Syst Rev*. 2012;5CD008165.

Preskorn SH. Multiple mediation use in patients seen in the veterans affairs healthcare system: so what? *Psychiatr Pract*. 2005;11:46-49.

Prybys K, Melville K, Hanna J, et al. Polypharmacy in the elderly: clinical challenges in emergency practice: part 1: overview, etiology, and drug interactions. *Emerg Med Rep*. 2002;23:145-153.

The American Geriatrics Society 2012 Beer's Criteria Update Expert Panel. The American Geriatrics Society Updated Beer's Criteria for Potentially Inappropriate Medication Use in Older Adults. Results of the US consensus panel of experts. *JAGS*. 2012;60:616-631.

Thomsen LA, Winterstein AG, Sondergaard B, Haugbolle LS, Melander A. Systematic review of the incidence and characteristics of preventable adverse drug events in ambulatory care. *Ann Pharmacother*. 2007;41(9):1411-1426.

Zarowitz BJ. Medication overuse and misuse. *Geriatr Nurs*. 2006;27:204-205.

CASO 33

Um homem de 70 anos retorna a seu urologista para orientação e acompanhamento após a realização de biópsia da próstata. O paciente havia apresentado um aumento no nível do antígeno prostático específico (PSA) (4,6 ng/mL). A última biópsia incluiu 10 amostras. Seis dessas biópsias continham tumor; o escore de Gleason era igual a 7 (3 + 4). O homem e a sua esposa desejam saber sobre o prognóstico e as opções terapêuticas. Algumas das perguntas do paciente incluíram: Qual seria a sobrevida esperada? Onde poderia encontrar informações atualizadas sobre a expectativa de vida nos Estados Unidos, as causas de óbito nesse país e a sobrevida de câncer? Além disso, esse homem tem algum fator de risco que mudará seu prognóstico?

▶ Qual é a sobrevida esperada desse paciente?
▶ Como a sobrevida é calculada em ensaios terapêuticos controlados randomizados?
▶ Que fatores influenciarão a sobrevida nesse paciente?
▶ Como os médicos podem ter um diálogo estruturado sobre as opções terapêuticas?

RESPOSTAS PARA O CASO 33
Câncer de próstata, análise de sobrevida e tomada de decisão

Resumo: Um homem de 70 anos retorna a seu urologista para orientação e acompanhamento. Ele tem câncer de próstata com escore de Gleason igual a 7 (3 + 4). O paciente e sua esposa querem saber sobre o prognóstico, os fatores de risco, os recursos para rever informações e as opções terapêuticas.

- **Sobrevida esperada:** Essa resposta depende crucialmente do tipo de sobrevida em questão.
- **Cálculos de sobrevida em ensaios controlados randomizados:** A abordagem usual envolve as curvas de sobrevida de Kaplan-Meier.
- **Fatores prognósticos:** Características do tumor, idade do paciente e presença de comorbidade.
- **Discussão sobre as opções terapêuticas:** Análises e árvores de decisão.

ANÁLISE

Objetivos

1. Entender que pacientes com cânceres de próstata localizados geralmente apresentam uma sobrevida relativamente alta de cinco anos, independentemente das abordagens terapêuticas.
2. Utilizar análises de sobrevida, incluindo as curvas de Kaplan-Meier, para avaliar as diferenças nos desfechos terapêuticos em estudos randomizados.
3. Identificar as covariáveis importantes que influenciam a sobrevida. Essas covariáveis em geral incluem características do tumor, opções de tratamento e presença de condições comórbidas, bem como idade e raça do paciente.
3. Utilizar uma análise de decisão para ajudar os pacientes a compreenderem as opções disponíveis e os prováveis desfechos ao se considerarem as escolhas terapêuticas.

Considerações

Esse diagnóstico de câncer de próstata em paciente com 70 anos é relativamente comum e apresenta variabilidade biológica relevante. Alguns cânceres de próstata são de grau relativamente baixo e crescimento lento, sem induzir morbidade ou mortalidade expressiva. Outros cânceres de próstata são mais mal diferenciados, mais propensos à invasão local e/ou metástase à distância, induzindo morbidade e mortalidade significativas. As opções terapêuticas dependem do estágio e da histologia do tumor, bem como da existência de outras comorbidades. Se o paciente estiver relativamente saudável e tiver um tumor localizado, as abordagens terapêuticas poderão incluir prostatectomia radical, radioterapia e espera vigilante (*watchful waiting*). No entanto, há riscos inerentes associados a cada opção terapêutica. A prostatectomia radical pode causar disfunção erétil e incontinência urinária. A radioterapia pode gerar disfunção erétil e proctite localizada. A espera vigilante pode permitir o crescimento do tumor e a obstrução do colo vesical. Portanto, o que poderia parecer um diálogo relativamente simples, franco e direto sobre as opções pode, na verdade, ser algo difícil e demorado.

ABORDAGEM À
Análise de sobrevida e tomada de decisão

DEFINIÇÕES

ESTUDOS DE SOBREVIDA: Esses estudos fornecem uma estimativa do tempo de vida após o diagnóstico de processo maligno ou o início do tratamento desse processo. Estudos de grande escala frequentemente fazem uso de análise de tábuas de vida. Tanto os estudos de grande como os de pequena escala utilizam a análise de Kaplan-Meier.
MÉTODO DE KAPLAN-MEIER: Esse método usa informações de cada paciente no estudo e o tempo exato para cada evento (em geral, o óbito) no cálculo da sobrevida.
RISCOS CONCORRENTES: Os pacientes podem morrer da malignidade em questão, do tratamento dessa malignidade e de outras condições comórbidas que exercem um impacto na sobrevida. Essas possíveis causas de morte recebem o nome de riscos concorrentes e podem ser incluídas em algumas análises.
MODELO DE RISCOS PROPORCIONAIS DE COX: Esse modelo calcula a probabilidade de um risco (de morte) em determinado período, considerando-se uma taxa de risco basal e as covariáveis selecionadas que podem influenciar os desfechos com um diagnóstico clínico específico.
ANÁLISE DE DECISÃO: Essa análise possui um formato estruturado para abordar as opções, os desfechos e as preferências do paciente. Os possíveis desfechos são ponderados de acordo com suas probabilidades, e as preferências do paciente são avaliadas.

ABORDAGEM CLÍNICA

Introdução

Muitos pacientes e médicos discutem a sobrevida após o tratamento do câncer com uma simples pergunta: "Que porcentagem de pacientes estará viva cinco anos depois do tratamento?". Essa questão é mais bem respondida avaliando-se os bancos de dados sobre câncer, que fornecem informações sobre o momento de inserção dos pacientes nesse banco de dados (frequentemente representa o momento do diagnóstico) e o momento do óbito desses pacientes. Contudo, essa pergunta ignora outras questões importantes, como as causas de morte, a precisão com que essas causas são conhecidas, os efeitos colaterais físicos e mentais associados ao tratamento e o período de sobrevida real dos pacientes acompanhados no banco de dados. A sobrevida pode ser calculada como uma sobrevida específica por câncer e como uma sobrevida por todas as causas. Em algumas situações, a sobrevida específica por câncer é a consideração mais importante na sobrevida global. Em outros casos, outras causas de morte podem exercer um impacto significativo sobre a sobrevida global. Os possíveis desfechos incluem cura, aparente cura com posterior recidiva, cura com comorbidades e efeitos colaterais significativos, controle tumoral incompleto com evolução e necessidade de terapia alternativa e, por fim, óbito. As causas de morte podem ser atribuídas ao câncer, a outras condições comórbidas ou a ambos. Ensaios controlados randomizados fornecem informações superiores sobre o tratamento do câncer e a sobrevida do paciente. Entretanto, aspectos inevitáveis de ensaios controlados randomizados tornam a análise mais complicada. A duração finita para conduzir o ensaio, a inserção e o abandono do participante durante o estudo, bem como a gestão das informações do participante, sem exceção, aumentam a complexidade da análise. Esse caso apresenta ao leitor conceitos básicos envolvendo o tratamento do câncer de próstata precoce e a análise de sobrevida, mas não representa uma revisão abrangente do câncer de próstata ou da análise de sobrevida. Além disso, as informações sobre os desfechos podem não se aplicar aos pacientes identificados pelo rastreamento do PSA que estão sendo estudados nos ensaios em andamento.

Quadro Analítico

Estudos de Sobrevida. A sobrevida do câncer é mensurada pela proporção de pacientes vivos em algum ponto subsequente ao diagnóstico do câncer ou ao início do tratamento. A sobrevida condicional refere-se à probabilidade de um indivíduo, já tendo sobrevivido por determinado período ou número de intervalos após o diagnóstico do câncer, continuar sobrevivendo por algum tempo de sobrevida especificado depois daquele ponto. A sobrevida do câncer pode ser mensurada por meio de três métodos distintos: sobrevida observada por todas as causas, sobrevida específica por câncer e probabilidade bruta de morte. A **sobrevida observada por todas as causas** fornece uma estimativa da probabilidade de que os pacientes sobreviverão a todas as causas de óbito em um dado período. A **sobrevida específica por câncer** é a probabilidade de sobreviver ao câncer na ausência de outras causas de morte. Essa medida não é influenciada pelo impacto da mortalidade por outras causas. Como tal, é considerada como o melhor parâmetro para compreender as tendências temporais na sobrevida ou para comparar as diferenças de sobrevida entre banco de dados de pacientes ou entre grupos raciais/étnicos. A **probabilidade bruta de morte** é aquela de morrer por câncer entre todas as causas de óbito. Essa é a melhor medida para avaliar a sobrevida por câncer em nível individual, já que a mortalidade resultante de outras causas é um fator no cálculo.

Existem **dois métodos para estimar a sobrevida específica por câncer e a probabilidade bruta de morte**; ambos os métodos envolvem o uso de **informações da causa do óbito ou de tabelas de expectativa de sobrevida**. O emprego de informações da *causa mortis* pode ser problemático, porque na maioria dos registros os dados em geral provêm de atestados de óbito que podem ser imprecisos. O segundo método consiste em usar taxas de sobrevida esperada provenientes de tabelas de expectativa de vida elaboradas com base na população, com uma hipótese de que a população geral morra de outras causas que não o câncer na mesma frequência que a população acometida por câncer. Contudo, tais tabelas podem não estar disponíveis para coortes definidas em uma área geográfica específica. A estatística de sobrevida com base nas tabelas de expectativa de vida fornece duas medidas. A **sobrevida relativa** é definida como a relação entre a taxa de sobrevida observada em uma coorte de pacientes com câncer e a taxa de sobrevida esperada em uma coorte semelhante de indivíduos livres de câncer. A medida da **probabilidade bruta de**

morte usa a sobrevida esperada (obtida a partir das tabelas de expectativa de vida) para estimar a probabilidade de morrer por outras causas em cada intervalo.

Estudos em pacientes com câncer de próstata localizado ajudam a ilustrar essas ideias. Os dados sobre os desfechos de pacientes que não receberam qualquer terapia para seu câncer de próstata estão disponíveis a partir de um estudo de coorte retrospectivo de mais de 3 mil homens com câncer de próstata localizado que foram submetidos a tratamento conservador, significando que eles ou não foram tratados ou receberam terapia hormonal. Esses pacientes foram acompanhados por, no mínimo, 15 anos ou até o óbito. De acordo com esse estudo, **os dois principais determinantes da morte por câncer de próstata foram o grau do tumor e a idade do paciente no momento do diagnóstico.** Os homens cujas amostras da biópsia de próstata revelavam um escore de Gleason igual a 4 ou menor tinham um risco mínimo (4 a 7%) de morte por câncer de próstata dentro de 15 anos do diagnóstico. A maioria dos homens mais idosos nesse grupo morreu de riscos clínicos concorrentes e não do câncer de próstata em si. Por outro lado, os homens cujas amostras da biópsia exibiam um escore de Gleason igual a 7 ou maior apresentavam um alto risco (40 a 87%) de morte por câncer de próstata, independentemente de sua idade ao diagnóstico. Os homens com um escore de Gleason igual a 5 ou 6 tinham um risco moderado de morte por câncer de próstata, e esse risco aumentava lentamente ao longo de, no mínimo, 15 anos durante o acompanhamento. A maioria dos homens mais idosos nesse grupo morreu de riscos clínicos concorrentes, enquanto grande parte dos pacientes mais jovens ainda permaneceu viva depois de 15 anos. Esse estudo classificou a morte como secundária ao câncer de próstata, a outras causas e a causas incertas. Essas informações vieram principalmente dos atestados de óbito.

Esse estudo forneceu duas observações importantes: **os tumores com escore de Gleason igual ou superior a 7 devem ser considerados como tumores de alto grau** e a idade ao diagnóstico exerceu pouco impacto sobre a mortalidade específica por câncer após 15 anos em pacientes com tumores de baixo ou alto grau. **A idade é o determinante mais importante em homens com tumores moderadamente diferenciados.** Contudo, a partir de uma perspectiva populacional, não se sabe que porcentagem desses homens realmente se beneficiará do tratamento. Por isso, é necessária a realização de ensaios randomizados destinados a medir a eficácia terapêutica para responder às perguntas sobre quais pacientes se beneficiam do tratamento rigoroso de câncer de próstata.

Informações sobre Expectativa de Vida e Sobrevida do Câncer

Existem várias fontes de dados publicamente disponíveis, de onde os pacientes podem recuperar informações sobre as causas de óbito, as expectativas de vida e as taxas de sobrevida do câncer. O National Center for Health Statistics (NCHS, Centro Nacional de Estatística em Saúde dos Estados Unidos), um departamento do Center for Disease Control and Prevention (Centro para Controle e Prevenção de Doenças), é a principal organização norte-americana de estatística em saúde, além de ser uma fonte autorizada de dados sobre mortalidade. Por exemplo, as 10 principais causas de óbito em 2009, ano em que os dados mais recentes foram disponibilizados, estão listadas na Tabela 33.1. O NCHS estimou que a expectativa de vida média para a população norte-americana ao nascimento era de 78,2 anos em 2009. A agência também calculou a expectativa de

Tabela 33.1 • AS DEZ PRINCIPAIS CAUSAS DE MORTE NOS ESTADOS UNIDOS EM 2009	
Causa do óbito	Taxa por 100 mil pessoas
Doenças do coração	195,0
Neoplasias malignas	185,2
Doenças crônicas das vias aéreas inferiores	44,7
Doença vascular cerebral	41,9
Acidentes (lesões não intencionais)	38,2
Doença de Alzheimer	25,7
Diabetes melito	22,3
Influenza e pneumonia	17,5
Nefrite, síndrome nefrótica e nefrose	15,9
Dano pessoal intencional (suicídio)	11,9
Todas as causas	793,7

vida para a população em determinada idade (expectativa de vida condicional), o que pode exceder a expectativa de vida estimada a partir do nascimento. Por exemplo, se uma pessoa chegasse aos 70 anos em 2009, estimava-se que ela viveria outros 15,1 anos. O programa de Surveillance, Epidemiology and End Results (SEER, Vigilância, Epidemiologia e Resultados Finais) do National Cancer Institute (Instituto Nacional do Câncer dos Estados Unidos) é uma ampla fonte de estatística sobre o câncer, incluindo as taxas de incidência, sobrevida e mortalidade para inúmeros tipos de câncer. De 2004 a 2008, a taxa de incidência ajustada por idade para o câncer de próstata foi de 156 casos para cada 100 mil homens por ano, enquanto a idade média ao diagnóstico foi de 67 anos. De 2003 a 2007, a taxa de mortalidade ajustada por idade para o câncer de próstata foi de 24,7 para cada 100 mil homens por ano, enquanto a idade média ao óbito foi de 80 anos. A sobrevida relativa global em um período de cinco anos (de 2001 a 2007) foi de 99,4%. A taxa de sobrevida no período de cinco anos varia de acordo com o estágio do tumor no momento do diagnóstico. Os homens com doença localizada ou regional apresentam uma taxa de sobrevida de 100% em cinco anos, enquanto aqueles com metástase à distância ou estadiamento desconhecido por ocasião do diagnóstico exibem uma taxa de sobrevida de 28,8 e 69,9% no mesmo período, respectivamente. O câncer de próstata afeta os homens negros de uma forma desproporcional. Eles têm uma taxa mais alta de incidência e mortalidade além de uma taxa mais baixa de sobrevida relativa em cinco anos, em comparação aos homens brancos.

Análise de Kaplan-Meier de Ensaios Controlados Randomizados

O método de Kaplan-Meier é amplamente utilizado na análise dos dados de sobrevida. Esse método é semelhante ao da tabela de expectativa de vida, mas calcula a taxa de sobrevida para cada ponto no tempo em que ocorre o óbito, e não nos intervalos fixos utilizados no método da tabela de expectativa de vida. Esse método de Kaplan-Meier fornece estimativas úteis das probabilidades de sobrevida e apresentação gráfica da distribuição de sobrevida chamada de **curva de Kaplan-Meier**. A curva de sobrevida assemelha-se aos degraus de uma escada, já que a proporção de pacientes sobreviventes muda precisamente no ponto temporal em que um paciente morre.

Um exemplo de curva de Kaplan-Meier para 30 pacientes está na Figura 33.1A. A curva começa no momento do diagnóstico, quando 100% dos pacientes ainda estão vivos. Todos os pacientes também sobrevivem no primeiro mês. No segundo mês, perde-se um paciente por abandono do estudo ou outras causas desconhecidas (p. ex., impossibilidade de acompanhamento). Esse paciente foi **censurado** do estudo. Pode-se notar que a probabilidade de sobrevida ainda permanece em 100%, embora agora se tenha apenas 29 pacientes, e nenhum deles morreu. No terceiro mês, um paciente morre e a taxa de sobrevida declina para 28/29 = 96,6%. Mais três pacientes são censurados no quarto e no quinto mês; outros três pacientes morrem durante o sexto e o sétimo mês. Depois de um mês sem qualquer evento, há dois meses em que os pacientes morrem ou são censurados. Para calcular a probabilidade geral de sobrevida em um ponto específico no tempo, descobre-se o produto de multiplicação das taxas em cada mês. Por exemplo, a probabilidade de sobrevida no sexto mês é de 30/30* 29/29* 28/29* 27/27* 25/25* 24/25* = 0,926. Depois de 12 meses, são perdidos 12 pacientes por morte e 8 por censura; a probabilidade geral de sobrevida é de 49,7%. Uma apresentação gráfica alternativa é a **taxa de incidência cumulativa** (Fig. 33.1B). Nessa abordagem, ao mesmo tempo em que se mantém o rastreamento dos pacientes censurados, o número de mortes cumulativas é registrado com o passar do tempo. Observa-se um padrão semelhante aos degraus de uma escada.

Conforme o período de estudo se torna mais longo, as estimativas de sobrevida são menos precisas, pois o número de pacientes no estudo diminui e quaisquer limites de confiança construídos ficam mais amplos. Algumas vezes, os dados que envolvem as variáveis relacionadas com o tempo não podem ser avaliados para o desfecho em todos os pacientes. Essas razões incluem: (1) pacientes que aderem ao estudo no final ainda estão vivos ao término do estudo (**censurados**), (2) pacientes que são redistribuídos ou afastados do estudo por inúmeros motivos (**censurados**) ou (3) pacientes que morrem por outras condições (**risco concorrente**). Se o estudo contiver um grande número de pacientes censurados, o tamanho total da amostra diminui, reduzindo potencialmente a qualidade de informações no estudo.

As curvas de sobrevida também podem ser utilizadas para comparar a sobrevida em dois ou mais grupos em ensaios controlados randomizados. Em pesquisas clínicas sobre o câncer, os dois desfechos principais de interesses são a função de risco específico à causa e a função de incidência cumulativa. As diferenças nos eventos entre dois ou mais grupos podem ser comparadas por vários testes disponíveis, dependendo do principal interesse em questão; os exemplos incluem (a) os riscos específicos à causa com o teste estatístico de *log-rank*[*] (Fig. 33.1A) ou (b) as funções

---

[*] N. de T. O teste *log-rank* é o método mais popular de comparação entre curvas de sobrevivência. Esse teste é importante quando se deseja comparar um processo novo com um antigo, comparar dois produtos diferentes com relação ao tempo de vida ou ainda determinar se duas curvas de sobrevivência apresentam diferenças significativas entre si.

de incidência cumulativa com o teste de Gray* (Fig. 33.1B). Essas análises avaliam a curva inteira e não apenas um ponto.

Essas considerações tornam-se aparentes em um ensaio controlado randomizado recente em pacientes com câncer de próstata localizado. Esse ensaio prospectivo distribuiu aleatoriamente 695 homens com câncer de próstata localizado à estratégia de espera vigilante ou ao tratamento de prostatectomia radical. O tempo médio de acompanhamento foi de 12,8 anos. Os pesquisadores descobriram que a prostatec-

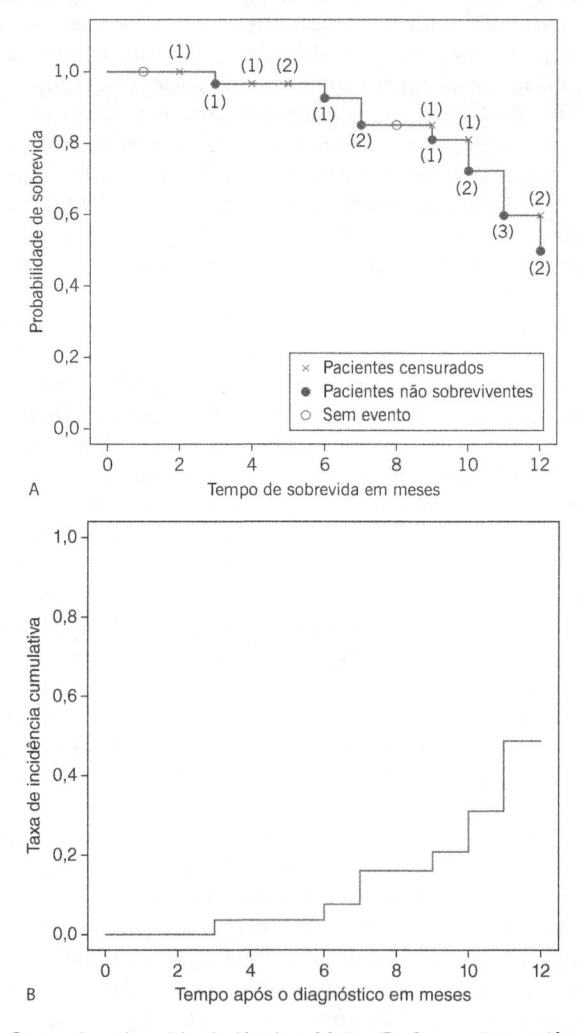

Figura 33.1 A, Curva de sobrevida de Kaplan-Meier. B, Curva de incidência cumulativa.

---

* N. de T. O teste de Gray permite comparar as funções de risco associadas às funções de incidência cumulativa de n populações diferentes.

tomia radical está associada a um declínio na taxa de óbito por câncer de próstata. A incidência cumulativa de morte por esse tipo de câncer em 15 anos foi de 14,6% no grupo submetido à cirurgia e 20,7% naquele submetido à espera vigilante (uma diferença de 6,1%; intervalo de confiança de 95%, 0,2 a 12,0; p < 0,01 pelo teste de Gray). A incidência cumulativa de morte por qualquer causa foi de 46,1% no grupo submetido à cirurgia e 52,7% naquele submetido à espera vigilante. Contudo, não houve diferenças significativas do ponto de vista estatístico nos desfechos entre a espera vigilante e a cirurgia quando os pacientes estavam com mais de 65 anos. A relação de mortes por outras causas e mortes por câncer de próstata foi de cerca de 2:1 em ambos os ramos terapêuticos, indicando que, em geral, mais pacientes morreram de condições comórbidas do que por câncer de próstata.

Covariáveis Importantes em Estudos de Tratamento do Câncer

As decisões terapêuticas dependem do distúrbio clínico em questão, da qualidade dos estudos que fornecem informações sobre os desfechos e as complicações, dos recursos disponíveis, bem como das comorbidades e preferências do paciente. Os pacientes com câncer de próstata precoce têm várias opções terapêuticas, incluindo espera vigilante, cirurgia radical e radioterapia. Para alguns pacientes, a espera vigilante representa a decisão preferida. Por que essa opção é possível e que informações são necessárias para se tomar essa decisão? Os ensaios clínicos podem fornecer a resposta.

Os ensaios controlados randomizados bem concebidos fornecem as melhores informações sobre os desfechos terapêuticos e as complicações. Esses estudos são prospectivos e em geral envolvem a coleta de dados detalhados. A randomização deve garantir que os grupos terapêuticos sejam comparáveis e tenham características demográficas, características patológicas e comorbidades semelhantes. Isso deve minimizar o efeito de fatores indutores de confusão e fornecer informações relativamente claras sobre que ramo de tratamento proporciona o maior número de desfechos favoráveis, incluindo taxas de cura, tempo de sobrevida e complicações mínimas. A sobrevida costuma ser relatada em anos (dependendo da doença) e calculada pelos métodos da tabela de expectativa de vida ou de Kaplan-Meier, conforme descrito anteriormente. Essa análise deve demonstrar claramente qual o tratamento preferido, se houver.

Os ensaios controlados randomizados fornecem informações importantes quanto à sobrevida percentual durante o período de estudo e às diferenças entre os esquemas terapêuticos. Nesses ensaios, os fatores de confusão presumivelmente estão ponderados entre os grupos terapêuticos. Contudo, tanto os pesquisadores como os pacientes talvez queiram saber os efeitos na sobrevida de características clínicas importantes. Por exemplo, a sobrevida nos pacientes com câncer de próstata provavelmente dependa do estágio e da histologia do tumor, bem como da idade e das comorbidades do paciente. Ao comparar a estratégia de espera vigilante *versus* cirurgia radical em pacientes com câncer de próstata precoce, os fatores relevantes incluem idade, escore de Gleason, nível do PSA e atribuição do tratamento. O efeito dessas quatro covariáveis pode ser analisado com o uso do modelo de risco proporcional de Cox. A equação desse modelo de risco para um desfecho em particular (p. ex., morte) no tempo t é:

$$h(t) = h_0(t) * \exp(\beta_1 X_1 + \beta_2 X_2 + \beta_3 X_3 + \beta_4 X_4)$$

onde $h\,(t)$ corresponde ao risco ou à probabilidade de morrer no tempo t para um paciente com covariáveis X, e $h_0\,(t)$ refere-se ao risco basal. Cada β_j é o perigo (risco) relativo associado a um aumento de 1 unidade em X_j, considerando a presença das outras covariáveis ou mantendo todas as outras covariáveis fixas. Por exemplo, tendo-se dois pacientes que diferem em X_1 por um fator igual a 1, mas que são idênticos em todas as outras covariáveis, se β_1 for igual a 2, então o paciente com o valor X_1 mais alto é associado a um risco relativo igual a 2 em comparação ao outro paciente.

As covariáveis podem ser binárias (sim/não), categóricas (p. ex., estágio do tumor 1, 2, 3) e contínuas (p. ex., idade). As variáveis contínuas também podem ser recodificadas em variáveis categóricas. Por exemplo, a idade pode ser classificada como < 65 ou ≥ 65 anos, o valor do PSA como < 10 ng/mL ou ≥ 10 ng/mL, e o escore de Gleason como < 7 ou ≥ 7. A atribuição do tratamento seria classificada como cirurgia (sim/não). Esse tipo de modelo assume que não há alteração no efeito de qualquer covariável com o passar do tempo. Além disso, admite que essas covariáveis sejam independentes. Ambas as hipóteses são improváveis em certas circunstâncias. Uma análise mais complexa pode controlar essas incertezas, incluindo um fator de tempo e/ou termos de interação. O efeito de covariáveis importantes também pode ser estimado por meio da análise de subgrupo pré-especificado, como pacientes com < 65 e outros com ≥ 65 anos.

O mais recente ensaio controlado randomizado sobre a prostatectomia radical demonstrou que a sobrevida diminui em pacientes mais idosos com escores de PSA e Gleason mais altos. Não houve diferença significativa entre os tratamentos. Essa análise permite ao clínico conversar com cada paciente sobre os efeitos de suas próprias características sobre possíveis desfechos, considerando uma opção terapêutica específica. O paciente abordado nesse caso tem dois fatores prognósticos negativos: idade superior a 65 anos e escore de Gleason igual a 7. No entanto, ele tem um nível de PSA baixo. A espera vigilante seria uma opção razoável em seu caso.

Discussão com os Pacientes

Os ensaios controlados randomizados em pacientes com câncer de próstata localizado demonstraram que a prostatectomia radical diminui a mortalidade específica ao câncer quando comparada ao tratamento com a estratégia de espera vigilante. Todavia, a mortalidade global é muito semelhante nesses dois ramos terapêuticos, provavelmente refletindo os riscos concorrentes associados ao envelhecimento e a outras comorbidades. Muitos desses pacientes morrem de causas cardiovasculares, independentemente de apresentarem ou não uma cura cirúrgica de seu câncer de próstata. Não obstante, os pacientes submetidos à prostatectomia radical sofrem mais disfunção erétil (80 *versus* 45%) e incontinência urinária (49 *versus* 21%) do que aqueles manejados com a espera vigilante. A obstrução urinária ocorre com maior frequência (44 *versus* 28%) em pacientes conduzidos pela espera vigilante. Portanto, a frequência de disfunção urogenital e dos sintomas relacionados é relativamente alta em ambos os grupos terapêuticos e diminui a qualidade de vida. Esses fatores precisam ser considerados tanto pelos pacientes como pelos médicos quando os primeiros tomam as decisões terapêuticas para câncer de próstata localizado.

A **análise de decisão** é uma técnica eficaz que pode ser usada para organizar e abordar as opções terapêuticas e os desfechos clínicos da melhor forma com cada paciente. Também pode ser utilizada em estudos populacionais para tecer uma visão geral das abordagens diagnósticas e terapêuticas, bem como dos custos financeiros associados aos cuidados médicos. A análise de decisão requer a elaboração (desenho) de uma espécie de árvore de decisão dotada de "nós"*, que refletem as escolhas em vários pontos no tratamento da doença e nos desfechos relacionados a essas escolhas. A literatura médica deve fornecer as estimativas de probabilidade desses vários desfechos. O paciente, então, gradua sua preferência (atribui uma utilidade) por cada desfecho. Essas graduações em geral variam de 0, o que muitas vezes representa a morte imediata associada a essa decisão, até 1, o que representa um procedimento curativo com um tempo de vida normal.

A Figura 33.2 ilustra uma árvore de decisão muito simples. As probabilidades são estimativas da literatura especializada recente, enquanto as utilidades são fornecidas pelo autor idoso com base em suas preferências. Esse exemplo não inclui as complexidades inerentes em qualquer consideração de efeitos colaterais pós-terapêuticos, terapia de salvamento com cirurgia não curativa ou das diferenças importantes entre evolução local e metástase à distância. Além disso, essa análise precisa considerar um período que seja relevante para o tumor em particular sob discussão. Por exemplo, as discussões sobre leucemia aguda podem envolver um período de

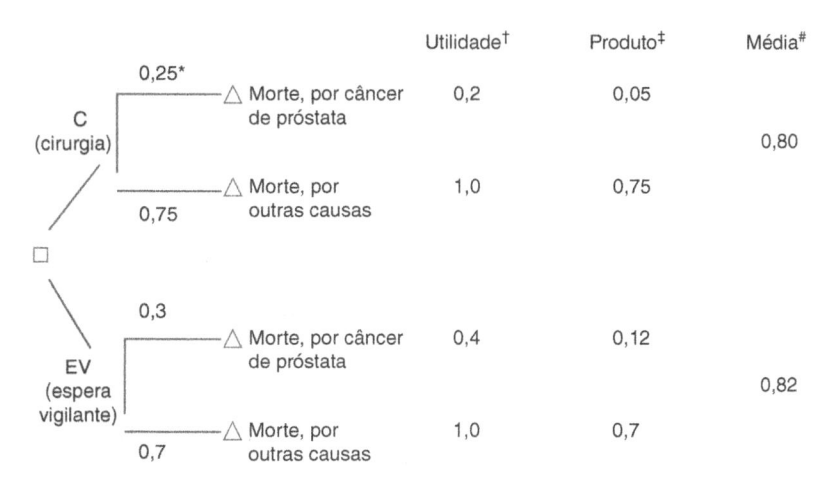

			Utilidade†	Produto‡	Média#
C (cirurgia)	0,25*	Morte, por câncer de próstata	0,2	0,05	
	0,75	Morte, por outras causas	1,0	0,75	0,80
EV (espera vigilante)	0,3	Morte, por câncer de próstata	0,4	0,12	
	0,7	Morte, por outras causas	1,0	0,7	0,82

Probabilidade, Preferência (escala de 0 a 1,0), Produto (probabilidade • preferência)
Média para escolha inicial (cirurgia [C] versus espera vigilante [EV])

Figura 33.2 Análise com árvore de decisão.

---

* N. de T. Ponto de um caule a partir do qual cresce uma folha.

dois anos. A discussão sobre câncer de próstata precoce talvez envolva um período de 15 anos. Por fim, todos os desfechos resultam em morte. Por essa razão, pode ser útil perguntar para o paciente como ele gostaria de ver sua saúde em 5 ou 10 anos.

Nessa árvore, o "ramo" de cima corresponde à opção cirúrgica. Depois da cirurgia, a probabilidade de morte por câncer de próstata é de 25%, enquanto a probabilidade de morte por outras causas é de 75%. A utilidade atribuída à morte relacionada com a próstata é de 0,2 (o paciente não fica feliz depois de falar sobre os riscos da cirurgia); a utilidade atribuída à morte por outras causas (presumivelmente naturais e inevitáveis) é de 1,0. Os produtos das probabilidades e das utilidades são fornecidos na coluna referente ao Produto na Figura 33.2. A média ponderada para a decisão cirúrgica é de 0,80 (0,05 + 0,75). As médias de um "nó" ou escolha em particular (cirurgia, no caso) também variam de 0 a 1; valores mais altos são preferíveis. Isso é um pouco mais baixo do que a média ponderada para a espera vigilante (0,82). Se a probabilidade de um desfecho em particular for incerta, então uma gama de probabilidades poderá ser usada na árvore de decisão (a chamada **análise de sensibilidade**). Ademais, uma série de utilidades pode ser usada para a análise nos casos em que o paciente não tem certeza sobre sua preferência no que diz respeito às complicações e aos efeitos colaterais. Árvores semelhantes podem ser construídas para complicações urogenitais associadas a esses dois tratamentos e a outros desfechos terapêuticos. Evidentemente, essa abordagem para o manejo do paciente é demorada, pode exigir o uso de probabilidades imprecisas e força os pacientes a processos de raciocínio não familiares e potencialmente assustadores. Contudo, ainda que os números sejam inexatos no final desse exercício, o paciente deve compreender melhor o problema e os possíveis desfechos.

CORRELAÇÃO DE CASOS CLÍNICOS

- Ver também Caso 8 (Câncer de Pulmão), Caso 14 (Câncer de Colo), Caso 17 (Câncer de Próstata), Caso 18 (Sangramento Pós-menopausa) e Caso 19 (Câncer de Mama).

QUESTÕES DE COMPREENSÃO

33.1 Um homem de 65 anos retorna ao urologista para discutir as opções terapêuticas. O paciente passou por uma avaliação recente, que revelou a presença de carcinoma prostático. Além de ser solteiro, ele está criando uma neta de seis anos. Seu objetivo declarado é "viver o mais tempo possível". O paciente tem uma história de doença arterial coronariana, com estado pós-infarto agudo do miocárdio. Esse homem está interessado em qual das sobrevidas a seguir?
A. Sobrevida específica ao câncer
B. Sobrevida por todas as causas
C. Sobrevida cardiovascular

D. Sobrevida de evento articular

33.2 O geriatra explica ao paciente que as melhores informações em termos de sobrevida provêm de ensaios controlados randomizados, que recentemente compararam a cirurgia de prostatectomia radical com a estratégia de espera vigilante. O método estatístico mais comumente utilizado para analisar as curvas de sobrevida nesses estudos é:
A. Método de Kaplan-Meier
B. Cálculo de mortalidade específica à idade, com base nos dados da população norte-americana
C. Múltiplos testes-t, comparando as características basais iniciais nos grupos de estudo
D. Estratificação dos grupos de tratamento em subgrupos de pacientes que realmente realizaram o tratamento a que foram randomizados

33.3 O geriatra explica ao paciente que a análise de sobrevida global em ensaios controlados randomizados fornece informações muito boas sobre os desfechos. No entanto, as características específicas do paciente podem influenciar fortemente o resultado e ser abordadas com vários modelos estatísticos. No câncer de próstata, características importantes provavelmente incluam todos os itens a seguir, exceto:
A. Idade > 75 anos
B. Características do tumor
C. Idade > 65 anos
D. Comorbidade

33.4 Outra consulta de 30 minutos é marcada para abordar as opções terapêuticas e os desfechos clínicos com esse paciente. Para isso, emprega-se uma ferramenta de análise de decisão *on-line* criada pela American Urological Society (Sociedade Norte-americana de Urologia). As informações da análise de decisão incluem:
A. Preferências do paciente
B. Estado conjugal e seguro do paciente
C. Nível geral de aptidão física e dieta típica
D. Probabilidades dos possíveis desfechos e preferências do paciente

RESPOSTAS

33.1 **B.** Esse paciente possui responsabilidades significativas no cuidado de sua neta e precisa viver o máximo de tempo possível. Mais importante do que simplesmente a sobrevida relacionada com o câncer, ele estaria mais interessado na sobrevida por todas as causas.

33.2 **A.** A curva de Kaplan-Meier utiliza todos os desfechos de cada paciente. No entanto, os dados censurados podem reduzir a qualidade dos resultados.

33.3 **C.** Todos esses fatores (covariáveis) são relevantes nos desfechos de câncer de próstata, exceto a idade > 65 anos, que não é associada a um aumento na probabilidade de sobrevida por câncer. Os dados de nove áreas do programa SEER (Vigilância, Epidemiologia e Resultados Finais) (1998-2008) não revelam diferenças significativas na sobrevida de homens entre 50 e 64 anos e entre 65 e 74 anos em um período de 10 anos. Contudo, a sobrevida significativa no mesmo período (i. e., 10 anos) diminui para homens com mais de 75 anos.

33.4 **D.** O cálculo final com uma árvore de decisão usa as probabilidades de possíveis desfechos e as preferências (utilidades) dos pacientes.

> **DICAS CLÍNICAS**
>
> ▶ Os pacientes com câncer de próstata localizado apresentam taxas de sobrevida relativamente altas em um período de cinco anos, independentemente do tratamento. Covariáveis como idade, características tumorais e comorbidades exercem uma influência significativa na sobrevida.
> ▶ Declarações simples a respeito da sobrevida de cinco anos ou sobrevida média não fornecem informações suficientes para ajudar os pacientes a tomar decisões.
> ▶ A análise de sobrevida frequentemente faz uso das curvas de Kaplan-Meier, mas os riscos concorrentes talvez devam ser considerados na análise de eventos adversos.
> ▶ A análise de decisão pode ajudar os pacientes a entender as opções disponíveis, mas, no fim, esse processo pode se tornar complexo por causa do tempo requerido, da incerteza sobre as probabilidades de vários desfechos e das incertezas dos pacientes sobre suas preferências.

REFERÊNCIAS

Albertsen PC, Hanley JA, Gleason DF, et al. Competing risk analysis of men aged 55 to 74 years at diagnosis managed conservatively for clinically localized prostate cancer. *JAMA.* 1998;280:975-980.

Bill-Axelson A, Holmberg L, Ruutu M, et al. Radical prostatectomy versus watchful waiting in early prostate cancer. *N Engl J Med.* 2011;364:1708-1716.

Das A. Cancer registry databases: an overview of techniques of statistical analysis and impact on câncer epidemiology. *Methods Mol Biol.* 2009;471:31-49.

Dignam JJ, Kocherginsky MN. Choice and interpretation of statistical tests used when competing risks are present. *J Clin Oncol.* 2008;26:4027-4034.

Edge SB, Byrd DR, Compton CC, Fritz AG, Greene FL, Trotti D, eds. *Cancer Survival Analysis. AJCC Cancer Staging Handbook.* 7th ed. New York, NY: Springer-Verlag, 2010;27-38.

Kleinbaum D, Klein M. *Survival Analysis: A Self-Learning Text.* Springer: Statistics for Biology and Health Series. 2005.

Kochanek KD, Xu J, Murphy SL, et al. Deaths: preliminary data for 2009. *National Vital Statistics Reports* 2011;59:51-53 from http://www.cdc.gov/nchs/data/nvsr/nvsr59/nvsr59_04.pdf.

National Cancer Institute. SEER Stat Fact Sheets: Prostate. http://www.seer.cancer.gov/statfacts/html/prost.html. Accessed on 5 July, 2013.

Walsh PC, DeWeese TL, Eisenberger MA. Localized prostate cancer. *N Engl J Med.* 2007;357:2696-2705.

CASO 34

Um homem de 78 anos, que foi levado ao Setor de Emergência por seu filho, queixa-se de lesão no braço esquerdo. O paciente relata que caiu com a mão esquerda estendida em seu quarto na manhã do dia da consulta. Nesse momento, o filho estava fora de casa. A história médica pregressa do paciente inclui demência e insônia – ambas tratadas em uma clínica particular por três anos. Atualmente, no entanto, ele não tem tomado qualquer fármaco há um mês. O paciente é relatado como saudável nos demais aspectos. Ele também não consome bebidas alcoólicas, não fuma cigarros nem usa drogas ilícitas. A história familiar é negativa para doenças dignas de nota. Durante a avaliação inicial, sua aparência é desleixada e suas roupas estão sujas. Os sinais vitais desse homem permanecem estáveis, revelando pressão arterial de 110/68 mmHg e frequência cardíaca de 72 batimentos por minuto (bpm). Há uma tumefação (edema) no punho esquerdo, sem laceração. Ele nega traumatismo do crânio e perda de consciência. Ele não consegue movimentar o punho esquerdo ativamente, em função de dor no local edemaciado. Também há múltiplas contusões em diferentes estágios em ambas as coxas. O restante do exame físico está dentro dos limites de normalidade. A obtenção de radiografia do braço esquerdo demonstra a presença de fratura distal do rádio no antebraço, com pequeno deslocamento dos ossos e osteopenia de grau leve. Em consulta com ortopedista, o tratamento recomendado é a colocação de um gesso simples no braço inferior esquerdo, com acompanhamento do paciente em um esquema ambulatorial. Seu filho desempregado se mudou de outra cidade no ano passado para cuidar do pai depois do falecimento de sua mãe por sepse grave. O filho parecia bastante preocupado com a lesão do pai e respondeu às perguntas direcionadas ao paciente.

▶ Qual é o diagnóstico mais provável?
▶ Qual é a próxima etapa no diagnóstico?
▶ Qual é o próximo passo na terapia?

RESPOSTAS PARA O CASO 34
Maus-tratos ao idoso

Resumo: O caso trata de um homem de 78 anos que se apresenta ao Setor de Emergência com história de quedas e lesão no braço esquerdo, mas sem história de perda de consciência e traumatismo do crânio. O exame físico e a investigação inicial parecem normais, exceto pela fratura do rádio esquerdo com pequeno deslocamento. Esse homem, então, passou por consulta com ortopedista, que, por sua vez, sugeriu um tratamento ambulatorial. Outros achados questionáveis e duvidosos são a aparência desleixada desse paciente, além de múltiplas contusões em diferentes estágios em ambas as coxas e interrupção do tratamento médico.

- **Diagnóstico mais provável:** Fratura do rádio esquerdo.
- **Próxima etapa no diagnóstico:** Investigação clínica cuidadosa para suspeita de maus-tratos/negligência e abuso físico a idoso.
- **Próximo passo na terapia:** Proteção do paciente mencionado.

ANÁLISE
Objetivos

1. Conhecer as definições e os tipos de maus-tratos a idoso.
2. Identificar os fatores de risco, bem como os sinais e sintomas, de maus-tratos a idoso.
3. Estar diligentemente ciente dos maus-tratos a idoso e ter a capacidade de fazer um rastreamento para esses maus-tratos.
4. Saber como abordar e avaliar maus-tratos a idoso.
5. Familiarizar-se com o tratamento das vítimas de maus-tratos, os requisitos em matéria de denúncia e o engajamento na investigação médico-legal.

Considerações

O caso trata de um homem de 78 anos, com fratura do rádio esquerdo como principal motivo para avaliação e tratamento. Contudo, há suspeitas de maus-tratos e/ou negligência ao idoso e, muito provavelmente, abuso físico. Nesse caso, os fatores de risco de maus-tratos incluem déficit cognitivo do idoso, dificuldade financeira e, talvez, falta de conhecimento do cuidador. Os sinais e sintomas sugestivos de maus-tratos ao idoso em questão são os indícios de falha nos cuidados em virtude da aparência geral do paciente, as múltiplas contusões em diferentes estágios em ambas as coxas e a falha em tomar os fármacos com regularidade. Depois de concluir a história e o exame físico, a avaliação de maus-tratos deve ser conduzida, questionando o paciente e seu filho de forma separada e em particular, caso haja suspeita de maus-tratos a idoso. Os exames abrangentes envolvem avaliações psicológicas, funcionais, cognitivas e sociais do idoso e, em seguida, uma avaliação da condição do cuidador em fornecer ajuda da devida forma e/ou providenciar o encaminhamento do paciente. O mais importante é a segurança do paciente nessa situação; se houver sinais de maus-tratos ou lesões graves, ele deve ser internado, para ser protegido de mais danos. É preciso manter a continuidade dos cuidados tanto com o paciente quanto com o cuidador.

Talvez haja necessidade de consulta no serviço social do hospital, na casa de repouso ou no departamento de saúde local no futuro. As ações judiciais e as denúncias de maus-tratos a idoso dependem das leis estaduais, embora seja melhor que o médico peque pelo excesso, protegendo o paciente vulnerável. Nos Estados Unidos, os Adult Protective Services (APS, Serviços de Proteção de Adultos) de cada estado fornecem informações, sugestões e assistências relevantes. Embora o paciente tenha um diagnóstico de demência nesse caso, é importante considerar se ele tem ou não capacidade de tomar suas próprias decisões como parte da avaliação diagnóstica. Até mesmo alguém com diagnóstico de demência pode conservar a capacidade de tomar determinadas decisões. Para ter a capacidade clínica de tomar decisões, é preciso que o indivíduo seja capaz de receber as informações, avaliar os prós e os contras de uma decisão específica e ainda comunicar sua decisão. A capacidade do indivíduo de tomar ou não uma decisão exerce um impacto tanto sobre a avaliação clínica como sobre as intervenções potenciais. Sempre que houver a **suspeita de maus-tratos, é dever do médico denunciar o caso**, não sendo necessário que se tenha certeza de que esses maus-tratos estejam ocorrendo. Os APS são responsáveis pela investigação da suspeita de maus-tratos. Outros membros de equipes multidisciplinares, como assistentes sociais e psicólogos, também podem ser úteis na decisão de como prosseguir com o gerenciamento desse tipo de suspeita.

ABORDAGEM AOS Maus-tratos aos idosos

DEFINIÇÕES

ABUSO FÍSICO: Ato realizado com a intenção de causar dor ou lesão.
ABUSO SEXUAL: Contato/atividades sexuais de qualquer tipo com uma pessoa idosa de forma não consensual (i. e., sem consentimento).
ABUSO PSICOLÓGICO: Ato de infligir angústia mental (ameaçadora, humilhante, intimidadora).
EXPLORAÇÃO FINANCEIRA: Uso inadequado ou ilegal dos recursos de um idoso.
NEGLIGÊNCIA: Falha intencional ou não intencional de um cuidador em suprir as carências ou prestar os serviços necessários para o bem-estar físico e mental do idoso.
AUTONEGLIGÊNCIA: Comportamento de um idoso que ameaça sua própria saúde e segurança.
ABANDONO: Ato de deserção de um idoso por alguém que tem a responsabilidade assumida por seu cuidado.

ABORDAGEM CLÍNICA

Epidemiologia

Basicamente, os maus-tratos a idosos ainda não são reconhecidos nos Estados Unidos. Em estudos, até 6,3% das pessoas idosas com 65 anos ou mais relataram maus-tratos expressivos no último mês; 20% que se apresentaram em algum serviço de emergência sofreram negligência. Os maus-tratos aumentam as taxas de morbidade e mortalidade do paciente, mas muitos médicos são relutantes em denunciar a possibilidade de maus-tratos a idosos por muitas razões, incluindo a incerteza sobre o diagnóstico, a falta de treinamento ou formação em detectar maus-tratos e a possível retaliação do agente causador desses maus-tratos contra a vítima.

Tipos de Maus-tratos

Há controvérsias a respeito da expressão "maus-tratos a idosos". Ela frequentemente é mencionada como "tratamento desumano do idoso" ou "cuidado inadequado do idoso". A definição da American Medical Association (AMA, Associação Médica Norte-americana) afirma que "maus-tratos" significam um ato ou omissão ou comissão que resulte em dano ou risco de dano à saúde ou ao bem-estar de um adulto de idade mais avançada. Maus-tratos incluem os atos de infligir lesão física ou mental de forma intencional; abusar sexualmente; ou suspender itens como alimentos, roupas e cuidados médicos necessários para suprir as necessidades físicas e mentais de uma pessoa idosa por alguém que tenha o cuidado, a custódia ou a responsabilidade de um idoso". Os maus-tratos a idosos podem assumir uma variedade de manifestações, intencionais ou não intencionais. Eles podem ser divididos em três categorias, de acordo com o ambiente em que ocorrem: doméstico, institucional e pessoal (autonegligência, no caso).

Maus-tratos domésticos a idosos referem-se ao tratamento desumano de um idoso no próprio lar ou na casa de um cuidador. **Maus-tratos institucionais a idosos** envolvem o tratamento desumano de um idoso que vive em um estabelecimento residencial. **Autonegligência** refere-se ao comportamento de um idoso que vive sozinho, colocando em risco sua própria segurança e saúde. Em geral, os maus-tratos a idosos podem ser divididos em sete categoriais comuns: físicos, sexuais, psicológicos e financeiros, além de negligência, autonegligência e abandono (ver "Definições").

Fatores de Risco

Os fatores de risco para maus-tratos a idosos podem ser subdivididos em específicos ao idoso, relacionados com o cuidador e ainda peculiares à comunidade ou ao contexto social.

Fatores individuais do idoso: Déficit cognitivo, grau de dependência nas atividades de vida diária, transtornos psicológicos ou doenças mentais, transtornos de personalidade, consumo indevido de bebidas alcoólicas ou drogas.

Fatores ligados à família ou ao cuidador: Conflito familiar, eventos estressantes na família; por exemplo, morte de um ente querido, perda do emprego, história familiar de comportamento abusivo, transtornos psicológicos ou desvio de caráter do cuidador, esgotamento ou frustração do cuidador, uso excessivo de álcool ou drogas ilícitas pela família ou pelo cuidador e relação entre o cuidador e a pessoa idosa.

Fatores relacionados com a comunidade ou a questão social: Isolamento social, falta de apoio social, baixa renda, dificuldades financeiras ou falta de recursos e baixo nível educacional.

APRESENTAÇÃO CLÍNICA

Sintomas

A identificação de maus-tratos a um idoso é um grande desafio, pois uma situação abusiva pode se apresentar de uma forma sem suspeitas. Alguns sintomas e queixas que devem fazer alguém suspeitar de maus-tratos a um idoso são múltiplas queixas somáticas, atrasos na busca por tratamento, choro inexplicável frequente, lesões inexplicadas ou explicações pouco plausíveis para lesões ou doenças, relato de superdosagem de medicamentos ou falha aparente em tomar fármacos com regularidade, múltiplas lesões em vários estágios de evolução, medo ou suspeita inexplicável de pessoa específica no ambiente doméstico, desnutrição, desidratação e descuido visível aos cuidados de higiene. Os médicos devem ser comedidos e prudentes ao fazerem perguntas sobre esse tipo de sintomas e queixas.

Sinais: Os achados físicos sugestivos de maus-tratos a idosos podem passar facilmente despercebidos.

Aparência geral: Maus cuidados de higiene, vestes sujas, roupas inadequadas ou insuficientes para o clima, mudanças de personalidade ou comportamento, perda de peso não habitual, aspecto deprimido.

Sinais vitais: Pressão arterial baixa, pulso rápido (pode indicar desidratação, perda sanguínea, risco de quedas).

Cavidade bucal: Equimose (pode indicar sexo oral forçado), queimadura nos lábios e na ponta dos dedos por cigarro, fraturas de dentes, dentaduras mal ajustadas, lesões venéreas bucais.

Orelhas, nariz e garganta: Desvio do septo nasal (por traumatismo repetido), descolamento da retina, fraturas dos ossos orbitais e cataratas traumáticas (podem indicar trauma antigo).

Pele: Queimaduras, lacerações, equimose, úlceras de decúbito, contusões em vários estágios de cicatrização, lesão sugestiva do uso de contenções, queimaduras por imersão (distribuição em "luva e meia").

Tórax e abdome: Fraturas de costela, pneumotórax, ruptura esplênica, hemorragias intra-abdominais (podem se manifestar como sinais de Cullen ou de Turner).

Sistema nervoso: Achados focais ao exame, atividade mental diminuída, função comprometida.

Ortopédico: Comprometimento da marcha, discrepâncias no comprimento das pernas por fratura.

Rastreamento para Maus-tratos a Idosos

A AMA recomenda que os médicos façam perguntas diretas e específicas com regularidade a pacientes idosos sobre possíveis maus-tratos. A US Preventive Services Task Force (USPSTF, Força-Tarefa de Serviços Preventivos dos Estados Unidos) concluiu que não existem provas suficientes para recomendar ou não o uso de instrumentos específicos de rastreamento para maus-tratos a idosos, mas recomendou a inclusão de perguntas diretas sobre maus-tratos como parte de uma história de rotina. Na suspeita de maus-tratos a idosos a partir de informações obtidas na história ou dos achados, sinais ou sintomas, **é imprescindível fazer uma investigação mais detalhada de forma a incentivar o idoso a revelar os maus-tratos em um ambiente confidencial, manifestando sensibilidade cultural e racial.** O médico deve começar com as perguntas: "Há algum comportamento problemático em sua família que você gostaria de me contar?", "Você está se sentindo incomodado com alguém em sua vida ou em sua família?". As perguntas de acompanhamento podem ser: "Alguém tentou machucar, ferir ou bater em você?", "Alguém lhe forçou a fazer coisas que você não queria?" e "Alguém tem pego suas coisas ou seu dinheiro?".

Abordagem ao Paciente e à Família

Os principais objetivos do profissional da área de saúde são basicamente abordar o bem-estar e a felicidade do idoso, e não punir o responsável pelos maus-tratos, mas sim interromper o ato. As instituições de cuidados de saúde devem desenvolver protocolos que possam ajudar cada setor no reconhecimento, exame, tratamento e relato/denúncia de maus-tratos. Deve haver um trabalho multidisciplinar e comunicação entre os clínicos ambulatoriais, os médicos do Setor de Emergência, os médicos de família, os residentes, os assistentes sociais e a equipe administrativa.

Abordagem a "Paciente e Família"

A história deve ser conduzida pessoalmente tanto com o idoso quanto com o(s) cuidador(es), com perguntas cuidadosamente elaboradas para evitar a alienação de qualquer pessoa, dando uma oportunidade a mais de ajudar a família. Para identificar os maus-tratos a idosos, podem ser tomadas algumas medidas:

- Obter uma história do idoso sozinho (p. ex., ao conduzir um exame).
- Garantir a realização do exame físico completo e a avaliação da competência mental.
- Registrar quaisquer lesões, indícios de negligência, ameaças ou alegações de violência. Principalmente quando um caso estiver para ser relatado, talvez haja necessidade da obtenção de fotos coloridas e mapas do corpo para documentar os achados ao exame físico.
- Entrevistar o agente agressor separadamente, para deixá-lo abordar seus próprios problemas e registrar seu nível de habilidades e a intencionalidade do tratamento desumano.
- Obter informações secundárias de membros da família e prestadores de serviços para confirmar os detalhes dos maus-tratos.
- Considerar a necessidade de remoção imediata da vítima da situação abusiva, em especial em casos de grave abuso físico.

TRATAMENTO

Conduta, Denúncia e Interface Médico-legal (Fig. 34.1)

Nos Estados Unidos, os APS geralmente representam a primeira agência que recebe denúncia de possíveis maus-tratos a idosos. O papel dessa agência é investigar os casos de maus-tratos, intervir, prestar serviços e fornecer aconselhamentos. A competência e o alcance dos APS variam de estado para estado. É importante conhecer as leis estaduais aplicáveis aos casos de maus-tratos a idosos; no entanto, cada estado tem, pelo menos, um telefone de emergência ou um disque-ajuda gratuito para denunciar os maus-tratos a idosos em sua própria residência, na comunidade ou em casas de repouso e em outros estabelecimentos de cuidados prolongados.

CASOS CLÍNICOS EM GERIATRIA

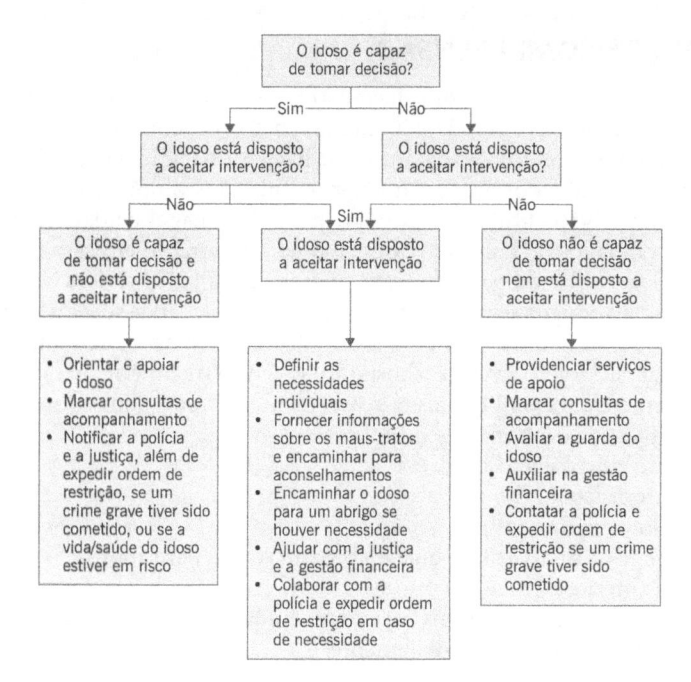

```
                    O idoso é capaz
                    de tomar decisão?
              ┌───────Sim───────Não───────┐
              │                            │
    O idoso está disposto         O idoso está disposto
    a aceitar intervenção?        a aceitar intervenção?
      ┌──Não──┐                    ┌──Sim──┐──Não──┐
      │                            │               │
O idoso é capaz             O idoso está disposto    O idoso não é capaz
de tomar decisão e          a aceitar intervenção    de tomar decisão
não está disposto                                    nem está disposto a
a aceitar intervenção                                aceitar intervenção
```

- Orientar e apoiar o idoso
- Marcar consultas de acompanhamento
- Notificar a polícia e a justiça, além de expedir ordem de restrição, se um crime grave tiver sido cometido, ou se a vida/saúde do idoso estiver em risco

- Definir as necessidades individuais
- Fornecer informações sobre os maus-tratos e encaminhar para aconselhamentos
- Encaminhar o idoso para um abrigo se houver necessidade
- Ajudar com a justiça e a gestão financeira
- Colaborar com a polícia e expedir ordem de restrição em caso de necessidade

- Providenciar serviços de apoio
- Marcar consultas de acompanhamento
- Avaliar a guarda do idoso
- Auxiliar na gestão financeira
- Contatar a polícia e expedir ordem de restrição se um crime grave tiver sido cometido

Figura 34.1 Estratégias para intervenção e conduta.

Os médicos estão em uma posição ideal para avaliar e denunciar a suspeita de maus-tratos a idosos, e a maioria dos estados norte-americanos exige tal denúncia. As diretrizes da AMA (http://www.amaassn.org) e o National Center on Elder Abuse (Centro Internacional sobre Maus-tratos a Idoso, em http://www.ncea.aoa.gov) também fornecem orientações clínicas para a denúncia da suspeita de maus-tratos a idosos. Intervenções jurídicas podem ser necessárias em caso de exploração financeira ou abuso físico grave. O poder judiciário ou a polícia talvez tenham de ser envolvidos caso seja expedida uma Medida Cautelar de Busca e Apreensão por Violência ou uma ordem de prisão. As pessoas idosas capazes de tomar suas próprias decisões podem ter acesso a serviços jurídicos, como uma procuração para expulsar uma pessoa indesejável de sua casa, e ao apoio de força policial, se necessário.

CORRELAÇÃO DE CASOS CLÍNICOS

- Ver também Caso 23 (Traumatismo Geriátrico), Caso 30 (Déficit Cognitivo) e Caso 31 (Depressão).

QUESTÕES DE COMPREENSÃO

34.1 Um homem de 84 anos com diagnóstico de câncer de esôfago em estágio terminal recebeu alta do hospital no mês passado. Ele não consegue mais engolir alimentos sólidos. No entanto, esse paciente decidiu não receber tubo de alimentação, cuidados hospitalares nem entubação/compressão torácica (Não ressuscitar e Não entubar). Sua filha, que é a principal cuidadora, não quer receber cuidados de saúde em domicílio nem interná-lo em casa de repouso, pois deseja cuidar do pai pelo resto da vida dele. Ela vai vê-lo todos os dias e oferece goles de água sempre que ele pede. O paciente ainda se sente confortável em casa, mas sua filha nota uma úlcera de decúbito de 1 cm de diâmetro na região sacral. Hoje, ela vai até o hospital e solicita o tratamento para essa úlcera. Se presente, qual é o tipo mais provável de maus-tratos a idoso nesse caso?
A. Negligência e autonegligência
B. Abuso psicológico
C. Abuso físico
D. Exploração financeira

34.2 Na suspeita de maus-tratos, qual é a próxima etapa para abordar o paciente da questão anterior?
A. Recorrer a serviços sociais para obter cuidados em domicílio.
B. Internar o paciente imediatamente.
C. Obter a história a partir da filha e marcar uma consulta para avaliar o paciente em casa com algum assistente social.
D. Denunciar esse caso como maus-tratos a idoso aos Serviços de Proteção, por causa da suspeita de negligência.

RESPOSTAS

34.1 **A.** Essa situação pode ser um caso de negligência não intencional, resultando na falha em suprir as carências ou prestar os serviços necessários para o bem-estar físico e mental do idoso. O consumo inadequado de água pode colocar a saúde do idoso em risco; além disso, as úlceras de decúbito podem surgir de cuidados pessoais insuficientes e más condições de higiene. Embora esse paciente tenha optado por não receber qualquer assistência médica "curativa", a filha pode ser incentivada a prestar os devidos cuidados em casa sob a supervisão de clínicos e assistentes sociais.

34.2 **C.** O estado do paciente deve ser avaliado em primeiro lugar e de forma abrangente, respeitando sua autonomia ainda que ele esteja perto do final de sua vida. O médico e o assistente social podem continuar monitorando a situação e fornecendo os cuidados necessários, além de orientar e ajudar a família a atender às necessidades do paciente em seu ambiente doméstico.

> **DICAS CLÍNICAS**
>
> ▶ As pessoas mais idosas são vulneráveis a sofrer maus-tratos; no entanto as marcas desses maus-tratos variam, desde lesões drásticas (como fraturas, queimaduras e contusões) até sintomas vagos (como comportamento de afastamento/isolamento, desidratação).
> ▶ A consciência do médico é essencial para identificar os maus-tratos a idosos.
> ▶ O manejo eficaz de um problema de maus-tratos a idosos deve ser conduzido por uma equipe multidisciplinar, para reforçar as estratégias de apoio mais benéficas, tanto para a pessoa idosa como para os cuidadores.

REFERÊNCIAS

Ahmad M, Lachs MS. *Cleveland Clin J Med.* Oct 2002;69(10):806.

Cooper C, Selwood A, Livingston G. The prevalence of elder abuse and neglect: a systematic review. *Age Ageing.* 2008;37:151-160.

Eugene H, Hudson AK. Elder abuse: society's dilemma. *J National Medical Assoc.* 2005;97:91-94.

Fulmer TT. Elder mistreatment. *Geriatrics Review Syllabus.* 6th ed. The American Geriatrics Society, New York 2006;86-91.

Kurrle S. Elder abuse. *Australian Fam Phys.* October 2004;33(10):809-812.

Le T, Dehlendorf C, Mendoza M. *First Aid for the Family Medicine Boards,* McGraw-Hill Publishers, New York. 2008;24-25.

CASO 35

Em uma clínica geriátrica, chegam os dois pacientes a seguir para serem examinados em plena segunda-feira:

Paciente 1: A primeira paciente é uma mulher de 76 anos, com história de hipertensão, diabetes, glaucoma, distimia* e luto pela perda de seu marido há 11 meses. Ela expressa insatisfação com sua qualidade de vida geral, sente seu nível de atividade diminuído e manifesta fadiga significativa. Ao ser questionada especificamente sobre a função sexual, a paciente parece desconfortável e nega pensamentos sexuais, sensações, masturbação ou atividade sexual com algum parceiro. Em uma anamnese mais aprofundada, ela indica que, em função da doença do marido, as relações sexuais com ele haviam parado três anos antes de seu falecimento; durante esse período, no entanto, ela ainda sentia desejo sexual e se satisfazia com masturbação.

Paciente 2: O próximo paciente é um homem de 72 anos, com diabetes, hipertensão, glaucoma, distimia e luto pela perda de sua esposa há 9 meses. Ele manifesta sintomas de disfunção erétil, incluindo ereções inadequadas para penetração e diminuição do desejo sexual. Também relata o surgimento de oportunidades sexuais, com duas mulheres bastante interessadas em ter relações com ele atualmente. Em uma anamnese mais detalhada, o paciente indica satisfação com masturbação, embora tenha um orgasmo tardio e breve. Durante uma tentativa de ter relações sexuais após o falecimento de sua esposa, ele não conseguiu manter uma ereção adequada para a penetração.

▶ Qual é o diagnóstico mais provável de cada paciente?
▶ Qual é a próxima etapa no diagnóstico para cada paciente?
▶ Qual é o próximo passo na terapia de cada paciente?

---

* N. de T. Transtorno em que a pessoa apresenta humor cronicamente deprimido sem apresentar um episódio depressivo maior.

RESPOSTAS PARA O CASO 35
Disfunção sexual

Resumo: **Paciente 1.** Uma mulher de 76 anos, com história de hipertensão, diabetes, glaucoma, distimia e luto pela perda de seu esposo há 11 meses. Ela manifesta sintomas de distimia ou depressão e não parece confortável em falar sobre sexo; além disso, ela não tem relações sexuais atualmente.

- **Diagnóstico mais provável:** Diminuição na lubrificação e dilatação da vagina, em virtude de fármacos, deficiência de estrogênio e transtorno de adaptação ou ajustamento por luto, com depressão.
- **Próxima etapa no diagnóstico:** Obtenção de uma história sexual abrangente, utilizando o modelo descrito na Tabela 35.1.
- **Próximo passo na terapia:** Modelo abordado em "Avaliação e Tratamento".

Resumo: **Paciente 2.** Um homem de 72 anos, com diabetes, hipertensão, glaucoma, distimia e luto pela perda de sua esposa há 9 meses. Ele tem sintomas de disfunção erétil e desejo sexual diminuído; no entanto, relata o interesse por relações sexuais.

- **Diagnóstico mais provável:** Disfunção erétil, causada por problemas médicos e psicológicos.
- **Próxima etapa no diagnóstico:** Obtenção de uma história sexual abrangente, utilizando o modelo descrito na Tabela 35.1.
- **Próximo passo na terapia:** Modelo abordado em "Avaliação e Tratamento", além do uso de fármacos para disfunção erétil, conforme o caso.

ANÁLISE
Objetivos

1. Conhecer as quatro fases da função sexual e as mudanças relacionadas com a idade para homens e mulheres.
2. Ser capaz de identificar as condições médicas e os fármacos associados à disfunção sexual.
3. Compreender o papel desempenhado por problemas psicossociais na avaliação e no tratamento de disfunção sexual.

Considerações

Paciente 1: Essa mulher idosa é relutante em falar sobre sexualidade. Apesar disso, o impacto da sexualidade sobre a qualidade de vida é bem documentado. Estudos repetidos revelam que, se perguntas diretas não forem utilizadas, o paciente não levará a questão adiante. O presente caso inclui uma infinidade de possíveis fatores que contribuem para a disfunção sexual. Os fármacos usados para tratar diabetes, hipertensão e glaucoma exercem um impacto potencial sobre a lubrificação e a dilatação da vagina, com consequente dispareunia* e *feedback* negativo sobre a resposta

---
* N. de T. Dor que ocorre antes, durante ou após o coito, por distúrbio anatômico ou por condição psíquica alterada.

sexual. A deficiência de estrogênio pode levar a um prolongamento no tempo até a excitação sexual e ressecamento da vagina. É provável que ela esteja sofrendo de depressão ou transtorno de adaptação/ajustamento pelo luto, com humor deprimido em função da morte de seu esposo – fatores que, sem exceção, podem ter contribuído para o baixo desejo sexual. Também é uma realidade epidemiológica o fato de haver um número limitado de parceiros disponíveis para mulheres mais idosas.

Paciente 2: Embora tenha oportunidade, esse homem mais idoso pode muito bem estar manifestando questões não resolvidas de tristeza, luto e depressão secundária. Sua disfunção erétil é muito provavelmente vasculogênica, em parte devido à hipertensão e ao diabetes. Os fármacos utilizados para os quadros de diabetes e hipertensão, bem como para o glaucoma, podem ter contribuído para suas ereções parciais, sem uma função erétil adequada para a penetração. A deficiência de testosterona pode levar à perda de massa muscular, osteoporose e depressão, além de afetar a função erétil de indivíduos do sexo masculino.

ABORDAGEM AO
Tratamento de disfunção sexual

DEFINIÇÕES

SEXUALIDADE: Representa um importante componente da qualidade de vida de um indivíduo, abrangendo mais do que o ato da relação sexual em si. Além de ser um meio de ter intimidade, também inclui aspectos físicos, sociais, emocionais, psicológicos, religiosos ou morais e culturais. A sexualidade de um indivíduo é mais do que física; ela envolve sentimentos, pensamentos e emoções, estando associada a um senso de si mesmo.

DISFUNÇÃO ERÉTIL MASCULINA: Definida como a incapacidade constante ou recorrente para atingir ou manter uma ereção peniana suficiente para o desempenho sexual.

DISFUNÇÃO SEXUAL: Constitui a presença de sinais ou sintomas de distúrbios na função sexual, relevantes do ponto de vista clínico.

DISTÚRBIO SEXUAL: Disfunção sexual que provoca uma angústia subjetiva.

ABORDAGEM CLÍNICA

Epidemiologia

Em todas as coortes[*] sobre envelhecimento, há mais mulheres do que homens em termos demográficos. As mulheres têm uma probabilidade duas vezes maior de viverem sozinhas. O estudo longitudinal de Duke (1974) revelou que 70% dos homens com 63 anos e 25% daqueles com 78 anos ainda são sexualmente ativos. **Cinquenta por cento dos pacientes geriátricos têm queixas sexuais.** Esse achado é semelhante à prevalência de disfunção sexual em outros grupos etários. A disfunção sexual consiste na presença de sinais ou sintomas clinicamente relevantes de distúrbios na função sexual. Um distúrbio sexual é uma disfunção nessa área que induz a uma angústia subjetiva.

---

[*] N. de T. Estudos em que uma população ou amostra da população é acompanhada por um determinado período de tempo para verificação da ocorrência de desfechos pré-determinados nos indivíduos expostos ou não ao fator em estudo.

Fisiologia

A **função sexual** é entendida como um processo de quatro fases: (1) **excitação**, (2) **platô**, (3) **orgasmo** e, por fim, (4) **resolução**. As alterações relacionadas com a idade para os homens incluem aumento na estimulação necessária para alcançar a ereção, perda de ereção com maior dificuldade de retomada, ejaculação de menor volume e menor intensidade, período refratário mais prolongado. O controle ejaculatório parece melhorar com a idade. Já as mudanças relacionadas com a idade para as mulheres compreendem lubrificação diminuída e tempo mais longo para lubrificar, redução no tamanho da cavidade vaginal* e orgasmos mais curtos.

Manifestações Clínicas de Alterações Fisiológicas. Existe maior necessidade de uma comunicação aberta e direta. Os casais precisam se adaptar a prazos mais longos e à necessidade elevada de um preparo prolongado antes das tentativas de relação sexual. Para os homens, o espaçamento de tempo durante a relação pode iniciar um *feedback* negativo e tornar a excitação sexual mais difícil. Para as mulheres, o ressecamento da vagina pode levar à dispareunia e, em consequência, a relações sexuais dolorosas, induzindo novamente a um ciclo de insatisfação sexual.

Psicologia

Estimativas indicam que até um terço dos pacientes com disfunção sexual apresenta um componente de depressão e/ou luto para ambos os sexos. Os problemas que giram em torno da própria pessoa ou de um parceiro com doença clínica são enormes em indivíduos mais idosos. Esses problemas variam desde medo em pacientes com doença arterial coronariana até dor em idosos com artrite. A ansiedade em relação ao desempenho continua sendo um problema, sobretudo se os idosos não tiverem a devida consciência das alterações fisiológicas. As mulheres são particularmente acometidas por questões de autoimagem do corpo em função do estereótipo norte-americano de sexualidade que ressalta a jovialidade.

Patologia

O câncer de mama tratado por meio cirúrgico é um problema comum de autoimagem do corpo para as mulheres mais idosas. O baixo nível de estrogênio ou o uso de antagonistas estrogênicos no tratamento desse tipo de câncer coloca as mulheres mais idosas sob risco de maior desconforto durante a relação sexual. Além disso, os níveis hormonais diminuídos podem contribuir para a perda da libido. A testosterona é um culpado comumente procurado na redução da libido, mas problemas como depressão e efeitos colaterais de fármacos são bem mais comuns. O hipogonadismo de início tardio também é uma avaliação particularmente difícil, que exige múltiplas mensurações da testosterona e alinhamento do perfil de sintomas com níveis deficientes desse hormônio.

A disfunção erétil tem recebido uma enorme atenção, com o advento de um tratamento eficaz pelos inibidores da fosfodiesterase. A impotência vasculogênica é o tipo mais comum, especialmente no cenário usual de ereções parciais em pacientes ainda capazes de atingir o orgasmo. A impotência neurogênica tem muitas etiologias, incluindo alcoolismo, diabetes, doença de Parkinson, atrofia de múltiplos sistemas, lesão da medula espinal, entre outras. Também existem complicações pós-cirúrgicas;

---

* N. de T. Também conhecida como abóbada ou fórnice da vagina.

o equivalente a 79% dos pacientes submetidos à prostatectomia (até mesmo com técnicas poupadoras dos nervos) terá algum componente de disfunção erétil. Muitos agentes farmacológicos também afetam negativamente a função erétil.

Farmacologia

Existe um vasto número de impactos negativos exercidos sobre a função sexual por fármacos comumente utilizados em idosos. Os agentes betabloqueadores que aumentam a sobrevida pós-infarto do miocárdio podem afetar a libido; alguns anti-hipertensivos também podem diminuir a libido, bem como levar à impotência. Os antidepressivos, como inibidores seletivos da recaptação de serotonina, podem interferir na ejaculação e influenciar o desejo sexual. Os fármacos que tratam a disfunção erétil, como sildenafil, vardenafil ou tadalafil, não devem ser usados com os nitratos (como pasta de nitroglicerina ou a própria nitroglicerina), pois a combinação pode resultar em hipotensão grave.

AVALIAÇÃO E TRATAMENTO

O elemento mais crítico consiste na abordagem com o objetivo de trazer a história sexual à tona. Uma anamnese sexual é indicada em todos os pacientes novos no consultório, reavaliações anuais, doenças de início recente e mudanças importantes na realidade psicossocial. Tal história deve ser detalhada e não constrangedora.

A Tabela 35.1 pode ser um lembrete útil para os médicos sobre os elementos cruciais na obtenção dessa história. A melhoria na comunicação entre médicos e pacientes será, então, um modelo de aperfeiçoamento na comunicação entre pacientes e parceiros. Mesmo no caso de pacientes de casas de repouso, uma definição ampla de sexualidade, incluindo massagens, toques, partilhas, carícias e outras atividades íntimas, pode servir como meio de expressar afeto. Uma definição abrangente de intimidade envolve compromisso e mutualidade (reciprocidade), além de intimidades emocional, cognitiva e física.

Um **modelo terapêutico útil envolve a abordagem de quatros níveis**, a saber: (1) **permitir-se**, (2) **informações limitadas**, (3) **sugestões específicas** e (4) **terapia intensiva**. Os níveis 1 a 3 podem ser abordados pelo clínico geral. Permitir-se é exemplificado pela normalização da masturbação. Informações limitadas é remediado pela discussão das alterações fisiológicas e da necessidade de preliminares sexuais prolongadas. Sugestões específicas incluem o uso de lubrificantes para ressecamento vaginal. Terapia intensiva deve ser encaminhada para especialista.

Tabela 35.1 • ELEMENTOS PARA OBTENÇÃO DA HISTÓRIA SEXUAL
Obter uma história franca e honesta, com informações seguras
Mostrar empatia
Avaliar as expectativas
Perguntar sobre o parceiro (homem, mulher, ambos, múltiplos)
Evitar julgamentos
Questionar a satisfação com a função sexual
Proceder a tratamentos eficazes

Problemas Específicos

Os idosos ainda são suscetíveis às doenças sexualmente transmissíveis (DSTs), pois é menos provável que usem preservativos. Ainda há relatos de que os homens mais idosos saem com prostitutas; no entanto eles têm uma falta de orientação sobre práticas sexuais seguras. As DSTs ainda são um problema com adultos de idade mais avançada. **Pessoas com mais de 50 anos respondem por 29% daquelas infectadas por HIV.**

Os mecanismos de enfrentamento para doenças clínicas comórbidas podem ser muito benéficos; por exemplo, o uso de novas posições e travesseiros em casos de artrite pode ser útil. Recursos como a publicação *Living and Loving with Arthrits* (Convivendo e Amando com Artrite) da Arthritis Foundation incluem informações sobre como utilizar posições confortáveis sem sustentação do peso para os pacientes acometidos por artrite e evitar relações sexuais após uma refeição pesada, bem como sobre a utilidade de banho quente e pré-medicação antes de encontros sexuais.

A sexualidade em estabelecimentos de cuidados assistidos e prolongados levanta a questão dos direitos sexuais. Como os ambientes congregados constituem a casa do indivíduo, eles são protegidos. No entanto, existem preocupações contínuas em relação ao impacto exercido sobre os outros residentes e a equipe, que, muitas vezes, não estão preparados para lidar com a sexualidade do idoso. De particular importância, tem-se a questão do consentimento em pessoas com o amplo espectro de disfunção cognitiva observado nas casas de apoio. Evidentemente, o princípio da capacidade de dar um consentimento ainda é primordial antes que qualquer relação sexual possa ser apoiada. Com parceiros dispostos, entretanto, a equipe tem a obrigação de fornecer um ambiente privado, seguro e protegido para as relações íntimas. Até nas instituições de cuidados prolongados, a disfunção sexual é altamente correlacionada com depressão.

CORRELAÇÃO DE CASOS CLÍNICOS

- Ver também Caso 30 (Déficit Cognitivo), Caso 31 (Depressão) e Caso 37 (Comunicação, Aspectos Culturais do Envelhecimento e Assistência).

QUESTÕES DE COMPREENSÃO

35.1 Um homem de 72 anos com hipertensão, diabetes e glaucoma chega ao consultório se queixando de disfunção erétil. Qual das afirmações a seguir é a mais precisa em relação a esse tipo de disfunção?
   A. Fármacos anti-hipertensivos constituem uma causa improvável.
   B. A doença vascular em geral leva ao priapismo* e não à disfunção erétil.
   C. O diabetes melito pode induzir a problemas de orgasmo, mas não disfunção erétil.
   D. Discórdia marital é uma razão comum.
   E. Fármacos para úlcera péptica representam um motivo usual.

---

* N. de T. Ereção persistente, dolorosa, que não leva à ejaculação – decorrente não da excitação sexual, mas de uma insuficiência na drenagem sanguínea nos corpos cavernosos penianos.

35.2 Qual das afirmações a seguir sobre a sexualidade de pacientes mais idosos é a mais exata?
   A. Os homens têm uma probabilidade duas vezes maior que as mulheres de viverem sozinhos.
   B. Dez por cento dos pacientes geriátricos têm queixas sexuais.
   C. Menos de 10% dos homens ainda são sexualmente ativos com mais de 75 anos.
   D. Mais de um terço dos pacientes com disfunção sexual pode ter um componente de depressão.
   E. A ansiedade em relação ao desempenho raramente contribui para a disfunção erétil em pacientes mais idosos.
35.3 Os problemas clínicos comuns que apresentam queixas de sexualidade incluem todos os itens a seguir, exceto:
   A. Depressão
   B. Diabetes
   C. Hipertensão
   D. Osteoartrite
   E. Diverticulose
35.4 Qual dos itens a seguir é o mais correto sobre sexualidade e envelhecimento?
   A. O desejo de proximidade e contato sexual cessam com o envelhecimento.
   B. A sexualidade é mais bem compreendida no contexto da fisiologia da relação sexual.
   C. A falta de oportunidade para encontros sexuais é uma barreira importante na satisfação sexual para adultos de idade mais avançada.
   D. A qualidade de vida não é afetada pela sexualidade.
   E. A sexualidade é bem aceita em estabelecimentos de cuidados assistidos para pessoas mais idosas.
35.5 Uma mulher de 78 anos expressa preocupações em relação à resposta sexual. O médico explica que as alterações relacionadas com a idade se associam à função sexual. Qual das afirmações a seguir é a mais precisa?
   A. Existe aproximadamente a mesma quantidade de lubrificação vaginal por peso corporal, mesmo no idoso.
   B. Os períodos refratários são um tanto mais curtos do que em indivíduos mais jovens.
   C. Geralmente, há necessidade de menor estimulação à medida que o paciente envelhece.
   D. Orgasmos mais curtos e breves costumam ser experimentados por pacientes mais idosos.
   E. O aumento no fluxo sanguíneo em órgãos-alvo é observado em indivíduos mais idosos.

RESPOSTAS

35.1 **D.** A discórdia marital é um motivo comum de disfunção sexual. A disfunção erétil é associada a diabetes, doença vascular, anti-hipertensivos e fármacos para glaucoma. Os agentes terapêuticos utilizados para úlcera péptica não foram associados à disfunção erétil.

35.2 **D.** A depressão é um grande componente de disfunção sexual, sobretudo no paciente mais idoso. Vinte e cinco por cento dos homens ainda são sexualmente ativos aos 78 anos. Existe uma maior quantidade de mulheres mais idosas que vivem sozinhas em comparação aos homens mais idosos.
35.3 **E.** Diverticulose. Muitos problemas clínicos, incluindo diabetes, hipertensão, depressão, bem como fármacos, podem contribuir para a disfunção sexual.
35.4 **C.** A falta de oportunidade para encontros sexuais representa uma importante barreira na satisfação sexual para adultos de idade mais avançada. As outras opções são mitos.
35.5 **D.** As alterações relacionadas com a idade para os homens incluem aumento na estimulação necessária para alcançar a ereção, perda de ereção com maior dificuldade de retomada, ejaculação de menor volume e menor intensidade, período refratário mais prolongado. Para as mulheres, as mudanças relacionadas com a idade compreendem lubrificação diminuída e tempo mais longo para lubrificar, redução no tamanho da cavidade vaginal e orgasmos mais curtos. A idade não aumenta o fluxo sanguíneo em órgãos-alvo.

DICAS CLÍNICAS

- É importante obter uma história sexual de todos os pacientes mais idosos. A anamnese sexual deve ser incluída nos pacientes novos no consultório e nas revisões anuais de saúde. Também é preciso ficar atento durante as transições de cuidados e após episódios significativos de doenças (p. ex., infarto do miocárdio) ou mudanças na realidade psicossocial (p. ex., luto).
- É fundamental manter uma ampla definição de sexualidade, incluindo intimidade, toque, contato físico, massagem e compromisso, além do compartilhamento emocional e cognitivo.
- A abordagem terapêutica para disfunção sexual tem múltiplas facetas, envolvendo o impacto de problemas clínicos, as questões psiquiátricas, as realidades psicossociais, os efeitos de fármacos, os sistemas de valor de coorte e o impacto exercido pelo envelhecimento.
- Vale lembrar que a sexualidade é um problema contínuo em situações de convívio alternativo, incluindo residências comunitárias, estabelecimentos de cuidados assistidos e casas de repouso, onde problemas peculiares como consentimento para as relações sexuais precisam ser abordados.
- Também é primordial conservar uma abordagem franca e aberta, incluindo as populações de homossexuais, bissexuais e transexuais.

REFERÊNCIAS

Annon JS. *The Behavioral Treatment of Sexual Problems: Brief Therapy.* Vol 1. Honolulu, HI: Enabling Systems; 1974. (In Up to Date 19.2; Cope DW, Fletcher RV. May 2011 ed.)

Hybels CF, Blacer DG. Epidemiology of late-life mental disorders. *Clin Geriatr Med.* 2003;19(4):663-696.

Jacobson JL, Jacobson AM. Geriatric psychiatry developmental issues in late life. In: *Jacobson: Psychiatric Secrets.* 2nd ed. Philadelphia, PA: Hanley and BelfusInc; 2001.

Lemieux L, Kaiser S, Pareira J, Meadows LM. Sexuality in palliative care: patient perspectives. *Palliat Med.* 2004;18(7):630-637.

Lenahan P. Sexual health and chronic illness. *Clin Fam Prac.* 2004;6:(4):955-973.

LutherVP, Wilkin AM. HIV infection in older adults. *Clin Geriatr Med.* 2007;23(3):567-583.

Morales A. Erectile dysfunction: an overview. *Clin Geriatr Med.* 2003;19:(3):529-538.

Moss BF, Schwebel AI. Defining intimacy in romantic relationships. *Fam Relations.* 1993;42(1):31-37.

CASO 36

Uma mulher de 74 anos chega ao Setor de Emergência com uma história de dois dias de dor abdominal nas regiões epigástrica e subcostal direita, com propagação para o ombro direito há um dia. Ela havia tido anorexia e febre leve, sem náuseas ou vômitos. Quando solicitada a classificar sua dor em uma escala de 1 a 10, ela fez uma pausa, sem aparentemente compreender a pergunta, mesmo depois da devida explicação. A mulher, então, voltou-se para o marido em busca de uma resposta. O marido, que parecia orientado, alerta e articulado, afirmou uma dor estimada igual a 9 em sua mulher em uma escala de 1 a 10 antes de chegar ao Setor de Emergência, mas atualmente essa dor está por volta de 7. O marido também relatou que, por cerca de dois anos, a paciente teve "problemas de memória", mas não passou por qualquer avaliação médica ou tratamento clínico para esse problema. Ultimamente, ele não deixava sua esposa sozinha, pois se preocupava com a segurança dela. A altura e o peso dessa paciente eram 1,65 m e 73 kg respectivamente. Ela também exibia os seguintes sinais vitais: pressão arterial de 110/70 mmHg, pulso de 88 batimentos por minuto (bpm), frequência respiratória de 24 movimentos respiratórios/min e temperatura de 37,6°C. O exame revelou a presença de dor, contratura muscular involuntária e sensibilidade à percussão na região subcostal direita, com propagação da dor para o topo do ombro direito agravada pela inspiração. O sinal de Murphy era positivo. Ela parecia angustiada e bastante incomodada durante o exame abdominal. A mucosa bucal estava um pouco ressecada. No exame físico, entretanto, não havia algo digno de nota sob outros aspectos. O hemograma completo revelou um leucograma de 13.000 células/μL, mas uma contagem diferencial normal. O perfil metabólico abrangente demonstrou níveis de creatinina de 1,1 mg/dL (normal: 0,65 a 1,0) e de fosfatase alcalina de 140 μ/L (30 a 125), sendo que os demais valores permaneceram normais. O ultrassom constatou a presença de inúmeros cálculos biliares pequenos. A cintilografia hepática e das vias biliares não permitiu a visualização da vesícula biliar. A paciente não havia executado uma diretiva avançada nem elaborado uma procuração médica. Foi obtida uma consulta cirúrgica. Tanto o clínico como o cirurgião aconselharam a cirurgia abdominal imediata. No entanto, a paciente se opôs à cirurgia e pediu para ser tratada com aplicações de *laser*.

▶ Qual é o diagnóstico mais provável?
▶ Qual é a próxima etapa no diagnóstico?
▶ Qual é o próximo passo na terapia?

RESPOSTAS PARA O CASO 36
Capacidade diminuída para tomada de decisão

Resumo: Essa mulher de 74 anos tem aspectos que apoiam o diagnóstico de colecistite aguda em termos de história, sinais e sintomas, além dos estudos diagnósticos. Além disso, ela tem uma história de problemas de memória há dois anos e dificuldade de compreender como expressar sua dor física em uma escala de 1 a 10. A paciente também rejeita a cirurgia recomendada. Essa combinação de achados exige uma avaliação mais aprofundada e detalhada para determinar se ela tem capacidade de tomar uma decisão para essa doença.

- **Diagnóstico mais provável:** Incapacidade de tomada de decisão.
- **Próxima etapa no diagnóstico:** Determinação da capacidade de tomada de decisão da paciente.
- **Próximo passo na terapia:** Se a paciente não tiver capacidade de tomar decisões, identificação do representante legal disponível para tomada de decisão.

ANÁLISE
Objetivos

1. Compreender e estimar a capacidade de tomada de decisão.
2. Aprender como aplicar essa capacidade de tomar decisão em um quadro clínico.

Considerações

O caso trata de uma mulher de 74 anos que provavelmente tem colecistite aguda e, para tanto, o cirurgião recomendou a realização de cirurgia. A terapia clínica supostamente não seria eficaz. Além disso, ela tem uma história de problemas de memória há dois anos e dificuldade de compreender como expressar sua dor física em uma escala de 1 a 10. Também rejeitou a cirurgia recomendada e solicitou a terapia clínica. Há suspeitas de que ela possa não ter capacidade de tomada de decisão para essa doença. O médico deve avaliar de forma mais detalhada essa capacidade de tomar decisões a respeito da doença; na ausência dessa habilidade, será preciso buscar um representante legal para tomar a decisão em seu lugar. Se o representante optar pela cirurgia, a paciente deverá ser tranquilizada de forma respeitosa, calma e cordial, enfatizando que todos os envolvidos querem o melhor para ela. Uma relação de confiança de longa data entre médico e paciente é muito útil nesses casos. Supõe-se que pacientes adultos tenham a capacidade de tomar decisões até que se prove o contrário. Os pacientes têm autoridade ética e legal para tomar suas próprias decisões em relação aos cuidados de saúde. Isso se baseia no princípio ético da autonomia. As pessoas com capacidade de tomada de decisão não têm qualquer obrigação legal de procurar cuidados médicos nem de continuar com esses cuidados. Um representante juridicamente nomeado possui a mesma autoridade ética e legal que o paciente para tomar as decisões relativas aos cuidados de saúde para esse paciente.

O termo **capacidade** costuma ser utilizado no meio médico. **Competência** é um termo jurídico que se refere à qualificação ou aptidão legal de realizar um ato.

Incompetência é determinada por um tribunal que emite um mandado (ordem judicial). A capacidade de tomada de decisão é mais bem vista como uma sequência contínua, desde capacidade até incapacidade. Essa capacidade de tomada de decisão é específica a determinada decisão. O paciente talvez não tenha qualquer capacidade de tomar uma decisão válida sobre um problema clínico complexo e seu tratamento, mas pode ter capacidade suficiente para, por exemplo, fazer um simples testamento, distribuindo seus bens ao cônjuge e aos filhos. A capacidade de tomada de decisão pode variar em tempo, dependendo do tipo de doença e do uso de fármacos. Os transtornos psiquiátricos e os déficits cognitivos, ambos isolados, não costumam ser suficientes para comprovar um diagnóstico de incapacidade. A avaliação da capacidade de tomada de decisão comumente é necessária para o paciente aceitar ou recusar um tratamento médico, fazer ou mudar um testamento e executar uma procuração médica ou outra diretiva avançada para médicos e familiares ou representantes legais. Qualquer médico pode determinar a capacidade de tomada de decisão. A determinação dessa capacidade requer o exame clínico feito pelo médico. Embora as leis variem de um estado para outro nos Estados Unidos, a determinação da capacidade de tomada de decisão é deixada para o(s) médico(s) responsável(is), sem a necessidade de obedecer a critérios diagnósticos específicos. A avaliação psiquiátrica não é requerida em grande parte dos casos, mas pode ser útil em pacientes com doença psiquiátrica significativa.

ABORDAGEM À
Capacidade de tomada de decisão

DEFINIÇÕES

CAPACIDADE DE TOMADA DE DECISÃO: *Habilidade* de indivíduos submetidos a cuidados de saúde em tomar suas próprias decisões em relação a esses cuidados.

DIRETIVA AVANÇADA: Uma instrução por escrito, como um testamento em vida ou procuração por tempo indeterminado para os cuidados de saúde, reconhecida por leis estaduais norte-americanas (sejam elas estatutárias ou reconhecidas pelos tribunais do Estado), referentes à prestação de cuidados de saúde quando o indivíduo está incapacitado. A diretiva avançada pode ser modificada ou cancelada pelo paciente em qualquer momento antes da incapacidade. As diretivas avançadas psiquiátricas exigem mais detalhes para solucionar os problemas psiquiátricos específicos. Foi demonstrado que as diretivas avançadas melhoram os cuidados centrados no paciente próximo ao final da vida, embora o efeito dessas diretivas sobre a contenção de gastos seja conflitante e incompleto.

TESTAMENTO EM VIDA (DIRETIVA PARA MÉDICOS E FAMILIARES OU REPRESENTANTES LEGAIS): Uma diretiva avançada é um documento legal por escrito que transmite os desejos de uma pessoa em relação a seus cuidados de saúde no caso de doença terminal. Um testamento em vida pode declarar os cuidados, tratamentos ou procedimentos específicos desejados ou não pelo paciente sob determinadas circunstâncias, tais como:

- Ressuscitação/reanimação cardiopulmonar
- Uso de ventilação mecânica

- Nutrição artificial por meio de acesso intravenoso ou tubos de alimentação
- Transfusões sanguíneas
- Testes diagnósticos

Um testamento em vida será eficaz quando o(s) médico(s) responsável(is) se certificar(em) de que o indivíduo sofre de uma condição terminal ou irreversível, que se prolonga a ponto de o paciente perder a capacidade de comunicação. As cláusulas do testamento em vida variam de acordo com o estado nos Estados Unidos. Os formulários podem ser obtidos de órgãos do governo, hospitais e sociedades médicas. Uma dificuldade enfrentada com os testamentos em vida é que eles não podem prever todas as circunstâncias possíveis. Portanto, é aconselhável nomear um procurador para a tomada de decisões no documento do testamento em vida se a procuração por tempo indeterminado não for executada.

PROCURAÇÃO POR TEMPO INDETERMINADO PARA OS CUIDADOS DE SAÚDE: Uma diretiva avançada, um documento que nomeia um agente ou procurador para tomar as decisões relativas aos cuidados de saúde se o paciente não for mais capaz de tomá-las. O documento direciona o representante legal para atuar como um "procurador de fato" e tomar as decisões a respeito de todo tratamento, incluindo a decisão final sobre a suspensão desse tratamento. A procuração por tempo indeterminado para a prestação de cuidados de saúde varia de acordo com o estado nos Estados Unidos. Se um paciente incapaz de tomar decisões não tiver qualquer diretiva avançada, as leis estaduais em geral especificarão um representante legal para a tomada de decisão a ser nomeado a partir da própria família: cônjuge, filhos adultos, pais, irmãos e um parente mais distante nessa ordem. Mesmo com um representante legal nomeado para a tomada de decisões, a participação conjunta da família costuma ser desejável.

ABORDAGEM CLÍNICA

Princípios de Orientação

Os quatro princípios *éticos* de orientação da medicina norte-americana estão esboçados na Tabela 36.1.

O objetivo da aplicação desses princípios éticos é maximizar as boas consequências das decisões relativas aos cuidados de saúde e, ao mesmo tempo, minimizar suas más consequências. O exercício da autonomia individual está profundamente enraizado na cultura norte-americana, sendo a base da clínica médica. O respeito à autonomia do paciente envolve necessariamente o respeito a sua cultura e família, bem como a seus valores e crenças religiosas. O paciente pode escolher subordinar a preferência pessoal a essas influências.

Princípios e Instrumentos para Avaliar a Capacidade de Tomada de Decisão

Os **critérios** para um consentimento válido ao tratamento clínico variam de um estado para outro nos Estados Unidos, mas são formulados com base no direito comum[*] e possuem três elementos. O paciente deve obrigatoriamente:

---

[*] N. de T. Também conhecido como direito consuetudinário, o direito que surge dos costumes de determinada sociedade, não passando por um processo formal de criação de leis, em que um poder legislativo cria leis, emendas constitucionais, medidas provisórias, etc. No direito consuetudinário, as leis não precisam necessariamente estar em um papel ou ser sancionadas ou promulgadas. Os costumes transformam-se nas leis.

Tabela 36.1 • PRINCÍPIOS ÉTICOS
BENEFICÊNCIA: O dever de promover o bem e agir em prol dos interesses do paciente e do bem-estar da sociedade. **NÃO MALEFICÊNCIA:** O dever de não causar dano aos pacientes. **RESPEITO À AUTONOMIA DO PACIENTE:** O dever de proteger e promover a livre escolha do paciente, sem coerção. **JUSTIÇA:** A distribuição igualitária das oportunidades de melhoria da qualidade de vida oferecidas pelos cuidados de saúde.

1. Receber **informações pertinentes** a respeito da natureza e da finalidade do tratamento proposto, bem como sobre os **riscos/benefícios** e as **alternativas** à terapia sugerida, inclusive a ausência de tratamento.
2. Estar **livre de coerção**[*].
3. Ter a **capacidade de tomar decisões**.

Os *padrões* para averiguar se um paciente atende ou não aos requisitos para a tomada de decisão têm como base quatro habilidades. O paciente precisa ser capaz de:

1. **Entender** as informações relevantes sobre os testes diagnósticos e os tratamentos propostos
2. **Estimar** as várias consequências da decisão
3. **Utilizar a razão** para tomar uma decisão
4. **Comunicar** a decisão

A *função cognitiva* costuma ser avaliada com o uso do Miniexame do Estado Mental, ou Teste de Fosltein, um teste de rastreamento para avaliar a presença de déficit cognitivo. A permissão do paciente para fazer esse teste deve ser obtida e registrada no prontuário médico. O teste avalia os seguintes pontos:

1. **Orientação** no tempo e no espaço (percepção temporal e espacial)
2. **Registro**
3. **Atenção e cálculo**
4. **Memória/recordação**
5. **Linguagem**
6. **Repetição**
7. **Comandos complexos** como desenhar uma figura

A cada resposta, é atribuído um número de pontos ponderados com um escore cumulativo possível máximo de 30. O grau de déficit cognitivo relacionado com o escore do Miniexame do Estado Mental é:

Normal, intacto	25 a 30
Déficit cognitivo leve	21 a 24
Déficit cognitivo moderado	10 a 20
Déficit cognitivo grave	< 10

---

[*] N. de T. O mesmo que coação, situação de ameaça ou violência que se impõe a uma pessoa para que ela aja contra a sua própria vontade.

O resultado do Miniexame do Estado Mental é útil apenas quando os escores são extremos. Situação em que servem para apoiar, mas não determinar, a presença (escore > 20) ou a ausência (escore < 10) da capacidade de tomada de decisão.

Avaliação do Paciente

Isso envolve a **avaliação** das habilidades do paciente em tomar decisões a respeito de seu tratamento. Para isso, podem ser consideradas duas abordagens gerais: a ***entrevista clínica*** e uma ***ferramenta de avaliação estruturada***. Por ser mais comumente utilizada, a **entrevista clínica** será abordada em primeiro lugar.

1. A princípio, o paciente deve ser ***devidamente informado***, em geral pelo(s) médico(s) e/ou consultor(es) responsável(is), conforme mencionado sob os ***critérios*** abordados anteriormente.
2. Esse paciente deve ser avaliado em busca de um ou mais dos quatro ***padrões*** da tomada de decisão (ver Tab. 36.2).

Tabela 36.2 • PERGUNTAS SUGERIDAS PARA AVALIAR A CAPACIDADE DO PACIENTE EM CONSENTIR COM O TRATAMENTO

Habilidade de expressar uma escolha
- Você decidiu se quer aceitar as sugestões de nosso médico para o tratamento?
- Você pode me dizer qual é a sua decisão?

Habilidade de compreender informações relevantes
- Por gentileza, diga-me com suas próprias palavras o que seu médico falou (ou o que eu falei) para você sobre:
  - A natureza de seu problema.
  - O tratamento (ou teste diagnóstico) recomendado.
  - Os possíveis benefícios do tratamento.
  - Os possíveis riscos (ou desconforto) do tratamento.
  - Os possíveis riscos e benefícios de tratamentos alternativos.
  - Os possíveis riscos e benefícios da ausência de tratamento.
- Seu médico lhe contou (ou eu lhe contei) sobre as chances (em porcentagem) do que pode acontecer com o tratamento (nomear o risco). Com suas próprias palavras, qual a probabilidade dessa ocorrência (nomear o risco) para você?
- Por que seu médico ou a equipe médica está lhe dando ou por que eu estou lhe dando todas essas informações?
- Qual o papel que ele(a) espera ou que nós esperamos que você desempenhe para tomar a decisão de receber ou não o tratamento?
- O que acontecerá se você optar por não aceitar a recomendação de seu médico?

Habilidade de avaliar a situação e suas consequências
- Diga-me o que você realmente acredita estar errado com sua saúde atualmente.
- Você acredita que precisa de algum tipo de tratamento?
- Qual é o provável tratamento para você? Por que você acha que ele terá esse efeito?
- O que você acredita que acontecerá se não for tratado?
- Por que você acha que seu médico lhe recomendou isso (especificar o tratamento)?

Habilidade de raciocinar com informações importantes
- Diga-me como você chegou à decisão de aceitar (ou recusar) o tratamento recomendado.
- Quais fatores foram importantes para você chegar a essa decisão?
- Como você ponderou esses fatores?

Dados de Grisso, T, Applebaum, PS, Assessing Competence to Consent to Treatment: A Guide for Physicians and Other Health Professionals. New York. Oxford University Press; 1998.

As entrevistas clínicas em geral não utilizam perguntas padronizadas ou procedimentos formais de pontuação. Contudo, é válido ter alguma estrutura com o uso de questões apropriadas e pertinentes.

Além da avaliação clínica abordada anteriormente, também se pode lançar mão das **ferramentas de avaliação estruturada**. Pode ser usado um formulário simples e prático, listando as perguntas já discutidas, as respostas do paciente e as interpretações do examinador. Tal formulário, por sua vez, deve ser registrado no prontuário do paciente.

Existem várias ferramentas de avaliação estruturada disponíveis. Uma delas, o **Aid to Capacity Evaluation (ACE, Auxílio para Avaliação da Capacidade)**, utiliza o próprio problema clínico e diagnóstico do paciente ou a decisão de tratamento. Essa ferramenta é adequada para uso no consultório e fornece treinamento para apresentação das informações. O instrumento consiste em 8 perguntas que avaliam a compreensão do problema, o tratamento proposto, as alternativas terapêuticas, a opção de recusar a terapia, as possíveis consequências da decisão e o efeito de um transtorno mental subjacente sobre a decisão. O instrumento também inclui um manual de pontuação que fornece critérios objetivos para pontuar as respostas. O ACE foi validado em um grande estudo, sendo mencionado como um teste de excelentes características. Tal ferramenta está disponível *on-line* e fornece materiais de treinamento.

Avaliação Clínica da Capacidade de Tomada de Decisão

É preciso determinar o **motivo** da avaliação. A capacidade de tomada de decisão varia de acordo com a tarefa específica enfrentada pelo paciente. Deve-se fornecer isso e outras informações clinicamente relevantes a algum consultor caso se tenha solicitado a avaliação do paciente quanto à capacidade de tomada de decisão.

Também é fundamental conduzir a avaliação clínica em um **ambiente** que forneça uma iluminação adequada, compense a dificuldade visual ou auditiva do paciente, seja livre de interrupções ou barulhos e ainda garanta a privacidade do paciente. A presença de familiares próximos (imediatos) ou outros possíveis representantes legais para a tomada de decisão pode ser reconfortante ao paciente. A avaliação deve ser realizada quando o paciente estiver o máximo possível sem dor, mas não excessivamente sedado.

O paciente precisa ser capaz de transmitir as respostas às perguntas, mas não necessariamente de forma verbal. Estratégias como redação (escrita), digitação, piscadas, apontamentos com o dedo, entre outras, também podem ser usadas, contanto que o paciente consiga entender como responder de forma adequada.

O **paciente também deve responder às perguntas sugeridas** em relação a uma ou mais das quatro *habilidades* expostas a seguir. A incapacidade em um ou mais desses padrões de habilidade indica falta da capacidade de tomar decisões.

- Habilidade de expressar uma **escolha**.
- Habilidade de **compreender** informações relevantes.
- Habilidade de **avaliar** a situação e suas consequências.
- Habilidade de **raciocinar** com informações importantes.

A história psiquiátrica e o estado mental geral do paciente devem ser considerados se forem significativamente anormais. O **Miniexame do Estado Mental** pode ser confirmatório, mas não costuma ser necessário.

No caso da paciente em questão, foi considerado que ela **não tem capacidade para tomar decisões** por causa de sua incapacidade de **compreender** informações relevantes ou de **avaliar** a situação ou suas consequências, ainda que ela tenha expressado sua escolha de rejeitar a cirurgia.

> ### CORRELAÇÃO DE CASOS CLÍNICOS
> - Ver também Caso 30 (Déficit Cognitivo), Caso 37 (Comunicação, Aspectos Culturais do Envelhecimento e Assistência) e Caso 38 (Cuidados Paliativos).

QUESTÕES DE COMPREENSÃO

36.1 Uma mulher de 70 anos, paciente acometida por doença de Alzheimer precoce e residente em uma casa de repouso, é levada ao consultório pela filha, que deseja a alteração do último testamento feito pela mãe. Qual dos seguintes passos é o melhor a ser seguido?
   A. Obter uma consulta psiquiátrica.
   B. Fazer um Miniexame do Estado Mental.
   C. Determinar a capacidade de tomada de decisão da paciente por meio de entrevista clínica.
   D. Recorrer a um procurador.

36.2 Qual dos itens a seguir *não* é um dos princípios éticos comumente indicados na medicina norte-americana?
   A. Autonomia
   B. Beneficência
   C. Dignidade
   D. Justiça
   E. Não maleficência

36.3 A capacidade de tomada de decisão é definida como a *habilidade* de indivíduos submetidos a cuidados de saúde de tomar suas próprias decisões em relação a esses cuidados. Qual dos itens a seguir *não* é uma dessas habilidades?
   A. Raciocinar com informações importantes.
   B. Estimar a situação e suas consequências.
   C. Compreender informações relevantes.
   D. Escrever ou falar uma escolha.

36.4 O Miniexame do Estado Mental, um teste de rastreamento da função cognitiva, é mais útil em qual das aplicações a seguir?
   A. Avaliar a capacidade de tomada de decisão de um paciente.
   B. Acompanhar a evolução de demência.
   C. Descartar a doença de Alzheimer.
   D. Determinar uma incompetência legal.

RESPOSTAS

36.1 **C.** Determinar a capacidade de tomada de decisão do paciente por meio de entrevista clínica. O Miniexame do Estado Mental é apenas uma prova de apoio para um diagnóstico de incapacidade para tomada de decisões. A consulta psiquiátrica talvez seja necessária em casos de transtorno psiquiátrico grave e, em particular, agudo. O ato de recorrer a um procurador seria apropriado se houvesse um paciente legalmente incompetente colocado sob tutela por um tribunal.

36.2 **C.** Dignidade. Embora a dignidade seja incluída em algumas listas de princípios éticos, ela não é um dos quatro princípios éticos comumente associados à medicina norte-americana. O ato de reconhecer e tratar os pacientes com dignidade humana é um princípio ético importante na prática da medicina.

36.3 **D.** Escrever ou falar uma escolha. A escolha do paciente pode ser expressa por qualquer meio confiável de comunicação.

36.4 **B.** O teste é apropriado para acompanhar a evolução de demência. Exceto pelo papel de apoio desempenhado na avaliação da capacidade de tomada de decisão, o Miniexame do Estado Mental não descarta a doença de Alzheimer nem determina a incompetência legal do paciente.

DICAS CLÍNICAS

▶ Existem **dez mitos sobre a capacidade de tomada de decisão** formulados pelo National Ethics Committee of the Veterans Health Administration (Comitê Nacional de Ética da Administração de Saúde de Veteranos). Ao descrever e desmistificar esses equívocos comuns, o relatório visa evitar os possíveis erros na avaliação clínica da capacidade de tomada de decisão, apoiando com isso o direito dos pacientes de fazer escolhas autônomas sobre seus próprios cuidados de saúde.
▶ Mito 1: A capacidade de tomada de decisão e a competência legal são a mesma coisa.
▶ Mito 2: A falta de capacidade para tomada de decisões pode ser presumida quando os pacientes vão contra a orientação médica.
▶ Mito 3: Não há necessidade de avaliar a capacidade de tomada de decisão a menos que os pacientes se oponham aos conselhos médicos.
▶ Mito 4: A capacidade de tomada de decisão é um processo de "tudo ou nada".
▶ Mito 5: O déficit cognitivo se iguala à falta da capacidade de tomada de decisão.
▶ Mito 6: A ausência da capacidade de tomada de decisão é uma condição permanente.
▶ Mito 7: Os pacientes que não receberam informações relevantes e consistentes sobre seu tratamento carecem da capacidade de tomar decisões.
▶ Mito 8: Os pacientes com determinados transtornos psiquiátricos não são capazes de tomar decisões.
▶ Mito 9: Os pacientes involuntariamente comprometidos não possuem a capacidade de tomada de decisões.
▶ Mito 10: Apenas os especialistas em saúde mental podem avaliar a capacidade de tomada de decisão.

REFERÊNCIAS

Charland L. Decision-making capacity. A philosophic approach to decision-making capacity. In: Zalta EN, ed. *The Stanford Encyclopedia of Philosophy.* Stanford, CA: Stanford University Press. Summer ed. 2011. http://plato.stanford.edu/entries/decision-capacity/. Updated June 20, 2011. Accessed September 11, 2013.

Grisso T, Applebaum PS. *Assessing Competence to Consent to Treatment: A Guide for Physicians and Other Health Professionals.* New York, NY: Oxford University Press; 1998.

Pecala JT, Sullivan, GM, eds. *Geriatrics Review Syllabus: A Core Curriculum in Geriatric Medicine*, 7th ed. New York, NY: American Geriatrics Society; 2010: Book 1:26.

Sessums LL, Cembrzuska H, Jackson JL. Does this patient have medical decision-making capacity? *JAMA.* 2011;306(4):420-427.

National Center for Ethics in Health Care, National Ethics Committee of the Veterans Health Administration. Ten myths about decision-making capacity. Sept 2002. http://www.ethics.va.gov/docs/necrpts/ NEC_Report_20020201_Ten_Myths_about_DMC.pdf. Accessed Sept 11, 2013.

Snyder L, American College of Physicians Ethics, Professionalism, and Human Rights Committee. *American College of Physicians Ethics Manual.* 6th edition. *Ann Intern Med.* 2012;156:73-104. http://annals.org/article.aspx?articleid=1033289, released Jan 3, 2012. Accessed September 13, 2013.

Joint Centre for bioethics- Aid to Capacity Evaluation (ACE). Sunnybrook & Women's College Health Sciences Centre, Toronto, Ontario, Canada. http://www.jointcentreforbioethics.ca/tools/documents/ ace.pdf. Revised Aug 5, 2008. Accessed September 11, 2013.

CASO 37

Uma mulher de 72 anos chega com sua filha a uma consulta clínica para receber cuidados médicos como uma nova paciente. A filha afirma com segurança que sua mãe tem "doença de Parkinson, diabetes melito tipo 2 e osteoporose". A paciente chega sem prontuários médicos, mas tem frascos de comprimidos de 10 semanas atrás, contendo uma quantidade variada de comprimidos de levodopa, glipizida, alendronato e vitamina D. Há cerca de dois meses, após a morte de seu marido de 53 anos, a paciente mudou-se de uma pequena cidade no sul do Novo México, Estados Unidos, para um lugar mais perto de sua única filha. Atualmente, essa senhora mora sozinha em um apartamento dentro de uma comunidade de aposentados, onde ela cozinha para si mesma e faz uso de seu carro. Ela faz duas ou três jornadas semanais, como, por exemplo, ir à missa, à mercearia e ao salão de bingo. Durante a visita ao médico, a filha faz questão de falar sobre três preocupações que tem a respeito da saúde de sua mãe. Em primeiro lugar, a paciente tem telefonado constantemente para uma curandeira de sua antiga comunidade. Essa curandeira tem fornecido gel de aloe vera e ervas à paciente para o tratamento de tremores, diabetes e dor nas costas. A filha está preocupada com a segurança dessas terapias alternativas. Em segundo lugar, a filha também está preocupada com a dieta de sua mãe, agora que ela está cozinhando só para si. Tanto no almoço como na janta, a mãe frequentemente come apenas tortilhas de farinha de trigo com manteiga. Em terceiro lugar, a filha tem dúvidas a respeito de a mãe ter aptidão física e capacidade de tomar decisões para dirigir com segurança, especialmente em uma nova comunidade.

▶ Qual é a abordagem para responder às dúvidas da filha?
▶ Qual é a próxima etapa no diagnóstico?
▶ Qual é o próximo passo na terapia?

RESPOSTAS PARA O CASO 37
Comunicação, aspectos culturais do envelhecimento e assistência

Resumo: Uma mulher de 72 anos com uma suposta história de doença de Parkinson, diabetes melito tipo 2 e osteoporose chega com sua filha para uma consulta clínica a fim de receber cuidados médicos como uma nova paciente. Há cerca de dois meses, após o falecimento de seu marido, a paciente mudou-se de uma pequena cidade no sul do Novo México para um lugar mais perto de sua filha. Atualmente, ela mora sozinha em um apartamento em uma comunidade de aposentados, onde cozinha para si mesma e faz uso de seu carro. Durante a visita ao médico, a filha faz questão de falar sobre três preocupações que tem a respeito da saúde de sua mãe: (1) uso de gel de aloe vera e ervas fornecidos por uma curandeira para tratar tremores, diabetes e dor nas costas, (2) dieta deficiente e (3) se a mãe tem ou não aptidão física e capacidade de tomar decisões para dirigir com segurança.

- **Abordagem para responder às dúvidas da filha:** A obtenção de uma história detalhada, bem como a realização de exame físico completo e testes laboratoriais, trarão confiança para compreender os problemas de saúde da paciente. Contudo, a possível administração errônea de fármacos, a consideração sobre as interações com fitoterapias e a atenção às preocupações adicionais de segurança da filha fazem o médico reconhecer a possibilidade de questões sociais e os desafios de comunicação.
- **Próxima etapa no diagnóstico:** Avaliação do letramento em saúde* e da capacidade de tomada de decisão.
- **Próximo passo na terapia:** Realização dos ajustes necessários nos fármacos da paciente. Confirmação quanto às terapias alternativas serem ou não contraindicadas. Confirmação quanto às necessidades nutricionais da paciente estarem sendo supridas. Discussão tanto com a paciente como com o cuidador para envolver esse binômio no tratamento.

ANÁLISE

Objetivos

1. Descrever as estratégias para superar os obstáculos à comunicação efetiva com os pacientes idosos, incluindo a escolha das palavras possivelmente mais compreendidas, e testar a compreensão.
2. Expor com detalhes uma abordagem apropriada em termos culturais para as interações entre médico e paciente.
3. Identificar os desafios relacionados à interação com os cuidadores e listar as técnicas para envolver esses cuidadores nas interações com pacientes idosos.

---

* N. de T. Do inglês, Health Literary, também conhecido como alfabetismo ou alfabetização em saúde, ou seja, conhecimentos na área de saúde, que se referem especificamente ao fornecimento de informação e educação dirigido a pessoas com baixos níveis de conhecimento na área de saúde.

Considerações

Uma mulher de 72 anos com suposta história de doença de Parkinson, diabetes melito tipo 2 e osteoporose chega com sua filha para uma consulta clínica com o objetivo de receber cuidados médicos como uma nova paciente. Atualmente, ela mora sozinha em um apartamento em uma comunidade de aposentados, onde ela cozinha para si mesma e faz uso de seu carro. Trata-se de uma idosa encantadora que traz à consulta clínica ricas informações a respeito de seus valores culturais e suas crenças sobre saúde. Ela tem priorizado conceitos referentes a questões do estilo de vida em sintonia com aspectos culturais e assinala a confiança em sua curandeira em relação a seu cuidado pessoal. É muito provável que ela não encontrará um valor intrínseco no médico e assumirá um papel unilateral na tomada de decisões, principalmente se os planos desse profissional forem alheios à sua prática tradicional. Contudo, os médicos têm sido bem-sucedidos quando ocorrem discussões com trocas de experiência em relação às crenças de saúde claramente desenvolvidas de um paciente. No caso abordado, o papel auxiliar integrante da filha pode servir para apoiar a autonomia da mãe.

As questões, então, ficam assim:

- Como é possível testar a compreensão da paciente sobre sua condição clínica e seu tratamento?
    - Um meio consiste em utilizar o método *teach back* (capacitação recíproca ou retroinstrução) para testar o conhecimento em saúde.
- Que vocabulário poderia ser usado para determinar o uso de terapias alternativas pela paciente e prestar cuidados sensíveis do ponto de vista cultural?
    - Vocabulário "ÉTNICO*".
- Como o cuidador de um paciente deve ser envolvido na consulta clínica?
    - Primeiro, deve-se falar com o paciente e depois com o cuidador. Devem-se fornecer garantias de confidencialidade e respeito ao paciente. No caso abordado, a filha deve ser reconhecida como uma parte integrante da tríade no cuidado da mãe.

DEFINIÇÕES

LETRAMENTO FUNCIONAL EM SAÚDE: Capacidade dos pacientes de obter, compreender e utilizar informações médicas a fim de trazer benefícios à sua saúde e navegar pelo sistema de saúde.
SENSIBILIDADE CULTURAL: Consciência de que as diferenças e semelhanças culturais exercem um efeito sobre os valores, a aprendizagem e o comportamento.
COMPETÊNCIA CULTURAL: Combinação de consciência, conhecimento, habilidades, atitudes e comportamentos, que, quando aplicada nos ambientes de prestação de cuidados de saúde, resulta em um máximo resultado benéfico tanto para o paciente como para o médico.

---

* N. de T. Vocabulário que considera as diferenças étnicas em uma população em termos de cultura, religião, língua, comportamento, etc.

CUIDADOR: Parentes ou amigos não remunerados de um indivíduo idoso ou com deficiência ou equipe remunerada que ajudam esse indivíduo em suas atividades da vida diária.

ABORDAGEM CLÍNICA

Questões Relativas à Comunicação

Uma situação clínica comum para os prestadores de cuidados de saúde envolve várias gerações de familiares que representam a fusão de duas culturas e percepções de cuidados pessoais relacionados à saúde. A paciente do caso clínico em questão tem uma série de problemas médicos que podem evoluir para um aumento na morbidade ou até mesmo na mortalidade se a comunicação não for clara e bidirecional e ainda se a paciente não compreender (nem concordar com) as recomendações e instruções do médico. Ela reconhece sua própria independência na tomada de decisões apesar das tentativas da filha com relação a seu cuidado.

Letramento em Saúde

Os adultos de idade mais avançada com baixo nível de conhecimento em saúde podem ser pacientes de alto risco. O baixo letramento em saúde é associado à utilização reduzida dos serviços preventivos, à menor adesão aos esquemas terapêuticos e a custos mais elevados nos cuidados de saúde. Um método muito útil, pragmático e envolvente de avaliar o letramento em saúde e a compreensão das instruções médicas em pessoas de diferentes origens étnicas e culturas envolve a abordagem do *teach back* ou *show me* ("ensine-me de volta" e "mostre-me", ou seja, capacitação recíproca mediante demonstração). Essa abordagem implica fazer o clínico assumir a responsabilidade pelo ensino adequado, solicitando que os pacientes demonstrem o que lhes foi dito (p. ex., "mostre-me como você deve tomar seus remédios"), para garantir que a orientação tenha sido adequada.

Também é possível evitar a linguagem médica que gera mal-entendidos, adotando as técnicas descritas na abordagem *living room* (ou seja, uma espécie de conversa pessoal em uma sala de estar) na comunicação com o paciente. Além de incluir a estratégia de *teach back* mais cedo, seis medidas simples podem ser tomadas para aumentar o engajamento do paciente. Essas seis regras simples ("seis etapas simples para aumentar a compreensão entre os pacientes com baixo conhecimento em saúde") incluem:

1. Desacelerar e reservar um tempo para avaliar as habilidades de letramento do paciente em saúde.
2. Utilizar uma linguagem simples com a abordagem *living room* no lugar da terminologia médica.
3. Mostrar ou fazer desenhos para aumentar a compreensão e a subsequente recordação.
4. Restringir as informações fornecidas em cada interação e repetir as instruções.
5. Usar a abordagem *teach back* ou *show me* para confirmar o entendimento.

6. Tratar o paciente com respeito. Além disso, ser atencioso e sensível, autorizando os pacientes a participarem dos cuidados de sua própria saúde.

Os pacientes cuja língua materna não é o idioma falado no país onde se encontram podem ter dificuldades de compreender a avaliação diagnóstica e/ou o plano terapêutico do médico. Embora possa ser útil contar com os familiares para traduzir as informações sobre saúde, o médico experiente e perspicaz desejará ter a certeza de que os filtros filiais não impeçam a comunicação satisfatória e que os regulamentos da HIPAA (Health Insurance Portability & Accountability Act, Lei de Portabilidade e Responsabilidade de Seguro de Saúde) sejam atendidos. Sempre que possível, deve-se buscar pelos intérpretes e tradutores profissionais para otimizar a fidelidade da comunicação quando se abordam questões complexas do ponto de vista técnico ou carregadas de emoção.

Questões Relativas à Cultura

A diversidade cultural nos cuidados de saúde pode se apresentar sob duas vertentes: pacientes muito modernos em sua abordagem à medicina, mas com preferências singulares sobre a forma de prestação do cuidado, e pacientes mais tradicionais em sua abordagem à medicina e aos cuidados de saúde do que o próprio médico. A primeira forma de fortalecer e **ganhar a confiança desse paciente é demonstrar um interesse genuíno por seu universo de crenças sobre saúde.** O que é um *curandeiro*? Ele é licenciado ou autorizado para fazer o que faz? O uso de terapias alternativas específicas compromete o plano terapêutico do médico ou a segurança do paciente? Essas questões podem parecer muito irrelevantes para um paciente tradicional no aspecto cultural que se sente apoiado e validado por um praticante tradicional de rituais de cura. Ignorar a relação entre esse paciente e seu curandeiro provavelmente diminuirá a capacidade do médico de ter sucesso com o cuidado do paciente.

Questões Relativas ao Cuidador

A filha dessa paciente garante apoio por suas tentativas em ajudar e proteger sua mãe, mas também defende a independência da mãe. Ela parece ser resistente às preferências de saúde um tanto diferentes a respeito do cuidado da mãe, mas não deseja demonstrar confronto ou falta de inclusão das crenças da mãe em sua caminhada com ela nesse momento de suas vidas. Essa filha pode se tornar uma aliada bastante valiosa no futuro se sua mãe não conseguir falar sobre si mesma; no entanto, parece que a filha está buscando um meio-termo entre as crenças da mãe sobre saúde e a real necessidade de tratamento para o diabetes e outros problemas clínicos.

Tratamento

O "tratamento" dos desafios de comunicação e competência cultural pode ser formulado pelo método mnemônico descrito na Tabela 37.1, formado pelas iniciais dos itens em inglês.

Tabela 37.1 • MÉTODO MNEMÔNICO "ETHNICS" PARA UMA ABORDAGEM ÉTNICA À COMUNICAÇÃO DO PACIENTE
• *Explanation* (explicação): tentar engajar o paciente para explicar sua condição clínica.
• *Treatment* (tratamento): saber o que o paciente tentou fazer por seu problema.
• *Healers* (curandeiros): conhecer quem foi importante para ajudá-lo em seu problema.
• *Negotiation* (negociação): aprender com o paciente como ele pode fazer você entrar em seu universo de crenças sobre saúde e o que você acha que melhor representa seu papel como médico ou prestador de cuidados de saúde.
• *Intervention* (intervenção): ver se é possível um acordo sobre um próximo passo em relação à sua nova entrada na vida dele como uma ajuda presente.
• *Collaboration* (colaboração): trazer a família ou outras pessoas as quais o paciente apontar como autorizadas ou permitidas para esse mundo dele, e agora seu, de um relacionamento de cuidado profissional.
• *Spirituality* (espiritualidade): tentar aprender o que realmente importa para o paciente se ele não conseguir falar sobre si mesmo e o que poderia representar para ele suas próprias visões de mundo e crenças espirituais.

CORRELAÇÃO DE CASOS CLÍNICOS

- Ver também Caso 30 (Déficit Cognitivo), Caso 36 (Capacidade Diminuída para Tomada de Decisão) e Caso 39 (Desigualdades em Saúde).

QUESTÕES DE COMPREENSÃO

37.1 Qual dos modelos a seguir demonstrou ser útil na compreensão do letramento em saúde de um paciente?
A. CHILDS
B. *Teach back* (capacitação recíproca, ou seja, "ensinar de volta")
C. APACHE
D. Capacidade de tomada de decisão

37.2 Qual dos itens a seguir é uma estrutura pragmática de entrevista na prestação de cuidados de saúde apropriados do ponto de vista cultural?
A. ETHNICS
B. Dukes
C. CBC
D. MELD

RESPOSTAS

37.1 **B.** O modelo *teach back* ou *show me* é bem-sucedido para avaliar o letramento em saúde, ajudando o profissional a compreender um paciente e melhorar a comunicação com populações diversas de pacientes. Esse modelo envolve parte das "Seis Regras Simples" (seis etapas simples para aumentar a compreensão entre pacientes com baixo conhecimento em saúde) para uma comunicação efetiva entre médico e paciente. As outras opções não são estratégias clínicas de comunicação entre médico e paciente.

37.2 **A.** ETHNICS (*E*xplanation, *T*reatment, *H*ealers, *N*egotiate, *I*ntervention, *C*ollaborate, *S*piritualy, que significam Explicação, Tratamento, Curandeiros, Negociação, Intervenção, Colaboração, Espiritualidade) é um método mnemônico para discussões simples e pragmáticas de crenças dos pacientes sobre cuidados de saúde e preferências de tratamento. Nenhuma outra opção é uma estratégia de comunicação com o paciente.

DICAS CLÍNICAS

▶ O ato de explorar o mundo de crenças do paciente sobre saúde é um empenho extraordinariamente gratificante que traz as devidas informações e fornece inúmeras oportunidades para o médico se tornar um aliado e um parceiro na tomada de decisões compartilhadas com o paciente.
▶ O modelo *teach back* ajuda os clínicos a compreender as habilidades dos pacientes em processar e discutir seu conhecimento sobre suas próprias condições de saúde.
▶ A sensibilidade cultural é um requisito para um cuidado clínico bem-sucedido de populações diversificadas de idosos.
▶ O método mnemônico ETHNICS é uma ferramenta pragmática e útil para compreender as crenças de um paciente sobre saúde, as histórias de cuidados médicos e as preferências de tratamento.

REFERÊNCIAS

AskMe3. National Patient Safety Foundation, http://www.npsf.org/askme3/

Health Literacy and the Older Adult, University of Arizona, http://healthlit.fcm.arizona.edu/

Kobylarz FA, Heath JM, Like RC. The Ethnics mnemonic: a clinical tool for ethnogeriatric education. *J Am Geriatr Soc* 2002;50:1582-1589. (Originally referenced: Levin SJ, Like RC, and Gottlieb JE. ETHNIC: A framework for culturally competent clinical practice. *Patient Care.* 2000;9(special issue);188.)

Robinson TE, White GL, Houchins JC. Improving communication with older patients. *Fam Pract Manag.* 2006 Sep;13(8):73-78.

Talking With Your Older Patient: A Clinician's Handbook. http://www.nia.nih.gov/health/publication/talking-your-older-patient-clinicians-handbook/talking-patients-about-cognitive. accessed July 5, 2013.

Williams MV, Davis TC, Parker RM Weiss BD. The role of health literacy in patient-physician communication. *Fam Med.* 2002;34(5):383-389.

Yeo G. Ethnogeriatrics overview & introduction. In: Periyakoil VS, eds. *eCampus-Geriatrics.* Stanford CA: Stanford University Press; 2010. http://geriatrics.stanford.edu/culturemed/overview/introduction/.

CASO 38

Um homem de 87 anos com história de doença arterial coronariana, insuficiência cardíaca congestiva de longa data e depressão deu entrada na unidade de terapia intensiva (UTI) com choque séptico secundário à infecção do trato urinário há 10 dias. Durante a internação, o paciente desenvolveu uma exacerbação aguda da insuficiência cardíaca e foi entubado em função de uma insuficiência respiratória aguda. Quando questionado sobre as opções de tratamento clínico antes de ser entubado, ele disse que "gostaria que fosse feito de tudo". Dez dias depois, o paciente entrou em uma falência múltipla de órgãos e continuava dependente de ventilação mecânica. O médico então marcou uma reunião para discutir os objetivos associados aos cuidados de saúde com a filha do paciente, uma vez que ele permanece mentalmente incapacitado. A filha mora na vizinhança e visita o pai com frequência. Ela é o único membro conhecido da família, a não ser pela esposa do paciente (a qual, no entanto, sofre de demência grave e vive em casa). Não há qualquer diretiva avançada por escrito disponível.

▶ Qual é o diagnóstico mais provável?
▶ Qual é a abordagem em relação à filha do paciente?
▶ Qual é o próximo passo na terapia?

RESPOSTAS PARA O CASO 38
Cuidados paliativos

Resumo: Um paciente de 87 anos está sofrendo de falência múltipla de órgãos em estágio terminal. Seu prognóstico não é compatível com qualquer indício de sobrevivência. Antes de ser entubado, ele disse que gostaria que fosse feito de tudo. O médico então marcou uma reunião com a filha do paciente, que é o único familiar conhecido. Infelizmente, a esposa do paciente tem demência grave e não pode colaborar.

- **Diagnóstico mais provável:** Falência múltipla de órgãos em estágio terminal.
- **Abordagem em relação à filha do paciente:** Avaliação dos desejos do paciente, questionando sobre os valores e as crenças dele, bem como o que esse "gostaria que fosse feito de tudo" poderia significar para ele nesse momento.
- **Próximo passo na terapia:** Reuniões familiares contínuas para estabelecer as decisões do plano terapêutico por meio de uma tomada de decisão compartilhada com o representante legal do paciente (p. ex., considerar a retirada do suporte ventilatório).

ANÁLISE

Objetivos

1. Aprender a epidemiologia de doença grave no idoso e seu impacto sobre a qualidade de vida no final da vida.
2. Conhecer a abordagem para uma discussão dos objetivos terapêuticos com os pacientes idosos e seus familiares.
3. Entender a abordagem de cuidados paliativos para o controle dos sintomas e o alívio do sofrimento.
4. Compreender as questões relativas ao cuidador do idoso.

Considerações

Durante a reunião com a família, é importante não só obter informações, mas também entender os valores e desejos do paciente, sem qualquer julgamento e de uma forma imparcial. Nesse caso, por exemplo, é muito provável que, na reunião familiar, descubra-se que o paciente é o principal cuidador de sua esposa que sofre de demência grave. Talvez fosse o caso de que o paciente gostaria que fosse feito de tudo para que ele pudesse voltar para casa e cuidar de sua mulher. Sua solicitação era plausível, já que agora ele ficou doente e precisava de mais cuidados; talvez ele também tivesse desejado residir em uma casa de repouso com sua esposa se possível. A filha disse que, se o pai não sobrevivesse, ele gostaria que sua esposa fosse colocada em uma clínica de repouso próxima à casa de sua filha. Um resultado possível dessa discussão sobre os objetivos terapêuticos poderia ser informar à filha sobre a provável necessidade de uma traqueostomia no pai em virtude do risco de estenose da traqueia ou sugerir a possível internação em um asilo ou instituição de *hospice**. Durante a abordagem, o médico tem dois propósitos: perguntar para a filha o que ela acha melhor para seus pais, o que é importante, e trazer os desejos conhecidos do pai à tona, o que envolve respeito à autonomia do paciente.

Antes de o paciente ser entubado, o esclarecimento e a discussão são particularmente relevantes. No paciente que deseja que "seja feito de tudo", é primordial saber o que esse "tudo" significa para ele pessoalmente. O termo "tudo" pode significar qualquer coisa no espectro do cuidado, desde alívio do sofrimento, independentemente de isso poder acelerar a morte, até prolongamento da vida, independentemente do sofrimento que pode ser causado pelos tratamentos persistentes de suporte à vida. O ato de conduzir uma discussão a respeito dos objetivos terapêuticos é uma habilidade que pode ser aprendida e dominada com a prática. Durante a abordagem desses objetivos, é importante questionar se o paciente tem qualquer meta ou tarefa a qual ele sente que precisa concluir antes de sua morte. Embora não seja necessário obter uma resposta do paciente, isso pode ajudá-lo a concluir essa meta ou tarefa e diminuir qualquer sofrimento existencial para o paciente e a família.

ABORDAGEM À
Doença grave no paciente mais idoso: cuidados paliativos

> "Você é importante até o último momento da sua vida. E nós faremos tudo o que pudermos, não só para ajudá-lo a morrer em paz, mas também para viver até morrer."
> – Dame Cicely Saunders

DEFINIÇÕES

CUIDADOS PALIATIVOS: Correspondem a uma especialidade médica destinada ao alívio do sofrimento e à melhora da qualidade de vida para os pacientes e familiares, independentemente da expectativa de vida.

DEFINIÇÃO DE CUIDADOS PALIATIVOS PELA ORGANIZAÇÃO MUNDIAL DE SAÚDE: Os cuidados paliativos constituem uma abordagem que melhora a qualidade de vida tanto de pacientes como de familiares que enfrentam o problema associado à doença potencialmente letal, pela prevenção e pelo alívio do sofrimento, pela identificação precoce, bem como pela avaliação e pelo tratamento impecáveis da dor e de outros problemas, sejam eles físicos, psicossociais e espirituais. Reafirma o direito à vida e não acelera nem adia a morte.

---

* O termo *hospice* não tem tradução adequada para o português. Nos Estados Unidos, pode designar tanto cuidados paliativos na fase final da vida (como descrito na seção "Definições" a seguir) quanto o benefício do sistema de saúde em que é disponibilizada a equipe que fornece esses cuidados, podendo ocorrer no ambiente domiciliar ou, mais comumente, em instituições especializadas para isso. No texto, a palavra *hospice* é utilizada quando os autores se referem a essa filosofia de cuidados paliativos no paciente no final da vida.

HOSPICE: Refere-se aos cuidados paliativos para o paciente com uma provável expectativa de vida igual ou inferior a seis meses. O prognóstico de seis meses foi estabelecido em 1983 como a base de referência para a concessão, em nível federal, do benefício de *hospice* nos Estados Unidos e, desde então, tem permanecido como critério de seleção. Trata-se de uma filosofia de atendimento completo fornecido por uma equipe interdisciplinar, dedicada à crença de que morrer é um processo normal da vida, e, portanto, não acelera nem prolonga o processo normal da morte.

ABORDAGEM CLÍNICA

Etiologias

A forma como os adultos de idade mais avançada vêm a óbito na América tem sofrido enormes transformações no último século, em relação às circunstâncias, à localização e à experiência para os pacientes e seus familiares. Em função dos avanços na medicina moderna, as pessoas estão vivendo por mais tempo com doenças crônicas e complexas. A população norte-americana está envelhecendo rapidamente; assim, pode-se esperar que o bebê nascido hoje viva até os 78 anos em média. Também se pode esperar que a pessoa que sobrevive até os 65 anos viva aproximadamente outros 19 anos em média (dados do National Center for Health Statistics [Centro Nacional de Estatística em Saúde dos Estados Unidos]). Com a constante mudança nos dados demográficos e os avanços crescentes na medicina, as pessoas estão vivendo por décadas com doenças degenerativas, como insuficiência cardíaca crônica, câncer, acidente vascular cerebral, doença pulmonar obstrutiva crônica (DPOC) e demência, em comparação com o século passado, quando os pacientes morriam principalmente de doenças infecciosas.

Atualmente, a maioria das pessoas morre dentro de instituições (hospitais ou casas de repouso com equipe de enfermagem treinada), ao contrário do século passado, em que a morte acontecia em casa com os entes queridos. A utilização de hospitais, consultas médicas e *hospice* nos últimos meses de vida varia amplamente entre diferentes regiões geográficas nos Estados Unidos. Diferenças regionais, disponibilidades de leitos e apoio comunitário para a morte estão entre as razões. Enquanto uma zona rural pode permitir o acesso de mais famílias, os pacientes de zonas urbanas podem não ter famílias muito extensas e, portanto, suas necessidades muitas vezes são diferentes.

A experiência de morrer também mudou. Nas últimas décadas, vários esforços estão em andamento para trazer dignidade à morte nos Estados Unidos. Esses esforços incluem o *Patient Self-Determination Act* (Lei de Autodeterminação do Paciente, de 1990), o advento de *Living Wills* e *Advance Directives* (Testamento em Vida e Diretivas Avançadas, respectivamente), a *Medical Power of Attorney* (Procuração Médica) e a orientação para os profissionais de saúde. O estudo SUPPORT (acrônimo em inglês formado pelas iniciais de *Study to Understand Prognoses and Preferences for Outcomes and Risks of Treatments* – estudo para compreender os prognósticos e as preferências de desfechos e riscos de tratamentos), um amplo ensaio controlado randomizado para melhorar o cuidado de pacientes hospitalizados gravemente enfermos, avaliou esses esforços e revelou alguns dados alarmantes.

O estudo SUPPORT demonstrou que o fornecimento de informações sobre os prognósticos de doenças e as preferências de pacientes não exercia qualquer impacto sobre o cuidado recebido por aqueles com doença crônica avançada nos principais hospitais de ensino norte-americanos. O estudo revelou que a comunicação não podia ser generalizada, havendo a necessidade de uma abordagem individualizada ao paciente e à família por uma equipe especial. Mais da metade dos pacientes no final da vida também sofria de dor incontrolável de grau moderado a grave. Relatos semelhantes foram constatados em pesquisas de perspectivas dos membros da família sobre os cuidados no final da vida fornecidos a seus entes queridos até uma década depois do estudo.

Esse estudo SUPPORT e os achados resultantes foram fundamentais no lançamento dos *cuidados paliativos* como uma especialidade nos Estados Unidos. O aprendizado e o aperfeiçoamento das habilidades de comunicação e do controle dos sintomas constituem uma parte muito importante dos programas e das conferências de treinamento em cuidados paliativos. Fatores considerados importantes no final da vida pelos pacientes, familiares e médicos foram estudados para trazer à tona o que os pacientes desejam para o fim de suas vidas. Embora os resultados variem de acordo com cada caso, a maioria dos pacientes listou o alívio dos sintomas e o tratamento pessoal como um todo entre as mais elevadas prioridades de cuidados ao enfrentar doenças com risco à vida.

Após o estudo SUPPORT, o Institute of Medicine (Instituto de Medicina dos Estados Unidos) apelou para uma mudança básica em matéria de educação médica, pesquisa e estrutura do sistema de atendimento em saúde para melhorar o cuidado no final da vida. Desde então, o *Council on Ethical and Judicial Affairs* (Conselho de Assuntos Éticos e Judiciais) enfatizou o alívio do sofrimento como um direito fundamental do paciente que está prestes a morrer.

A "esperança" de que a medicina moderna com pesquisas contínuas finalmente encontre um meio de evitar a morte passou por um ciclo completo. Com a mudança no cenário econômico, há um crescente reconhecimento dos desperdícios e dos danos feitos pela aplicação de rotina da tecnologia para vencer a morte.

Em 2004, as *Clinical Practice Guidelines for Quality Palliative Care* (Diretrizes Clínicas para Cuidados Paliativos de Qualidade) foram desenvolvidas pelo *National Consensus Project* (Projeto Nacional de Consensos dos Estados Unidos) e, mais tarde, adotadas pelo *National Quality Forum* (Fórum Nacional de Qualidade dos Estados Unidos). A partir de 2011, a *Joint Commission* (Comissão de Junta dos Estados Unidos) designou o *Advanced Certification Program for Palliative Care* (Programa de Certificação Avançada para Cuidados Paliativos) para validar a qualidade dos programas de cuidados paliativos em pacientes internados.

Planejamento de Cuidados Avançados

O ideal é que o planejamento de cuidados avançados comece no consultório do médico de cuidados primários. Esses profissionais são bastante competentes no tratamento das doenças, incluindo as queixas atuais e as condições crônicas. Contudo, os avanços na tecnologia com consequente aumento na prevalência de doenças crônicas com frequência demandam o tratamento do paciente com múltiplas patologias. O tratamento do paciente e o exercício da medicina são desafios reais para os médicos de cuidados primários na clínica ambulatorial. Muitas vezes, não é fácil encontrar um ponto de equilíbrio entre o trabalho duro e a dedicação à medicina e a arte dessa área profissional; no entanto, isso é muito recompensador. O ato de aprender sobre as preferências dos pacientes com base em seus valores e crenças contribui fortemente para o estabelecimento das relações médico-paciente, de modo a prestar os melhores cuidados possíveis (Fig. 38.1).

Embora seja obrigatório, nos Estados Unidos, fornecer informações sobre o planejamento de cuidados avançados a todos os pacientes internados em hospitais, casas de repouso com equipe de enfermagem treinada, entre outros locais, não há necessidade de concluí-las. A abordagem das preferências e a qualidade de vida não são bem reembolsadas; com frequência, esses assuntos não são abordados ou, se discutidos, não são bem documentados. Muitos pacientes fazem testamentos em vida ou elaboram diretivas avançadas, explicando certas preferências; no entanto esses documentos nem sempre abrangem todas as possibilidades.

Os procuradores de cuidados de saúde tornaram-se populares após o caso "Terri Schiavo"*. O segredo está em escolher um procurador que atenda aos desejos do paciente. O estudo HELP (acrônimo em inglês formado pelas iniciais de *Hospitalized Elderly Longitudinal Project*, Projeto Longitudinal de Idoso Hospitalizado) revelou que a qualidade de vida no final desta é limitada, com um número substancial de pacientes sob dor intensa e muitos sem documentos ou planos para restringir os cuidados agressivos de prolongamento da vida. É uma importante tarefa incentivar todos os pacientes a ter discussões francas e abertas sobre suas preferências, qualidade de vida e tratamentos desejados/indesejados com seu procurador nomeado e seus entes queridos. Isso pode ajudar a diminuir o estresse nos membros da família, bem como no próprio paciente.

O fato de abordar os objetivos terapêuticos geralmente torna-se um foco relevante nos cuidados médicos de pacientes internados, sobretudo na UTI. Os fatores responsáveis incluem doença súbita, agravamento de doença crônica, conflito em relação às preferências terapêuticas, entre outros. Na maioria das circunstâncias, a solução consiste em uma avaliação completa do caso do paciente. Isso com frequência requer uma coordenação com diferentes especialistas médicos, cirurgiões e profissionais de saúde aliados. Muitas vezes, a participação de intérpretes, ministros religiosos e assistentes sociais representa um elemento importante da equação. Nessas situações, há necessidade de encontros ou reuniões frequentes entre o paciente e seus familiares. A pauta dessas

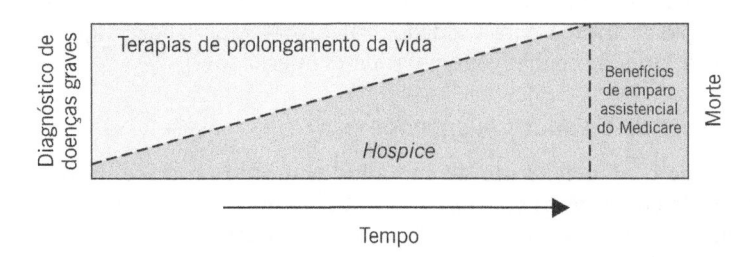

Figura 38.1 A linha do tempo e a relação entre as terapias de prolongamento da vida e os cuidados paliativos. Dados de Clinical Practice Guidelines for Quality Palliative Care. www.nationalconsensusproject.org.

---

* N. de T. A americana Terri Schiavo, que se encontrava em estado vegetativo, trata-se de um caso de eutanásia (2005) defendida por seu guardião legal, o marido Michael Schiavo, e concedida pela justiça norte-americana, em oposição aos desejos dos pais de Terri.

reuniões pode ser definir os objetivos terapêuticos e brecar as más notícias, entre outros assuntos, ao mesmo tempo em que se respeita a autonomia do paciente.

Embora uma equipe de consultores de cuidados paliativos possa estar disponível para ajudar nessas discussões, a equipe de cuidados primários pode iniciar e, algumas vezes, até fornecer "cuidados paliativos básicos" sozinha. Muitas equipes de cuidados primários envolvem a equipe de consultores de cuidados paliativos somente depois que elas deram início aos debates ou em casos complexos. Com frequência, há necessidade de uma tomada de decisão compartilhada, em que o médico aborda o tratamento indicado com os pacientes e familiares, que, então, fazem suas escolhas com base nas experiências, nos valores e nas crenças de qualidade de vida do paciente.

TRATAMENTO

Comunicação com os Pacientes e as Famílias

Foram descritas muitas abordagens para as discussões sobre os objetivos terapêuticos e a forma de comunicação de más notícias, incluindo o protocolo SPIKES[*]. Os itens a seguir consistem em um processo de 10 passos (Tab. 38.1):

1. Organização de encontro/reunião
2. Narrativa do paciente
3. Compreensão da situação clínica
4. Respeito à cultura
5. Direito à recusa de informações
6. Diálogo a respeito das informações
7. Empatia
8. Resumo e definição das esperanças
9. Escolhas e opiniões
10. Tomada de decisão e registro

Dor em sua Totalidade

O conceito de dor em sua totalidade, incorporando elementos físicos, psicológicos, sociais e espirituais, está bem descrito. É criticamente importante não só ouvir a história do paciente, mas também reconhecer que a experiência de sofrimento tem múltiplas facetas.

Diante da manifestação de sintomas, é natural que o paciente comece a pensar na causa física e busque uma forma de resolver o problema. Algumas vezes, no entanto, os sintomas podem ser de difícil tratamento ou se tornar refratários. Aqui, o alívio do sofrimento requer a abordagem da pessoa "como um todo". A definição da natureza do sofrimento e da destruição da personalidade está bem descrita por Eric Cassell. O profissional de enfermagem é indispensável para aumentar a dignidade do indivíduo gravemente enfermo. Podem ser consideradas discussões sobre sedação paliativa, nutrição artificial e hidratação. O tratamento de sofrimento intratável como tal pode ser complexo e, frequentemente, exige o conhecimento de especialistas em cuidados paliativos e órgãos profissionais, como comitês éticos.

---

[*] N. de T. Acrônimo formado pelas iniciais, em inglês, de *Setting* (ambiente), *Perception* (percepção), *Invitation* (convite), *Knowledge* (conhecimento) e *Empathising/Exploring* (empatia/exploração).

Tabela 38.1 • PROTOCOLO SPIKES PARA COMUNICAÇÃO COM PACIENTES E FAMILIARES

1. Organização de encontro/reunião: Envolve a obtenção de informações que definem a pessoa como um todo e determinam a pauta da reunião. Esse encontro pode acontecer no quarto do paciente ou em uma sala de estar separada, de acordo com a preferência do paciente ou da família.
   - Exame físico: Fazer uma revisão completa da condição clínica do paciente, inclusive do prognóstico. Obter os dados de todos os especialistas e profissionais de saúde envolvidos no caso, se eles não puderem estar presentes no encontro, e definir os tratamentos indicados ou não indicados.
   - Sistema de apoio: Convidar o principal representante legal do paciente para a tomada de decisões (caso o paciente não seja capaz de tomá-las) e seus entes queridos, segundo as preferências do paciente.
   - Suporte espiritual: Envolver o ministro religioso do paciente ou do hospital, conforme as preferências do paciente.
   - Assistente social/psicólogo: Dependendo das necessidades e opiniões para os planejamentos de transição, serviços em caso de luto/morte, etc.
2. Narrativa do paciente: Em primeiro lugar, permitir que todos se apresentem. Isso fará todos se sentirem confortáveis. Em seguida, discutir a finalidade do encontro (muitas vezes, é bom reservar um tempo para aprender sobre o paciente antes de abordar a situação atual). A elaboração de três perguntas básicas voltadas para um tratamento de dignidade pode dar ao médico mais discernimento a respeito da vida do paciente e tornar sua reunião mais autêntica. O que o paciente construiu em sua vida e do que ele tem mais orgulho? Quais são as pessoas amadas por ele? O que ele faz ou fez para se divertir?
3. Compreensão da situação clínica verbalizada pelo paciente ou pelos familiares. Isso permite a avaliação do nível de entendimento do paciente e da família. O letramento insatisfatório em saúde e/ou a falta de orientação com frequência podem comprometer a compreensão do complexo sistema médico. A avaliação da capacidade de tomada de decisão em casos de déficit cognitivo é importante e costuma depender da decisão ser tomada. Muitos pacientes com demência leve são capazes de tomar importantes decisões relativas a seus cuidados de saúde. Com frequência, os pacientes com demência moderada a grave são aptos a nomear um procurador para os cuidados de saúde. É vital a habilidade de, no seu próprio contexto, tomar decisões, raciocinar, compreender riscos e benefícios, bem como as alternativas.
4. Respeito à cultura: É mais provável que os afro-americanos queiram intervenções agressivas (rigorosas) no final da vida; além disso, é menos provável que eles façam pedidos de Não Ressuscitar/Reanimar (do inglês Do Not Ressuscitate) ou tenham um procurador para seus cuidados de saúde. Eles também são menos propensos a usar asilos ou hospice. A desconfiança com os sistemas de cuidados de saúde e as desigualdades no acesso a esses cuidados estão entre os motivos. Dessa forma, uma abordagem direta, aberta e honesta costuma ser recomendada. Com frequência é apropriado fazer perguntas abertas, como: existe alguma coisa em sua cultura que eu precise saber? Algumas famílias chinesas, por exemplo, preferem não dizer a verdade quando se trata de más notícias. O fato de não só estabelecer quanto um paciente deseja saber, mas também de respeitar suas atitudes, crenças, contexto e estilo de tomada de decisão é um passo crítico para a prestação de cuidados competentes do ponto de vista cultural.
5. Direito à recusa de informações: Embora os pacientes tenham o direito às informações, eles também têm o direito de se recusar a recebê-las. Nesse caso, o oferecimento de uma nova consulta mais tarde (se a condição do paciente permitir) respeita a autonomia dele. Alternativamente, perguntar para o paciente se ele deseja que as informações médicas sejam compartilhadas com familiares é a abordagem usual em situações de urgência.
6. Diálogo a respeito das informações: Ao fornecer más notícias, é recomendável um sinal de alerta. Essa parte da reunião depende do paciente. É vital fazer silêncio, esperar que ele compreenda uma parte das informações de cada vez e, em seguida, pedir permissão para continuar. Nesse ponto, pode ser útil pedir para que o paciente verbalize seu entendimento com suas próprias palavras.
7. Empatia: Reconhecer que este deve ser um momento emocionalmente difícil para o paciente e sua família pode ser uma estratégia terapêutica. Perguntar sobre os quesitos espirituais e culturais do paciente pode fornecer indícios para ajudar a resolver os conflitos emocionais dele e de seus familiares.

(Continua)

Tabela 38.1 • PROTOCOLO SPIKES PARA COMUNICAÇÃO COM PACIENTES E FAMILIARES (continuação)
8. Resumo e definição das esperanças: O próximo passo consiste em redirecionar a pauta da reunião e questionar o paciente sobre suas esperanças na situação atual. Costuma ser útil resumir a reunião, uma vez que ela pode ser massacrante para o paciente e sua família.
9. Escolhas e opiniões: Discutir as opções médicas disponíveis com base nas preferências do paciente. É recomendável que o médico se ofereça para compartilhar a opinião com base no que aprendeu sobre a fé e as crenças do paciente, bem como com base nas informações médicas. É possível que o paciente se recuse a ouvir a opinião do médico nesse momento, embora isso raramente aconteça.
10. Tomada de decisão e registro: Abordar o cronograma para a tomada de decisões, com base na discussão. O respeito à necessidade de mais tempo para refletir sobre a situação frequentemente traz conforto para o paciente e seus familiares. Para evitar qualquer confusão, é imperativo registrar o encontro familiar e fechar o ciclo, chamando os membros da equipe médica e da família que não estiveram presentes para a reunião.

Sempre se deve acreditar no relato de dor feito pelo paciente. Para analisar os componentes físicos e não físicos da dor, no entanto, em geral há necessidade de uma avaliação completa do paciente. Existem vários métodos disponíveis para avaliar os comportamentos dolorosos comuns em casos de déficit cognitivo. As mudanças no estado funcional e os relatos de dor feitos pelo cuidador são significativos e precisam ser monitorados à medida que o estado do paciente se altera. Como um adulto de idade mais avançada pode ter múltiplos pontos de dor, deve-se obter a intensidade em cada ponto específico. Embora a via oral seja a via de administração preferida, o tratamento deve ser individualizado para cada paciente. Em pacientes com dor crônica, é recomendável o uso de fármacos programados, além de agentes para dor episódica, incidental ou transitória, porém intensa. Com frequência, é necessário o emprego de laxantes concomitantes com opioides diários para evitar constipação. Também é requerida uma reavaliação frequente, considerando-se a necessidade do uso de terapias adjuvantes. A avaliação completa de adultos de idade mais avançada e o tratamento da dor e de outros sintomas nesse grupo etário estão além do escopo deste texto.

Questões Relativas ao Cuidador

Muitos dos idosos que enfrentam problemas de saúde também são cuidadores de seus cônjuges e entes queridos. Enquanto alguns podem pagar estabelecimentos de cuidados assistidos, auxiliares de enfermagem em domicílio, entre outros serviços, para seus familiares, muitos não têm essa chance. Cuidadores exaustos estão sob risco de problemas físicos e mentais. A solidão do cuidador em virtude da falta de auxílio nos cuidados pode só agravar os problemas. O estudo SUPPORT registra que **31% das famílias perderam grande parte de suas economias e, em 20% das famílias, um membro teve de parar de trabalhar.** O ato de ser ouvido por um médico pode ser meio caminho andado para o fornecimento de um apoio psicossocial ao cuidador. Muitas vezes, é válido incentivar o cuidador a buscar recursos da comunidade, para conseguir uma folga algumas horas por dia e evitar seu esgotamento.

CORRELAÇÃO DE CASOS CLÍNICOS

- Ver também Caso 36 (Capacidade Diminuída para Tomada de Decisão) e Caso 37 (Comunicação, Aspectos Culturais do Envelhecimento e Assistência).

QUESTÕES DE COMPREENSÃO

38.1 Uma mulher de 65 anos sofre de câncer pancreático em estágio IV, com prognóstico muito ruim. Ao compartilhar as más notícias, o médico deve:
A. Tranquilizar que "tudo ficará bem".
B. Desestimular a paciente a falar sobre o prognóstico.
C. Utilizar uma linguagem simples, evitando eufemismos*.
D. Empregar uma abordagem leve e despreocupada para relaxar a paciente.

38.2 Um homem de 78 anos com déficit cognitivo leve e DPOC grave recentemente foi diagnosticado com câncer de pulmão de células pequenas e metástase no cérebro. O paciente verbalizou uma compreensão de seu estado e rejeitou o tratamento depois de ouvir os riscos/benefícios/alternativas. Ele mora com a filha e deseja internação em instituição de *hospice*. Qual é a próxima etapa?
A. Consultar uma instituição de *hospice* e pedir permissão para informar a família.
B. Marcar uma reunião/encontro com a filha, pois o paciente provavelmente sofre de demência e não é capaz de tomar decisões.
C. Consultar um comitê de ética.
D. Realizar um Miniexame do Estado Mental.

38.3 Um homem de 71 anos é examinado no hospital acometido por câncer metastático de células renais com compressão da medula espinal que se desenvolveu há uma semana. Ele tem paralisia bilateral dos membros inferiores, que persistiu após o uso de esteroides e a aplicação de radioterapia. Além de não ser candidato cirúrgico, o paciente verbaliza uma compreensão de sua condição clínica e prognóstico ruim. No final da consulta, ele diz: "Tenho esperança de melhorar". Qual das afirmações a seguir é a mais correta?
A. É provável que o paciente esteja delirando.
B. Muitos pacientes com doença terminal continuam manifestando esperança.
C. O prognóstico ruim deve ser reforçado, uma vez que o paciente provavelmente não está aceitando o quadro.
D. O paciente possivelmente tem crenças religiosas que reafirmam sua fé.

---

* N. de T. Figura de linguagem usada com base na substituição de palavra ou expressão que possa ter sentido triste, grosseiro, ou seja, apenas desagradável, por outra de sentido mais suave ou conveniente.

RESPOSTAS

38.1 **C.** Deve-se sempre utilizar uma linguagem simples e evitar eufemismos ao discutir informações médicas com os pacientes para evitar confusão. Falsas promessas, omitindo o prognóstico e não dando importância ao caso, não são boas escolhas.

38.2 **A.** Esse homem parece ter capacidade para tomar decisões. Muitos indivíduos com déficit cognitivo podem exibir tal capacidade, dependendo da decisão em questão. A consulta do comitê de ética não é necessária nesses casos. A realização do Miniexame do Estado Mental pode fornecer informações adicionais sobre o estado cognitivo atual, mas não substituirá o processo de tomada de decisão.

38.3 **B.** Até mesmo os pacientes mais realistas que aceitam uma doença terminal manifestam esperança. Apesar de comum em idoso hospitalizado, o *delirium* é improvável nesse homem. Não há provas da suspeita de que crenças religiosas afirmem a esperança ou a negação nesse paciente.

> ### DICAS CLÍNICAS
>
> ▶ A capacidade de tomada de decisão em casos de déficit cognitivo é um processo individualizado, mas muitos pacientes com demência podem tomar importantes decisões relativas a seu cuidado de saúde.
> ▶ O planejamento de cuidados avançados e a abordagem inicial sobre os objetivos dos cuidados constituem um elemento crítico no tratamento do paciente.
> ▶ A sobrecarga do cuidador pode exercer um impacto significativo sobre a saúde física e mental do paciente idoso.

REFERÊNCIAS

American Geriatric Society Panel on Persistent Pain in Older Persons. The management of persistente pain in older persons. *J Am Geriatr Soc.* 2002;50(6 suppl):S211.

American Medical Association, Council on Ethical and Judicial Affairs. Decisions near the end of life. *JAMA.* 1992;267(16):2229-2233.

Annas GJ. Sounding board: the health care proxy and the living will. *N Engl J Med.* 1991;324:1210-1213.

Baile WF, Buckman R, Lenzi R, Glober G, Beale EA, Kudelka AP. SPIKES—a six-step protocol for delivering bad news: application to the patient with cancer. *Oncologist.* 2000;5(4):302-311.

Callahan D. Death: "the distinguished thing" Improving End of Life Care: Why Has It Been So Difficult? Hastings Center Special Report. Vol. 35(6);2005.

Cassell EJ. The nature of suffering and the goals of medicine. *N Engl J Med.* 1982;306(11):639-645.

Chochinov HM, Hack T, Hassard T, Kristjanson LJ, McClement S, Harlos M. Dignity therapy: a novel psychotherapeutic intervention for patients near the end of life. *J Clin Oncol.* August 20 2005; 23(24):5520-5525.

Clark, D. "Total pain," disciplinary power and the body in the work of Cicely Saunders, 1958–1967. *Social Sci Med.* 1999;49:727-736.

Committee on Care at the End of Life, Division of Health Care Services, Institute of Medicine. In: Field MJ, Cassel CK, eds. *Approaching Death: Improving Care at the End of Life.* Washington, DC, National Academy Press, 1997.

Emanuel EJ, Fairclough DL, Slutsman J, Emanuel LL. Understanding economic and other burdens of terminal illness: the experience of patients and caregivers. *Ann Intern Med.* 2000:132(6):451-459.

Ferrell BR, Coyle N. The nature of suffering and the goals of nursing. *Nurs Forum.* 2008;35:241-247.

Jennings B, Ryndes T, D'Onofrio C, Bailey MA. Access to hospice care: expanding boundaries, overcoming barriers. *Hasting Center.* 2003;March-April(suppl):S3-S7, S9-S13, S15-S21.

Kagawa-Singer M, Blackhall LJ. Negotiating cross-cultural issues at the end of life—"You Got to Go Where He Lives." *JAMA.* 2001;286(23):2993-3001.

Kim P. Hospice & Palliative Care—Hospital Settings. Power point lecture presented at NYGEC Training at VISIONS, Selis Manor, New York, NY; Jan 21, 2009.

Kubler-Ross E. Chap 8. *On Death and Dying: What the Dying Have to Teach Doctors, Nurses, Clergy, and Their Own Families.* Routledge Publihsers, London.

Levine C. The loneliness of the long-term caregiver. *N Eng J Med.* 1999;340(20):1587-1590.

Quill T. Terri Schiavo—a tragedy compounded. *New Engl J Med.* 2005;352(16):1630-1633.

Quill TE, Byock IR. Responding to intractable terminal suffering: the role of terminal sedation and voluntary refusal of foods and fluids. *Ann Intern Med.* 2000;132:408-414.

Somogyi-Zalud E, Zhong Z, Lynn J, Hamel MB. Elderly persons' last six months of life: findings from the Hospitalized Elderly Longitudinal Project. *J Am Geriatr Soc.* May 2000;48(5 suppl):S131-S139.

Steinhauser KE, Christakis NA, Clipp EC, Mcneilly M, McIntyre L, Tulsky JA. Factors considered importante at the end of life by patients, family, physicians, and other care providers. *JAMA.* 2000;284(19): 2476-2482.

Teno JM, Clarridge BR, Casey V, et al. Family perspectives on end-of-life care at the last place of care. *JAMA.* 2004;291(1):88-93.

The SUPPORT Principal Investigators. A controlled trial to improve care for seriously ill hospitalized patients. The study to understand prognoses and preferences for outcomes and risks of treatments (SUPPORT). *JAMA.* 1995;274(20):1591-1698.

Weissman DE, Meier DE. Identifying patients in need for a palliative care assessment in the hospital setting. A Consensus Report from the Center to Advance Palliative Care. *J Palliat Med.* Jan 2011;14(1):17-23.

Wennberg J, Fisher ES, Stukel TA, Skinner JS, Sharp SM, Bronner KK. Use of hospitals, physician visits, and hospice care during last six months of life among cohorts loyal to highly respected hospital in the United States. *Br Med J.* 2006;328:607-611.

CASO 39

Uma mulher afro-americana de 76 anos com diabetes melito tipo 2, hipertensão e obesidade chega ao consultório como uma nova paciente. Ela diz ao médico que está ansiosa para controlar o diabetes e a pressão arterial e também está preocupada em saber se precisa perder peso. A mulher explica que era muito difícil se comunicar com seu antigo médico e ela nunca sabia se estava no caminho certo. Os valores da pressão arterial, do pulso e do índice de massa corporal (IMC) eram de 168/90 mmHg, 78 batimentos por minuto (bpm) e 35 respectivamente. Os pulmões encontravam-se límpidos e a pele estava intacta. O ritmo cardíaco era regular e não havia alteração no exame do abdome. O nível da Hb_{A1c} era de 7,9%. O médico aborda os achados da consulta atual e concorda em elaborar um plano terapêutico atualizado.

O próximo paciente é um homem de 81 anos, acompanhado por sua filha. Eles viajaram 560 km de uma área rural para buscar atendimento médico. A filha havia manifestado sua preocupação com a função cognitiva do pai nos últimos quatro anos. Ele tem dificuldade de acompanhar os tratamentos e as consultas, repete-se em minutos, não consegue administrar as finanças domésticas e não conclui as tarefas de rotina corretamente. A filha explica que ele ainda não recebeu um diagnóstico ou tratamento para os problemas de memória.

Durante os encontros mensais com a equipe, o médico, como profissional, discute as diferenças persistentes em termos de incidência, prevalência, morbidade e mortalidade para muitas doenças em minorias raciais e étnicas e indivíduos que residem em áreas rurais. Os dados indicam desfechos de saúde significativamente piores para afro-americanos, americanos nativos e hispânicos em comparação a brancos não hispânicos; além disso, os adultos de idade mais avançada apresentam desigualdades quando comparados aos mais jovens, e subgrupos populacionais que residem em zonas rurais vivem pior do que aqueles residentes em zonas urbanas.

▶ Que problema crucial é revelado pelos dados discutidos e sugeridos pelas narrativas dos pacientes?

RESPOSTAS PARA O CASO 39
Desigualdades em saúde

Resumo: Uma mulher de 76 anos, com diabetes melito não controlado, hipertensão e obesidade, bem como um homem de 81 anos, acometido por perda de memória e residente em uma área rural, apresentam-se a uma clínica com necessidades não atendidas em relação à sua saúde. O médico aborda dados locais, regionais e nacionais relacionados com as desigualdades na saúde para minorias raciais e étnicas, bem como para aqueles residentes em zonas rurais.
- **Problemas cruciais:** Desigualdades em saúde.

ANÁLISE
Objetivos
1. Conhecer os determinantes sociais de impacto sobre a saúde e as desigualdades nessa área.
2. Saber o que cada prestador de cuidados pode fazer para influenciar as desigualdades em saúde.
3. Aprender o impacto do ageísmo, incluindo o ageísmo institucional, sobre a saúde e os contatos com serviços de saúde.

Considerações
Os dois pacientes apresentam-se em um consultório com necessidades não atendidas em relação à sua saúde. O primeiro paciente é uma mulher pró-ativa no que diz respeito ao controle do diabetes e da hipertensão, mas expressa preocupação com uma comunicação insuficiente sobre suas doenças crônicas. Assim, ela não tem consciência do estado de sua pressão arterial ou do nível de seu controle glicêmico. O segundo paciente experimentou uma história de muitos anos de declínio cognitivo. Em sua área rural, o acesso a especialistas é limitado e, por conta disso, ele sofreu um atraso no diagnóstico e no tratamento de demência. Considerados em conjunto, esses dois pacientes tipificam vários aspectos de desigualdades em saúde enfrentados por indivíduos pertencentes a minorias raciais e étnicas, bem como por aqueles que residem em regiões rurais: falta de acesso a cuidados, demora no diagnóstico e tratamento inadequado de problemas de saúde.

ABORDAGEM ÀS
Desigualdades em saúde

DEFINIÇÕES
DESIGUALDADES EM SAÚDE: Diferenças na incidência, na prevalência, na mortalidade e na carga de doenças e outros problemas de saúde adversos que existem em grupos populacionais específicos.
DETERMINANTES SOCIAIS DE SAÚDE: A Organização Mundial de Saúde (OMS) define que "Os determinantes sociais de saúde são as condições em que

as pessoas nascem, crescem, moram, trabalham e envelhecem, incluindo o sistema de saúde. Essas circunstâncias são moldadas pela distribuição de dinheiro, poder e recursos em níveis globais, nacionais e locais. Os determinantes sociais de saúde são responsáveis principalmente pelas desigualdades em saúde – diferenças injustas e evitáveis no estado de saúde, observadas dentro dos países e entre eles".

AGEÍSMO: Preconceito, estereótipo ou discriminação contra pessoas, com base apenas na idade cronológica julgada como "velha".

ABORDAGEM CLÍNICA

Contextualização das Desigualdades em Saúde

Nos Estados Unidos, a saúde em geral tem melhorado substancialmente. Ao longo do século passado, a expectativa de vida norte-americana aumentou em mais de três décadas. Apesar dessas melhorias consideráveis na expectativa de vida e saúde, as minorias raciais e étnicas, os adultos de idade mais avançada, as pessoas residentes em zonas rurais e outros subgrupos da população não experimentaram um progresso equitativo. Quando a utilização do serviço de saúde é avaliada com base em fatores como idade, sexo, raça, etnia, nível socioeconômico e geografia, as desigualdades em termos de saúde e cuidados são aparentes.

As desigualdades em saúde envolvem diferenças na incidência, na prevalência, na mortalidade e na carga de doenças, bem como em outros problemas de saúde adversos existentes em grupos populacionais específicos. Os fatores associados a essas desigualdades incluem raça, etnia, sexo, identidade sexual, deficiência, localização geográfica, idade e nível socioeconômico. Conforme documentado pelo Direito Público dos Estados Unidos número 106-525 em "Minority Health and Health Disparities Research and Education Act" (Lei de Pesquisa e Educação em Saúde das Minorias e Desigualdades em Saúde) de 2000: "Uma população estará em desigualdade de saúde se houver uma discrepância significativa na taxa global de incidência, prevalência, morbidade, mortalidade de doenças ou taxas de sobrevida na população em comparação ao estado de saúde da população geral". As desigualdades em saúde podem envolver diferenças no ambiente de prestação dos cuidados; no acesso, na qualidade ou na utilização dos serviços de saúde; no estado de saúde, ou um desfecho específico de saúde.

A persistência das desigualdades em saúde é bem documentada. As doenças de maior desigualdade incluem acidente vascular cerebral, inúmeros cânceres (p. ex., mama, próstata e pulmão), diabetes, obesidade, hipertensão, demência, asma e doença cardiovascular. As desigualdades em saúde e em seus cuidados tendem a ser maiores para todos os adultos de idade mais avançada, mas os idosos pertencentes a minorias raciais e étnicas podem sofrer uma **desigualdade dupla**, ou seja, eles sofrem desigualdades em relação à idade e também por pertencerem a esses grupos minoritários. Por exemplo, os adultos nos Estados Unidos recebem metade dos serviços de saúde preventivos recomendados, porém os adultos de idade mais avançada recebem menos cuidados preventivos e idosos pertencentes a minorias recebem menos ainda.

Para os adultos de idade mais avançada, o ageísmo, definido como o preconceito e a discriminação contra pessoas mais idosas, é um fator-chave que exerce um impacto sobre a saúde e seus cuidados. Uma pesquisa recente demonstrou a natureza disseminada dessa forma de discriminação: 77% dos entrevistados relataram uma ou mais experiências de ageísmo, porém mais da metade relatou incidentes de ageismo que ocorreram mais de uma vez. Essas experiências envolveram um médico ou enfermeiro que atribuíram problemas de saúde ou fragilidade de uma pessoa mais idosa à idade. Os prestadores de cuidados de saúde podem ser as principais fontes de um tratamento preconceituoso, incluindo estilos de comunicação negativos, impressões erradas de que a doença é um aspecto normal do processo de envelhecimento e suposições de que os déficits cognitivos e sensoriais sejam universais em pessoas mais idosas. As pesquisas demonstram impacto negativo em testes de função cognitiva em adultos com idade mais avançada que foram vítimas de ageísmo. Além disso, altos níveis de ageísmo percebido ou detectado são associados a alterações bioquímicas sanguíneas compatíveis com estresse e inflamação.

Além disso, as pessoas de idade mais avançada também podem sofrer o impacto do ageísmo institucional. A infraestrutura dos estabelecimentos de cuidados pode não ser favorável nem propícia para as necessidades de saúde de adultos mais idosos. Por exemplo, receitas permanentes para sedativos ou ansiolíticos e outras classes de medicamentos talvez não sejam ideais para esses indivíduos. Embora as coletas de sangue no meio da noite possam ser proveitosas para os turnos matinais das equipes médicas, isso pode interromper o sono de pacientes mais idosos.

A persistência de desigualdades em saúde é alarmante e intolerável, uma vez que **essas discrepâncias frequentemente são associadas a desfechos insatisfatórios da condição clínica e aumento da mortalidade.** Os custos tanto para a pessoa como para a sociedade, decorrentes das desigualdades em saúde, são substanciais. As populações que sofrem essas desigualdades enfrentam alta carga de doenças, morte prematura e acesso inadequado aos cuidados. Investimentos em esforços para melhorar os desfechos de saúde enfatizam a busca por avanços tecnológicos, incluindo o desenvolvimento de novos fármacos, dispositivos e procedimentos. Nos últimos 20 anos, os cuidados de saúde nos Estados Unidos foram revolucionados pelos impactos agregados do rápido desenvolvimento e das aplicações de tecnologias diagnósticas e terapêuticas poderosas, desenvolvimentos e usos de novos fármacos com base na farmacogenética e utilização cada vez maior de medicina baseada em evidências e personalizada. Apesar disso, a promoção de **igualdade em saúde pela conquista de cuidados equivalentes para necessidades idênticas** tem recebido uma atenção bem menor e bem menos recursos. Uma análise das taxas de mortalidade dos Estados Unidos indicou que, para cada vida salva por avanços na tecnologia médica, cinco vidas seriam salvas reduzindo-se a taxa de mortalidade de afro-americanos para aquela de brancos não hispânicos. Enquanto os avanços médicos evitaram 176.633 mortes, a eliminação nas desigualdades na taxa de mortalidade entre os afro-americanos e os brancos não hispânicos salvaria 886.202 vidas.

Um relato recente sobre o impacto econômico das desigualdades em saúde demonstrou que de 2003 a 2006 os custos excedentes atribuídos a essas desigualdades respondiam por cerca de 30,6% dos gastos diretos com cuidados de saúde para asiáticos, hispânicos e afro-americanos. O custo agregado de desigualdades em saúde e mortes prematuras de 2003 a 2006 foi de 1,24 trilhões de dólares.

Embora as origens das desigualdades em saúde sejam inúmeras e multifatoriais, tais desigualdades conferem custos tanto para a pessoa como para a sociedade. Apesar dos enormes avanços tecnológicos, ainda existem discrepâncias na qualidade dos cuidados; além disso, as oportunidades de fornecer cuidados preventivos frequentemente são negligenciadas e o acesso diferencial pode ser o mediador de algumas desigualdades na qualidade mencionada. O relatório *Unequal Treatment*

(Tratamento Desigual) do Institute of Medicine (Instituto de Medicina) sobre as desigualdades em saúde indicou que a maioria dos estudos de pesquisa demonstra discrepâncias nos serviços clínicos igualmente eficazes para todos os grupos étnicos e raciais. De fato, os autores concluíram que "as minorias étnicas e raciais tendem a receber uma qualidade inferior de cuidados de saúde do que as populações não minoritárias, mesmo quando fatores relacionados com o acesso, como os termos de seguro e os níveis de renda do paciente, são controlados".

As desigualdades associadas à idade e à geografia constituem uma preocupação adicional. É menos provável que os adultos de idade mais avançada sem contraindicações recebam cuidados rigorosos para várias doenças, incluindo câncer, cardiopatia, acidente vascular cerebral e diabetes. Os residentes de zonas rurais sofrem de desigualdades consideráveis na saúde. A prevalência de câncer, doença cardíaca, diabete, asma e artrite é significativamente mais alta em residentes de áreas rurais; além disso, essa população enfrenta maior desvantagem socioeconômica, incluindo nível mais baixo de escolaridade, taxas mais altas de pobreza e índices mais altos de desemprego. Com frequência, as zonas rurais possuem recursos limitados, escassez de prestadores de cuidados de saúde e serviços de saúde específicos indisponíveis no local. Para os residentes rurais mais idosos em particular, o transporte pode ser uma barreira ao acesso a recursos locais.

Está previsto um aumento no impacto das desigualdades uma vez que a população está envelhecendo; além disso, as minorias raciais e étnicas representam uma parcela crescente da população dos Estados Unidos. No futuro próximo, 1 de cada 4 adultos mais idosos será uma minoria, mas os indivíduos muito idosos (ou seja, com 85 anos ou mais) serão o subgrupo de crescimento mais rápido da população norte-americana. Esse "imperativo demográfico" destaca a necessidade de abordar as desigualdades para melhorar a saúde de uma nação diversificada e em processo de envelhecimento.

A presença de desigualdades substanciais no acesso aos cuidados de saúde, bem como na utilização e na prestação dos serviços, é verificada para grande parte das doenças, embora o acesso a esses cuidados e a prestação/utilização desses serviços respondam por apenas 15 a 20% da variação nas taxas de morbidade e mortalidade observada em várias populações norte-americanas. Assim, o ato de erradicar as discrepâncias nesses aspectos de prestação e acesso aos serviços de saúde não é suficiente para eliminar as desigualdades. Intervenções eficazes precisam influenciar todos os determinantes relativos à saúde. Outros fatores, como meio ambiente, comportamento, biologia e genética, são os principais itens que contribuem para as desigualdades em saúde. **Os determinantes sociais de saúde** são definidos pela OMS como "as circunstâncias em que as pessoas nascem, crescem, vivem, trabalham e envelhecem, além dos sistemas postos em prática para lidar com a doença. Essas circunstâncias, por sua vez, são moldadas por um conjunto mais amplo de forças: economia, política social e a própria política".

As discrepâncias em pesquisas refletem as desigualdades em saúde, e tais discrepâncias no conhecimento científico têm implicações consideráveis sobre a saúde pública. Do ponto de vista histórico, os participantes de ensaios clínicos eram homens brancos jovens. Os mandatos federais exigem a inscrição de mulheres e das minorias, mas nenhum mandato aborda a inscrição de participantes mais idosos. Os adultos de idade mais avançada e as minorias permanecem sub-representados nas pesquisas.

As minorias raciais e étnicas compõem 33% da população norte-americana, mas continuam sub-representadas em pesquisas biomédicas, sobretudo nos ensaios clínicos. As minorias representam ≤ 10% dos participantes de ensaios clínicos sobre câncer, mas enfrentam desigualdades para muitos tipos de câncer. A sub-representação das minorias raciais e étnicas em pesquisas clínicas exerce um impacto sobre a generalização dos estudos, limita o acesso a intervenções e tratamentos inovadores e influencia a persistência das desigualdades em saúde.

Embora os fatores que afetam a participação de minorias em pesquisas clínicas sejam inúmeros, eles ainda não são totalmente compreendidos. A desconfiança é identificada como o principal obstáculo à participação em pesquisas e decorre da história de longa data de maus-tratos e explorações de afro-americanos para pesquisas biomédicas. As experiências médicas disseminadas e desenfreadas desde o início da nação norte-americana contribuem para as percepções negativas de pesquisas biomédicas, de pesquisadores clínicos e da infraestrutura dos cuidados de saúde. O US Public Health Services Study of Syphilis (Estudo sobre Sífilis nos Serviços de Saúde Pública dos Estados Unidos*) no homem negro não tratado constitui um exemplo de engano, exploração e violação dos direitos humanos de participantes afro-americanos associados a pesquisas clínicas e consequente desconfiança das iniciativas biomédicas. Outras barreiras à participação em pesquisas incluem a falta de acesso, as informações limitadas a respeito da intenção e do benefício dos estudos de pesquisas, a incerteza dos objetivos do termo de consentimento informado e os critérios rígidos de inclusão e exclusão.

Os obstáculos à participação em pesquisas podem ser conceituados em três categorias: fatores relacionados com o paciente, o médico e o sistema. Os fatores ligados ao paciente incluem acesso inadequado aos cuidados de saúde, desconfiança, barreiras culturais ou linguísticas e falta de consciência ou conhecimento sobre os ensaios clínicos. Os fatores vinculados ao médico envolvem a tendência desses profissionais a gastar menos tempo e falar menos de ensaios clínicos, terapias inovadoras e opções terapêuticas alternativas com os pacientes pertencentes a minorias. A compreensão e a atenção inadequadas a questões bioéticas entre os médicos, bem como a escassez de profissionais de saúde provenientes de minorias (3 a 4% dos médicos) envolvidos na concepção e na condução de ensaios clínicos, são barreiras à participação de minorias. Os fatores associados ao sistema compreendem a falta de sensibilidade cultural na prestação dos cuidados de saúde, a insuficiência da infraestrutura de pesquisas e as necessidades não atendidas desses cuidados. A falha em atingir os objetivos relacionados com confiança, comunicação, qualidade dos cuidados de saúde e acesso a esses cuidados pode influenciar a participação em pesquisas. Em um estudo qualitativo recente conduzido para avaliação das barreiras e dos facilitadores à participação em pesquisas, os participantes afro-americanos explicaram que as percepções negativas do sistema de cuidados de saúde se refletem em percepções desfavoráveis de pesquisadores e pesquisas. Sendo assim, ao conduzir pesquisas clínicas envolvendo indivíduos afro-americanos, os investigadores precisam estar cientes das questões bioéticas, das crenças individuais e coletivas, dos comportamentos e das experiências pessoais.

Os adultos de idade mais avançada permanecem sub-representados em pesquisas biomédicas. Apesar do avanço mencionado anteriormente para medicina baseada em evidências individualizada, os dados que apoiam o tratamento de do-

---

* N. de T. O objetivo desse estudo era observar a evolução da doença, sem tratamento. Não foi dito aos participantes que eles tinham sífilis, nem foi explicado sobre os efeitos dessa doença e, por isso, o projeto foi considerado inadequado. A inadequação foi omitir o diagnóstico conhecido, o tratamento necessário e o prognóstico esperado.

enças nesses indivíduos são limitados. Tanto os adultos de idade mais avançada com múltiplos problemas clínicos como aqueles mais idosos (de 85 anos ou mais) são excluídos de muitos estudos de pesquisas.

Por exemplo, a prevalência de insuficiência cardíaca aumenta com o avanço da idade. Essa doença é a causa mais comum de hospitalização para os beneficiários do Medicare*, e a letalidade e as complicações atribuídas a esse tipo de insuficiência aumentam com a idade. Em virtude dos limites máximos de idade e dos critérios de exclusão impostos pelos ensaios clínicos, os adultos de idade mais avançada não podem se inscrever nesses estudos. A exclusão de pacientes mais idosos e daqueles com comorbidades clínicas limita a generalização dos estudos e, presumivelmente, contribui para o sucesso inadequado na melhoria dos desfechos de insuficiência cardíaca.

Abordagem das Desigualdades em Saúde

Apesar de ser imperativa a erradicação das desigualdades em saúde, o progresso continua lento. A consciência da presença e da persistência dessas desigualdades tem aumentado, mas o aumento na conscientização não é suficiente para diminuí-las. A presença permanente e duradoura de desigualdades foi devidamente documentada. Outras pesquisas ainda precisam definir os fatores indutores dessas desigualdades em saúde e medir o impacto das intervenções destinadas a influenciar esses fatores.

As intervenções que afetam cada prestador de cuidados de saúde individualmente fazem parte de um planejamento eficaz para reduzir as desigualdades em saúde em virtude da importância da relação médico-paciente. Tanto o acesso aos serviços de saúde como a qualidade dos serviços recebidos pelos pacientes geram um impacto sobre a saúde. Os obstáculos aos serviços de saúde envolvem custo, disponibilidade dos serviços necessários, idioma e ausência de seguro. Essas barreiras podem induzir internações evitáveis, necessidades de saúde não atendidas, atrasos no recebimento de cuidados apropriados e falta de serviços preventivos. A OMS recomenda três passos importantes para causar um impacto positivo sobre as desigualdades, aperfeiçoando os determinantes sociais de saúde, tais como: (1) melhorar as condições de vida diária, (2) enfrentar a distribuição injusta e desigual de poder, dinheiro e recursos e ainda (3) estimar e compreender o problema e avaliar o impacto da ação.

Os prestadores de serviços médicos podem optar por avaliar seus desempenhos em função dos segmentos demográficos de seus pacientes. A coleta de dados demográficos pode ser importante para determinar a qualidade dos cuidados fornecidos por um ambiente clínico em função de fatores como raça, etnia, sexo ou idade. Se um ambiente clínico tiver desigualdades no cuidado (p. ex., consulta com oftalmologia para os pacientes minoritários com diabetes ou serviços preventivos para os adultos de idade mais avançada), a prática clínica pode resolver esses problemas de modo a garantir um cuidado ideal e justo para os pacientes atendidos.

O impacto agregado das inúmeras variáveis que influenciam a saúde das minorias e dos idosos é acentuado em termos de importância e urgência pelas tendências em biomedicina, incluindo a utilização ampliada de tecnologias médicas, os produtos biológicos e biomarcadores, os métodos inovadores de pesquisa, os ensaios diagnós-

---

* N. de T. Medicare é o nome do sistema de seguros de saúde gerido pelo governo dos Estados Unidos e destinado às pessoas de idade igual ou maior que 65 anos ou com certos critérios de rendimento.

ticos experimentais e as aplicações clínicas de informações genéticas. Essas tendências são compostas por diversos fatores, incluindo a competência cultural dos profissionais de saúde em uma era de diversidade linguística e cultural crescente, a necessidade imperativa de pesquisas para determinar os métodos eficazes com base em evidências com o objetivo de difundir de forma bem-sucedida as descobertas dessas pesquisas para outros investigadores e diversas populações carentes, bem como a necessidade instigante de expandir o modelo de estudo para abordar um grupo maior de variáveis, tais como os determinantes sociais de saúde. As alterações nos dados demográficos, os avanços nas ciências biomédicas e as necessidades imperativas de mudanças na prestação e na infraestrutura dos cuidados de saúde representam um contexto complexo de esforços para enfrentar as desigualdades em saúde de uma maneira eficaz. Os processos socioculturais intrínsecos que propagam as desvantagens no âmbito social e as desigualdades na saúde ainda não são completamente compreendidos. As abordagens ideais para melhorar a saúde e diminuir suas desigualdades precisam empregar intervenções de múltiplas facetas e vários níveis, com uma consciência das tendências atuais na sociedade, na ciência e nos cuidados de saúde.

As intervenções mais eficazes para reduzir as desigualdades em saúde devem envolver a comunidade. O engajamento comunitário é fundamental, uma vez que seus membros trazem uma compreensão abrangente e uma experiência distinta ao processo. Um plano eficaz para diminuir as desigualdades implica a participação da comunidade em qualquer estágio do processo, desde o desenvolvimento até a disseminação.

Além disso, os programas de treinamento de diversidade* para os prestadores de serviços de saúde e estudantes das mais diversas áreas de saúde estão associados a um aumento na satisfação dos pacientes, a uma melhor comunicação médico-paciente e a um reforço nas experiências educacionais para todos os estagiários. **A capacitação em termos de competência cultural e cuidado do paciente em processo de envelhecimento** pode ser conceituada como uma **proficiência**, em oposição à habilidade facilmente dominada após um período de treinamento.

Prestadores de cuidados de saúde e seus colegas envolvidos em pesquisas voltadas para os pacientes devem ampliar suas perspectivas sobre a redução das desigualdades em saúde. Para tanto, necessitam abordar as condições socioestruturais que são essenciais à saúde, os respaldos éticos das desigualdades de saúde e políticas que a erradiquem. Os determinantes sociais de saúde precisam ser avaliados e atacados para reduzir as desigualdades com eficiência. O tratamento eficaz dessas desigualdades exigirá o emprego de intervenções diversificadas em várias frentes. A persistência das desigualdades em saúde está bem estabelecida; por isso, há necessidade de uma mudança de paradigma à implementação e à disseminação de intervenções efetivas para reduzir a ocorrência de tais desigualdades.

As próximas etapas críticas na diminuição das desigualdades em saúde envolvem o desenvolvimento de intervenções transdisciplinares inovadoras que exerçam um amplo impacto sobre a saúde. A abordagem dessas desigualdades para a nação norte-americana cada vez mais diversificada e composta por idosos exige a implan-

---

* N. de T. Programas de capacitação destinados a promover a tolerância em relação a culturas e religiões minoritárias, bem como à identidade sexual. Esses programas são oferecidos tanto nos locais de trabalho como nas escolas.

tação de programas de grande escala com múltiplas facetas e vários níveis, envolvendo a comunidade que trabalha em colaboração com investigadores e clínicos para tratar as origens da desigualdade ao longo da vida.

> **CORRELAÇÃO DE CASOS CLÍNICOS**
>
> - Ver também Caso 23 (Traumatismo Geriátrico) e Caso 36 (Capacidade Diminuída para Tomada de Decisão).

QUESTÕES DE COMPREENSÃO

39.1 Que abordagem para reduzir as desigualdades em saúde provavelmente exerceria o impacto mais acentuado?
   A. Melhorar as discrepâncias nos serviços de cuidados de saúde, no acesso a esses cuidados e na prestação desses serviços.
   B. Garantir que todos os pacientes recebam médicos compatíveis com sua raça e etnia.
   C. Implementar abordagens de múltiplos níveis e várias facetas para lidar com as desigualdades e os determinantes sociais de saúde.
   D. Desenvolver políticas para um treinamento anual obrigatório em competência cultural.

39.2 Qual das afirmações a seguir é a mais correta em relação às desigualdades em saúde em pesquisas clínicas?
   A. Os pacientes mais idosos são, na verdade, desproporcionalmente super-representados em ensaios clínicos.
   B. A desconfiança de pacientes pertencentes a minorias representou uma barreira à inscrição nos ensaios clínicos, mas esse não é o caso atualmente.
   C. Menos de 5% dos médicos que projetam e conduzem as pesquisas clínicas são de etnia minoritária.
   D. No que diz respeito às pesquisas sobre o câncer, a inscrição de minorias reflete atualmente a prevalência de câncer na população minoritária.

39.3 Qual é o impacto exercido pelo treinamento de diversidade sobre as interações médico-paciente?
   A. Com frequência, existe um impacto negativo sobre essas interações.
   B. O treinamento de diversidade desempenha um papel neutro sobre os encontros médico-paciente, uma vez que esses encontros são muito breves.
   C. O treinamento de diversidade exerce um impacto positivo sobre os encontros médico-paciente.
   D. Não há provas definitivas em relação ao impacto exercido pelo treinamento de diversidade sobre os encontros médico-paciente.

RESPOSTAS

39.1 **C.** A redução eficaz nas desigualdades deve envolver uma abordagem de múltiplas facetas que resolva esses problemas e aborde os determinantes sociais de saúde. A prestação e a utilização dos serviços de saúde, bem como a acesso a esses serviços, respondem apenas por uma parcela da variação na saúde e nos desfechos de saúde observados em subgrupos da população.

39.2 **C.** Menos de 5% dos médicos que elaboram e conduzem pesquisas clínicas são de etnia minoritária. Na verdade, os pacientes mais idosos são desproporcionalmente sub-representados em ensaios clínicos. A desconfiança de pacientes pertencentes a minorias representa um obstáculo bastante real e atual à inscrição nesses ensaios. A inscrição de minorias em pesquisas sobre o câncer é muito mais baixa do que a prevalência dessa doença na população minoritária em comparação com outras populações.

39.3 **C.** O treinamento de diversidade exerce um impacto positivo sobre os encontros médico-paciente.

> **DICAS CLÍNICAS**
>
> ▶ As colaborações comunitárias constituem um elemento essencial para reduzir as desigualdades em saúde.
> ▶ Os determinantes sociais de saúde representam um importante mediador dos desfechos de saúde e da persistência de desigualdades nessa área.
> ▶ O aumento na participação de adultos com idade mais avançada em pesquisas pode ajudar a obter informações atualizadas sobre os cuidados de saúde eficazes para o idoso.

REFERÊNCIAS

Dankwa-Mullan I, Rhee KY, Williams K, et al. The science of eliminating health disparities: summary and analysis of the NIH summit recommendations. *Am J Pub Health.* 2010;100(S1):S1, S12-S18.

Kitzman DA. Rich MW. Age disparities in heart failure research. *J Am Med Assn.* 2010;304(17):1950-1951.

La Veist TA, Gaskin DJ, Richard P. The economic burden of health inequalities in the United States. Washington, DC: Joint Center for Political and Economic Studies; 2009.

Palmore E. The ageism survey: first findings. *Gerontologist.* 2001;41(5):572-575.

Williams MM, Scharff D, Mathews KJ, et al. Barriers and facilitators of African American participation in Alzheimer's disease biomarker research. *Alzheimer Disease and Associated Disorders.* 2010; 24 suppl; S24-S29.

World Health Organization. Social Determinants of Health [Web page]. http://www.who.int/social_determinants/en. Accessed May 25, 2012.

Woolf SH, Johnson RE, Fryer G, Rust G, Satcher D. The health impact of resolving racial disparities: na analysis of us mortality data. *Am J Public Health.* 2004 December;94(12):2078-2081.

CASO 40

Uma mulher de 75 anos procura seu médico de longa data em busca de aconselhamento. Seu marido, com quem ela foi casada por 50 anos, morreu em um acidente de carro há três meses. Como ele havia sofrido traumatismo craniano, foi recomendada uma cirurgia de emergência, com um prognóstico de que essa intervenção o deixaria dependente de ventilação mecânica, com pouca ou nenhuma perspectiva de restabelecimento da consciência. Sem a cirurgia, ele morreria. A paciente decidiu desistir da cirurgia e permitir que seu marido morresse, com base nos desejos conhecidos dele. Ambos haviam discutido e preenchido os documentos de uma procuração médica, com instruções claras a respeito de eventualidades como aquelas que aconteceram após o acidente. Desde a morte do marido, no entanto, a paciente passou por uma profunda sensação de perda, caracterizada pela ausência de propósito e sentido para sua vida. Ela relata que perdeu um pouco de peso, além de sofrer diminuição de seu vigor e falta de interesse geral pelas atividades do dia a dia. Por isso, ela quer saber se tomou a decisão certa ao recusar o tratamento para seu marido. A paciente lembra-se das recomendações do neurocirurgião de que ela poderia tentar a cirurgia e também dos conselhos de amigos, com uma base religiosa da qual ela não compartilhava, sugerindo a cirurgia na esperança de um milagre. Tanto ela como seu marido, ambos professores universitários aposentados, abraçaram uma visão de mundo agnóstica, com um intenso engajamento na melhoria da condição humana por meio do serviço dedicado às necessidades dos outros, sobretudo dos menos favorecidos. Literatura, música, viagem e serviço à humanidade eram os pilares de seu senso de significado e propósito da vida.

▶ Qual é o diagnóstico mais provável?
▶ Qual é a próxima etapa no diagnóstico?
▶ Qual é o próximo passo na terapia?

RESPOSTAS PARA O CASO 40
Sofrimento espiritual

Resumo: Essa mulher de 75 anos está passando por uma profunda sensação de tristeza, dor e perda após a morte do marido. Há três meses, seu marido sofreu um acidente de carro, com grave traumatismo craniano, em que havia duas escolhas difíceis a serem tomadas: submetê-lo à cirurgia e deixá-lo dependente de ventilação mecânica ou recusar a cirurgia e permitir o óbito. Ela optou por não deixar o marido ser submetido à neurocirurgia. Alguns amigos, que são religiosos, aconselharam-na a optar pela realização da cirurgia. Ela e seu marido eram agnósticos e tinham conversas sobre os desejos dele em uma circunstância como essa, ou seja, de não passar por intervenção cirúrgica. Agora, a paciente exibe sintomas de profunda dor, tristeza e luto.

- **Diagnóstico mais provável:** Luto.
- **Próxima etapa no diagnóstico:** Discussão sobre questões de cunho existencial.
- **Próximo passo na terapia:** Exploração das necessidades gerais da paciente de forma holística*, incluindo considerações físicas, psicológicas e espirituais.

ANÁLISE
Objetivos

1. Entender a espiritualidade como um componente dos cuidados holísticos do idoso.
2. Determinar as formas adequadas para descrever e abordar os aspectos espirituais na assistência aos pacientes.
3. Mostrar a importância da espiritualidade como um elemento de bem-estar e melhoria da funcionalidade no idoso.
4. Identificar os desafios profissionais e éticos ao lidar com dimensões espirituais e religiosas no cuidado de pacientes.

Considerações

A sabedoria tradicional dita que os médicos atendam às necessidades físicas de seus pacientes. Nesse caso, as preocupações físicas da paciente, incluindo perda de peso, diminuição do vigor e falta de interesse pelas atividades do dia a dia, precisam ser abordadas. Perguntas sobre ideação suicida são extremamente importantes. A presença de depressão pode exigir uma intervenção mais minuciosa. Deve ser dada atenção especial aos efeitos do profundo pesar (luto) sobre o sistema imune. Do mesmo modo, é importante assegurar à paciente que ela tomou a decisão certa em recusar a cirurgia de seu marido para tranquilizá-la. Também são justificados todos os esforços para ajudar a paciente a compreender a natureza de seu processo de tristeza e luto. O bem-estar mental geral da paciente, tanto em termos cognitivos como emocionais, também precisa ser abordado. Não é uma tarefa fácil descartar a presença de transtorno depressivo maior, com o uso de investigação clínica para distinguir entre um estado clínico de depressão e

---

* N. de T. Conceito teórico segundo o qual todos os seres interagem formando um todo, sem que se possa entendê-los isoladamente.

uma reação de luto; subsequentemente, isso talvez exija a intervenção de um profissional especialista em saúde mental. Igualmente importante, no entanto, é a necessidade de atender às necessidades espirituais da paciente, o que ela descreve como "uma perda de propósito e sentido em sua vida". Muitas vezes, por falta de formação ou tempo, os médicos mostram-se relutantes em abordar as necessidades espirituais/religiosas de seus pacientes. O médico, nesse caso, é um confidente de longa data da paciente e pode, de forma delicada e com tato, iniciar uma investigação sobre a compreensão dela em relação ao significado de sua vida, já que ela lida com as consequências de suas perdas, enquadradas em sua visão de mundo agnóstica. No caso clínico em questão, o cuidado da paciente envolve múltiplas facetas. Todo esforço deve ser feito para ajudar a paciente a recuperar um pouco do senso de normalidade em sua existência diária. É primordial manter o foco no processo de tristeza contínua da paciente, em suas dimensões físicas, psicológicas e espirituais. Em geral, os médicos abordam as manifestações físicas e psicológicas de um processo de luto com pouca ou nenhuma atenção a seus componentes espirituais. Deixar de atender às questões espirituais de um paciente pode inibir a capacidade dele de lidar com a perda, em conjunto com a capacidade desse paciente de recuperar uma sensação de sentido para sua vida. Pesquisas empíricas sobre como abordar a relação entre a espiritualidade e o processo geral de envelhecimento, somado à sua relação com as perdas e os traumas associados ao envelhecimento, demonstram vários benefícios à cura, tanto física como mental, vinculados à integração da espiritualidade nos cuidados holísticos do paciente.

ABORDAGEM À Espiritualidade no paciente em processo de envelhecimento

DEFINIÇÕES

ESPIRITUALIDADE: A espiritualidade é uma capacidade humana universal única, por meio da qual uma pessoa define o sentido máximo da vida, que, além de ser pessoal, é algo que transcende o próprio significado e se relaciona com os aspectos de cura e crescimento. Essa espiritualidade pode ou não envolver uma relação com alguma expressão de um ser supremo. A meditação, que abrange atenção ou consciência plena, frequentemente caracteriza a prática espiritual. Essa consciência plena baseia-se na atenção com foco em experiências de momento a momento, em que a experiência é reconhecida por aquilo que ela é, sem qualquer juízo de valor e de forma imparcial. O aumento na consciência pode não só aumentar a sensação de bem-estar, mas também tratar a angústia emocional. A espiritualidade envolve religiosidade e coexiste com a maioria das manifestações religiosas, como aquelas encontradas em uma diversidade de visões de mundo.
RELIGIOSIDADE: A religiosidade engloba um sistema organizado de crenças, práticas, rituais e símbolos, por meio dos quais uma pessoa tem acesso ao sagrado e ao divino, facilitando a comunhão e o relacionamento com um ser supremo.

Consideradas em seu conceito, a espiritualidade e a religiosidade frequentemente são utilizadas de forma intercambiável para descrever seus efeitos sobre os cuidados dos pacientes em todo o seu ciclo de vida (no caso em questão, foi utilizada tal abordagem). Isso é particularmente verdadeiro no caso dos idosos, pois eles buscam manter um sentido à vida na presença de doenças crônicas e problemas terminais. As definições de espiritualidade sob a forma de conceitos distintos (embora sobrepostos) podem ser úteis para determinar seus papéis no atendimento médico de idosos. É um grande desafio encontrar uma definição de consenso para espiritualidade e religiosidade que se enquadre em todos os domínios de ambos os conceitos. As definições fornecidas anteriormente representam os principais domínios de ambos os conceitos, conforme identificados na literatura científica, com ênfase especial nas contribuições de pesquisas sobre vícios, cuidados paliativos e amparos assistenciais.

ABORDAGEM CLÍNICA

Em conformidade com os objetivos desse caso, as seções a seguir exploram a espiritualidade como componente de um envelhecimento com sentido e sua capacidade de promover a cura em resposta a traumas e perdas. Também são exploradas as devidas formas de introduzir a espiritualidade no cuidado dos pacientes e as implicações dessa espiritualidade sobre o envelhecimento, como um agente de cura e crescimento. Por fim, são apresentados os desafios profissionais e éticos em lidar com as dimensões espirituais do cuidado de pacientes.

Etiologias

Espiritualidade/Religiosidade no Cuidado Holístico do Idoso Ao determinar as necessidades espirituais e religiosas de pacientes idosos, alguns estudos recentes indicam que 93% dos participantes, por meio de escalas de autoclassificação, descrevem-se como espirituais. Outros descrevem a si mesmos como ricos em espiritualidade, mas pobres em religião, enquanto outros, em menor grau, descrevem-se como espirituais e religiosos. No contexto de cuidados de saúde, é possível assumir com segurança que a espiritualidade e a religiosidade podem ser tratadas como conceitos relacionados e complementares, se não integrados.

Os desafios associados ao envelhecimento são variavelmente descritos na literatura de atendimento psicológico, religioso e pastoral. Outros periódicos de medicina também incluem temas semelhantes. As descobertas de Erickson em psicologia, na oitava e última etapa do desenvolvimento humano, são particularmente relevantes por causa de suas implicações espirituais. Erickson descreve o estágio final do envelhecimento em termos de um conflito (tensão) entre as qualidades de integridade e desespero*, com a hipótese de que a tendência maligna resultante do exces-

---

* N. de T. Fase do ciclo vital em que o ser humano começa a refletir sobre o que fez durante sua vida e o que deixou de fazer. O homem pensa principalmente em termos de ordem e significado de suas realizações. O indivíduo pode alcançar a aceitação da própria vida, o que lhe permite aceitar a morte ou, então, se desesperar pela incapacidade de reviver a vida. Ao atingir o desespero, surge um sentimento de que o tempo acabou e que nada mais pode fazer pela sociedade, pela família, por nada, percebendo que o tempo é curto demais para buscar outros caminhos para a integridade do ego. Ao alcançar a aceitação da própria vida, a pessoa sente a sensação de dever cumprido, experimenta o sentimento de dignidade e integridade, e divide sua experiência e sabedoria. Para Erickson, a sabedoria significa aceitar a vida que se viveu, sem maiores arrependimentos, sem se alongar no que "deveria ter feito" ou em "como poderia ter sido".

so de desespero constitui uma tendência mal-adaptativa de integridade e desdém utilizados de forma exagerada. A sabedoria, uma força adaptativa, nasce como um desfecho contínuo da resolução desse conflito entre integridade e desespero.

Sabedoria, integridade e desespero, sem exceção, carreiam implicações de significado e direção, atributos da espiritualidade, o que pode ter uma aplicação imediata ao conflito da mulher de 75 anos descrita no caso clínico em foco. O fato de incentivar os pacientes a descreverem as expressões de sua integridade e desespero e ainda compartilharem a força adaptativa derivada da sabedoria adquirida por eles é uma consideração clínica valiosa, com ou sem uma experiência de vida traumática no momento da consulta.

A necessidade de abordar as necessidades espirituais dos idosos é apoiada ainda mais por teorias e pesquisas em psicologia e gerontologia, que apontam para um ressurgimento e uma ampliação da espiritualidade com o envelhecimento. O trabalho de Atchley descreve um aumento na espiritualidade no que diz respeito a sentimentos internos profundos de "silêncio, introspecção, compaixão, conectividade". Essas qualidades aumentam a sensação geral de bem-estar e de sentido à vida e neutralizam a sensação de desespero descrita previamente por Erickson.

De modo geral, a espiritualidade desempenha um importante papel adaptativo que promove uma melhor qualidade de vida entre os idosos – qualidade que se expressa em melhoria da saúde física e senso global mais profundo de satisfação. Os benefícios associados à integração da espiritualidade na vida dos idosos não estão confinados exclusivamente aos que envelhecem com saúde. A espiritualidade também desempenha um papel significativo não só em termos de cuidados paliativos e amparos assistenciais, mas também na capacidade de pessoas idosas de lidar com doenças crônicas, incluindo transtornos da saúde mental e dependência de drogas.

Espiritualidade como uma Dimensão de Cuidado dos Pacientes A importância dada ao papel da espiritualidade/religião como um componente do cuidado médico holístico está crescendo. Esse crescimento é evidenciado não só na literatura especializada, mas também na atenção dedicada a assuntos religiosos e espirituais na formação de estudantes e residentes de medicina, bem como de outros profissionais de saúde. Isso é particularmente verdadeiro no exercício da psiquiatria, que tem testemunhado uma mudança radical de postura na última década. Essa especialidade evoluiu de uma profissão que se distanciava da espiritualidade em sua prática para uma posição oficial que reconhece a espiritualidade/religião como elemento de enfermidade emocional e de recuperação. A pauta proposta de pesquisas do DSM-V reconhece as questões religiosas e espirituais no diagnóstico psiquiátrico, com especial ênfase em seus correlatos culturais. Uma aceitação semelhante de espiritualidade/religiosidade, com ênfase bastante pronunciada nas necessidades dos idosos, é evidenciada nos cuidados paliativos e amparos assistenciais e, sobretudo, em questões relacionadas com o final da vida.

No entanto, a incorporação de aspectos espirituais no atendimento médico diário de idosos está longe de ser uma prática universalmente aceita. Um estudo recente sobre considerações feitas por médicos em relação à influência da religião e da espiritualidade sobre a saúde revela uma resposta bastante variada. Mais de 70% dos participantes médicos apoiam a capacidade tanto da religião como da espiritualidade de aumentar a habilidade de um paciente em lidar com uma condição de doença e adquirir estados positivos da mente. Poucos (< 6%) acreditam que ambos os conceitos podem influenciar o desfecho de "situações difíceis", enquanto 56% questionam a influência desses conceitos sobre os desfechos globais em termos de saúde. O fato de abordar ou não as necessidades espirituais de um paciente em processo de envelhecimento dependerá do ponto de vista e da perspectiva do médico.

Ainda permanece um assunto não resolvido e aberto à discussão contínua e à investigação mais aprofundada se todos os médicos devem abordar as questões relativas ao significado e ao propósito da vida (ou de uma condição de saúde) com todos os seus pacientes como uma prática clínica padrão e aceitável. A postura dos autores é favorável a uma abordagem em que o uso de delicadeza e tato, conduzido por um profundo respeito aos valores do paciente, direciona os médicos no tratamento de questões espirituais.

Se o médico decidir fazer perguntas sobre áreas relacionadas ao sentido máximo da vida e aos valores do paciente, a indicação quanto às dicas ou pistas deve partir do paciente, colocando-o no centro dessa investigação. Perguntas abertas, feitas pelo médico ao paciente, parecem uma abordagem apropriada. As perguntas podem ser estruturadas da seguinte forma: **"Existe algo em seu histórico espiritual ou religioso que eu deva saber para cuidar de você?"**. Esse tipo de pergunta respeita a dignidade e as necessidades do paciente, convidando-o a uma conversa mais detalhada (se o paciente assim o desejar).

Apresentação Clínica

Considerando-se o desejo do paciente em ter um diálogo mais aprofundado sobre questões espirituais, existem excelentes guias que fornecem orientação para uma conversa contínua e permanente em ambientes clínicos. A Ferramenta para Obtenção da **História Espiritual FICA** (acrônimo em inglês formado pelas iniciais de *Faith* [Fé], *Importance* [Importância], *Community* [Comunidade] e *Address* [Abordagem]) é um deles. A seguir é apresentado um breve esboço dessa ferramenta, a qual os autores enfatizam *não* ser um *checklist*, mas sim uma orientação para o diálogo com o idoso.

Faith (fé): Trata-se de um estímulo para uma conversa, incentivando o paciente a falar sobre seus sistemas de valores ou crenças, que podem ou não estar relacionados a um grupo específico de fé. A conversa aborda o que dá sentido à vida do paciente.

Importance (importância): O paciente é convidado a considerar a importância que ele atribui aos valores introduzidos no tópico anterior.

Community (comunidade): O paciente é questionado se está inserido em alguma comunidade espiritual, não necessariamente um grupo religioso.

Address (abordagem): O médico questiona se o paciente gostaria de abordar qualquer um dos assuntos ou aspectos levantados por essa conversa.

Se utilizada da devida forma como um recurso de diálogo, a ferramenta FICA pode ser muito útil para promover e aprender sobre as preocupações do paciente. Esse tipo de conversa pode facilitar uma relação recíproca mais profunda entre médico e paciente, resultando em uma compreensão e confiança mais significativas e, possivelmente, um ambiente propício à cura.

Talvez seja esclarecedor considerar se o médico responsável pela paciente do caso clínico em questão poderia usar a ferramenta FICA para promover um diálogo significativo com a paciente. A orientação da conversa poderia incentivar um diálogo produtivo sobre o sentido da vida para a paciente, com as possíveis fontes de apoio comunitário. Ainda não se sabe se a ferramenta FICA é ou não uma orientação adequada para determinar as necessidades espirituais de determinados pacientes; um médico com compaixão genuína e preocupação constante quanto às necessidades gerais de um paciente pode facilmente englobar os elementos sugeridos pela FICA nas conversas contínuas centradas no paciente. Seguramente, a ferramenta FICA tem a capacidade de promover diálogos significativos sobre questões espirituais em muitos quadros clínicos, sendo particularmente útil aos médicos e outros profissionais de saúde, que talvez possam se mostrar hesitantes para introduzir esse tipo de conversa pela falta de formação ou por alguns outros fatores inibitórios.

Tratamento

Espiritualidade: Dimensão de Bem-Estar e Funcionalidade É importante manter um senso de equilíbrio para avaliar não só a capacidade da espiritualidade/religiosidade de influenciar a cura em um quadro clínico, mas também sua capacidade de facilitar o bem-estar e melhorar o estado funcional nos idosos. Além da natureza multidimensional, tanto a cura como o aumento da sensação de bem-estar geral têm múltiplas facetas e, em geral, não podem ser atribuídos a qualquer fator isolado, como a influência exclusiva de fatores espirituais ou religiosos. É igualmente exagerado negar os achados de pesquisas empíricas que revelam uma relação positiva entre a espiritualidade e a saúde física, a saúde mental e as capacidades de adaptação da população geral, incluindo o idoso.

O fato de manter um sentimento de esperança e de sentido à vida à medida que os idosos enfrentam as questões relativas ao final da vida está intimamente ligado a orientações espirituais e/ou religiosas. Medo, solidão, dignidade/integridade, perdão e amor acompanham os indivíduos nas últimas etapas de sua jornada. Essa jornada envolve o contato estreito de profissionais de saúde, que podem promover ou inibir uma passagem (morte) digna e pacífica.

A oração, como uma poderosa expressão de petição, intercessão e enfrentamento, é uma característica constante de todas as principais religiões, inclusive de grupos teístas de fé e também de muitas tradições orientais, como hinduísmo, budismo e taoismo. Os praticantes de muitas tradições espirituais abraçam a eficácia da oração, o que é particularmente verdadeiro para os idosos. O conhecimento do médico sobre o local da oração e os rituais associados a manter um sentido e propósito à vida de pacientes idosos pode aumentar a eficácia desse profissional como um confidente e curador. O grau de envolvimento dos médicos na vida real de oração de seus pacientes requer tato, delicadeza e respeito do mais alto nível. Por fim, a afirmação e o respeito do médico pelas práticas de oração dos pacientes idosos representam a consideração mais importante e útil.

Foi descoberto que muitas formas de meditação, praticadas em uma ampla variedade de tradições espirituais, são eficazes não só para reduzir a ansiedade e o estresse, mas também para promover uma sensação de bem-estar. Esse benefício tem sido observado em todo o ciclo de vida e meditação; a meditação fundamentada em atenção e consciência plenas parece particularmente apropriada para as necessidades dos idosos. A meditação com atenção e consciência plenas é atrativa aos pacientes que não abraçaram um grupo tradicional de fé e estão buscando por uma prática que promova uma experiência de sentido ou significado à vida e de crescimento, em conjunto com o alívio dos sentimentos de ansiedade e tensão. Tal prática poderia ser útil à paciente descrita no caso clínico em questão, sobretudo à luz de sua visão de mundo agnóstica.

Desafios Profissionais/Éticos na Abordagem de Questões Espirituais nos Idosos

A amostra da literatura especializada, já citada, sugere que o engajamento das necessidades espirituais de um paciente, como parte de uma abordagem abrangente em relação a seus cuidados, confere benefícios tanto em termos de enfrentamento da doença como de aumento da sensação de bem-estar. Nesse caso, então, surgem dúvidas profissionais/éticas quanto ao dever ou não de todos os médicos abordarem questões espirituais com seus pacientes e, particularmente, com os idosos.

Dada a pertinência em se abordar as questões espirituais – uma abordagem em torno da qual não há um consenso – surge a dúvida sobre quais limites devem cercar esse tipo de intervenção médica. Ao abordar os assuntos espirituais, como é o caso de outras áreas íntimas e sensíveis da vida de um paciente, o médico precisa estar ciente da vulnerabilidade do idoso e do desequilíbrio de poder (influência) entre médico e paciente. Os médicos não devem impor suas próprias visões espirituais ou religiosas, ou a falta delas, a seus pacientes, mas sim abordar tais assuntos com muito cuidado, sempre com respeito e foco na dignidade e nas preocupações do paciente.

Um médico que não se sinta confortável ou disposto a abordar questões espirituais por conta da falta de capacitação deve recusar tal atividade e encaminhar o paciente a uma autoridade espiritual conveniente. É de extrema importância respeitar os limites, especialmente no caso de pacientes idosos frágeis e comprometidos.

O ato de lidar com assuntos espirituais, como parte do cuidado geral de idosos, requer competência e habilidade para acompanhar a conduta do paciente. Os médicos não precisam aspirar ter o nível de competência espiritual e religiosa que um ministro ou líder religioso comunitário possui. A colaboração estreita entre os médicos e os líderes espirituais/religiosos é altamente desejável, além de ser uma proteção contra a possibilidade de o médico assumir o papel de ministro religioso em áreas relativas à espiritualidade e à religião. Vale notar, no entanto, que muitos pacientes, seja por opção ou por circunstância, não têm acesso a líderes espirituais/religiosos. Em tais casos, o médico ou algum outro profissional de saúde pode ser aquele que inicia e, possivelmente, continua o diálogo sobre questões espirituais com os pacientes idosos. Muito frequentemente, a conversa inicial sobre o significado e o sentido da vida diante de um grave problema de saúde recai sobre o médico, muitas vezes a convite do paciente. O efeito terapêutico da arte e da ciência da vocação médica é bastante relevantes em tais interações.

CORRELAÇÃO DE CASOS CLÍNICOS

- Ver também Caso 31 (Depressão), Caso 37 (Comunicação, Aspectos Culturais do Envelhecimento e Assistência) e Caso 38 (Cuidados Paliativos).

QUESTÕES DE COMPREENSÃO

40.1 Um homem de 70 anos com diagnóstico de câncer de pâncreas em estágio terminal pede ajuda ao médico para encontrar esperança em seu caso clínico. O médico deve:
   A. Encaminhar o paciente ao oncologista para determinar sua longevidade projetada.
   B. Incentivar o paciente a fazer uma consulta com seu grupo de fé.
   C. Encontrar um conselheiro adequado ao paciente.
   D. Engajar o paciente em uma conversa sobre esperança, possivelmente nos moldes da ferramenta de história espiritual FICA.

40.2 Em um ambiente hospitalar, uma mulher de 80 anos que está de luto pela morte de seu marido pede para o médico orar com ela. O médico deve:
   A. Consentir com o pedido da paciente, conduzindo a oração.
   B. Incentivar a paciente a orar enquanto o médico a escuta.
   C. Buscar a ajuda de um ministro religioso.
   D. Informar à paciente, de uma forma delicada, que a oração não é algo confortável para um médico.

40.3 Uma mulher casada de 65 anos informa a seu clínico geral que ela se recusa à cirurgia por razões espirituais. O médico deve:
   A. Buscar a orientação de um ministro religioso ou do grupo de fé ao qual a paciente pertence.
   B. Incentivar a paciente a fazer a cirurgia.
   C. Explorar os motivos espirituais da paciente em recusar a intervenção cirúrgica.
   D. Questionar a capacidade da paciente para tomar esse tipo de decisão, solicitando uma consulta ética ou psiquiátrica.

RESPOSTAS

40.1 **D.** O médico respeitará a dimensão espiritual do cuidado geral do paciente, iniciando uma conversa que explore o significado da esperança na vida desse paciente. É possível identificar meios em que a esperança pode ser mantida, sejam eles apoios individuais ou comunitários. Ajudar o paciente a compreender que ele não está sozinho na fase final de sua jornada pode ser um desfecho muito recompensador desse tipo de conversa, tanto para o médico como para o paciente.

40.2 **B.** O médico reafirmará a crença da paciente na oração e na sua capacidade de orar, escutando as palavras dela com respeito e participando dessa forma da oração.

40.3 **C.** O médico respeitará as dimensões espirituais do processo de tomada de decisão da paciente, ouvindo suas razões para recusar a cirurgia. Dessa forma, demonstra-se respeito pelos valores e pela autonomia da paciente; além disso, uma conversa respeitosa pode ajudar a paciente, com o auxílio do médico, a explorar opções significativas.

> ### DICAS CLÍNICAS
>
> ▶ Respeitar a espiritualidade/religiosidade de uma pessoa idosa pode facilitar a cura e aumentar o bem-estar geral.
> ▶ Incorporar a espiritualidade no cuidado global de um paciente envolve o médico e o paciente em um diálogo profundamente humano sobre o sentido máximo da vida.
> ▶ Engajar os pacientes em uma conversa espiritual aprofunda e enriquece a vida interior do médico.

REFERÊNCIAS

Atchley R. *Spirituality and Aging.* Baltimore, MD: John Hopkins University Press; 2009.

Bishop SR, Lau M, Shapiro S, et al. Mindfulness: a proposed operational definition. *Clin Psy Sc Pract.* 2004;11(3):230-241.

Erickson EH, Erickson JM, Kivnick HQ. *Vital Involvement in Old Age.* New York, NY: Norton and Company; 1986.

Farr AC, Sellergen SA, Lantos JD, Chin MH. Physicians observations and interpretations of the influence of religion and spirituality in health. *Arc Int Med.* 2007;167(7):649-654.

Koenig HG, Larson DB. *Handbook of Religion and Health.* New York, NY: Oxford University Press; 2001.

Lavretsky H. Spirituality and aging. *J Aging Health.* 2010;6(6):749-769.

McGovern T, McMahon T. Spirituality and religiousness and alcohol/other drug problems. *Alcoholism Treat Quart.* 2006;24(1/2):7-18.

Miller WR. Researching the spiritual dimensions of alcohol and other drug problems. *Addiction.* 1998;93(7):971-982.

Moberg DO. Research in spirituality, religion and aging. *J Geron Soc Work.* 2005;45(1-2):11-40.

Post SG, Puchalski CH, Larson DB. Physicians and patients spirituality: professional boundaries, competency and ethics. *Annals of Int Med.* 2000;132(7):578-583.

Peteet R, Lu F, Narrow, WE, eds. *Religious and Spiritual Issues in Psychiatric Diagnosis: A Research Agenda for DSMV.* Arlington, VA: American Psychiatric Association Publishing, Inc.; 2011.

Puchalski C, Romer AL. Taking a spiritual history allows clinicians to understand patients more fully. *J Palliat Med.* Spring 2000;3:129-137.

SEÇÃO III

Lista de casos

Lista por número do caso
Lista por tópico (em ordem alfabética)

LISTA POR NÚMERO DO CASO

Nº DO CASO	TÓPICO	PÁGINA
1	Angina	20
2	Insuficiência cardíaca	32
3	Fibrilação atrial	42
4	Estenose aórtica	52
5	Hiperlipidemia	64
6	Doença pulmonar obstrutiva crônica em pacientes mais idosos	74
7	Pneumonia	86
8	Câncer de pulmão	94
9	Hipertensão	106
10	Doença renal crônica	118
11	Anemia	132
12	Síndrome Mielodisplásica (Pancitopenia)	140
13	Mieloma múltiplo	150
14	Câncer de colo	160
15	Diarreia por *Clostridium difficile*	166
16	Incontinência urinária e infecção do trato urinário	174
17	Câncer de próstata	184
18	Sangramento pós-menopausa	194
19	Câncer de mama	202
20	Osteoartrite	216
21	Quedas no idoso	228
22	Fratura por fragilidade óssea/osteoporose	238
23	Traumatismo geriátrico	248
24	Síncope	259
25	Acidente vascular cerebral	268
26	Crise convulsiva parcial complexa	278
27	Arterite de células gigantes	286
28	Doença de Parkinson	293
29	Déficit sensorial/presbiacusia	308
30	Déficit cognitivo	316
31	Depressão	326
32	Problemas relacionados com fármacos	343
33	Câncer de próstata, análise de sobrevida e tomada de decisão	358
34	Maus-tratos a idoso	372
35	Disfunção sexual	382
36	Capacidade diminuída para tomada de decisão	390
37	Comunicação, aspectos culturais do envelhecimento e assistência	400
38	Cuidados paliativos	408
39	Desigualdades em saúde	420
40	Sofrimento espiritual	430

LISTA POR TÓPICO (EM ORDEM ALFABÉTICA)

N° DO CASO	TÓPICO	PÁGINA
25	Acidente vascular cerebral	268
11	Anemia	132
1	Angina	20
27	Arterite de células gigantes	286
14	Câncer de colo	160
19	Câncer de mama	202
17	Câncer de próstata	184
33	Câncer de próstata, análise de sobrevida e tomada de decisão	358
8	Câncer de pulmão	94
36	Capacidade diminuída para tomada de decisão	390
37	Comunicação, aspectos culturais do envelhecimento e assistência	400
26	Crise convulsiva parcial complexa	278
38	Cuidados paliativos	408
30	Déficit cognitivo	316
29	Déficit sensorial/presbiacusia	308
31	Depressão	326
39	Desigualdades em saúde	420
15	Diarreia por *Clostridium difficile*	166
35	Disfunção sexual	382
28	Doença de Parkinson	293
6	Doença pulmonar obstrutiva crônica em pacientes mais idosos	74
10	Doença renal crônica	118
4	Estenose aórtica	52
3	Fibrilação atrial	42
22	Fratura por fragilidade óssea/osteoporose	238
5	Hiperlipidemia	64
9	Hipertensão	106
16	Incontinência urinária e infecção do trato urinário	174
2	Insuficiência cardíaca	32
34	Maus-tratos a idoso	372
13	Mieloma múltiplo	150
20	Osteoartrite	216
7	Pneumonia	86
32	Problemas relacionados com fármacos	343
21	Quedas no idoso	228
18	Sangramento pós-menopausa	194
24	Síncope	259
12	Síndrome Mielodisplásica (Pancitopenia)	140
40	Sofrimento espiritual	430
23	Traumatismo geriátrico	248

ÍNDICE

Nota: Os números das páginas acompanhados por uma letra *t* ou *f* indicam que a entrada está incluída em uma tabela ou figura respectivamente.

A

abandono, 373. *Ver também* maus-tratos a idosos
abordagem de comunicação ETHNICS, 403-405, 404*t*
absorciometria por raios X de dupla energia (DEXA), 239, 242-243, 246
abuso físico, 373. *Ver também* maus-tratos a idosos
abuso psicológico, 373. *Ver também* maus-tratos a idosos
abuso sexual, 373. *Ver também* maus-tratos a idosos
ACE. *Ver* Antígeno carcinoembrionário
acidente vascular cerebral (AVC), 267
    análise de, 268-269
    avaliação inicial de, 269-271, 270*t*
    controle subsequente de, 271-273
    dicas clínicas para, 275
    hiperlipidemia com, 6571
    manejo subsequente de, 271-273
    na fibrilação atrial, 44-47, 46-48*t*, 49-50
    questões de compreensão para, 272-275
    tipos de, 268-270
    tratamento agudo de, 270-272, 272*t*
acidente vascular cerebral hemorrágico, 268-275
acidente vascular cerebral isquêmico, 267
    análise de, 268-269
    avaliação inicial de, 269-271, 270*t*
    controle subsequente de, 271273
    dicas clínicas para, 275
    questões de compreensão para, 272-275
    tipos de, 268-270
    tratamento agudo de, 270-272, 272*t*
ácido acetilsalicílico
    controle de risco cardiovascular com, 27-28
    para arterite de células gigantes, 288-289
    para fibrilação atrial, 44-45, 46-48*t*, 49-50
    para prevenção de acidente vascular cerebral, 272-275
    problemas relacionados com fármacos, 350-353
    sangramento causado por, 132-134

ácido acetilsalicílico/dipiridamol, para prevenção de acidente vascular cerebral, 272-273, 275
ácido aminocaproico, para pancitopenia, 145-147
acidose, em doença renal crônica, 122-123
acidose metabólica, na doença renal crônica, 122-123
acinesia, na doença de Parkinson, 296-297, 306
adalimumabe, para artrite reumatoide, 221-222
adenocarcinoma
    colônico, 161
    endometrial, 195-197
    prostático, 184
    pulmonar, 97-98
adenosina, teste sob estresse com, 7-8
Adult Protective Services (APS), 373, 376-377
ageísmo (preconceito contra idosos), 420-422
agentes anabólicos, para osteoporose, 243-244
agentes antifúngicos, para síndrome mielodisplásica, 144-145
agentes antimuscarínicos, para incontinência urinária, 176*t*, 177-178, 182
agentes antiplaquetários
    controle de risco cardiovascular com, 27-28
    para acidente vascular cerebral, 271-275
    para fibrilação atrial, 44-45, 46-48*t*, 49-50
    problemas relacionados com fármacos, 344, 350-353
agentes antirreabsortivos, para osteoporose, 243-244
agentes de contraste à base de iodo, efeitos da função renal sobre, 118
agentes inotrópicos, para insuficiência cardíaca, 38
agonistas do hormônio de liberação do hormônio luteinizante (LHRH)
    para câncer de próstata, 189
    resposta do PSA aos, 186-187, 187*t*
agonistas do LHRH. *Ver* agonistas do hormônio de liberação do hormônio luteinizante
agonistas dopaminérgicos, 293-294, 299-303, 300*f*, 306

agonistas dopaminérgicos derivados do ergot, 300-301
agonistas dopaminérgicos não derivados do ergot, 300-301
Aid to Capacity Evaluation (ACE), 394-395
AINEs. *Ver* anti-inflamatórios não esteroides
AIT. *Ver* ataque isquêmico transitório
alergias
    a fármacos, 350*t*
    história de, 3-4
α-agonistas, para incontinência urinária, 176*t*
α-antagonistas, para incontinência urinária, 176*t*, 178-179
alteração do estado mental. *Ver* estado mental
amantadina, para doença de Parkinson, 301-303
amaurose fugaz, por arterite de células gigantes, 286-289
ambiente, para avaliar a capacidade para tomada de decisão, 395-396
American Heart Association. *Ver também* estágios de insuficiência cardíaca segundo a ACC/AHA; diretrizes da ACC/AHA para doença cardíaca valvular
    recomendações da American Heart Association para redução do risco cardiovascular, 26-28
amiloidose, 151-152
aminoglicosídeos
    para infecção do trato urinário, 179-180
    para pneumonia, 89-90
amiodarona, para fibrilação atrial, 49-50
amitriptilina, para depressão, 336-337
amoxicilina, para infecção do trato urinário, 179-180
análise de decisão, para seleção de tratamento, 357
    abordagem clínica a, 359-369, 362*t*, 364*f*, 367*f*
    análise de, 358
    definições de, 359
    dicas clínicas para, 370
    questões de compreensão para, 368-370
análise de Kaplan-Meier, 358-359, 362-365, 364*f*, 368-370
análise de líquido sinovial, 219-221, 220*t*
análise de sensibilidade, 368-369
análise de sobrevida, 357
    abordagem clínica a, 359-369, 362*t*, 364*f*, 367*f*
    análise de, 358
    definições de, 359
    dicas clínicas para, 370
    questões de compreensão para, 368-370
análise do escarro, para pneumonia, 88-89
anastrozol, para câncer de mama, 209-214

androgênios, câncer de próstata e, 186-189, 187*t*
anemia, 131
    análise de, 132-134
    causas macrocíticas de, 134-135
    causas microcíticas de, 133-135, 134*t*
    causas normocíticas de, 134-136, 135*t*
    dicas clínicas para, 137-138
    em idosos, 135-137
    na doença renal crônica, 122-123, 134-135
    na pancitopenia, 141-142
    no câncer de colo, 161, 164
    no mieloma múltiplo, 150-156
    questões de compreensão para, 136-138
anemia de doença crônica, 133
anemia hemolítica, 135-136
anemia inflamatória, 133-138
anemia perniciosa, 134-135
anemia por deficiência de ferro (ferropriva), 133-138
anemia sideroblástica, 133-134
anfotericina, para síndrome mielodisplásica, 144-145
angina, 19
    abordagem clínica a, 21-28, 25-26*t*
    análise de, 20-22
    apresentação clínica e diagnóstico de, 22-26, 25-26*t*
    definições para, 21-22
    dicas clínicas para, 29-30
    fisiopatologia de, 22-23
    na estenose aórtica, 54-61
    questões de compreensão para, 28-30
    silenciosa, 21-24
    tratamento e controle de, 25-28
angiografia, 7-8
    para angina, 25-30
    para insuficiência cardíaca, 35-36
angiografia coronariana
    para angina, 25-30
    para insuficiência cardíaca, 35-36
anormalidades valvulares do lado direito, 59-60
ansiedade, depressão com, 325-339, 332*t*, 334-335*t*
antagonistas da aldosterona
    para hipertensão, 112*t*
    para insuficiência cardíaca, 37
antagonistas dos receptores NMDA para doença de Alzheimer, 322-324
antiandrogênios, resposta do PSA a, 186-187
antiarrítmicos
    cuidados no trauma e, 250
    na insuficiência cardíaca, 35-36, 40
    para fibrilação atrial, 45-46

antibióticos
  diarreia por C. difficile e, 166-172, 170t
  efeitos da função renal sobre, 118
  para infecção do trato urinário, 179-181
  para pneumonia adquirida na comunidade, 86-90
  para síndrome mielodisplásica, 144-145
antibióticos de amplo espectro, 87-88
antibióticos empíricos, 87-88
anticolinérgicos
  para doença de Parkinson, 301-303
  para DPOC, 80
  problemas relacionados com fármacos, 354
anticorpos anticélulas parietais, 134-135
antidepressivos
  disfunção sexual causada por, 385-386
  para depressão, 325-329, 333
  síncope e, 261-266
antidepressivos tricíclicos (ATCs), 327-328, 333-339
antiespasmódicos, para fratura de costela, 252-253
antígeno carcinoembrionário (ACE), 161-164
antígeno prostático específico (PSA), 184-191, 187t, 188t
anti-inflamatórios não esteroides (AINEs)
  efeitos da função renal sobre, 118
  hipertensão e, 110-111, 115
  na insuficiência cardíaca, 35-40
  para artrite, 216, 219-225
  sangramento causado por, 133-134
antipsicóticos, para doença de Parkinson, 302-303
aparência, do paciente, 4-5
APS. *Ver* Adult Protective Services
arritmias cardíacas, fibrilação atrial, 41-50, 41f, 44t, 46-48t
artéria temporal. *Ver* arterite de células gigantes
arterite de células gigantes, 285
  abordagem clínica a, 287-289
  análise de, 286-288
  definições de, 287-288
  dicas clínicas para, 290
  questões de compreensão para, 289-290
artrite. *Ver* osteoartrite
artrite aguda, 217, 219-221
artrite crônica, 217, 219-221
artrite gotosa, 217-225
artrite inflamatória, 218-222, 220t, 224-225
artrite não inflamatória, 218-221, 220t, 224-225
artrite psoriática, 219-225
artrite reumatoide, 217225
artrite séptica, 218-221, 220t, 223-225
artrite traumática, 218-219, 220t

árvores de decisão, 366-368-369, 367f
aspectos culturais do envelhecimento, 399
  abordagem clínica a, 401-404, 404t
  análise de, 400-402
  definições de, 401-402
  dicas clínicas para, 414-405
  questões de compreensão para, 414-405
assistência, 399
  abordagem clínica a, 401-404, 404t
  análise de, 400-402
  definições de, 401-402
  dicas clínicas para, 414-405
  questões de compreensão para, 414-405
ataque isquêmico transitório (AIT), crise convulsiva erroneamente diagnosticada como, 278, 280-281
ATCs. *Ver* antidepressivos tricíclicos
atenolol
  para fibrilação atrial, 44-45
  para hipertensão, 111-112
ativador de plasminogênio tecidual (tPA), para acidente vascular cerebral, 268-275
atividade física
  insuficiência cardíaca e, 35-36
  prevenção de queda com, 233-235
  risco cardiovascular e, 27-28
atividades de vida diária (AVDs), 317-318
atrofia endometrial, 194-199
atrofia vaginal, 194-199
audiogramas, 310-311, 312f
audiômetros, detecção de perda auditiva com, 309-311, 311f, 312f, 313t
auscultação, para fibrilação atrial, 44-45
autoexame de mama, 206
autonegligência, 373-362
autonomia, do paciente, 393t
Avaliação Cognitiva de Montreal, 320-322
avaliação de causalidade de Naranjo, 344-351
avaliação de esquema terapêutico
  definição de, 344
  elementos de, 346t
  para prevenção de queda, 231-233
  para problemas relacionados com fármacos, 343-355, 346t, 349t, 350t
avaliação de fármacos. *Ver* avaliação de esquema terapêutico
avaliação de imagens, abordagem a, 6-8
avaliação de risco cardiovascular, para pacientes com hiperlipidemia, 66-68
avaliação laboratorial, abordagem a, 6-8
avaliação neuropsicológica, para déficit cognitivo, 316
AVC. *Ver* acidente vascular cerebral

AVDs. *Ver* atividades de vida diária
azitromicina, para pneumonia adquirida na comunidade, 86-90
aztreonam, para infecção do trato urinário, 179-180

B

bacteriúria assintomática, 178-182
banheiro, quedas no, 228-229, 231*t*
beneficência, 393*t*
benzatropina, para doença de Parkinson, 301-302
benzodiazepínicos
  eventos adversos relacionados com, 344
  na doença de Parkinson, 302-303
  para ansiedade, 336-337
β-lactâmicos, para pneumonia, 89-90
β_2-agonistas, para DPOC, 80
betabloqueadores
  controle de risco cardiovascular com, 27-28
  disfunção sexual causada por, 384-386
  eventos adversos de, 350*t*
  para angina, 26-27
  para ansiedade, 336-337
  para fibrilação atrial, 44-46, 50
  para hipertensão, 111-112, 112*t*
  para insuficiência cardíaca, 37-38, 40
  para síncope, 261-266
bexiga hiperativa, 175-176
biomarcadores, da doença de Alzheimer, 320-322
biópsia
  da próstata, 186-187
  de mama, 204, 208-209, 213-214
  do endométrio, 197-200
biópsia percutânea, para câncer de mama, 204, 208-209, 214
biperideno, para doença de Parkinson, 301-302
BIRADS. *Ver* Sistema de Dados e Relatórios de Imagens da Mama
bisfosfonatos
  para mieloma múltiplo, 155-156
  para osteoporose, 241-246
bisoprolol, para insuficiência cardíaca, 37
bloqueadores dos canais de cálcio
  na insuficiência cardíaca, 35-36, 40
  para angina, 26-27
  para fibrilação atrial, 44-45, 50
  para hipertensão, 107, 110-111, 112*t*, 112-115
bloqueadores dos receptores de angiotensina (BRAs)
  na insuficiência cardíaca, 35-37
  para hipertensão, 110-114, 112*t*
BNP. *Ver* peptídeo natriurético cerebral (tipo B)
bortezomibe, para mieloma múltiplo, 155-156
bradicinesia, na doença de Parkinson, 293-297, 304-306
BRAs. *Ver* Bloqueadores dos receptores da angiotensina
*BRCA*1, 203, 211-213
*BRCA*2, 203, 211-213
brometo de tiotrópio, para DPOC, 82-83
bromocriptina, para doença de Parkinson, 300-301
broncodilatadores, para DPOC, 80-82, 80*t*
bronquite crônica, 75-78
bupropiona, para depressão, 328-329, 333-336
buspirona, para ansiedade, 336-337

C

cabergolina, para doença de Parkinson, 300-301
calcificação, da válvula aórtica, 53-56
cálcio, para osteoporose, 241-246
calcitonina, para osteoporose, 243-244
câncer. *Ver também cânceres específicos*
  análise de sobrevida para, 358
    abordagem clínica a, 359-369, 362*t*, 364*f*, 367*f*
    análise de, 358
    definições de, 359
    dicas clínicas para, 370
    questões de compreensão para, 368-370
câncer de células em grão de aveia. *Ver* carcinoma pulmonar de células pequenas
câncer de colo, 159
  abordagem clínica a, 161-163, 162*t*
  análise de, 160
  definições de, 161
  dicas clínicas para, 164
  metástase de, 96-97
  questões de compreensão para, 162-164
câncer de mama, 201
  abordagem clínica a, 204-207, 205*f*
  análise de, 202
  complicações em, 206
  critérios diagnósticos para, 206-210
  definições de, 203-204
  detecção precoce e fatores de risco de, 206, 212-213
  dicas clínicas para, 214
  fisiopatologia de, 206-207
  prognóstico de, 206, 212*f*
  questões de compreensão para, 212-214

tratamento/controle de, 209-210
câncer de próstata, 183
    abordagem clínica a, 185-189, 187t, 188t
    análise de, 184, 358
    análise de sobrevida e tomada de decisão
        para, 357
        abordagem clínica a, 359-369, 362t, 364f,
            367f
        definições de, 359
        dicas clínicas para, 370
        questões de compreensão para, 368-370
    definições de, 185
    dicas clínicas para, 191
    questões de compreensão para, 189-191
câncer de pulmão, 93
    abordagem clínica a, 95-99, 99t
    análise para, 94-95
    definições de, 95
    dicas clínicas para, 103-104
    questões de compreensão para, 102-103
    tratamento de, 98, 100-101
câncer de testículo, 96-97
câncer endometrial, 194-200
câncer renal, metástase de, 96-97
câncer uterino, 194-200
capacidade diminuída para tomada de decisão,
    389
    abordagem clínica a, 392-396, 393t, 394t
    análise de, 390-391
    definições de, 391-393
    dicas clínicas para, 397-398
    questões de compreensão para, 395-396
capacidade vital forçada (CVF), diagnóstico
    de DPOC com o uso da, 75-78, 77-78t,
    82-84
carbamazepina
    pancitopenia causada por, 142-143
    para crise convulsiva, 281-284
carbidopa, 299-306
carboplatina, para câncer de pulmão, 100-101
carcinoma broncogênico, em pacientes com
    DPOC, 82-83
carcinoma de células escamosas, do pulmão,
    97-98
carcinoma de pulmão de células não pequenas
    (CPCNP), 97-104
carcinoma de pulmão de células pequenas
    (CPCP), 97-104
carcinoma ductal in situ, 208-209
carcinoma in situ, de mama, 203, 208-209
carcinomas de células grandes, do pulmão, 97-98
cardioversão, para fibrilação atrial, 44-50
cardioversor-desfibrilador implantável, 38-40

carvedilol, para insuficiência cardíaca, 37
casa, quedas em, 228-232, 231t, 234-235
cavitação, pneumonia com, 88-89
cefaleia
    crônica, 287-290
    de início recente, 286-290
cefaleia de tensão, 289-290
cefaleia por uso excessivo de fármacos, 289-290
cefalexina, para infecção do trato urinário,
    179-180
cefalosporinas
    diarreia por C. difficile e, 169-170
    para infecção do trato urinário, 179-180
    para pneumonia, 89-90
cefepima, para pneumonia, 89-90
cegueira, arterite de células gigantes causadora
    de, 286-289, 290
cetorolaco, para fratura de costela, 252-253
ciclobenzaprina, para fratura de costela, 252-253
5-6-azacitidina, para síndrome mielodisplásica,
    144-145
cintilografia de perfusão do miocárdio, 24-25,
    25-26t
ciprofloxacino, para infecção do trato urinário,
    179-180
cirurgia, história de, 3-4
cisplatina, para câncer de pulmão, 100-101
citalopram, para depressão, 327-329, 337-339
classificação, de câncer de próstata, 185, 188t,
    360-366
clindamicina, diarreia por C. difficile e, 169-170
clopidogrel, para prevenção de acidente vascular
    cerebral, 272-275
clozapina, para doença de Parkinson com
    psicose, 302-303
coagulopatia
    definição de, 250
coagulopatia associada à varfarina, cuidado de
    traumatismos e, 248-255
colesterol
    níveis elevados de, 63-71, 65t, 66t, 65t
    risco cardiovascular e, 26-27
colesterol transportado por lipoproteína de
    baixa densidade (colesterol LDL)
    níveis elevados de, 63-71, 65t, 66t
    risco cardiovascular e, 26-27
colisão por veículo motorizado, traumatismo
    geriátrico causado por, 247-255, 249f
colite pseudomembranosa, 167-169
colonoscopia, 162-164
competência
    cultural, 401-402, 425-426
    para tomada de decisão, 390

comunicação, 399
    abordagem clínica a, 401-404, 404t
    análise de, 400-402
    definições de, 401-402
    dicas clínicas para, 414-405
    em cuidados paliativos, 413, 414-415t, 416-417
    questões de compreensão para, 414-405
comunidade, desigualdades em saúde
    intervenções na, 425-428
concentrado de fator recombinante VII, correção de coagulopatia com, 252-253
confiabilidade, paciente, 2
consentimento à terapia, 389-398, 393t, 394t
consumo de bebidas alcoólicas, anemia causada por, 132-134
consumo de tabaco
    câncer de pulmão e, 95-98, 103-104
    insuficiência cardíaca e, 35-36
    risco cardiovascular e, 26-27
    risco de acidente vascular cerebral e, 271-275
    risco de DPOC e, 74, 81-82
controle da respiração, efeitos do envelhecimento sobre o, 76-78, 77-78t
controle do peso, risco cardiovascular e, 27-28
corticosteroides
    cuidados no trauma e, 251-252
    para arterite de células gigantes, 286-289, 290
    para artrite reumatoide, 221-222
    para DPOC, 80-82-83, 80t
covariáveis, em ensaios controlados randomizados, 365-366
CPCNP. *Ver* carcinoma de pulmão de células não pequenas
CPCP. *Ver* carcinoma de pulmão de células pequenas
crepitações pulmonares, na insuficiência cardíaca, 34-35
crioablação, para câncer de próstata, 189
crise convulsiva, 277
    abordagem clínica a, 279-282
    análise de, 278
    definições de, 279-280
    dicas clínicas para, 283-284
    questões de compreensão para, 282-284
crise convulsiva de grande mal, 279-280
crise convulsiva focal, 279-280. *Ver também* crise convulsiva parcial complexa
crise convulsiva generalizada, 279-282
crise convulsiva intratável, 279-280
crise convulsiva parcial, 279-280. *Ver também* crise convulsiva parcial complexa

crise convulsiva parcial complexa, 277
    abordagem clínica a, 279-282
    análise de, 278
    definições de, 279-280
    dicas clínicas para, 283-284
    questões de compreensão para, 282-284
crise convulsiva tônico-clônica, 279-282
critérios da Iniciativa Global para Doença Pulmonar Obstrutiva Crônica, para DPOC, 75-78, 82-84
critérios explícitos, avaliação de esquema terapêutico com, 344-345, 346-349, 354-355
critérios GOLD. *Ver* critérios da Iniciativa Global para Doença Pulmonar Obstrutiva Crônica
critérios implícitos, avaliação de esquema terapêutico com, 344-347, 354-355
crizotinibe, para câncer de pulmão, 100-101
cuidado holístico do idoso, 432-433
cuidado no final da vida. *Ver também* cuidados paliativos
    para pacientes com DPOC, 81-82
cuidador, 401-402
    em casos de maus-tratos a idosos, 375-377
    questões de cuidados paliativos e, 415-418
cuidados paliativos, 407
    abordagem clínica a, 409-413, 412f
    análise de, 408-410
    definições de, 409-410
    dicas clínicas para, 417-418
    questões de compreensão para, 415-417
    tratamento de, 413-416, 414-415t
CVF. *Ver* capacidade vital forçada

D

DA. *Ver* doença de Alzheimer
dabigatrana, para fibrilação atrial, 47-48t
DAC. *Ver* doença arterial coronariana
defeito ventilatório obstrutivo, 75
deferasirox, para transfusões sanguíneas, 144-145
deficiência de estrogênio, função sexual e, 382-384
deficiência de folato, 134-135
deficiência de testosterona, função sexual e, 383-384
deficiência de vitamina B12, 134-135
    pancitopenia causada por, 142-147
déficit cognitivo, 315
    abordagem clínica a, 317-323, 320t
    análise de, 316-318

capacidade para tomada de decisão e, 389-398, 393t, 394t
definições de, 317-318
depressão causadora de, 331-332
dicas clínicas para, 324
na doença de Parkinson, 297-303
questões de compreensão para, 322-324
déficit cognitivo leve, 315
   abordagem clínica a, 317-323, 320t
   análise de, 316-318
   definições de, 317-318
   dicas clínicas para, 324
   questões de compreensão para, 322-324
déficit cognitivo leve do tipo amnésico, 320-324
déficit cognitivo leve não amnésico, 320-322
déficit de memória, 316-324
déficit sensorial, 307
   abordagem clínica a, 309-313, 311f, 312f, 313t
   análise de, 308-310
   definições de, 309-310
   questões de compreensão para, 313-314
deleção do cromossomo 14-15, 152-153
delirium, causas de, 12-14
demência
   capacidade para tomada de decisão em, 389-398, 393t, 394t
   definição de, 317-318
   depressão em, 331-333, 334-335t
   diagnóstico de, 319-320
   doença de Parkinson com, 294-295, 299-305
   em doença de Alzheimer, 317-324, 320t
demência de início recente, 318-319
demência por corpúsculos de Lewy, 299-300
densidade mineral óssea (DMO), 239-243, 246
depressão, 325
   abordagem clínica a, 330-337, 332t, 334-335t
   análise de, 325-329
   complicações em, 336-338
   definições de, 329-330
   dicas clínicas para, 338-339
   disfunção sexual com, 382-388
   no luto, 427-428
   prognóstico de, 336-337
   questões de compreensão para, 337-339
depuração de creatinina, 119
desigualdade dupla, 421
desigualdades em saúde, 419
   abordagem clínica a, 421-427
   análise de, 420
   definições de, 420-421
   dicas clínicas para, 427-428
   questões de compreensão para, 427-428

desipramina, para depressão, 336-337
determinantes sociais de saúde, 420-428
DEXA. *Ver* absorciometria por raios X de dupla energia
dexametasona, para mieloma múltiplo, 155-157
diabetes
   acidente vascular cerebral e, 268-272, 275
   disfunção sexual com, 382-388
   doença renal crônica com, 119, 124
   hiperlipidemia com, 6571
   risco cardiovascular e, 27-28
   risco de câncer endometrial com, 194-199
   síncope em, 262-263, 266
diagnóstico
   abordagem de leitura com base no, 12-14
   confirmação de, 15-16
   formulação de, 8-10, 13-14
   incerteza no, 13-14
diagnóstico diferencial, 8-10, 95
diálise, 126-129, 127f
diálise peritoneal, 127-128
diarreia por *Clostridium difficile*, 165
   abordagem clínica a, 167-171, 170t
   análise de, 166-167
   definições de, 167
   dicas clínicas para, 171-172
   questões de compreensão para, 170-172
dieta, para insuficiência cardíaca, 35-36
dignidade, 395-396
digoxina
   para fibrilação atrial, 44-45
   para insuficiência cardíaca, 37
diltiazem, para fibrilação atrial, 44-45
dimensões espirituais/religiosas no cuidado do, 429-438
dipiridamol, para prevenção de acidente vascular cerebral, 272-273, 275
diretiva avançada, 391-393
diretiva para médicos e familiares ou representantes legais, 391-393
diretrizes da ACC/AHA para doença cardíaca valvular, 53-54, 54t, 57t
discinesia, tratamento com levodopa causador de, 300-301
discussões terapêuticas com o, 366-369, 367f
disfunção diastólica, 33-34-39
disfunção erétil, 387-388
disfunção sexual, 381
   abordagem clínica a, 383-386
   análise de, 382-383
   avaliação e tratamento de, 385-387, 385t
   definições de, 383

dicas clínicas para, 388
    questões de compreensão para, 386-388
disfunção sistólica, 33-38
disopiramida, eventos adversos de, 350t
dispneia
    na DPOC, 74
    na estenose aórtica, 54-55, 60-61
dispneia por esforço, em estenose aórtica, 54-55,
        60-61
dissecção de nodo-sentinela, 202, 204, 209-214
distúrbio sexual, 383
distúrbios do sono, na doença de Parkinson,
        299-303
diuréticos
    na insuficiência cardíaca, 32-39
    para hipertensão, 107, 110-115, 112t
    para mieloma múltiplo, 155-156
    síncope causada por, 260
diuréticos de alça, para insuficiência cardíaca,
        35-39
diuréticos tiazídicos
    para hipertensão, 107, 110-115, 112t
    para insuficiência cardíaca, 35-36, 39
    síncope causada por, 260
DMO. *Ver* densidade mineral óssea
dobutamina
    para insuficiência cardíaca, 38
    teste sob estresse com, 7-8
doença
    complicações de, 14-15
    diagnóstico de, 8-16
    fatores de risco de, 14-15
    gravidade de, 9-10, 13-14
    história de, 2-4
    mecanismo de, 13-15
    melhor terapia para, 15-16
    tratamento com base no estágio de, 9-14
doença arterial coronariana (DAC)
    angina em, 19-30, 25-26t
    hiperlipidemia em, 65-71
    indicadores de alto risco de, 25-26t
    insuficiência cardíaca com, 33-34
doença cardíaca isquêmica, angina em, 19-30,
        25-26t
doença cardíaca reumática (DCR), 59-60
doença cardíaca valvular, estenose aórtica, 51-61,
        54t, 57t
doença cardiovascular, em pacientes com
        DPOC, 82-83
doença de Alzheimer (DA), 317-324, 320t
    depressão e, 331-333
doença de Alzheimer definida, 319-320

doença de Alzheimer hereditária, 318-319, 320t
doença de Alzheimer pré-clínica, 317-322
doença de Alzheimer provável, 319-320
doença de Parkinson, 291-292
    análise de, 293-295
    apresentação clínica de, 295-300, 297t, 298t
    definições de, 294-295
    dicas clínicas para, 306
    etiologias de, 294-296, 295t
    questões de compreensão para, 208-209
    síncope em, 262-263, 266
    tratamento de, 299-304, 300f
doença grave, cuidados paliativos para, 407
    abordagem clínica a, 409-413, 412f
    análise de, 408-410
    definições de, 409-410
    dicas clínicas para, 417-418
    questões de compreensão para, 415-417
    tratamento de, 413-416, 414-415t
doença pulmonar obstrutiva crônica (DPOC), 73
    abordagem clínica a, 75, 82-83, 77-78t, 80t
    análise de, 74-75
    câncer de pulmão em, 93, 103-104, 99t
    definições de, 75
    dicas clínicas para, 83-84
    exacerbação de, 79
    questões de compreensão para, 82-84
doença renal crônica, 117
    abordagem clínica a, 119-128, 120f, 123t,
        127f
    análise de, 118-119
    anemia de, 134-135
    definições de, 119
    dicas clínicas para, 128-129
    questões de compreensão para, 127-129
doença valvular degenerativa, estenose aórtica,
        51-61, 54t, 57t
doenças sexualmente transmissíveis (DSTs),
        385-386
dofetilida, para fibrilação atrial, 45-46
donepezila
    eventos adversos de, 350t
    interações medicamentosas de, 328-329
    para doença de Alzheimer, 322-324
dor
    fratura de costela causadora de, 252-255
    relato pelo paciente, 415-416
dor abdominal, em câncer de colo, 161
dor articular (artralgia), artrite causadora de,
        215-225, 220t
dor em sua totalidade, 413-416

dor óssea (ostealgia), no mieloma múltiplo, 152-153
dor torácica. *Ver* angina
DPOC. *Ver* doença pulmonar obstrutiva crônica
DSTs. *Ver* doenças sexualmente transmissíveis
duloxetina
  para depressão, 328-329
  para incontinência urinária, 176t
dutasterida, resposta do PSA à, 186-187, 187t

E

EA. *Ver* estenose aórtica
ECA. *Ver* enzima conversora da angiotensina
ECG. *Ver* eletrocardiograma
ecocardiografia, 7-8
  na estenose aórtica, 55-56
  para angina, 25-26t
  para insuficiência cardíaca, 35-36
eculizumabe, para síndrome mielodisplásica, 145-146
edema periférico, na insuficiência cardíaca, 34-35
efeitos colaterais, 350t
eletrocardiograma (ECG)
  para angina, 23-24-24-25
  para fibrilação atrial, 41f, 42-45
  para insuficiência cardíaca, 35-36
enalapril, 39
enfermidade atual, história da, 2-3-4
enfisema, 75-78
ensaio citotóxico, para *C. difficile*, 169-170
ensaio imunoenzimático, para *C. difficile*, 169-170
ensaios controlados randomizados
  análise de Kaplan-Meier, 362-365, 364f
  decisões terapêuticas com base em, 365-366
  sub-representação das minorias e idosos em, 423-428
entacapona, para doença de Parkinson, 301-302
entrevista clínica, avaliação da capacidade de tomada de decisão com, 393-396, 394t
enzima conversora da angiotensina (ECA), em estenose aórtica, 54-55
epilepsia, 278-282
epilepsia resistente a fármacos, 279-280
equilíbrio, risco de quedas e, 230-231
equipamentos adaptados, prevenção de quedas com, 234-235
erlotinibe, para câncer de pulmão, 100-101
Escala de Cornell de Depressão na Demência, 331-332, 334-335t

Escala de depressão geriátrica, 332t
escitalopram, para depressão, 328-329
esclerose aórtica, 56-61
escore de $CHADS_2$, 42-47, 46-48t, 49-50
escore de $CHADS_2\text{-}VAS_C$, 46-47, 47-48t, 49-50
escore de CURB-65, para pacientes com pneumonia, 89-90, 89t
especificidade, do diagnóstico, 8-9
espera vigilante, para câncer de próstata, 187-188, 358, 365-366
esperança, 434-
espirometria, 75-78, 77-78t, 82-84
espironolactona, para insuficiência cardíaca, 37
estadiamento
  da doença de Parkinson, 293-294, 297-298, 298t
  de câncer de colo, 161, 162t
  de câncer de próstata, 185, 188t, 360-366
  de câncer de pulmão, 97-100, 99t, 102-103
  de doença, 9-14
  de doença renal crônica, 122-124, 123t, 128-129
  prognóstico de câncer de mama e, 206, 212f
estado epilético, 279-281
estado mental
  capacidade para tomada de decisão e, 395-396
  no mieloma múltiplo, 150-153, 156-157
estado socioeconômico, desigualdades em saúde com base no, 421-428
estágios de insuficiência cardíaca segundo a ACC/AHA, 33-34, 34t
estágios de Kubler-Ross, 310-311
estatinas
  eventos adversos das, 350t
  para hiperlipidemia, 64, 65t, 68-70
  para prevenção de acidente vascular cerebral, 272-275
estenose aórtica (EA), 51
  abordagem clínica a, 53-54, 59-60, 57t
  análise de, 52-53
  definições de, 53-54, 54t
  dicas clínicas para, 60-61
  gravidade de, 53-54, 54t
  questões de compreensão para, 59-61
estenose mitral, 59-60
estenose pulmonar, 59-60
estenose tricúspide, 59-60
estimulação cerebral profunda, 302-306
estímulo sensorial, risco de quedas e, 230-231
estratificação de risco, para pacientes com pneumonia, 88-90, 89t

estridor, câncer de pulmão causador de, 96-97
estudo SUPPORT, 410-411, 415-416
estudos de sobrevida, 359-362
etanercepte, para artrite reumatoide, 221-222
ética
   em abordar a espiritualidade, 435-436
   princípios da, 392-393, 393t, 395-396
etossuximida, para crise convulsiva, 281-282
eventos medicamentosos adversos, 341, 354-355, 346t, 349t
   tipos de, 350t
exame abdominal, 5-6
exame cardíaco, 5-6
exame clínico das mamas, 5-6, 204, 211-212
exame da cabeça e do pescoço, 4-6
exame da genitália feminina, 5-6
exame da genitália masculina, 6-7
exame das costas e da coluna, 5-6
exame de toque retal, 186-191
exame físico, abordagem a, 4-7
exame neurológico, 6-7
exame pulmonar, 5-6
exercício. *Ver* atividade física
exercício aeróbico, para insuficiência cardíaca, 35-36
exercício de resistência
   para insuficiência cardíaca, 35-36
   para prevenção de quedas, 233-235
exercícios musculares para o assoalho pélvico, 174-176, 176t, 177-178, 182
expectativa de vida, 361-363, 362t
exploração financeira, 373. *Ver também* maus-tratos a idosos
extremidades, exame de, 6-7
ezetimiba, para hiperlipidemia, 65t

F

FA. *Ver* fibrilação atrial
falha terapêutica, medicamentosa, 350t
falta de ar, em DPOC, 74
família
   em casos de cuidados paliativos, 413, 414-415t
   em casos de maus-tratos a idosos, 375-377
   questões de comunicação, cultura e cuidado envolvendo, 399-414, 404t
fármacos
   delirium causado por, 12-13
   depressão causada por, 332-333
   disfunção sexual causada por, 382-386
   efeitos da função renal sobre, 118
   história de, 3-4
   incontinência urinária causada por, 176-177
   insuficiência cardíaca agravada por, 35-40
   pancitopenia causada por, 140-146
fármacos antiepiléticos, 279-284
fármacos antirreumáticos modificadores da doença, 221-222
fator estimulante da colônia de granulócitos (G-CSF), para síndrome mielodisplásica, 144-145
fatores de risco ambientais, para quedas, 230-232, 231t, 234-235
fatores de risco extrínsecos, para quedas, 230-232
fatores de risco intrínsecos, para quedas, 230-232
FE. *Ver* fração de ejeção
fenelzina, para depressão, 333-336
fenitoína
   pancitopenia causada por, 142-143
   para crise convulsiva, 281-284
fenobarbital, para crise convulsiva, 281-282
ferramenta de avaliação de risco de fratura (FRAX), 239, 243-244
ferramenta FICA para obtenção da história espiritual, 433-435
ferramentas estruturadas de avaliação, avaliação da capacidade para tomada de decisão com, 393-395
fesoterodina, para incontinência urinária, 177-178
FEVE. *Ver* fração de ejeção do ventrículo esquerdo
fibrato, para hiperlipidemia, 65t
fibrilação atrial (FA), 41, 41f
   abordagem clínica a, 43-47, 44t, 46t, 47-48t
   análise de, 42
   definições de, 43-44
   dicas clínicas para, 50
   fatores de risco de, 44t
   questões de compreensão para, 49-50
fibroadenoma, 203
fibrose degenerativa, 194, 197-199
finasterida, resposta do PSA à, 186-187, 187t, 189-191
fisioterapeuta, 229-234
flecainida, para fibrilação atrial, 45-46
fludrocortisona, para síncope, 261-266
fluoroquinolonas, para infecção do trato urinário, 179-180
fluoxetina, para depressão, 328-329
fluxo sanguíneo renal, 119
fonoaudiólogos, 310314
formação de trombo, na fibrilação atrial, 44-46
fração de ejeção (FE), insuficiência cardíaca e, 33-36
fração de ejeção do ventrículo esquerdo (FEVE), 33-34

fratura. *Ver também* fratura por fragilidade
óssea
   maus-tratos a idosos causadores de, 372
   no mieloma múltiplo, 152-157
   quedas causadoras de, 231-232
   traumática, 248, 249f, 252-255
fratura de costela, 248, 249f, 252-255
fratura do quadril, na osteoporose, 237-246,
   240t
fratura por fragilidade óssea, 237
   abordagem clínica a, 240-241, 240t
   análise de, 238-239
   apresentação e tratamento clínicos de,
      241-244
   definições de, 239
   dicas clínicas para, 246
   questões de compreensão para, 244-246
fraturas ortopédicas, traumatismo causador de,
   252-255
FRAX. *Ver* ferramenta de avaliação de risco de
   fratura
função renal, efeitos do envelhecimento sobre a,
   119-120, 120f, 125-129
furosemida, para insuficiência cardíaca, 35-9

G

gabapentina, para crise convulsiva, 281-284
galantamina, para doença de Alzheimer, 322-323
gamopatia monoclonal de significado
   indeterminado, 151-152
G-CSF. *Ver* fator estimulante da colônia de
   granulócitos
gene da *apolipoproteína E (Apo E)*, 318-319, 320t,
   320-322
gene da *APP*, 318-319, 320t
gene *presenilina* 1, 318-319, 320t
gene *presenilina* 2, 318-319, 320t
gênero, paciente, 2
   desigualdades em saúde com base no,
      421-428
genfibrozila, para hiperlipidemia, 64-71, 65t
glomerulonefrite, 124
gravidade da estenose aórtica, 53-54, 54t
gravidade de doença, avaliação da, 9-14
grupos étnicos, paciente, 2
   desigualdades em saúde com base nos,
      421-428

H

HDL. *Ver* lipoproteína de alta densidade
hematoma epidural, 250-252

hematoma subdural, 250-252
hematúria, doença renal crônica com, 124-126
hemoptise, câncer de pulmão causador de, 96-97
hemorragia. *Ver* sangramento
   hemorragia intracraniana, 250-255
   hemorragia intraparenquimatosa, 250
heparina, para fibrilação atrial, 45-46, 49-50
hidralazina, para insuficiência cardíaca, 37
hidratação
   para diarreia por *C. difficile*, 169-170
   para mieloma múltiplo, 155-156
hidroxicloroquina, para artrite reumatoide, 221-222
hipercalcemia
   cânceres de pulmão com, 97-98
   no mieloma múltiplo, 150-157
hipercalemia, em doença renal crônica, 122-123
hiperesplenismo, 143-145
hiperlipidemia, 63
   abordagem clínica a, 65-69, 65t
   análise de, 64-65
   definição de, 65, 65t, 66t
   dicas clínicas para, 70-71
   questões de compreensão para, 68-70
   risco de acidente vascular cerebral e, 271-273
hiperparatireoidismo, na doença renal crônica,
   122-123
hiperplasia endometrial, 194-199
hipertensão, 105
   acidente vascular cerebral e, 268-275
   análise de, 106-107
   diagnóstico de, 107, 107t, 108t
   dicas clínicas para, 115
   disfunção sexual com, 382-388
   doença renal crônica com, 118, 120, 126-127
   história e exame físico para, 108
   insuficiência cardíaca com, 33-34
   intracraniana, 289-290
   questões de compreensão para, 112-114
   teste laboratorial para, 109
   tratamento de, 109-113, 112t
hipertensão sistólica isolada, 107, 115
hipnóticos, na doença de Parkinson, 302-303
hipotensão ortostática
   definição de, 260
   síncope secundária à, 257-266
hipótese da cascata amiloide, 318-319
hipótese da indolamina, de depressão, 330-331
hipótese das catecolaminas
   na depressão, 330-331, 338-339
hipotireoidismo, anemia causada por, 134-135
hipoxia, *delirium* causado por, 12-13
história
   abordagem a, 2-5

sexual, 385-386, 385t, 388
história familiar, 3-4
   de câncer de mama, 206-214
história médica pregressa, 3-4
história psiquiátrica, capacidade para tomada de decisão e, 395-396
história sexual, 385-386, 385t, 388
história social, 3-
HIV, 385-386
hospice, 409-411, 416-417
hospitalizações, história de, 3-4

I

IA. *Ver* insuficiência aórtica
ibutilida, para fibrilação atrial, 45-46
IC. *Ver* insuficiência cardíaca
idade, paciente, 2
   desigualdades em saúde com base na, 420-428
   modificações terapêuticas com base na, 15-16
identidade sexual, desigualdades em saúde com base na, 421-428
IECAs. *Ver* inibidores da enzima conversora da angiotensina
IGP. *Ver* Índice de Gravidade de Pneumonia
imagem cardíaca, 7-8
imipramina, para depressão, 336-337
impulso carotídeo, em estenose aórtica, 5456
imunização, para pneumonia, 89-92
imunoensaio, para *C. difficile*, 169-170
imunomoduladores, para câncer de mama, 209-214
incapacidade, desigualdades em saúde com base em, 421-428
incontinência de estresse, 174-179, 176t, 182
incontinência de urgência, 175-179, 176t, 182
incontinência funcional, 175-177, 176t, 181-182
incontinência mista, 175-178, 182
incontinência por volume residual
   pós-miccional elevado ou por extravasamento, 175-177, 176t
incontinência urinária (IU), 173
   abordagem clínica a, 175-179
   análise de, 174-176
   definições de, 175-176, 176t
   dicas clínicas para, 182
   questões de compreensão para, 181
indapamida, para hipertensão, 110-112
índice de adequação dos fármacos, 346-347
Índice de Gravidade de Pneumonia (IGP), 89-90
infecção do trato urinário (ITU), 173
   abordagem clínica a, 178-180
   análise de, 174-176
   definições de, 178-179
   dicas clínicas para, 182
   questões de compreensão para, 181
infecção por *Clostridium difficile*, 167
infliximabe, para artrite reumatoide, 221-222
informação de *causa mortis*, análise de sobrevida com o uso de, 360-361
inibidores da 5a-redutase
   para incontinência urinária, 176t, 178-179
   resposta do PSA a, 186-187, 187t, 189-191
inibidores da catecol-O-metiltransferase (COMT), para doença de Parkinson, 300f, 301-302
inibidores da colinesterase
   para demência associada à doença de Parkinson, 302-305
   para doença de Alzheimer, 322-324
inibidores da COMT. *Ver* inibidores da catecol-O-metiltransferase
inibidores da Cox-2, para osteoartrite, 221-222
inibidores da dopa-descarboxilase, 293-295, 299-306
inibidores da enzima conversora de angiotensina (IECAs)
   controle de risco cardiovascular com, 27-28
   eventos adversos de, 350t
   na insuficiência cardíaca, 35-39
   para angina, 20
   para hipertensão, 107, 110-115, 112t
   síncope causada por, 260
inibidores da fosfodiesterase, para disfunção erétil, 384-386
inibidores da HMG-CoA redutase, para hiperlipidemia, 64, 65t, 68-70
inibidores da MAO. *Ver* inibidores da monoaminoxidase
inibidores da monoaminoxidase (MAO)
   para depressão, 333-336
   para doença de Parkinson, 299-300, 300f, 301-303
inibidores da recaptação de norepinefrina-dopamina (IRNDs), 328-329
inibidores da recaptação de serotonina
   disfunção sexual causada por, 385-386
   para depressão, 325-329, 333-339
   para síncope, 261-266
   problemas relacionados com fármacos, 344, 350-351
inibidores da recaptação de serotonina e norepinefrina (IRSNs), 328-329, 333, 335-336

inibidores da recaptação/antagonistas de serotonina (IRASs), 328-329
inibidores da tirosina quinase do EGFR, para câncer de pulmão, 100-101
inibidores diretos da trombina, para fibrilação atrial, 47-48*t*
inibidores seletivos da recaptação de serotonina (ISRSs)
  disfunção sexual causada por, 385-386
  para depressão, 325-329, 333, 335-339
  problemas relacionados com fármacos, 344, 350-351
instabilidade postural, na doença de Parkinson, 293-298, 306
insuficiência aórtica (IA), 59-60
insuficiência cardíaca (IC), 31
  abordagem clínica a, 33-38, 34*t*
  análise de, 32-33
  definições de, 33-34
  dicas clínicas para, 40
  estágios de, 33-34, 34*t*
  na estenose aórtica, 54-61
  questões de compreensão para, 38-40
insuficiência cardíaca congestiva. *Ver* insuficiência cardíaca
insuficiência mitral, 59-60
insuficiência pulmonar, 59-60
insuficiência tricúspide, 59-60
insuficiência/falência renal, 117-129, 120*f*, 123*t*, 127*f*
interações entre fármacos e doenças, 350*t*
interface médico-legal, para casos de maus-tratos a idosos, 376-377, 377*f*
interpretação, abordagem a
  complicações de processo patológico, 14-15
  confirmação do diagnóstico, 15-16
  diagnóstico provável, 12-14
  fatores de risco de processo patológico, 14-15
  melhor terapia para processo patológico, 15-16
  provável mecanismo do processo patológico, 13-15
  próxima etapa, 13-14
intoxicação por chumbo, 133-134
IRASs. *Ver* inibidores da recaptação/antagonistas de serotonina
IRNDs. *Ver* inibidores da recaptação de norepinefrina-dopamina
IRSNs. *Ver* inibidores da recaptação de serotonina e norepinefrina
isquemia do miocárdio
  angina em, 19-30, 25-26*t*
  silenciosa, 21-24
ISRSs. *Ver* inibidores seletivos da recaptação de serotonina

ITU. *Ver* infecção do trato urinário
IU. *Ver* incontinência urinária

J

justiça, 393*t*

L

labetalol, para hipertensão, 112*t*
lamotrigina, para crise convulsiva, 281-284
lenalidomida
  para mieloma múltiplo, 155-156
  para síndrome mielodisplásica, 144-145
lesões craniencefálicas, 251-252.
  Ver também traumatismo geriátrico
lesões líticas, no mieloma múltiplo, 150-155, 153-154*f*, 157
letramento funcional em saúde, 401-403
leucemia, 137-138
  síndrome mielodisplásica causadora de, 141-147
leucemia linfocítica crônica, 137-138
leucemia mieloide aguda (LMA), 141-147
levetiracetam, para crise convulsiva, 281-284
levodopa, 293-295, 299-303, 300*f*, 304-306
levofloxacino, para pneumonia adquirida na comunidade, 86-90
linezolida, para pneumonia, 89-90
linfonodos, metástase de câncer de mama para, 206-207
lipídeos. *Ver também* hiperlipidemia
  na estenose aórtica, 53-55
  na fibrilação atrial, 45-46
  risco cardiovascular e, 26-27
lipoproteína de alta densidade (HDL), 66-68, 65*t*, 69-0-70-71
lisinopril, para hipertensão, 112-114
LMA. *Ver* leucemia mieloide aguda
localização geográfica, desigualdades em saúde com base na, 420-428
lúpus eritematoso sistêmico, 218-225
luto, 429-438

M

macrolídeos, para pneumonia adquirida na comunidade, 86-90
mamografia, 202-209, 205*f*, 206, 212-214
marcha
  na doença de Parkinson, 293-294, 297-298
  risco de queda e, 230-231
mastectomia, 202-204, 209-214

mastectomia parcial, 202-203, 209-210
mastectomia poupadora de pele, 203
mastectomia radical de Halsted, 203
mastectomia radical modificada, 204
mastectomia simples, 203
mastectomia total, 203
maus-tratos a idoso, 371
   abordagem clínica a, 373-362
   análise de, 372-373
   apresentação clínica de, 362, 376-377
   definições de, 373
   dicas clínicas para, 378-379
   fatores de risco de, 362
   questões de compreensão para, 377-379
   rastreamento para, 375-376
   tipos de, 362
   tratamento de, 376-377, 377f
maus-tratos a idosos em contexto institucional, 362
maus-tratos domésticos a idosos, 362
meclizina, problemas relacionados com fármacos, 354
médico de cuidados primários, planejamento de cuidados avançados com, 411-412
meditação, 435-436
medo de queda, 230-231
megacólon tóxico, 167-169
melfalana, para mieloma múltiplo, 155-156
memantina, para doença de Alzheimer, 322-324
meningite, 289-290
meperidina, eventos adversos de, 350t
metástase
   de câncer de mama, 206-207
   para os pulmões, 96-97
metildopa, para hipertensão, 112t
metilxantinas, para DPOC, 80
metocarbamol, para fratura de costela, 252-253
método *teach back* (capacitação recíproca), 401-403, 414-405
metolazona, para insuficiência cardíaca, 35-39
metoprolol
   para fibrilação atrial, 44-45
   para insuficiência cardíaca, 37
   para síncope, 261-266
metotrexato
   pancitopenia causada por, 140-143
   para artrite reumatoide, 221-222
metronidazol, para diarreia por *C. difficile*, 166-172, 170t
midodrina, para síncope, 261-266
mieloma múltiplo, 149
   abordagem clínica a, 151-153
   análise de, 150-152

apresentação clínica de, 152-156, 153-154f, 150f
   definições de, 151-152
   dicas clínicas para, 157
   questões de compreensão para, 156-157
   tratamento de, 155-156
mieloma múltiplo *smoldering* (assintomático), 151-152
Miniexame do Estado Mental, 316, 320-322, 393-396
mirtazapina, para depressão, 333-336
modelo de desamparo aprendido, de depressão, 330-331
modelo de riscos proporcionais de Cox, 359
modelo *show me* (mostre-me), 401-403, 414-405
moduladores seletivos dos receptores de estrogênio
   para câncer de mama, 209-210
   para osteoporose, 243-244
monitoramento por EEG, de crise convulsiva, 278-281
monoartrite, 217-221
mortalidade. *Ver também* análise de sobrevida, 361-362, 362t
morte. *Ver também* análise de sobrevida
   causa mortis, 361-362, 362t
moxifloxacino, para pneumonia adquirida na comunidade, 86-90

N

não maleficência, 393t
narcóticos. *Ver* opiáceos
National Center for Health Statistics (Centro Nacional de Estatística de Saúde dos Estados Unidos [NCHS]), informações sobre expectativa de vida e sobrevida do câncer pelo, 361-363, 362t
National Institute of Health Stroke Scale (Escala de AVC do Instituto Nacional de Saúde dos Estados Unidos [NIHSS]), 270-271
NCHS. *Ver* National Center for Health Statistics
necessidades religiosas, 429
   abordagem clínica a, 432-436
   análise de, 430-431
   definições de, 431
   dicas clínicas para, 438
   questões de compreensão para, 436-438
negligência, 373-362, 377-379. *Ver também* maus-tratos a idosos
nesiritida, para insuficiência cardíaca, 38
neurocirurgia, para hemorragia intracraniana, 251-252

ÍNDICE **457**

neurolépticos, para ansiedade, 336-337
neuropatia periférica autonômica, síncope com, 262-266
neutropenia, em pancitopenia, 141-143
niacina, para hiperlipidemia, 64, 67-71, 65t
NIHSS. *Ver* National Institute of Health Stroke Scale
nitratos
    interações medicamentosas de, 385-386
    para angina, 26-27
    para insuficiência cardíaca, 37-38
nitrofurantoína, para infecção do trato urinário, 179-180
níveis de ferritina, 134-138
níveis de imunoglobulina, no mieloma múltiplo, 150-157
nível de atividade, história do, 4-5
nodulectomia, para câncer de mama, 212-214
norfloxacino, para infecção do trato urinário, 179-180
nortriptilina, para depressão, 333337

O

obesidade
    risco de câncer endometrial com, 194-199
    risco de osteoporose e, 244-246
objetivos terapêuticos, 11
opiáceos
    eventos adversos de, 350t
    para controle da dor, 415-416
    para fratura de costela, 252-255
    para osteoartrite, 221-222
oração, 434-437
osteoartrite, 215
    abordagem clínica a, 217-223, 220t
    análise de, 216-217
    definições de, 217
    dicas clínicas para, 224-225
    disfunção sexual com, 384-387-388
    questões de compreensão para, 222-225
osteopenia, 239
osteoporose, 237
    abordagem clínica a, 240-241, 240t
    análise de, 238-239
    apresentação clínica e tratamento de, 241-244
    definições de, 239
    dicas clínicas para, 246
    em pacientes com DPOC, 82-83
    fatores de risco de, 240-241, 240t, 244-246
    questões de compreensão para, 244-246
oxibutinina
    eventos adversos da, 350t

    para incontinência urinária, 177-178
oxigênio
    para DPOC, 80t, 81-83
    para insuficiência cardíaca, 38

P

PAC. *Ver* pneumonia adquirida na comunidade
paciente
    abordagem a
        avaliação de testes laboratoriais e de imagens, 6-8
        em casos de maus-tratos a idoso, 375-377
        exame físico, 4-7
        história, 2-5
pacientes censurados, em análise de ensaios controlados randomizados, 362-363
PACS. *Ver* pneumonia associada a cuidados de saúde
PAH. *Ver* pneumonia adquirida no hospital
pancitopenia, 135-136, 135t
    avaliação de, 142-144
    definição de, 141-142
    síndrome mielodisplásica causadora de, 139-147
pancitopenia imunomediada, 142-145
paracetamol, para osteoartrite, 216, 221-225
parkinsonismo, 294-297
paroxetina
    para depressão, 328-329, 338-339
    para síncope, 261-266
pele, exame da, 6-7
penicilinas
    diarreia por *C. difficile* e, 169-170
    eventos adversos de, 350t
peptídeo natriurético cerebral (tipo B), na insuficiência cardíaca, 32-36, 39
perda auditiva. *Ver* presbiacusia
perda auditiva condutiva, 309-310
perda auditiva neurossensorial, 309-310
perda de líquido, diarreia por *C. difficile* causadora de, 166-170
perda de visão, arterite de células gigantes causadora de, 286-289, 290
pergolida, para doença de Parkinson, 300-301
perindopril, para hipertensão, 110-112
pesquisas, sub-representação das minorias e idosos em, 423-428
PET. *Ver* tomografia por emissão de pósitrons
piperacilina
    para infecção do trato urinário, 179-180
    para pneumonia, 89-90
piúria, 178-179

planejamento de cuidados avançados, 411-413, 412f, 417-418
plasma fresco congelado, correção de coagulopatia com, 251-255
plasmaférese, para síndrome de hiperviscosidade, 152-153, 157
plasmocitoma, 151-153
plasmócitos, malignidade de, 149-157, 153-154f,
pneumonia, 85
    abordagem clínica a, 87-90, 89t
    análise de, 86-87
    definições de, 87-88
    dicas clínicas para, 91-92
    fraturas de costela com, 252-253
    questões de compreensão para, 90-92
pneumonia adquirida na comunidade (PAC), 85
    abordagem clínica a, 87-90, 89t
    análise de, 86-87
    definições de, 87-88
    dicas clínicas para, 91-92
    questões de compreensão para, 90-92
pneumonia adquirida no hospital (PAH), 87-88
pneumonia associada a cuidados de saúde (PACS), 87-91
pneumonia nosocomial. *Ver* pneumonia adquirida no hospital
pneumonia pneumocócica, 85-92, 89t
pneumonia por *Streptococcus pneumoniae*, 85-92, 89t
poliartrite, 217-221
polifarmácia, 344-345, 349, 354-355
pólipo endometrial, 194-199
pólipos
    câncer de colo originário de, 161-164
    endometriais, 194-199
populações minoritárias, desigualdades em saúde em, 420-428
populações rurais, desigualdades em saúde em, 420-428
pramipexol, para doença de Parkinson, 300-301
prednisona
    para arterite de células gigantes, 286-289
    para mieloma múltiplo, 155-156
presbiacusia, 307
    abordagem clínica a, 309-313, 311f, 312f, 313t
    análise de, 308-310
    definições de, 309-310
    questões de compreensão para, 313-314-314
    presbiacusia mecânica, 309-310, 314
    presbiacusia metabólica, 309-310, 314
    presbiacusia neural, 309-310, 314
    presbiacusia sensorial, 309-310, 314
pré-síncope, 260-262

pressão arterial. *Ver também* hipertensão
    classificação de, 107, 107t
    controle de
        para angina, 26-27
        risco cardiovascular e, 26-27
    efeitos do envelhecimento sobre, 107, 108t
pressão arterial diastólica, 107, 107t, 110-111, 115
pressão arterial sistólica, 107, 107t, 110-111, 115
primidona, para crise convulsiva, 281-282
probabilidade bruta de morte, 360-361
problemas relacionados com fármacos, 341-342
    abordagem clínica a, 349t, 350t, 350-351
    análise de, 343-344
    categorias de, 349t
    complicações de, 352-353
    definições de, 344
    dicas clínicas para, 354-355
    etiologias de, 345-337, 346t
    prevenção de, 353
    questões de compreensão para, 354
    tratamento de, 350-353
processamento central, risco de queda e, 230-231
procuração médica, 391-393
procuração para cuidados de saúde, 391-393
procuração por tempo indeterminado para cuidados de saúde, 391-393
procuradores de cuidados de saúde, 411-412
prolapso da valva mitral, 59-61
propafenona, para fibrilação atrial, 45-46
propiltiouracila, pancitopenia causada por, 142-143
prostatectomia radical, 189, 358, 365-366
proteína HER2/neu do receptor tipo 2 do fator de crescimento epidérmico humano, 208-214
proteinúria, em doença renal crônica, 124-126
protocolo SPIKES, 413, 414-415t
PSA. *Ver* antígeno prostático específico
psicose, doença de Parkinson com, 302-303, 306
PTI. *Ver* púrpura trombocitopênica idiopática
pulmões, efeitos do envelhecimento sobre os, 76-78, 77-78t
pulso carotídeo *parvus* e *tardus*, 54-56
punção articular, 219-221, 220t
púrpura trombocitopênica idiopática (PTI), 14-15

Q

queda associada à síncope, 229-230
queda não associada à síncope, 229-230
quedas, 227
    abordagem clínica a, 229-235, 231t, 232f
    análise de, 228-230
    definições de, 229-230
    dicas clínicas para, 235-235

fatores de risco de, 228-232, 231t, 233-235
   questões de compreensão para, 234-235
   traumatismo geriátrico causado por, 251-252
quedas recorrentes, 228-235
queixa principal, 2
questões profissionais, ao abordar
   espiritualidade, 435-436
quetiapina, para doença de Parkinson com
   psicose, 302-303
quimioterapia
   pancitopenia causada por, 140-143
   para câncer de mama, 202, 209-214
   para câncer de próstata, 189
   para câncer de pulmão, 98, 100-104
quinolonas
   para pneumonia adquirida na comunidade,
      86-90
   para síndrome mielodisplásica, 144-145

R

raça, desigualdades em saúde com base na, 421-428
raciocínio clínico, 12-13
radiografia do tórax, 6-7
   para DPOC, 79, 82-84
   para insuficiência cardíaca, 34-35
   para pneumonia, 88-89
   rastreamento e diagnóstico de câncer de
      pulmão com, 95-97, 102-103
radioterapia
   pancitopenia causada por, 142-143
   para câncer de mama, 209-214
   para câncer de próstata, 187-189, 358
   para câncer de pulmão, 98, 100-104
   para plasmocitoma, 152-153
raloxifeno, para osteoporose, 243-244
rasagilina, para doença de Parkinson, 301-302
rastreamento
   para câncer de colo, 162-164
   para câncer de mama, 206, 212-214
   para câncer de próstata, 184-188
   para câncer de pulmão, 96-97, 103-104
   para maus-tratos a idosos, 375-376
   para perda auditiva, 309-310
   para prevenção de quedas, 231-232, 232f
reações idiossincrásicas, medicamentosas, 350t
receptores de estrogênio, no câncer de mama,
   208-210
receptores de progesterona, no câncer de mama,
   208-210
reconhecimento de padrões, diagnóstico feito
   por, 8-9
recusa do tratamento, 391, 436-438

relação de VEF_1/CVF, diagnóstico de DPOC com
   o uso da, 75-78, 77-78t, 82-84
relato
   de dor, 415-416
   de maus-tratos a idosos, 373, 376-377, 377f
relato de dor pelo, 415-416
relaxantes vesicais, para incontinência urinária,
   176t, 177-178, 182
religiosidade, 431
remodelagem cardíaca, 37
respeito à autonomia do paciente, 393t
resposta ao tratamento, 11, 13-14
resposta efetora, risco de queda e, 230-231
ressecção cirúrgica
   para câncer de mama, 202-204, 209-214
   para câncer de próstata, 189, 358, 365-366
   para câncer de pulmão, 98, 100-104
ressonância magnética (RM), 7-8
   para acidente vascular cerebral, 270-271
retenção de líquido, na doença renal crônica,
   122-123
retirada, de fármaco, 350t
retração da pele, no câncer de mama, 206-207
revisão dos sistemas corporais, 4-5
rigidez, articular, 218-219
rigidez, na doença de Parkinson, 293-298, 304-306
rim, efeitos do envelhecimento sobre o, 119-120,
   120f, 125-129
riscos, concorrentes, 359, 362-363, 370
riscos concorrentes, 359, 362-363, 370
risperidona, eventos adversos da, 350t
rivaroxabana, para fibrilação atrial, 47-48t
rivastigmina
   para demência na doença de Parkinson,
      302-305
   para doença de Alzheimer, 322-323
RM. *Ver* ressonância magnética
ropinirol, para doença de Parkinson, 300-301
rouleaux, no mieloma múltiplo, 153-154f, 150f
rugosidades/ondulações na pele em casca de
   laranja, 206-207

S

sangramento. *Ver também* sangramento
   gastrintestinal; sangramento
   pós-menopausa
   intracraniano, 250-255
   na pancitopenia, 141-143
sangramento gastrintestinal
   anemia causada por, 131-138, 134t, 135t
   câncer de colo com, 160-161
sangramento pós-menopausa, 193

abordagem clínica a, 195-198
análise de, 194-195
definições de, 195
dicas clínicas para, 200
questões de compreensão para, 199
sangue vermelho-vivo pelo reto, 132-134
SDD. *Ver* síndrome de depressão na demência
selegilina
   para depressão, 333-336
   para doença de Parkinson, 301-302
sensibilidade cultural, 401-402, 414-405
sepse, *delirium* causado por, 12-14
sertralina
   para depressão, 328-329
   problemas relacionados com fármacos, 344, 350-353
sexualidade, 382-388
SIADH, cânceres de pulmão com, 97-98
sibilo, câncer de pulmão causador de, 96-97
sildenafil, para disfunção erétil, 385-386
sinais vitais, exame dos, 4-5
síncope, 257-258
   abordagem clínica a, 261-264
   análise de, 259-260
   definições de, 260
   dicas clínicas para, 266
   na estenose aórtica, 54-61
   questões de compreensão para, 263-266
síncope mediada por via neural. *Ver* síncope reflexa
síncope reflexa, 260-266
síncope vasovagal. *Ver* síncope reflexa
síndrome carcinoide, 97-98
síndrome da veia cava superior, 96-97
síndrome de Cushing, 97-98
síndrome de depressão na demência (SDD), 331-333
síndrome de hiperviscosidade, 150-153, 157
síndrome de Lambert-Eaton, 97-98
síndrome mielodisplásica (SMD), 139
   abordagem clínica a, 141-143
   análise de, 140-142
   avaliação de pancitopenia, 142-144
   definições de, 141-142
   diagnóstico diferencial de, 141-142
   dicas clínicas para, 147
   questões de compreensão para, 145-146
   tratamento de, 144-146
síndrome POEMS, 151-152
síndromes neurológicas, 97-98
síndromes paraneoplásicas
   cânceres de pulmão com, 97-98
   hipercalcemia com, 152-153

síndromes paraneoplásicas secretoras de hormônio, 97-98
sintomas neurológicos, de deficiência de vitamina B_{12}, 134-135
Sistema de Dados e Relatório de Imagens de Mama (BIRADS), 203-204, 213-214
sistema de estadiamento de Hoehn e Yahr, 293-294, 297-298, 298*t*
sistema de estadiamento TNM, para câncer de pulmão, 97-98, 99*t*
sistema de graduação de Gleason/Escore de Gleason, 185, 188*t*, 360-366
SMD. *Ver* síndrome mielodisplásica
sobrevida específica do câncer, 360-361
sobrevida observada por todas as causas, 360-361, 368-370
sobrevida por todas as causas, 360-361, 368-370
sobrevida relativa, 360-361
sofrimento espiritual, 429
   abordagem clínica a, 432-436
   análise de, 430-431
   definições de, 431
   dicas clínicas para, 438
   questões de compreensão para, 436-438
solução de problemas clínicos, abordagem a, 7-8
   diagnóstico, 8-10, 13-14
   avaliação da gravidade da doença, 9-10, 13-14
   resposta ao tratamento, 11-14
   tratamento, 9-14
sopro. *Ver* sopro cardíaco
sopro cardíaco, na estenose aórtica, 54-56
substituição articular, 221-223
substituição da válvula aórtica (SVA), 52-57, 57*t*, 60-61
substituição total da articulação, 221-223
sulfassalazina, para artrite reumatoide, 221-222
SVA. *Ver* substituição da válvula aórtica

T

tabagismo
   câncer de pulmão e, 95-98, 103-104
   insuficiência cardíaca e, 35-36
   risco cardiovascular e, 26-27
   risco de acidente vascular cerebral e, 271-275
   risco de DPOC e, 74, 81-82
tabelas de sobrevida esperada, análise de sobrevida com o uso de, 360-361
tadalafil, para disfunção erétil, 385-386
talassemia, 133-134
talidomida, para mieloma múltiplo, 155-156
tamoxifeno, para câncer de mama, 209-210-
taxa de filtração glomerular (TFG), 118-122, 120*f*

estadiamento de doença renal crônica com base na, 122-124, 123t, 128-129
taxa de filtração glomerular estimada (TFGe), 118-122, 120f
    estadiamento de doença renal crônica com base na, 122-124, 123t, 128-129
taxa de incidência cumulativa, 362-365, 364f
TC. Ver tomografia computadorizada
temazepam, problemas relacionados com fármacos, 350-351
tenossinovite de De Quervain, 217
terapeuta ocupacional, 229-230, 233-234
terapia adjuvante, para câncer de mama, 202-203, 214
terapia anticoagulante
    cuidados no trauma e, 248-254-255
    eventos adversos da, 350t
    para fibrilação atrial, 42, 44-47, 46-48t, 49-50
@@@ terapia anti-hipertensiva
    agentes utilizados para, 110-113, 112t
    disfunção sexual causada por, 385-386
    no idoso de 65 a 80 anos, 109
    no idoso de 80 anos ou mais, 106-115
    síncope causada por, 260-263
terapia com eritropoetina (EPO)
    no mieloma múltiplo, 151-152, 155-156
    para anemia, 134-135
    para síndrome mielodisplásica, 144-145
terapia com estrogênio
    para incontinência urinária, 176t, 178-179
    para infecção do trato urinário, 179-180
    para osteoporose, 244-246
    para sangramento pós-menopausa, 197-198
terapia de reposição hormonal
    para osteoporose, 241-246
    sangramento pós-menopausa com, 196-198
terapia de ressincronização cardíaca, para insuficiência cardíaca, 37-38
terapia hormonal
    para câncer de mama, 202, 208-214
    para câncer de próstata, 187-189
terapia neoadjuvante, para câncer de mama, 204
terapia trombolítica, para acidente vascular cerebral, 268-275, 272t
terazosina, problemas relacionados com fármacos, 343-353
teriparatida, para osteoporose, 243-244, 246
testamento, tomada de decisão com, 391-393
testamento em vida, 391-393
teste de esforço sob estresse, 7-8
    estenose aórtica e, 52-53, 60-61
    para angina, 23-25, 25-26t, 28-30
teste de Folstein, 393-394

teste de função pulmonar, 75-78, 77-78t, 82-84
teste sob estresse, 7-8
    estenose aórtica e, 52-53, 60-61
    para angina, 23-25, 25-26t, 28-30
    para insuficiência cardíaca, 35-36
teste sob estresse farmacológico, 7-8
    para angina, 24-25, 25-26t
testosterona, câncer de próstata e, 186-189, 187t
TFG. Ver taxa de filtração glomerular
TFGe. Ver taxa de filtração glomerular estimada
TGs. Ver triglicerídeos
timpanismo, no câncer de colo, 161
tomografia computadorizada (TC), 7-8
    para acidente vascular cerebral, 270-275
    rastreamento e diagnóstico de câncer de pulmão com, 95-97, 103-104
tomografia por emissão de pósitrons (PET), para angina, 24-25, 25-26t
topiramato, para crise convulsiva, 281-282
tosse, câncer de pulmão causador de, 96-97
toxicidade, dos fármacos, 350t
toxina botulínica, para incontinência urinária, 176t, 178-179
toxinas A e B, em infecção por C. difficile, 169-170
tPA. Ver ativador de plasminogênio tecidual
tranilcipromina, para depressão, 333-336
tranquilizantes, pancitopenia causada por, 142-143
transfusões
    história de, 3-4
    para mieloma múltiplo, 155-156, 157
    para síndrome mielodisplásica, 144-145
transfusões sanguíneas. Ver transfusões
transplante de células-tronco
    para mieloma múltiplo, 155-156
    para síndrome mielodisplásica, 144-145, 147
transtorno cognitivo não especificado de outro modo, 325-328
transtorno comportamental do sono REM, 294-295, 299-300
transtorno de ansiedade generalizada, 325-331, 336-337
    critérios segundo o DSM-IV-TR para, 329-330
transtorno de humor atribuído a distúrbio clínico geral, 327-328, 337-339
    critérios segundo o DSM-IV-TR para, 329-330
transtorno depressivo maior, 325-331, 336-337
    critérios segundo o DSM-IV-TR para, 329-330
transtorno por corpúsculo de Lewy, 294-296. Ver também doença de Parkinson
transtornos de humor. Ver depressão
trastuzumabe, para câncer de mama, 209-214

tratamento
    acompanhamento da resposta ao, 11-14
    análise da decisão do, 357
        abordagem clínica a, 359-369, 362t, 364f, 367f
        análise da, 358
        definições de, 359
        dicas clínicas para, 370
        questões de compreensão para, 368-370
        consentimento ao, 389-398, 393t, 394t
        decisão sobre o melhor tratamento, 15-16
        estágio da doença e, 9-14
        recusa do, 391, 436-438
traumatismo. *Ver* quedas; traumatismo geriátrico
traumatismo geriátrico, 247
    abordagem clínica a, 250-252
    análise de, 248-250, 249f
    apresentação clínica de, 251-252
    definições de, 250
    dicas clínicas para, 254-255
    questões de compreensão para, 253-255
    tratamento de, 251-254
trazodona, para depressão, 328-329
treinamento de diversidade, 425-428
tremor de repouso, na doença de Parkinson, 293-297, 297t, 304-306
tremor essencial, 296-297, 297t, 304-306
triexifenidil, para doença de Parkinson, 301-302
triglicerídeos (TGs)
    níveis elevados de, 63-70-71, 65t, 66t, 65t
    risco cardiovascular e, 26-27
trimetoprima/sulfametoxazol
    eventos adversos de, 350t
    pancitopenia causada por, 142-143
    para infecção do trato urinário, 179-180
trombocitopenia, em pancitopenia, 141-143
tumores
    de colo, 96-97, 159-164, 162t
    de endométrio, 194-200
    de mama, 201-214, 205f, 212f
    de próstata, 183-191, 187t, 188t, 357-370, 362t, 364f, 367f
    de pulmão, 93-104, 99t
tumores de Pancoast, 96-97

U

ultrassonografia, 6-8
    transvaginal, 196-197, 200

ultrassonografia transvaginal, 196-200
uremia, em doença renal crônica, 122-123

V

vacina contra influenza, 27-90
vacina pneumocócica, 89-92
vacinação
    contra influenza, 27-28, 89-90
    para pneumonia, 89-92
valproato, para crise convulsiva, 281-282
valvotomia aórtica por balão, 52-56
valvotomia percutânea aórtica por cateter-balão, 52-56
vancomicina
    para diarreia por *C. difficile*, 169-170, 170t, 171-172
    para síndrome mielodisplásica, 144-145
vardenafil, para disfunção erétil, 385-386
varfarina
    eventos adversos da, 350t
    para fibrilação atrial, 44-46, 46t, 47-48t, 49-50
VEF_1. *Ver* volume expiratório forçado no primeiro segundo
venlafaxina, para depressão, 328-329
verapamil, para fibrilação atrial, 44-45
vigilância ativa, para câncer de próstata, 187-188
visitas a salas de emergência, história de, 3-4
vitamina B_3, para hiperlipidemia, 64-71, 65t
vitamina D
    para osteoporose, 241-246
    risco de queda e, 233-234
vitamina D_2, em doença renal crônica, 122-123
vitamina K, correção de coagulopatia com, 251-253
volume de distribuição, efeitos do envelhecimento sobre o, 354
volume expiratório forçado no primeiro segundo (VEF_1), diagnóstico de DPOC com o uso do, 75-78, 77-78t, 82-84
voriconazol, para síndrome mielodisplásica, 144-145

X

xantelasmas, 23-24
xantomas, 23-24